Kohlhammer

Günter H. Seidler

Psychotraumatologie

Das Lehrbuch

Verlag W. Kohlhammer

1. Auflage 2013

Alle Rechte vorbehalten
© 2013 W. Kohlhammer GmbH Stuttgart
Umschlag: Gestaltungskonzept Peter Horlacher
Umschlagabbildung: »Traumatisiert« © Ursula Rogmann (Galinova) 2012
Gesamtherstellung:
W. Kohlhammer Druckerei GmbH + Co. KG, Stuttgart
Printed in Germany

ISBN 978-3-17-021711-9

Gewidmet

Annelise Heigl-Evers (1921–2002)
und
Franz Heigl (1920–2001)

in dankbarer Erinnerung.

Inhalt

Vorwort

Dieses Buch stellt eine theoretisch und empirisch fundierte, praxisorientierte Einführung in die Psychotraumatologie da.

Die Betonung liegt dabei auf »praxisorientiert«. Wer vorwiegend an aktuellen empirischen Forschungsergebnissen interessiert ist, sei auf Originalarbeiten in Fachzeitschriften oder etwa auf das »Handbuch der Psychotraumatologie« (Seidler et al. 2011) verwiesen. Aus »praktischer« Sicht gilt es auch mitunter, Befunde und Erfahrungen darzustellen, die nicht oder noch nicht mit statistisch-empirischen Methoden untersucht wurden oder mit statistisch-empirischen Befunden kongruent sind, die sich aber in der Praxis bewährt haben.

Das vorliegende Buch wendet sich an erfahrene wie auch angehende Ärztinnen und Ärzte, Psychologen und Psychologinnen und weitere Zugehörige der psychosozialen bzw. helfenden Berufe, die in ihrem beruflichen Alltag seelisch traumatisierten Patientinnen und Patienten begegnen.

Gegenüber dem genannten Interessentenkreis verfolgt das Buch vier Ziele:

- Fachlich fundierte Informationen darüber zu vermitteln, um was es sich bei der Psychotraumatologie handelt;
- die Leser und Leserinnen zu befähigen, eine eigene fachlich abgesicherte Einschätzung treffen zu können, ob es sich beim Leiden eines bestimmten Menschen um eine seelische Traumatisierung handelt[1];
- die Leserschaft zudem dazu befähigen, eine kenntnisbasierte Haltung einem traumatisierten Menschen gegenüber einnehmen zu können und
- eine Entscheidung darüber zu ermöglichen, ob ein traumatisierter Mensch auf der Grundlage der auch mithilfe dieses Buches erworbenen Handlungskompetenz beraten bzw. behandelt werden kann, oder ob ihm eher Anregungen zu geben sind, an wen oder wohin er oder sie sich wenden könnte.

Diese Ziele erscheinen auch erreichbar bei Verzicht auf die Darstellung und Diskussion von Themenbereichen der Psychotraumatologie, die sowohl für sich genommen, wie auch für die Psychotraumatologie insgesamt wichtig sind, deren Einbeziehung aber den hier gewählten Rahmen einer Einführung sprengen würde.

Allerdings war insbesondere die Entscheidung für eine Schwerpunktsetzung auf Störungsbilder statt einer Diskussion von bestimmten Gewaltformen mit ihren Folgen nicht leicht. Die möglichen Krankheitsbilder etwa nach Vergewaltigung,

---

1 Wenn in diesem Buch von »traumatisiert« oder »Traumatisierung« die Rede ist, ist immer die »seelische Traumatisierung« gemeint.

häuslicher Gewalt, Kriegseinsatz, Großschadensereignis, Folter und – bei anderer Dimension und Form der Gewalt keinesfalls folgenlos – Mobbing sind zwar abgehandelt, aber im Wesentlichen eben als Krankheitsbilder, insofern wieder »dissoziiert«, abgespalten vom jeweiligen Gewaltereignis. Nur einige wenige ausgewählte Ereignisse sind mit ihren Folgen dargestellt.

Sicherlich wird manch ein Leser auch etwas vermissen, das als unverzichtbar betrachtet wird – die Thematik von Diagnostik und Therapie von Kindern und Jugendlichen etwa oder von Älteren, die von Migranten und Behinderten, die von körperlich chronisch Kranken usw. Hier kann nur darauf verwiesen werden, dass dieses Lehrbuch darauf abzielt, eher Grundlagen der Psychotraumatologie und deren zentrale Themen darzustellen als eine Gesamtübersicht zu geben. In keinem noch so umfassendem Lehr- oder Handbuch kann bei dem mittlerweile erreichten Stand der Psychotraumatologie deren gesamte Fülle dargestellt werden.

Dankbar bin ich vielen Kolleginnen und Kollegen für anregende Gespräche in den letzten Jahren, auch wenn zu einigen kein Kontakt mehr besteht, den Teilnehmerinnen und Teilnehmern meiner Lehr- und Supervisionsveranstaltungen sowie insbesondere den Patientinnen und Patienten, die sich mir anvertrauten.

Den Leserinnen und Lesern wünsche ich Freude bei der Lektüre und ein zunehmendes Interesse, sich intensiver mit den vielen Aspekten der Psychotraumatologie zu beschäftigen.

Günter H. Seidler

Einleitung: Metareflexion zur Psychotraumatologie

Die Frage ist immer angebracht: In welchem Kontext stehe ich eigentlich, wenn ich dieses oder jenes tue, denke, betreibe? Es erhöht den Handlungsspielraum und die Freiheitsgrade, mit denen man sich dann hier oder da positioniert, wenn man zumindest etwas reflektiert hat: In welchem historischen Kontext steht die eigene Position, welchen Interessen dient diese möglicherweise, was könnte aus der aktuell vertretenen Position werden? Einer solchen Selbstreflexion dient diese Einleitung.

Überblickt man die Geschichte der Psychotherapie seit der vorletzten Jahrhundertwende – Freud datierte seine »Traumdeutung« vor auf das Jahr 1900 (Freud 1900a)[1] –, sind im Zeitablauf sich wandelnde »Schwerpunktthemen« zu erkennen, die jeweils für eine gewisse Zeit die Aufmerksamkeit der Psychotherapeutinnen und Psychotherapeuten in Forschung und Praxis auf sich zogen, bis dann das nächste Thema zentral wurde. Diese Themen können auch als »Brillen« bezeichnet werden, durch die auf die Welt der Phänomene geblickt wird, oder als »Filter«, die den Wahrnehmungsbereich strukturieren und organisieren.

Nur zur Veranschaulichung, nicht als lückenlose historische Nachzeichnung, seien einige dieser »Aufmerksamkeitsorganisatoren«, dieser »Themen« genannt.

Die ersten Jahrzehnte des letzten Jahrhunderts standen psychotherapeutisch im Zeichen des Ödipus. Die Qualität der intrapsychischen Niederschläge der triadischen Konfiguration von Mutter, Kind und Vater wurde als konstitutiv für das Gelingen der seelischen Entwicklung eines jeden Menschen betrachtet. In dem Konstrukt von Ödipalität kommt dem Vater für die seelische Strukturbildung große Bedeutung zu. Die insbesondere, aber nicht nur aus der Auseinandersetzung und der Identifizierung mit ihm hervorgehende psychische Struktur des Über-Ich ist, was heute weitgehend in Vergessenheit geraten ist, insbesondere ein Schutz vor einer Regression in undifferenzierte Erlebens- und Funktionsweisen.

Es ist nicht schwer, in diesem Konstrukt die Widerspiegelung eines paternalistischen Familien- und Gesellschaftsmodells zu sehen, in dem Ordnung nur durch männliche Macht vorstellbar und eine Nähe zur Weiblichkeit mit Ängsten vor Entdifferenzierung verbunden ist (Theweleit 1977, 1978) – vor allem bei denen, die die »Deutungsmacht« hatten, also bei den Männern.

Ruth Brunswick (1940) lenkte dann die Aufmerksamkeit auf die »prädipalen Phasen der Libidoentwicklung« und thematisierte damit – noch immer innerhalb des klassischen Triebmodells – einen Bereich der menschlichen Individualentwicklung, der über mehrere Jahrzehnte im Fokus der Aufmerksamkeit stehen sollte: die

---

1 Die Arbeiten von S. Freud werden entsprechend der »Freud-Bibliographie mit Werkkonkordanz« (Meyer-Palmedo und Fichtner 1975) zitiert.

Bedeutung der Beziehung eines kleinen Kindes zu seiner Mutter in seinen ersten Lebensmonaten und -jahren. In Verbindung mit den Arbeiten von Melanie Klein (1928, 1995, 1996, 1997, 2000, 2002 a, 2002 b), dem Kinderarzt und Psychoanalytiker Winnicott (1949 a, b; 1951), Margaret Mahler et al. (1975) und vielen anderen wurde so langsam ein Verständnis von seelischen Entwicklungen möglich, die bei problematischen Mutter-Kind-Beziehungen zu leidvollen Akzentuierungen der Persönlichkeit des späteren Erwachsenen und zu Problemen in seiner Fähigkeit, für beide Teilhaber befriedigende Beziehungen einzugehen, führen können. Die Nennung der Vornamen von Autoren und Autorinnen erfolgt im Übrigen hier und gelegentlich später, um die Aufmerksamkeit auf einen möglichen Zusammenhang zwischen dem Geschlecht der Autorin/des Autors und dem Inhalt des jeweiligen Ansatzes zu lenken.

Dieser neue Aufmerksamkeitsfokus war und ist klinisch von nicht zu überschätzender Bedeutung. Gleichwohl reflektiert er auch das Zurücktreten der realen Anwesenheit des Vaters in vielen Kindheiten, die Infragestellung seiner Bedeutung und eine beginnende Relativierung eines paternalistischen Weltverständnisses (Seidler 1994 b). Eine Reihe von Autoren (Riesman 1950; Mitscherlich 1963; Marcuse 1964) hat den Verlust der Bedeutung des Vaters beschrieben. Eine Möglichkeit der Konzeptualisierung des destruktiven Narzissmus baut auf deren Analysen auf (Seidler 1994 a, 1995 c, 2000 b, 2009 b).

Die aktuelle Säuglingsforschung (Dornes 2009; Stern 1986) wie auch die Bindungsforschung (Brisch 2009) sind ohne diese Aufmerksamkeitsverschiebung auf die erste Lebenszeit nicht denkbar.

Insbesondere diese Hinwendung zu »präödipalen«, lebensgeschichtlich frühen Stufen der menschlichen Individualentwicklung erlaubte es, ein besseres Verständnis für Menschen zu entwickeln, die heute als »persönlichkeitsgestört« bezeichnet werden. Meistens wirken biologische Faktoren mit biografisch-lebensgeschichtlichen zusammen, etwa in dem Sinne, dass biologische Vorgegebenheiten nicht durch günstigere psychosoziale Umgebungsfaktoren kompensiert werden können.

Von den verschiedenen Strömungen, die ihren Ursprung schon in der Frühzeit der Psychoanalyse haben und Auswirkungen auf die heutige Psychotraumatologie verdient auch die Ich-Psychologie Erwähnung.

Diese Orientierung ist in sich wieder so differenziert, dass eine Gesamtdarstellung zu weit führte. Im Unterschied zur klassischen Psychoanalyse mit dem klinischen Schwerpunktthema des seelischen Konflikts steht in ihr das Ich (Seidler 2000 a) im Fokus der Aufmerksamkeit, seine Entwicklung und seine Funktionen, und von diesen wieder die der Abwehr.

Von den der Ich-Psychologie zuzurechnenden Autoren ist Paul Federn (1953) in bestimmter Hinsicht ein Psychoanalytiker, der aktuelle, moderne Theorien vom Subjekt (s. dazu Reckwitz 2006) vorwegnimmt. Sein Denken ist orientiert an »Ich-Zuständen«, wobei dieses Konstrukt eine große Ähnlichkeit aufweist zu heutigen Ansätzen von Polypsychismus und Multiplizität. Die Vorstellung, dass in einer Hauthülle immer dasselbe Wesen beheimatet sei mit immer derselben Struktur und immer derselben von ihm erzählten Biografie, ist rührend schlicht, aber unzutreffend. In ▶ Kapitel 6.5.7 wird ein aktueller Therapieansatz dargestellt, dessen Hintergrundsannahmen auf Paul Federn zurückgehen.

Während die Ich-Psychologie vielen Kollegen und Kolleginnen zu kognitiv, zu mechanistisch, zu normativ erschien, ging Anfang der 1970er Jahre ein Ruck durch die psychoanalytischen Ausbildungsinstitute, weltweit und mit wenig Verspätung auch in Deutschland. Es erschienen nämlich die Bücher von Heinz Kohut (1971, 1975). Bei ihm stand nicht das Ich im Mittelpunkt, sondern das erlebensnähere Selbst. In seiner »Selbstpsychologie« gelang es ihm, verschiedene bislang schwer zu verbindende Konstrukte zu verknüpfen, wobei im Mittelpunkt seines Denkens der Narzissmus stand. Die aktuelle intersubjektive Schule der Psychoanalyse (Stolorow 1991; Stolorow und Atwood 1992; Stolorow et al. 1994) fußt auf Kohuts Werk unter Einbeziehung der Erkenntnisse der neueren Säuglings- und Kleinkindforschung. Rückblickend lässt sich heute fragen, ob dem intersubjektiven Ansatz dieselbe Tendenz unterliegt, die später noch deutlicher in der ökologischen Orientierung der Psychotraumatologie in Erscheinung trat, insbesondere auch in deren therapeutischer Haltung dem Patienten gegenüber: Der Mensch wird als Teilhaber von etwas gesehen, das über ihn als Individuum hinausgeht.

Wenige Jahre nach Kohut erschien Kernberg mit seinen Büchern (1975, 1976, 1980) in der deutschen psychoanalytischen Szene, zeitlich so dicht an denen von Kohut und konzeptuell so konträr, dass die Kohut-Kernberg-Kontroverse die Ausbildung vieler Psychotherapeutinnen und Psychotherapeuten der späten 1970er Jahre begleitete.

Kernberg knüpft seinerseits an Melanie Klein an und bewegt sich innerhalb eines leicht modifizierten Triebansatzes. Umfassend beschreibt er das Krankheitsbild der »Borderline-Störung«. Das ist aus heutiger Sicht im Wesentlichen, aber nicht nur, das klinische Bild der komplexen Posttraumatischen Belastungsstörung, das er auf diese Weise weit bekannt machte, aber eben unter anderem Namen und anders definiert. Aufgrund seines eigenen – triebtheoretischen – Verständnisses nämlich wurde dieses schwere Krankheitsbild von ihm ohne Bezugnahme auf eine mögliche Gewaltätiologie konzeptualisiert.

Parallel zu der Linie von Veränderungen im theoretischen Verständnis von Krankheitsbildern und Psychodynamismen ließe sich eine andere aufzeigen, in der die Veränderungen des therapeutischen Settings beschrieben werden müssten sowie die von Interventionsformen. Dabei ginge es um die Entwicklung von Behandlungsansätzen im Mehr-Personen-Setting – von der Einzel- über die Gruppen- und Familientherapie hin zu Interventionen für ganze Organisationen –, und um Veränderungen von einsichtsfördernden »Deutungen« hin zu interaktionellen, beziehungsorientierten »Antworten« (Hoffmann 1983; Reinelt und Datler 1989; Heigl-Evers und Heigl 1983, 1987; Heigl-Evers und Nitzschke 1991). Diese Linie sei hier nur angedeutet mit dem Ziel, die Aufmerksamkeit auf die Fokusverschiebung vom Einzelmenschen mit seiner Innerlichkeit zu einer immer mehr Umfeld- und später Umwelt-orientierten Sichtweise zu lenken.

Vielleicht führte die Beschäftigung mit Problemen des Narzissmus dazu, dass sich zunächst, seit Anfang der 70er Jahre des letzten Jahrhunderts (Lewis 1971) sehr zögerlich, dann mit den 1990er Jahren sehr deutlich, der Schamaffekt in den Mittelpunkt des Interesses der Psychotherapeutinnen und Psychotherapeuten schob. Die bis Mitte der 1990er Jahre relevante Literatur ist diskutiert in dem Buch »Der Blick des Anderen. Eine Analyse der Scham« (Seidler 1995 b). Mit dieser breiten Thematisierung der Scham wird unübersehbar die der seelischen Traumatisierung vorbereitet. Fast möchte man es daran erkennen, dass Helen Block Lewis (1971) als eine der führenden Schamforscherinnen angesehen werden kann, während ihre Tochter Judith Lewis Herman (1992 b) mit dem Buch »Die Narben der Gewalt« eines der wichtigsten Traumabücher vorgelegt hat.

Der psychotraumatologische Ansatz überwindet Unzulänglichkeiten in der Theoriebildung der klassischen Psychoanalyse. Diese fokussierte auf das Subjekt mit seinen (unbewussten, möglichen, realen) Intentionen, Aktivitäten, Wünschen, Handlungen, und, in diesem Zusammenhang sinnvoll und in sich schlüssig, auf den Schuldaffekt. Die Realität, dass jemand Widerfahrnissen passiv ausgesetzt ist, ohne dass diese eine Entsprechung in der Wunschwelt des Betroffenen haben, kann diese konzeptuell nicht recht fassen. Derartige »Erleidnisse« (Reemtsma 2008, S. 131) ohne einen ihnen entsprechenden Wunsch sind aber charakteristisch sowohl für die Scham als auch die Traumatisierung (s. dazu auch Seidler 2005).

Unter dieser Perspektive erscheint es durchaus legitim, der herkömmlichen Psychotherapie eine Einseitigkeit zugunsten des handelnden Subjektes, nicht des erleidenden Subjektes zuzuschreiben und zu kritisieren, dass sie sich ohne Reflexion dieses Sachverhalts im gegebenen Rahmen bestehender Subjekt-Objekt-Verhältnisse bewegte. Ungeschminkter und deutlicher sind etwa Pohlen und Bautz-Holzherr (1995, 2001 a, b) mit ihrer Analyse des Machtverhältnisses zwischen Analysand und Analytiker und systemstabilisierenden Funktionen der Psychoanalyse als Therapiemethode.

Lang ist die Geschichte der Psychotraumatologie, und sie soll hier nicht dargestellt werden (s. etwa: Figley 2006 a, b; Fischer-Homberger 1975; Micale und Lerner 2001; Sachsse et al. 1997; Seidler et al. 2008; Seidler 2009 b sowie ▶ Kap. 1.1 in diesem Buch). Seit der Aufnahme des PTSD-Konstrukts in das DSM-III (American Psychiatric Association 1980 a) hat sich jedenfalls die Psychotraumatologie weltweit zu einer Disziplin entwickelt, die nicht nur innerhalb der Medizin, Psychologie und Psychotherapie und in anderen Humanwissenschaften, sondern ebenfalls in verschiedenen Kulturwissenschaften das Menschenbild verändert hat. Die Thematisierung der seelischen Folgen von Gewalt ist gesellschaftsfähig geworden, wird zumindest nicht mehr offiziell belächelt. Aber was hat es damit auf sich, dass Ende des vorletzten Jahrhunderts das Konzept der »traumatischen Neurose« (Oppenheim 1889) aufkam? Seelisch traumatisierte Menschen dürfte es immer gegeben haben: Opfer von Kriegen, Überlebende von Folter, von krimineller Gewalt, von Arbeitsunfällen und von Vergewaltigungen.

Die Ereignisse selbst sind keine Erfindung jener Zeit. Wir können wohl nur die Überlegung anstellen, dass sich entweder dann etwas als individuelle Krankheit herausbildet oder aber als individuelles Leid krankheitswertig wird, wenn die Erleidnisfolge nicht mehr sozial integriert ist, also quasi »gruppendyston« geworden ist. Wenn jemand ein bestimmtes Widerfahrnis überstanden hat und es sozial akzeptiert ist, dass auch so jemand »immer dazugehört«, fallen er oder sie nicht aus dem sozialen Kontext heraus, und vielleicht entwickelt die Person nicht einmal als Individuum Symptome. Möglicherweise bekommt sie eine bestimmte soziale Funktion zugewiesen, gilt als »erfahren« oder als etwas Besonderes. Hat er, hat sie Symptome, gibt es vielleicht, im Rahmen kollektiver Vorstellungen von Leid,

Unglück und Leidfolge, kollektive Handlungen zur Heilung, seien es Geißelungen im Mittelalter, Wallfahrten oder Gottesdienste. Möglicherweise wird jemand erst dann »auffällig« – interessant, diese heutige medizinische Bezeichnung für »krank«! –, wenn eine Gemeinschaft jemanden mit bestimmten Merkmalen nicht mehr als Teil ihrer selbst begreift, diese Merkmale also »gruppendyston« geworden sind, und der Betroffene keine Nische mehr findet, in der er oder sie überleben kann, und sei es als Dorfnarr oder Dorfdepp – auch der gehörte einst dazu.

Bei aller Blüte, die die Psychotraumatologie gegenwärtig auszeichnet, wird diese auch kritisch gesehen. Das ist nicht verwunderlich: Bei der Allgegenwart von Gewalt und der Zerbrechlichkeit der Menschen ist die zentrale Aussage der Disziplin, die seelische Gewaltfolgen thematisiert, beängstigend, behauptet sie doch nicht mehr und nicht weniger als dass im Extrem ein einziges Gewalt-widerfahrnis einen Menschen seelisch zerstören könne. Schaut man sich den Diskursverlauf an, fällt auf, dass das jeweils vergangene Thema fast immer ausschließlich zugunsten des folgenden verlassen wurde. Wer fragte und fragt etwa bei Menschen mit einer »frühen Störung« (Hoffmann 1986) nach deren Lösung ihrer ödipalen Konflikte, die diese natürlich auch haben? Und nicht nur ödipale Konflikte werden kaum noch thematisiert. Die aktuelle Rede vom Trauma scheint die von Sexualität und Leidenschaft ersetzt zu haben. Auch Triebkonflikte scheinen verschwunden. Weil Traumatisierte nichts davon haben? Was hinsichtlich Lust und Freude vorübergehend im Übrigen meist wirklich der Fall ist. Oder weil die diagnostizierenden Therapeutinnen und Therapeuten eine Brille benutzen, die außer Traumadynamik, im schlimmsten Falle außer PTSD nichts anderes mehr durchlässt? Traumatisierte sind nicht qua Trauma nur gute Menschen, ebenso wenig wie Täter nur böse Menschen sind. Wäre Letzteres der Fall, gäbe es wohl kaum Traumatisierungen in Beziehungen. Und natürlich haben psychisch trau-matisierte Menschen auch ein Leben und damit auch Konflikte außerhalb ihrer seelischen Verwundung und durch diese hindurch, einschließlich der Möglichkeit zu sexuellen Wünschen. Therapeutinnen und Therapeuten sollten sehr darauf achten, nicht die Selbstdefinition der Traumatisierten mitzumachen oder gar anzubieten, die diese meist von sich haben: »Mein Leben ist Trauma, mehr gibt es nicht und mehr gab es nicht!«

Trotzdem ergibt es einen Sinn, auf die Traumatisierung zu zentrieren. Ins-besondere bei akut Traumatisierten ist es sogar sinnfrei, im vielleicht gewohnten Sinne die Diagnostik im Rahmen der Erhebung einer biografischen Anamnese durchzuführen. Da hat jemand bei einem Autounfall seine Kinder verloren, und die Therapeutin interessiert sich für die lebensgeschichtliche Entwicklung der über-lebenden Mutter! Diese wird sich wohl nicht recht verstanden fühlen, wenn sie denn überhaupt zuhören kann. Sinnvoll wäre es, sich ein Bild von ihrer aktuellen Lebenssituation zu machen, von ihren Ressourcen und von weiteren gegenwärtigen und früheren extremen Belastungen. Reddemann und Sachsse (1999) haben diese Priorität des Traumas in Diagnostik und Therapie auf die Formel »Trauma first!« gebracht. Vergleichbar ist diese Orientierung mit der eines Chirurgen, in dessen Klinik ein schwer verletzter Patient eingeliefert wird. Im Hinblick auf eine anstehende Operation werden zusätzlich zum Lokalbefund die Kreislaufparameter eingeschätzt, die weitere Diagnostik anderer Funktionsbereiche wird jedoch auf später verschoben. Für die psychotraumatologische Praxis heißt das: Ein umfassender Gesamtbehandlungsplan, etwa unter Einbeziehung von Behandlungserfordernissen im Bereich einer fraglichen Persönlichkeitsstörung, sollte erst nach Behandlung des »Lokal-Befunds«, etwa einer PTSD, erstellt werden. Eine Verwundung wirkt hier wie ein Eiterherd oder eine Raumforderung und verschiebt die gesamte Statik und Dynamik des bisherigen seelischen Gleichgewichts der betroffenen Person. Erst einige Zeit nach Abschluss der Traumabehandlung ist einschätzbar, was es dann noch an Behandlungsbedarf gibt.

Das Wissen um die ubiquitäre Gefährdung eines jeden Menschen mit der bei jedem gegebenen Möglichkeit, seelische Wunden davonzutragen, verändert das Verhältnis von Therapeut und Patient. Hier sitzen sich nicht mehr zwei Menschen gegenüber, von denen der eine meint, seine seelischen Konflikte zu kennen und ihnen nicht mehr ausgeliefert zu sein, und der andere meint oder wird veranlasst zu meinen, diesbezüglich unterlegen zu sein. In der psychotraumatologischen Therapie geht es stattdessen um gemeinsam geteilte existenzielle Grundthemen, etwa um Endlichkeit, um das Erleben von Ausgeschlossensein und Entfremdung, was jeden treffen kann, um Bedrohung durch Vernichtung und Tod. Das Lutherische »Tua res agitur!« bekommt hier einen neuen Inhalt und eine akute Schärfe; einer von beiden ist wirklich mit seiner Auslöschung in Berührung gekommen, sein Leben und seine Zukunft stehen auf dem Spiel. Auch wenn die Therapeutin oder der Therapeut über die Kenntnis von »Techniken« zur Behandlung bestimmter Traumasymptome verfügen: Er oder sie können sich in Kürze genötigt sehen, für sich selbst Hilfe in Anspruch nehmen zu müssen. Das verschiebt die therapeutische Haltung in Richtung einer Einstellung zum Patienten »auf Augenhöhe«. Die Thematisierung solcher existenzieller Grundthemen und der Bezug auf sie ist ein »roter Faden«, der sich durch das ganze Buch zieht.

Die Berücksichtigung existenzieller Themen verweist auf das Menschenbild der Psychotraumatologie. Die Vorstellung von der Einheitlichkeit des Subjekts, das durch überdauernde, quasi unzerbrechliche Merkmale gekennzeichnet sei, ist angesichts der fortwährend deutlich werdenden Fragilität von Menschen nicht aufrechtzuerhalten. Ein solches »Unsterblichkeitsmenschenbild« stand im Übrigen schon in der Romantik fundamental infrage und fand etwa in ihrer Doppelgängerthematisierung seinen Ausdruck (Böschenstein 1987). Menschen scheinen stattdessen »multiplex« zu sein, sich in Abhängigkeit von aktueller Situation und sowohl erlittener wie auch selbst gestalteter Vergangenheit in »Ich-Zuständen« zu befinden, in »states«, wobei ein »Trauma-state« einer von vielen möglichen ist. Damit ist auch die Frage berührt, wie die Beziehungen solcher Vielzahl von states in einem Menschen zu der in anderen Menschen konzeptualisiert werden können. Vieles ist hier noch auszuarbeiten und auf den Begriff zu bringen. Aber schon jetzt ist erkennbar: Der Psychotraumatologie unterliegt ein ökologischer Ansatz, der den Menschen als aktiven wie auch passiven Teilhaber eines gefährdeten und gefährlichen Umfelds und einer ebensolchen Umwelt versteht. Zu dieser gehören, dialektisch verschränkt, weiterhin seine Innenwelten, denn auch zu ihnen kann er sich verhalten.

Insbesondere diese ökologische Orientierung könnte und sollte ein Antidot gegen eine Selbstüberschätzung der Psychotraumatologie, vor allem ihrer therapeutischen Möglichkeiten, sein. Dass sich die Welt beherrschen ließe, war lange eine nicht hinterfragte Überzeugung. Diese entpuppt sich zunehmend als Illusion, und von wenig fällt die Trennung schwerer als von Illusionen. Es wird immer deutlicher, dass Menschen auch »Gegenstand« sind, Teil von etwas, und dass sie vieles nicht im Griff haben und haben können. Das gilt auch für die Möglichkeit zu heilen, gesund zu »machen«. Gewalt zerstört wirklich, und nicht alle Wunden heilen. Das ist kein Plädoyer für Resignation, aber für Demut. Das aktuelle Zurücktreten der Akzeptanz der Psychoanalyse hängt sicher auch mit einer Enttäuschung an einem nicht eingehaltenen, weil nicht einzuhaltendem Heilsversprechen zusammen, das mit ihr verbunden wurde. Psychotraumatologen und Psychotraumatologinnen sollten sich darüber im Klaren sein, dass sie nicht Vertreter einer Heilslehre sind!

Jede Schule, jede Orientierung versteht sich (meist) nicht nur als den Höhe-, sondern auch als den Endpunkt der jeweiligen Geschichte. Diese Sichtweise ist ebenfalls rührend schlicht, aber Ausdruck eines Irrtums; die Geschichte geht weiter. Für welche Sicht der Dinge wird die Psychotraumatologie Vorläuferin gewesen sein?

Wie die Diskursgeschichte der Psychotherapie wirklich weitergehen wird ist nicht abzusehen, und zu hoffen ist, dass essentials der Psychotraumatologie bei einem Wandel der Orientierung nicht verloren gehen.

Trotzdem sei eine vorsichtige Prognose gewagt.

Wenn es stimmt, dass krankheitswertig wird, was im oben diskutierten Sinne »gruppendyston« wird, ließe sich auf die zunehmende Aversion vieler Menschen gegen Macht und Willkür in Alltagswelten von Beruf und Familie aufmerksam machen, aber auch gegenüber denen, die Führungspositionen in Institutionen innehaben. Was hat es damit auf sich, dass Macht-Missbrauch – welcher Form auch immer – durch kirchliche und weltliche »Würden«-Träger gruppendyston wird, nicht mehr hingenommen wird und sozial akzeptiert öffentlich benannt werden darf? Vergewaltigung in der Ehe und Züchtigung von Kindern sind zum Beispiel – zumindest »offiziell« – nicht mehr ganz so akzeptiert wie noch vor Kurzem, auch wenn die wirkliche Dunkelziffer erschreckend hoch ist. Auch Vergewaltigungen durch »mächtige Männer« aus Politik und öffentlichem Leben hat es immer gegeben, scheinen aber immer weniger hingenommen zu werden.

Gegenwärtig stehen noch die Geschädigten im Fokus der Aufmerksamkeit, und das auch gut so. Aber in vielleicht nur kurzer Zeit könnte die Frage aufkommen: Was sind das für Menschen, die so etwas tun? Die in Macht und mit Willkür leben?

Anders als die Psychotraumatologie ist eine andere Thematik – die bei der Beantwortung dieser Frage berücksichtigt werden muss – in Deutschland noch nicht in der Öffentlichkeit angekommen: die aktuelle Diskussion des heutigen Psychopathie-Konzepts. Ältere Kollegen und Kolleginnen verbinden damit wahrscheinlich eher ein für verstaubt gehaltenes psychiatrisches Krankheitsbild. Tatsächlich aber ist es so, dass dieses Konstrukt gegenwärtig wieder in die Diskussion kommt, immer am Leben gehalten durch die verschiedenen Ausgaben des Buches von Cleckley (1941). Es geht dabei um ein Verständnis empathiefreier Menschen, die ohne ein Gespür ihrer destruktiven Wirkung ihre Mitmenschen lediglich als Beute betrachten, die es gilt so umfassend wie irgend möglich auszuschlachten und sie gleichzeitig über derartige Absichten zu täuschen, was diesen »Beutegreifern«

1 Einführung in Geschichte und zentrale Themen der Psychotraumatologie

1.1 Die Eisenbahn, der Vietnamkrieg und die Frauenbewegung: Stationen der Entwicklung eines Krankheitsmodells

Das, was wir heute »Traumafolgestörungen« nennen, dürfte es schon immer gegeben haben. Naturkatastrophen, große Hungersnöte und gewaltige Epidemien, Kriege, das, was wir heute »Arbeitsunfälle« nennen, Macht, die noch unverhüllter als gegenwärtig mit Mitteln der Gewalt durchgesetzt wurde, und Gewalt gegen Frauen und Kinder dürften allgegenwärtig gewesen sein. Eindrucksvoll ist der Versuch von Shay (1995), das Schicksal amerikanischer Vietnam-Veteranen auf dem Hintergrund des klassischen Stoffs der Ilias zu lesen und umgekehrt die Situation und das Erleben von deren Protagonisten Achill in Konzepten heutiger psychotraumatologischer Krankheitslehre zu beschreiben. Biologische Reaktionen auf Todesangst dürften weitgehend kulturinvariant ablaufen.

Die Geschichtsschreibung der Psychotraumatologie allerdings reicht nicht viel weiter zurück als bis in die zweite Hälfte des vorletzten Jahrhunderts (Fischer-Homberger 1975; Micale und Lerner 2001). Die Zeit davor ist medizinhistorisch unter einer Traumaperspektive kaum untersucht. Seidler und Eckart (2005 a) gehen einen anderen Weg in ihrem Versuch, Grundlagen einer historischen Trauma-forschung zu legen, indem sie fragen, welche Auswirkungen Gewalterfahrungen auf verschiedene Systeme und Orientierungen in einer Gesellschaft haben. Diese Fragestellung ist aber zu unterscheiden von dem Versuch, die Geschichte einer bestimmten Disziplin – hier: die der Psychotraumatologie – zu schreiben. Die historische Traumaforschung ist vielmehr ein neuer Ansatz innerhalb der Psycho-traumatologie, der überpersönliche Auswirkungen von individuellen Gewalterfah-rungen vieler Menschen auf kulturelle Phänomene untersucht.

Die Beschreibung der für die heutige Psychotraumatologie relevanten Krank-heitsbilder beginnt im 19. Jahrhundert. Diese Zeit ist durch eine rasante Indus-trialisierung gekennzeichnet, aber auch durch Urbanisierung mit den Megametro-polen London und Paris und durch eine neuartige, scheinbar alles umfassende Nachrichtentechnik (Eckart 1997), die auch Informationen über große Unfälle schnell in alle Welt trägt. Für viele Menschen wurde ein Bruch in einer vormals als intakt wahrgenommenen Welt spürbar. Die Welt war nicht mehr bergend – oder, wohl richtiger, eine entsprechende Illusion ließ sich nicht mehr aufrecht halten, und Menschen waren nicht das, was sie zu sein schienen. Entsprechend ist eines der

Hauptthemen dieser Zeit das des Doppelgängers (Böschenstein 1987; Hoffmann 1815/1816; Stevenson 1886 b). Gegen Ende jenes Jahrhunderts entstanden in dem Bereich des Wissens, der heute »psychologische Medizin« heißt, die auch heute noch relevanten großen Krankheitslehren der psychosozialen Medizin. Janet (1889) entwarf seine Dissoziationslehre, Freud (1896 c) seine Arbeiten zur Hysterie, Kraepelin (1883) publizierte seinen ersten Entwurf eines Systems zur Klassifizierung seelischer Störungen und Oppenheim (1889) sein Buch »Die traumatischen Neurosen«, wobei er diesen Begriff bereits ein Jahr zuvor eingeführt hatte (Oppenheim 1888).

Ein Kristallisationspunkt für Ängste vor technischen Neuerungen war die neu aufgekommene Eisenbahn. Wie auch die medizinische Welt auf diese Veränderungen reagierte, beschreibt Schivelbusch (1977). Zur Kennzeichnung der Krankheitssymptomatik von Menschen, die bei einem Eisenbahnunfall zu Schaden gekommen waren, tauchte Mitte des 19. Jahrhunderts der Begriff des »railwayspine« auf. Erstmals schriftlich scheint das Wort bei Erichsen (1866) vorzukommen, aber sein Gebrauch dieses Wortes lässt vermuten, dass der Begriff bereits benutzt wurde. Erichsen hält die Erkrankung für den Ausdruck einer chronischen Myelitis (darum »spine«), spricht aber auch – in sehr vorsichtiger Annäherung – der direkten psychischen Einwirkung ihre ursächliche Beteiligung an den körperlichen Symptomen nicht ganz ab. Diese Linie wird besonders sichtbar in seinem zweiten Buch zum Thema (Erichsen 1875), das eine Erweiterung und Überarbeitung des ersten darstellt. Obwohl er auch hier in erster Linie »molecular changes« im Rückenmark als Ursache vermutet und in zweiter Linie Entzündungsvorgänge (S. 15), kann er sich auch eine Situation von »mental or moral unconsciousness« vorstellen, hervorgerufen durch das Entsetzen des Unfalles, die zu einem Zusammenbruch der Kontrollfunktionen des Gehirnes führe (S. 195).

Einige der nachfolgenden Autoren haben dann immer stärker eine direkte Psychogenese der Symptomatik vertreten. Das gilt insbesondere für Page (1883), der als Kritiker der organ-genetisch orientierten Ansichten von Erichsen auftrat. Er betonte die Wirkung von Angst und Schreck und führte in seinem zweiten Buch (1891) den Begriff des »general nervous shock« (S. 62) ein, der als »Schreckneurose« von Kraepelin (1883) weiter tradiert wurde: »The thing essential for suggestion to have any influence is the special psychic state, induced immediately by nervous shock« (S. 69). Allerdings wurde die Position von Page dann vermehrt von den Eisenbahngesellschaften dazu herangezogen, Schadenersatzansprüche Geschädigter abzuwehren mit dem Argument, es lägen keine auf einen bestimmten Unfall zurückzuführenden körperlichen Schädigungen vor – im Übrigen eindeutig gegen seine Intention. Von der Systematik her rückt Page die – heute so genannten – posttraumatischen Störungen in die Nähe dessen, was (sc.: damals) als »Hysterie« bezeichnet wurde, insbesondere wegen des gemeinsamen Merkmals des Kontrollverlusts (Page 1891, S. 52–53). Harrington (2001) macht darauf aufmerksam, dass die Erstbeschreiber der Railway-Krankheiten Chirurgen waren. Auch nennt er Zahlen über die Häufigkeit von Eisenbahnunfällen in der damaligen Zeit. Danach waren es weniger die absoluten Zahlen der Todesfälle als vielmehr das mit ihnen verbundene öffentliche Interesse an der als überwältigend erlebten technischen Neuerung der Eisenbahn, das hier die Fachwelt und die Öffentlichkeit von einem neuen Krankheitsbild sprechen ließ, und zwar auch im Dienste der Warnung vor diesen technischen Neuerungen. Schon hier, in der Zeit der Genese erster Konzepte traumatogener Krankheitsbilder, beginnt die Funktionalisierung psychisch traumatisierter Menschen: Sie wurden offenbar von Anbeginn an ge- bzw. benutzt, um dieses oder jenes im Dienste ganz anderer Interessen zu beweisen oder zu widerlegen. Diese Art von Funktionalisierung dauert bis heute an und beraubt die Betroffenen jeweils erneut ihrer eigenen Subjektivität.

Ein Grund für die den Eisenbahnunfällen damals zukommende Aufmerksamkeit war offenbar auch darin zu suchen, dass deutlich wurde, dass es lediglich von äußeren Zufälligkeiten abhing, ob jemand verletzt wurde bzw. zu Tode kam oder unversehrt den Ort des Geschehens verließ.

In Deutschland wurde der Neurologe Hermann Oppenheim (1858–1919) für die frühe Psychotraumatologie bedeutsam. Er löst sich aus der einengenden Fokussierung auf Überlebende von Eisenbahnunfällen und bezieht Betroffene von Arbeitsunfällen mit ein – auch auf dem Hintergrund, dass 1884 in Deutschland eine gesetzliche Unfallversicherung wirksam geworden war und Nervenärzte jetzt Unfallfolgen zu begutachten hatten. Im Vorwort zu seinem Buch »Die traumatischen Neurosen« (1889) nennt Oppenheim seine Absicht, »eine zusammenfassende Darstellung jener durch Verletzungen hervorgerufenen Erkrankungen des Nervensystems zu liefern, die nicht durch eine direkte Beschädigung der nervösen Centralorgane oder des peripherischen Nervenapparates, sondern auf dem Wege der Erschütterung im allgemeinsten Sinne des Wortes entstanden sind« (S. V). In seinem Theorieteil heißt es dann: »Die Hauptrolle spielt das psychische: *der Schreck, die Gemüthserschütterung*« (S. 123, Hervorhebung im Original). »Die im Momente des Unfalls eintretende schreckhafte Aufregung ist meistens so bedeutsam, daß sie eine dauernde psychische Alteration bedingt« (S. 124). Insgesamt führen ihn seine Beobachtungen zu der Auffassung, dass posttraumatische Symptome eine eigene Krankheitskategorie darstellen, für die er die Bezeichnung »traumatische Neurose« vorschlägt.

Die Reichsversicherungskammer sah auch die traumatischen Neurosen als erstattungspflichtig an (Fischer-Homberger 1987). Eine Leistungspflicht wurde häufig auf der Grundlage des Ansatzes von Oppenheim begründet. Deshalb wurde dieser Autor für diese zahlenmäßig zwar geringen, trotzdem aber von vielen als ungerechtfertigt angesehenen Rentenansprüche verantwortlich gemacht. Wortführer war der Psychiater Hoche (1935) mit dem Argument, die Entschädigungsmöglichkeit habe ein pathologisches Rentenbegehren induziert – auch heute noch taucht es gelegentlich in klinischen Konferenzen und Gutachten auf, sicherlich häufiger als angemessen. Damals wie heute gilt, dass Traumatisierte in der Regel in erster Linie als solche wahrgenommen werden wollen und eher selten an Geld und damit an einer Festlegung auf eine Opferrolle interessiert sind (Maercker und Müller 2004). Es begann eine sehr scharf geführte Diffamierungskampagne gegen Oppenheim (Lerner 1997, 2001). Eine Marginalisierung von Forscherinnen und Forschern sowie Therapeutinnen und Therapeuten, die sich mit Traumatisierten beschäftigen, durchzieht allerdings die gesamte Geschichte (Herman 1992 b, S. 19).

Gegen Ende des 19. Jahrhunderts entwickelte sich die Psychoanalyse. Ihr Interesse galt von Anfang an zwischenmenschlichen Beziehungserfahrungen mit ihren Auswirkungen und Konsequenzen, historisch damals sehr bald eingeengt auf deren motivationale, intrapsychische, unbewusste Seite im Individuum, weniger den Auswirkungen und Belastungen durch eine immer technisierter werdende Welt mit ihren Problemen und Unfällen. Im häufig zitierten Text »Zur Ätiologie der Hysterie« stellte Freud (1896 c) »... die Behauptung auf, zugrunde jedes Falles von Hysterie befinden sich ... *ein oder mehrere Erlebnisse von vorzeitiger sexueller Erfahrung*, die der frühesten Jugend angehören« (S. 439, Hervorhebung im Original). Freud zweifelt nicht nur nicht (!) an der Glaubhaftigkeit der Berichte seiner Patientinnen, sondern geht sogar davon aus, dass diese Bedingung der Hysterie viel häufiger erfüllt sei, als es das Vorliegen des Krankheitsbilds vermuten lasse (S. 448). Später nimmt er von dieser Meinung Abstand. In einem Zusatz schreibt er nämlich knapp 30 Jahre später: »All dies ist richtig, aber es ist zu bedenken, daß ich mich damals von der Überschätzung der Realität und der Geringschätzung der Phantasie noch nicht frei gemacht hatte« (1896 c, S. 440). Die Diskussion darüber, ob Freud die sog. Verführungshypothese vollständig oder nur teilweise oder aber gar nicht verworfen habe, ist nicht abgeschlossen (Grubrich-Simitis 1998; Israels und Schatzman 1993; Masson 1984; May-Tolzmann 1996). Hilfreicher als derartige Diskussionbeiträge wären Untersuchungen, auf welchem gesellschaftlichen Hintergrund Freud welchen Repressalien wirklich ausgesetzt war, solange er an der traumatischen Genese der Hysterie eindeutig festgehalten hatte, könnte so eine Studie doch zum Verständnis aktueller Verwerfungsimpulse der Psychotraumatologie gegenüber heute beitragen.

Unklar ist, wer das Wort »Verführungshypothese« zur Bezeichnung für sexuellen Missbrauch eingeführt hat; von Freud stammt es nicht. Natürlich ist damit gemeint, dass das Kind den Erwachsenen verführt.

Im Ersten Weltkrieg haben nach vorsichtigen Schätzungen (Ruggenberg 2010) allein auf deutscher Seite mindestens 600 000 Soldaten das erlitten, was wir heute als Traumafolgestörung bezeichnen. Umgangssprachlich wurden die Betroffenen im deutschen Sprachraum Kriegszitterer oder Schüttler bezeichnet. Wissenschaftliche Bezeichnungen lauteten auf Kriegsneurose, traumatische Neurose, Zweck- oder Schreckneurose, Shell-Schock oder, im Englischen, als »shell shock«, »war strain«, »gas neurosis«, »buried alive neurosis«, »soldier's heart«, »war neurasthenia« oder »anxiety neurosis« (Myers 1940; Lerner und Micale 2001, S. 17). Die genannte Zahl umfasst aber nur die, die mit derartigen Diagnosen registriert worden waren, also einen kleinen Bruchteil. Britische Schätzungen besagen, dass 7–10 % ihrer Offiziere und 3–4 % anderer Ränge von derartigen Störungen betroffen waren. Allerdings war den britischen Armeeärzten im Laufe des Krieges verboten worden, die Diagnose »shell shock« bei Zugehörigen unterer Ränge zu stellen. Ab Juni 1917 durfte die Diagnose überhaupt nicht mehr vergeben werden, an deren Stelle trat die Bemerkung: »NYD(N)«, kurz für »Not Yet Diagnosed (?Nervousness)« (Ruggenberg 2010).

Die Wirkung von Gewalt auf alle Menschen war also bekannt, und eine »Gewaltfolgenlehre« – die Psychotraumatologie – hätte sich durchaus in jener Zeit etablieren können, wie auch schon 50 Jahre zuvor. Aber die »Erforschung psychischer Traumata« zeigte immer wieder »Phasen der Amnesie«: »Bei der Erforschung psychischer Traumata stieß man wiederholt in Bereiche des Undenkbaren vor und kam zu grundlegenden Glaubensfragen« (Herman 1992 b, S. 17). Auch heute noch gilt: Je entsetzlicher eine Gewalttat, umso stärker die Skepsis gegenüber ihrer Realität. So galt in der Zeit des Ersten Weltkrieges auch die sozialdarwinistische Auffassung, nach der die Starken im Kampfe gefallen seien und nur die – natürlich vorher schon – Schwachen überlebt hätten. Max Nonne (1861–1959) schrieb: »Die besten werden geopfert, die körperlich und geistig Minderwertigen, Nutzlosen und Schädlinge werden sorgfältig konserviert, anstatt daß bei dieser günstigen Gelegenheit eine gründliche Katharsis stattgefunden hätte, die zudem durch den Glorienschein des Heldentodes die an der Volkskraft zehrenden Parasiten verklärt hätte« (Nonne 1922, S. 112).

Die Wirkung von Gewalt wurde damit einer schon vorher bestehenden Schwäche attribuiert. Bonhoeffer (1868–1948) meinte dazu, dass sich »fast ausnahmslos« habe feststellen lassen, dass es sich bei Soldaten mit solchen Erscheinungsbildern »um Individuen handelte, die schon früher konstitutionell psychopathische Erscheinungen dargeboten hatten« (Bonhoeffer 1914, S. 1777). Auch Simulation wurde geltend gemacht und entsprechend waren die Therapiemaßnahmen. Mit elektrischen Stromstößen als Überrumplungsmaßnahme, stundenlangen Anwendungen schmerzhaftester elektrischer Sinusströme – die »Kaufmann-Kur« –, Röntgenbestrahlungen in Dunkelkammern, wochenlangen Isolationsfoltern, der Provokation von Erstickungstodesangst durch Kehlkopfsonden oder -kugeln, herzlos inszenierten Scheinoperationen in Äthernarkose und vielem anderen mehr wurde versucht, der Traumafolgestörungen, die als Ausdruck von Simulation und Willensschwäche angesehen wurden, Herr zu werden. Eine kurze Beschreibung dieser Methoden gibt Eckart (2005), ausführlichere Darstellungen sind bei Riedesser und Verderber (1996) zu finden. Die »Behandlung« sollte entsetzlicher sein als der Fronteinsatz und die Betroffenen sollten deshalb in den Krieg zurückkehren wollen. Kritisch hat sich allerdings der bereits erwähnte Psychiater Nonne (1917) gegen derartige Behandlungsformen ausgesprochen, zugunsten der von ihm propagierten Hypnosebehandlung.

Insbesondere der amerikanische Psychiater Abram Kardiner (1891–1981, Lehranalysand von Freud) stand außerhalb des Mainstreams. Im Jahre 1941 hat er seine Erfahrungen aus den Nachkriegsbehandlungen von Soldaten des Ersten Weltkrieges veröffentlicht, und 1947 ist dasselbe Buch in völliger Überarbeitung, unter Berücksichtigung der Erfahrungen des Ko-Autors Spiegel aus dem Zweiten Weltkrieg erneut erschienen. Das, was dann später als PTSD bezeichnet wurde, nannte Kardiner eine »physioneurosis« (1941, S. 195). 50 Jahre später sollten seine klinischen Einschätzungen durch neurobiologische und hormonelle Forschungsbefunde gestützt werden. Pet Barker (1991, 1993, 1995) hat in ihren Romanen versucht, das Grauen des Ersten Weltkrieges wiederzugeben. Die Bücher geben auch einen Einblick in die Realität der damaligen Psychotraumatherapie.

Auch die moderne Zivilbevölkerung ist seit den beiden Weltkriegen – zuvor in der Antike über das Mittelalter bis zur Zeit der Kabinettskriege – in großem Ausmaße Traumatisierungen ausgesetzt (van Creveld 1991; Schivelbusch 1977). Allerdings wurde der Frage nach Traumafolgestörungen in der Bevölkerung weder nach dem Ersten noch nach dem Zweiten Weltkrieg nachgegangen. Dies hätte durchaus auch ohne die heute aktuelle Begrifflichkeit geleistet werden können. In

Deutschland fand allerdings Mitscherlich (1963, 1967) große Beachtung mit seinen sozialpsychologischen Studien zur damaligen Situation.

Schepank (1987) hat die im internationalen Vergleich enorm große Anzahl von Psychotherapiebetten in der (alten) Bundesrepublik Deutschland beschrieben, und auch dem Ausbau der ambulanten psychotherapeutischen Versorgung der Bevölkerung der BRD wurde im Nachkriegsdeutschland große Beachtung geschenkt. Es kann vermutet werden, dass sich kriegsbedingte seelische Traumatisierungen unter anderen Diagnosen, wie etwa Neurasthenie oder Depression, versteckten, dass aber der Zusammenhang zu Kriegsereignissen nicht wahrgenommen wurde. So wurden 1967 in Deutschland die Psychotherapierichtlinien in Kraft gesetzt (Faber et al. 1999, S. 1; Rüger et al. 2005, S. 1), die die Leistungspflicht der Krankenkasse für die psychotherapeutische Behandlung seelischer Krankheiten verbindlich definierten. Allerdings galt von Anbeginn an die Forderung, dass für eine anzuerkennende Leistungspflicht psychoanalytische bzw. später auch verhaltensanalytische Genesekriterien der zur Diskussion stehenden Krankheitsbilder erfüllt sein mussten. »Äußere Belastungsfaktoren, seien sie auch in der allgemeinen Erfahrung von großem Gewicht, machen den Patienten nicht ohne weiteres seelisch krank« (Faber et al. 1999, S. 15). Damit wurde die Aufmerksamkeit – für den Bereich der psychodynamischen Therapieverfahren – auf die Suche nach einem unbewussten seelischen Konflikt gelenkt, was skurril ist, wenn es um die Anerkennung der Leistungspflicht für die Behandlung von Opfern aus den Bombennächten oder um Überlebende von Vergewaltigungen geht. In jüngster Zeit mehren sich jedoch Arbeiten zu Kriegstraumatisierungen in Deutschland (Bode 2004; Kuwert et al. 2007 a, b, 2008; Kuwert und Freyberger 2007 a, b; Maercker et al. 1999).

Studien zur Funktion der angesprochenen Richtlinienpsychotherapie, etwa unter der Frage, ob es sich hier auch – mit der Forderung nach dem Nachweis eines unbewussten Konflikts – um ein kollektives Abwehrgeschehen gegen das Gewahrwerden von (Kriegs-)Traumatisierungen handeln könne, scheinen zu fehlen. Aufmerksamkeit fanden allerdings, wenngleich in Deutschland auch mit Verzögerung, die Holocaustüberlebenden. In Deutschland wurden auch deren psychische Auffälligkeiten, sogar nach mehreren Jahren im KZ, zunächst als Ausdruck einer schon vor der Folter bestandenen Störung betrachtet.

Auf der Grundlage der Arbeiten von Bonhoeffer (insb. 1926) galt in Deutschland seit einer frühen Grundsatzentscheidung des Reichsversicherungsamtes, dass eine traumatische Neurose keine Rentenansprüche begründe, und zwar deshalb nicht, weil der menschliche Organismus nach psychischen Belastungen unbegrenzt ausgleichsfähig sei. Freyberger und Freyberger (2007 b) machen allerdings darauf aufmerksam, dass Bonhoeffer unter dem Eindruck der Geschehnisse in den Konzentrationslagern diese seine Meinung 1947 revidiert habe (Freyberger und Freyberger 2007 b, S. 381). Bis etwa 1991 wurde diese Auffassung in Begutachtungen von Holocaustüberlebenden zugrunde gelegt (Freyberger und Freyberger 2007 a). Kurt Eissler, ein sehr konservativer, 1938 in die USA emigrierter Psychoanalytiker aus Wien, fragte auf diesem Hintergrund im Jahre 1963 in einem Aufsatztitel: »Die Ermordung von wie vielen seiner Kinder muß ein Mensch symptomfrei ertragen können, um eine normale Konstitution zu haben?« (Eissler 1963).

Ulrich Venzlaff gehört zu den ersten Autoren in Deutschland, die die herrschende Lehre infrage stellten. Im Jahre 1958 stellte er sein Konzept des erlebnisbedingten Persönlichkeitswandels vor und sprach sich für eine Bejahung der Entschädigungspflicht aus (Venzlaff 1958; Wagner und Seidler 2008). Von Baeyer et al. (1964) führten in ihrem Buch Begriffe ein wie etwa den der »chronischen traumatischen Depression« und zeigten, dass extreme Gewalterfahrungen auch noch viele Jahre nach der Exposition zu schweren Krankheitsbildern führen können (Seidler und Wagner 2007).

Anfang der 1960er Jahre fanden mehrere Tagungen in den USA statt, auf denen Befunde zu den Folgen von Gewalt bei Überlebenden unterschiedlicher Katastrophen vorgestellt wurden (Venzlaff et al. 2004). Es wurde deutlich, dass sich die Symptombilder der Betroffenen unabhängig von der Art der Gewalteinwirkung sehr glichen. Hier wurden auch Befunde zu amerikanischen Veteranen des Koreakriegs gewürdigt. Als weiterer Krieg hat später der Vietnamkrieg mit seinen Folgen der Psychotraumatologie zu einem Durchbruch verholfen. Die Gewaltfolgen leugnende Vorstellung, nur Menschen mit vorher bestehenden Schädigungen seien anfällig für Gewaltfolgestörungen, ließ sich nun definitiv nicht mehr halten. Vorher gesunde junge Männer kehrten psychisch krank aus dem Vietnamkrieg zurück – viele leiden noch immer an den Folgen (Dohrenwend et al. 2006; Figley 2006 b). Bekannt ist für die amerikanische Seite, dass knapp 60 000 Soldaten gefallen sind. 20 Jahre nach ihren Kriegserfahrungen litten 35,8 % der Kriegsteilnehmer am Vollbild einer Posttraumatischen Belastungsstörung, 70 % wiesen zumindest eines der Hauptsymptome auf (Shay 1995).

Es sind allerdings drei Linien – außer den technischen Katastrophen und den Kriegen mit ihren Folgen –, die zur Anerkennung der Realität führten, dass Gewalt zu seelischen Krankheiten führt: »Erst die Frauenbewegung der siebziger Jahre förderte die Erkenntnis zutage, dass nicht Männer im Krieg, sondern Frauen im zivilen Leben am stärksten von posttraumatischen Störungen betroffen sind« (Herman 1992 b, S. 45). Ging es zunächst darum, die Realität von Vergewaltigung überhaupt zu thematisieren und die Folgen aufzuzeigen (Brownmiller 1975), so rückte die Beschäftigung mit diesem Thema zunehmend auch Gewalt gegen Frauen in nahen Beziehungen in den Fokus der Aufmerksamkeit.

Vergewaltigung in der Ehe als Straftatbestand zu definieren heißt immerhin, auch und sogar verheirateten Frauen ein sexuelles Selbstbestimmungsrecht zuzubilligen – eine relativ junge Auffassung, die weltweit längst nicht überall durchgesetzt ist! Vergewaltigung lediglich durch Familienfremde unter Strafe zu stellen kann immerhin den Gedanken aufkommen lassen, dass das Vergehen eher in der Aneignung fremden Besitzes – etwa dem des Vaters oder dem des Ehemanns – besteht als in der Verletzung des Selbstbestimmungsrechts einer eigenständigen Rechtsperson.

Auch der sexuelle Missbrauch von Kindern wurde erst etwa ab den 70er Jahren des letzten Jahrhunderts wissenschaftlich bearbeitet. Shengold etwa (1975) führte das Wort vom »Seelenmord« für Vernachlässigung in der Kindheit in die Literatur ein, und Herman's Bücher (1981, 1992 b) über die Folgen von sexualisierter Gewalt wurden sehr einflussreich.

Die oben bereits angesprochenen Gemeinsamkeiten in der Symptomatik von Gewaltopfern wurden immer wieder bestätigt. Auf diesem Hintergrund legte zunächst Horowitz (1978) Studien vor zu basalen kognitiven Prozessen der Verarbeitung von traumatischem Stress und machte den Vorschlag zur Konzeptualisierung eines spezifischen posttraumatischen Symptommusters, das aus Intrusions- und Vermeidungssymptomen sowie subjektiven Schuldgefühlen zusammengesetzt war. Dieser Vorschlag führte dann in veränderter Form zur Aufnahme der PTSD in das DSM-III (American Psychiatric Association 1980 a).

Das DSM-III folgt der Maxime eines möglichst theoriefreien, deskriptiven Ansatzes (American Psychiatric Association, 1980 b, S. XVII). Damit fielen teils durchaus mystifizierende Begriffe und Konstrukte wie etwa »Psychose« und »Neurose« weitgehend weg (ebd. S. XI). Bemerkenswert ist aber, dass die beiden Krankheitsbilder »Posttraumatische Belastungsreaktion, akut« (308.30) und »Posttraumatische Belastungsreaktion, chronisch oder verzögert« (309.81) als eindeutig ätiologisch definierte Störungsbilder aufgenommen wurden! »Ätiologie« ist aber »Theorie«! Bei beiden Störungsbildern war den Autoren der Zusammenhang von (Krankheits-)Ursache und Folgestörung so eindeutig, dass er in die Krankheitsdefinition aufgenommen wurde. Seltsam ist lediglich, dass die beiden Krankheitsbilder in der englischen Originalfassung als »disorder« beschrieben werden, wohingegen die deutsche Fassung von »Reaktion« spricht.

1.2 Die Psychotraumatologie: Eine neue »integrative« Orientierung in den Humanwissenschaften

Den Prozess der zunehmenden Ächtung unverhüllt ausgeübter Gewalt in der Moderne hat Reemtsma (2008) beschrieben. Vielleicht liegt diese Gewaltaversion den im letzten Kapitel beschriebenen Entwicklungslinien hin zur Konzeptualisierung der PTSD zugrunde, machte sie wirksam und führte dazu, dass zwei – durch eine Gewaltätiologie definierte – Krankheitsbilder in ein diagnostisches Manual aufgenommen wurden. Dies trug dann wieder mit dazu bei, dass eine neue Orientierung in den Humanwissenschaften angestoßen wurde, weit über das klinische Anwendungsfeld hinaus. Mittlerweile wurde nämlich das Gewalt- und Gewaltfolgenparadigma in den Literaturwissenschaften, in der Soziologie, Politologie und Pädagogik wie auch in den Geschichtswissenschaften aufgegriffen und findet als »Interpretament«, als Deutungsmuster Verwendung. Und es hat den Anschein, dass es dabei ist, eine Orientierung an der Psychoanalyse nicht nur zu ergänzen, sondern auch abzulösen.

In diesem Lehrbuch wird dazu die Meinung vertreten, es handele sich dabei um eine konsequente Weiterentwicklung wesentlicher Positionen der Psychoanalyse, die in sich kaum noch entwicklungsfähig zu sein scheint. Es ist aber auch die

Position denkbar, die Psychotraumatologie sei ein Neuansatz, der sehr verschiedene bisherige Positionen – so auch die der Psychoanalyse – integriert. Die Psychotraumatologie in diesem breiten interdisziplinären Sinne lässt sich als *integrative Psychotraumatologie* verstehen. Diese neue Perspektive trägt dabei auf der einen Seite dem Umstand Rechnung, dass der Themenbereich von Gewalt und Gewaltfolgen allenfalls interdisziplinär einigermaßen angemessen thematisierbar ist. Auf der anderen Seite ist sie aber auch Ausdruck davon, dass der herkömmliche Fächerkanon historisch gewachsen ist und bei einer ökologischen Fragestellung, also einer Veränderung des Grundparadigmas von der Beforschbarkeit isolierter Elemente, an seine Grenzen kommt. Der Gegenstand der Psychotraumatologie nämlich ist ein System, kein einzelnes Element: Es geht um den Menschen in einer gefährlichen und gefährdeten Umwelt, von der er ein Teil ist, auf die er aber auch einwirkt. Der nur fiktiv zu denkende einzelne Mensch ist in diesem System sowohl Subjekt wie Objekt dieser Gefährdung, Opfer wie Täter. Ein Teilbereich dieser umfassenden integrativen Psychotraumatologie ist die *Klinische Psychotraumatologie*, auf die dieses Lehrbuch zentriert.

Der ökologische Ansatz wirft die Frage auf, inwieweit eine Beschäftigung mit »Tätern« oder, weiter gefasst, mit den Ursachenarten von Traumafolgestörungen zum Gegenstandsbereich der klinischen Psychotraumatologie gehöre. Im herkömmlichen Verständnis zentriert diese auf Opfer und die Folgen von Gewalt. Das ist ihr zentrales Thema und wird es bleiben. Zukunftsweisend an der Definition der PTSD seit ihrer Aufnahme in das DSM-III ist jedoch die Verbindung von Ursache und Folge. Mit dem A-Kriterium ist die Ursache, also irgendeine Einwirkung durch ein überwältigendes Ereignis, integrales Definitionskriterium der nachfolgenden Erkrankung. Eine »Dissoziation«, ein Auseinanderreißen von »Trauma« und »Gewalt« hat im Konzept der PTSD nicht stattgefunden.

Allerdings verläuft der Zugang zur »Ursache«, zum Gewaltereignis in der klinischen Psychotraumatologie über die Folgen, also über die Symptome. Kliniker vertreten keine Ermittlungsbehörde, sie bekommen allerdings Informationen zum A-Kriterium, zum Ereignis, überprüfen diese aber nicht im Sinne beweissichernder und wahrheitssuchender Ermittlungen. Die Spuren des Ereignisses, die Symptome, sind allerdings weitgehend unspezifisch hinsichtlich der Art des Ereignisses. Darüber hinaus ist zu bedenken: Auch ein Tsunami oder eine Krebserkrankung können »Täter« sein und eine Traumafolgestörung nach sich ziehen. Die Psychotraumatologie wird ihren Gegenstandsbereich deshalb nicht auf Tsunami-Forschung oder auf Onkologie ausdehnen! Die Ereignisformen in ihrer Unterschiedlichkeit kommen allerdings bei einer ökologischen Betrachtungsweise insofern trotzdem mit in den Fokus, als da zum Beispiel Fragen zu stellen sind nach einer Spezifität der weiteren Verarbeitung der Widerfahrnisse, möglicherweise auch, bei näherem Hinsehen, der unmittelbaren Traumaereignis-Folgen. Es macht einen Unterschied, ob der Vergewaltiger aus dem nächsten sozialen Nahfeld kommt oder ob es sich um einen Fremden handelt. So interessiert unter einer klinischen Perspektive in der Tat die Gewaltfolge; die Frage nach Spezifika der Ursache aber außer Acht zu lassen würde heißen Informationen zu verschenken und das Gesamt, die »Situation«, aus dem Blick zu verlieren. Um es schlicht zu sagen: Wurde die Unfallfolge von einem Fahrrad verursacht oder einem LKW? Hat der

Vater vergewaltigt, der Ehemann oder ein Fremder? Für Fragestellungen aus dem Bereich der umfassenderen integrativen Psychotraumatologie ist es überdies sehr erheblich, ob etwa eine Bevölkerung von einer Naturkatastrophe, einem großen technischen Unfall oder einem Kriegsgeschehen heimgesucht wurde, weil die kollektiven Verarbeitungsprozesse sehr unterschiedlich sind.

Zentral sowohl für die integrative wie auch für die klinische Psychotraumatologie ist der Begriff der »Situation« (von lat. situs: Stellung, Lage). Alltagssprachlich ist damit der qualitative, räumliche und/oder zeitliche Zusammenhang gemeint, in dem sich jemand oder etwas befindet, eine Einzelperson oder mehrere Menschen. Fischer und Riedesser (2009) haben sich ausführlich mit dem Situationsbegriff beschäftigt und ihn zur Grundlage und zum Ausgangspunkt ihres Verlaufsmodells der psychischen Traumatisierung gemacht, das seinerseits wieder die Grundlage für deren Traumaverständnis ist. Die Autoren verstehen »*die traumatische Situation*« als »*die elementare Beobachtungseinheit der Psychotraumatologie*« (S. 69, Hervorhebung im Original). Es handelt sich dabei um die erste Phase in dem von ihnen vorgeschlagenen Verlaufsmodell der psychischen Traumatisierung.

Die Verwendung des Situationsbegriffs macht es möglich, den Blick sowohl auf das scheinbare Außen zu richten, in dem sich das Traumaereignis abspielt, als auch die subjektive Seite des betroffenen Menschen im Blick zu behalten. Da jede Traumatisierung eine Grenzverletzung darstellt, in der gerade die Sicherheit einer klaren Unterscheidung von Innen und Außen verloren geht, ist ein derartiges Konzept sehr hilfreich. Begriffliche Klarheit aufseiten der Diagnostiker ist nämlich gerade dann sehr gefragt, wenn im Erleben der Betroffenen die Welt der Symbole, die Möglichkeit, Erleben in Worte zu fassen und Geschehnisse sprachlich zum Ausdruck zu bringen, an ihre Grenzen kommt. Macht es überhaupt Sinn, von »traumatischer Erfahrung« oder »traumatischem Erleben« zu sprechen? Wir halten eine derartige Redeweise für unangemessen, da es sich eben nicht um symbolisierte, sprachlich fassbare Erfahrungen und Erlebnisse handelt. Stattdessen wird hier vorgeschlagen, in Anlehnung an Kamlah (1972, S. 34), die eine Seite des Traumaereignisses als »*Widerfahrnis*« zu bezeichnen, und quasi den Abdruck dieses Widerfahrnisses als »*Erleidnis*«, da es sich nicht um eine angeeignete Erfahrung handelt. Diesen Begriff schlägt Reemtsma (2008, S. 131) vor. Beide Begriffe berücksichtigen den Umstand der Grenzverletzung und den der Verschiebung üblicher Vorstellungen von Innen und Außen im Traumaereignis. Das Konzept vom »Introjekt« (Rycroft 1968, S. 77 f.; Hinshelwood 1989 S. 68–83) trägt übrigens in seiner schlichten Ortsmetaphorik dieser Hineinnahme eines psychisch nicht assimilierbaren Widerfahrnisses in die Erlebenswelt eines Subjektes Rechnung.

Strukturell hat eine traumatische Situation viele Ähnlichkeiten und Gemeinsamkeiten mit der Grundfigur einer Schamsituation (▶ **Kap. 2.10**).

Im Verlaufsmodell der psychischen Traumatisierung von Fischer und Riedesser (2009) folgen auf die Phase der *traumatischen Situation* die Phasen der *traumatischen Reaktion* und die des *traumatischen Prozesses*. Die Reaktionsphase ist die »Einwirkungsphase der traumatischen Erfahrung« (S. 97), wobei die Verarbeitungsprozesse auch misslingen können und sich dann als dynamisches Spiel zwischen kompensatorischen Versuchen und Aktualisierungen des »Traumaschemas« im »traumatischen Prozess« chronifiziert fortsetzen. Diesen Ansatz kennzeichnen zahlreiche neue Konstrukte und Begriffe. Sie sind Ausdruck des Versuchs, Sackgassen und Engpässe zu vermeiden, die sich bei einer lediglich objektivistischen oder einer »kontext-isolierend *intrapsychistischen* Betrachtungsweise« ergeben könnten (S. 67, Hervorhebung im Original). Die kurze Skizzierung dieses Ansatzes hier soll deutlich machen, dass zum einen der herkömmliche Ansatz der Psychotherapie überstiegen wird und es zum anderen gilt, eine angemessene Begrifflichkeit für dieses neue Feld zu entwickeln.

Insgesamt umfasst die klinische Psychotraumatologie die *Krankheitslehre der Psychotraumatologie* und ihre *Behandlungslehre*. Hinsichtlich der Krankheitslehre lässt sich ein allgemeiner von einem speziellen Teil unterscheiden. Hauptgegenstand der *allgemeinen Krankheitslehre* ist die Pathogenese, also die Frage nach den dynamischen Prozessvorgängen, die bei einer gegebenen Krankheitsursache zur Manifestation dessen führt, was mit dem unschönen Begriff »Störung« bezeichnet wird. Bei aller Abneigung gegen diese Bezeichnung bleibt auch hier keine andere Wahl, als den Störungsbegriff zu verwenden. Dabei geht es auch um das »Spiel« von Belastungsfaktoren und schützenden Faktoren, um Selbstheilungsversuche und die Frage, wann diese an ihre Grenze kommen.

Die *spezielle Krankheitslehre* ließe sich nach zwei Gesichtspunkten ordnen, nämlich nach Störungsbildern und, in ätiologischer Orientierung, nach Ursachen, also nach bestimmten Gewaltereignissen. Allerdings gibt es kein typisches »Missbrauchssyndrom«. Wir folgen daher hier einer traditionellen klinischen Logik, die sich an Krankheitsbildern orientiert, und es werden ausgewählte Traumafolgestörungen vorgestellt. Allerdings werden auch einige ausgewählte Ereignisfolgen abgehandelt.

Ist die Psychotraumatologie eine neue Orientierung, ein neues Paradigma (im Sinne von Kuhn 1962), eine neue Fachdisziplin? Seidler (2005 a), Seidler und Eckart (2005 b) und Seidler et al. (2008) vertreten die Auffassung, die Psychotraumatologie sei dabei, eine eigene Disziplin zu werden im Kanon anderer psychosozialer Fächer der Medizin. Es gäbe dann auf der einen Seite diese neue klinische Disziplin, auf der anderen die integrative Psychotraumatologie als Paradigma in anderen Humanwissenschaften – im Übrigen eine ähnliche Situation wie vor etlichen Jahrzehnten hinsichtlich der Psychoanalyse. Für sie gab es klinisch orientierte Lehrstühle an den Universitäten, darüber hinaus stellte sie aber für viele andere Humanwissenschaftler ein Forschungsparadigma in ihrer wissenschaftlichen Arbeit dar. Es spricht in der Tat einiges dafür, dass die klinische Psychotraumatologie sich auch in Deutschland als eigenständige Disziplin etabliert. Sie hat eine eigene Begrifflichkeit, ein eigenes Gegenstandsfeld, das sie mit eigener wissenschaftlicher und praktischer, d. h. therapeutischer Methodik bearbeitet, es gibt eigene Organisationsstrukturen, also etwa Fachgesellschaften, Zeitschriften und Tagungen. Andrerseits ist sie weiterhin umstritten – macht sie doch deutlich, wie zerbrechlich menschliche Existenz und wie ubiquitär Gewalt ist, in ihren mannigfachen Erscheinungsformen. Von daher bleibt die weitere Entwicklung abzuwarten.

1.2.1 Zentrale Begriffe der Psychotraumatologie

In diesem Kapitel werden einige Begriffe erläutert, nicht in alphabetischer Reihenfolge, sondern nach ihrer vermuteten Wichtigkeit zum Verständnis dessen, um was es sich bei der Psychotraumatologie handelt. Wer nach bestimmten Begriffen sucht, sei auf das alphabetisch geordnete Stichwortverzeichnis verwiesen. Das Kapitel soll dabei helfen, ein Vorverständnis aufzubauen, um die nachfolgende Lektüre zu vereinfachen. Deshalb werden die Begriffe, die später in systematischem Zusammenhang ohnehin erläutert und diskutiert werden, hier gar nicht oder nur wesentlich knapper vorgestellt als jene, die mehr zum »Grundvokabular« gehören und denen kein eigener Diskussionsteil zukommt.

Psychotraumatologie

Der Begriff Psychotraumatologie wurde 1991 im Zusammenhang mit der Gründung des Deutschen Instituts für Psychotraumatologie (DIPT) durch eine Gruppe von in diesem Bereich tätiger Fachleute der Psychologie, Medizin, Rechtswissenschaft, Psychoanalyse und Psychotherapie um Gottfried Fischer erstmals in Deutschland, möglicherweise sogar erstmals weltweit, verwendet (Fischer 2000 a; Fischer und Riedesser 2009, S. 17). Etwa zeitgleich führten Everly und Lating (1995) Anfang der 1990er Jahre in Amerika den Begriff »psychotraumatology« ein. Dieser sollte eine Abgrenzung zu dem medizinischen Begriff »traumatology« schaffen und deutlich machen, dass sich diese Disziplin vornehmlich der Erforschung seelischer Verwundungen widmet.

Donovan (1991) definiert den von ihm noch »traumatology« genannten neuen Ansatz wie folgt: »... traumatology is *the study of natural and man-made trauma (from the ›natural‹ trauma of the accidental and the geophysical to the horrors of human inadvertend or volitional cruelty), the social and psychobiological effects thereof, and the predictive-preventive-interventionist pragmatics which evolve from that study«* (S. 434, Hervorhebung im Original). Unser Verständnis dessen, was heute unter Psychotraumatologie verstanden werden kann, wurde schon dargestellt.

Trauma

Von zentraler Wichtigkeit ist das Wort Trauma. Es ist altgriechischen Ursprungs und bedeutet ursprünglich »Wunde, Verletzung, Schaden, Leck (bei Schiffen)«, dann aber auch, im übertragenen Sinne, »Verlust, Niederlage« (Gemoll und Vretska 1908). Auf die in der Bedeutung »Leck« erkennbare Grenzverletzung zwischen einem Innen und einem Außen macht Fischer-Homberger (2005) in einer sensiblen Studie über »Haut und Trauma« aufmerksam.

Trauma – »Wunde« – lässt sich definieren als eine seelische Verletzung, die auf ein traumatisierendes Ereignis (oder deren mehrere) zurückgeht, bei dem im Zustand von extremer Angst und Hilflosigkeit die Verarbeitungsmöglichkeiten des Individuums überfordert waren. Fischer und Riedesser (2009) definieren ähnlich, betonen aber stärker das je unterschiedliche Verhältnis von belastendem Ereignis und belastetem Organismus. Sie schreiben, bei der »traumatischen Erfahrung« handele es sich um »ein *vitales Diskrepanzerlebnis zwischen bedrohlichen Situationsfaktoren und den individuellen Bewältigungsmöglichkeiten, das mit Gefühlen von Hilflosigkeit und schutzloser Preisgabe einhergeht und so eine dauerhafte Erschütterung von Selbst- und Weltverständnis bewirkt*« (S. 84, Hervorhebung im Original).

Das Wort »Trauma« wird häufig fälschlich verwendet, nämlich statt für die »Wunde« zur Benennung eines Ereignisses. »Ich habe ein Trauma gehabt!«, sagt jemand, und beabsichtigt, damit die Information weiterzugeben, einem entsprechenden Ereignis ausgesetzt gewesen zu sein. Das ist therapeutisch relativ irrelevant. Relativ irrelevant ist auch, ob jemand irgendwann einmal eine Wunde hatte. Von Bedeutung ist aber, ob jemand aktuell unter einer Wunde leidet. Auch hier ist sprachliche Klarheit wünschenswert, wenngleich die jedwelchem Traumaereignis inhärente Grenzverletzung Innen und Außen durcheinander gehen lässt und so diese Gleichsetzung von Ereignis- und Subjektseite plausibel wird: Ereignis und Ereignisfolge werden häufig im Erleben der Betroffenen zu einem Geschehen.

Auch quantitativ sollte mit dem Wort »Trauma« äußerst achtsam umgegangen werden: Nicht alles, was schlimm und belastend ist im Leben, ist ein Traumaereignis! Karriereknick, Arbeitslosigkeit, Ehescheidung, Krankheit, der Verlust eines geliebten Menschen: All' das kann sehr belastend sein, ohne indes zwangsläufig mit einer seelischen Verletzung im Sinne der Psychotraumatologie verbunden zu sein. Dabei geht es nicht um Sprachpurismus, sondern darum, den Traumabegriff nicht inflationär zu entwerten. Das nämlich ginge zulasten derer, denen wirklich »der Himmel auf den Kopf gefallen ist«, die wirklich traumatisiert sind. Auch eine »innere Überflutung mit starken Affekten« stellt kein Traumaereignis dar – mitunter ist dies in Supervisionen von psychoanalytischen Therapien so zu hören.

Traumaereignis

Problematischer ist interessanterweise die Definition des Ereignisses. Mit ihrem dialektischen Ansatz umgehen Fischer und Riedesser die Notwendigkeit, Ereignis und Ereignisfolge losgelöst voneinander definieren zu müssen, indem sie beide relational aufeinander beziehen. Auch nach unserer Meinung stellt ein derartiges Verständnis den »Goldstandard« dar. Das Problem dürfte darin zu sehen sein, dass gegenwärtig ein vordialektisches, formales Denken verbreitet ist. Konkret: Die auch in der Psychotraumatologie verwendete Begrifflichkeit muss mit der konzeptuellen deskribierenden Schlichtheit der großen Manuale ICD und DSM in der Hektik des Klinikalltags pragmatisch und praktikabel vermittelbar sein. So dürfte der Ansatz von Fischer und Riedesser eher für die theoretische Diskussion und für Horizont-erweiternde Forschungsfragen nutzbar sein.

Was hinsichtlich der PTSD unter »Ereignis« zu verstehen ist, ist im »Ereigniskriterium« oder »A-Kriterium« (»A« wegen der alphanumerischen Zählung) von ICD-10 (Weltgesundheitsorganisation 1994) und DSM-IV (American Psychiatric Association 1994) festgelegt (▶ **Tab. 1** und ▶ **Tab. 2**). Im klinischen Sprachgebrauch ist ein entsprechendes Ereignis meist durch die Merkmale »Todesangst« und »Lebensgefahr« definiert.

Tab. 1: Definition des Ereigniskriteriums (A-Kriterium) in der ICD-10 (Weltgesundheitsorganisation 1994)

ICD-10 F43.1: Posttraumatische Belastungsstörung
A. Die Betroffenen sind einem kurz- oder langhaltenden [!] Ereignis oder Geschehen von außergewöhnlicher Bedrohung oder mit katastrophalem Ausmaß ausgesetzt, das nahezu bei jedem tiefgreifende Verzweiflung auslösen würde.

Tab. 2: Definition des Ereigniskriteriums (A-Kriterium) im DSM-IV (American Psychiatric Association 1994)

DSM-IV 309.81: Posttraumatische Belastungsstörung
A. Die Person wurde mit einem traumatischen Ereignis konfrontiert, bei dem die beiden folgenden Kriterien vorhanden waren.
(1) Die Person erlebte, beobachtete oder war mit einem oder mehreren Ereignissen konfrontiert, die tatsächlichen oder drohenden Tod oder ernsthafte Verletzung oder eine Gefahr der körperlichen Unversehrtheit der eigenen Person oder anderer Personen beinhalteten.
(2) Die Reaktion der Person umfaßte intensive Furcht, Hilflosigkeit oder Entsetzen.
Beachte: Bei Kindern kann sich dies auch durch aufgelöstes oder agitierendes Verhalten äußern.

In Deutschland sind gemäß § 295 Abs. 1 Satz 2 des Sozialgesetzbuchs – Fünftes Buch – Diagnosen nach ICD-10 zu verschlüsseln. In der Forschung werden – auch in Deutschland – im psychiatrischen, psychotherapeutischen und psychotraumatologischen Bereich Diagnosen bevorzugt auf der Grundlage der Definitionen des DSM-IV vergeben.

Außer der Differenzierung des A-Kriteriums in die Teile 1 und 2 im DSM ist der große Unterschied zur ICD-10 darin zu sehen, dass im DSM-IV durch das Wort »... beobachtete ...« auch die direkte Zeugenschaft eines Menschen – ohne dass er selbst in Lebensgefahr gewesen ist – als Ereigniskriterium genannt wird und zur Vergabe der Diagnose einer PTSD führen kann, wenn andere Kriterien ebenfalls erfüllt sind.

Dies betrifft besonders Zugehörige zu bestimmten Berufsgruppen – etwa Lokführer, Notärzte, Polizisten, Zugehörige der Rettungsdienste, aber auch Angehörige Traumatisierter und viele andere –, bei denen das Ereigniskriterium als erfüllt angesehen werden kann, wenn sie miterlebt haben, wie jemand zu Tode kam, schwer verletzt wurde oder deren körperliche Unversehrtheit in Gefahr war, auch wenn sie sich selbst nicht in dieser Gefahr befunden haben. »State of the Art« ist im Übrigen, auch die »psychological integrity«, die seelische Unversehrtheit, der körperlichen gleichzusetzen.

Wenn also, was während der politischen Umwälzungen im Februar 2011 in Ägypten durch die Nachrichten ging, ein inhaftierter Journalist die Schreie Gefolterter hört und er insbesondere nicht weiß, ob ihm ein entsprechendes Schicksal ebenfalls selber bevorsteht, dürfte das A1-Kriterium des DSM-IV 309.81 als erfüllt anzusehen sein.

Eine Lokführerin im Regionalverkehr, die bereits zwei Menschen totgefahren hatte, die ihr jeweils in suizidaler Absicht vor die Lok gesprungen waren, ohne dass sie jeweils eine PTSD entwickelte hatte, sah bei der Einfahrt in einen Bahnhof, dass erneut jemand dabei war, ihr vor die Lok zu springen. Sie brachte ihren Zug zum Stehen und geriet in einen dissoziativen Zustand. Später entwickelte sie eine schwere PTSD. Tatsache war, dass die junge suizidale Frau in letzter Minute von einer Freundin zurückgehalten worden war. Auch hier ist das A1-Kriterium als erfüllt anzusehen.

Unzulänglichkeiten des A-Kriteriums und Probleme seiner Einschätzung werden in ▶ **Kapitel 3.3** diskutiert; hier geht es prinzipiell zunächst um eine Klärung dessen, was denn überhaupt als »Traumaereignis« anzusehen sei.

Das A-Kriterium der beiden großen Manuale definiert in unterschiedlicher Weise Merkmale eines Ereignisses als Kriterium für die Vergabe der Diagnose einer PTSD – nur wenn das A-Kriterium als erfüllt anzusehen ist, darf die Diagnose einer Posttraumatischen Belastungsstörung in Erwägung gezogen werden. Nun ist die PTSD eine, aber nicht die einzige Störung, die sich im Gefolge einer seelischen Verwundung einstellen kann. Vieles ist hier in der Forschung in Bewegung, aber zutreffend ist, dass lediglich die Posttraumatische Belastungsstörung sowie die Akute Belastungsreaktion (ICD-10 F43.0) bzw. die Akute Belastungsstörung (DSM-IV 308.3) ätiologisch definiert sind. Insofern bedarf es der »offiziellen« Definition eines A-Kriteriums auch nur für diese beiden Störungsbilder. Hinsichtlich anderer Krankheitsbilder mögen die Diagnostiker von einer Gewaltätiologie überzeugt sein; eine nach ICD oder DSM vergebene Diagnose enthält nicht die Information über eine solche – vermutete oder wirkliche – Gewaltätiologie. Trotzdem macht es Sinn, für die klinische Orientierung eine Vorstellung verfügbar zu haben von dem, was als Gewaltereignis angesehen werden kann und soll. Da in den jeweiligen Definitionen der infrage kommenden Krankheitsbilder (▶ **Kap. 3**) keine Definition eines Ereigniskriteriums vorgegeben ist, besteht hier die Möglichkeit, sich von der Definition des A-Kriteriums für die PTSD in den großen Manualen etwas zu lösen.

Fischer und Riedesser (2009) betonen in ihrer oben genannten Definition einer traumatischen Erfahrung das Erleben von »*Gefühlen von Hilflosigkeit und schutzloser Preisgabe*« sowie die Wirkung einer »*dauerhafte[-n] Erschütterung von Selbst- und Weltverständnis*« bei den Betroffenen (S. 84, Hervorhebung im Original). Insbesondere das Erleben von vollständiger Preisgabe und absoluter Schutzlosigkeit bei den Betroffenen scheint für die Qualifizierung eines Ereignisses als traumatisch unabdingbar. Darüber hinausgehend sind das Erleben der Betroffenen sowie ihr Selbstverständnis aber in der Folgezeit, nach einem derartigen Ereignis, offenbar regelhaft dadurch bestimmt, dass sie sich als Menschen erleben, denen ihre Daseinsberechtigung abgesprochen wurde, die ihre Daseinsberechtigung verloren haben, die dazu bestimmt waren, ausgelöscht zu werden, zu sterben. Das mag sich interpretieren lassen als Ausdruck einer »Identifikation mit dem Aggressor« (▶ **Kap. 2.7**), also als Identifikation mit dem übermächtigen Täter, und als Übernahme seiner Intention dem betroffenen Menschen gegenüber. Hier bleiben wir jedoch erst einmal auf einer beschreibenden Ebene und schlagen vor, dieses Selbsterleben Traumatisierter in eine Definition des traumatischen Ereignisses aufzunehmen:

> Ein Ereignis wird dann zu einem traumatischen, wenn es – in seiner Wirkung auf die betroffene Person – einen Akt der Auslöschung ihrer Daseinsberechtigung darstellt.

Insofern ist die resultierende Wunde, das »Trauma«, die physiologische, psychische und/oder soziale Spur einer Vernichtungshandlung. Dieser Versuch einer Vernichtung, einer Auslöschung von Subjekthaftigkeit kann sich auf einer sozialen und/oder physischen und/oder psychischen Ebene abgespielt haben, mit unterschiedlichen Ausgestaltungen im Einzelfall. Zusammenfassend ist immer die existenzielle Ebene der Daseinsberechtigung betroffen.

Ein so verstandenes Traumereignis beschädigt auch die *Daseinsbefähigung* der betroffenen Person, und zwar über den Verlust ihrer Selbstwirksamkeit. Der betroffene Mensch fällt aus der mitmenschlichen Gemeinschaft heraus, wird ein »Un-Toter«, was sich in seinem Erleben spiegelt, fremd zu sein, »nicht mehr dazu zu gehören«, sich nicht mitteilen zu können, aus dem Kontext der Welt herausgefallen zu sein. Im DSM-IV finden wir hierzu (unter 309.81 C. 5) die Formulierung: »... Gefühl der Losgelöstheit oder Entfremdung von anderen«.

Das Konzept, Traumatisierte als »Totgewollte« – mit einer entsprechenden Angst-Vernichtungs-Physiologie – zu verstehen, wird uns durch dieses Buch begleiten. Zahlreiche Phänomene – Introjektbildung, Spaltungsvorgänge in der betroffenen Person und in ihrem Umfeld, nicht selten eine lebenslange subjektive Todesnähe – können wohl nur vor diesem Hintergrund verstehbar gemacht werden. Vor ihm sind dann auch schwere Formen von Vernachlässigung als in ihrer Wirkung Traumaereignissen analoge Formen der Gewalteinwirkung zu verstehen (▶ **Kap. 3.5** und **3.11**).

Traumatisiert

Nach Klärung der Begriffe »Trauma« und »Traumaereignis« bleibt zu definieren, was denn unter »traumatisiert«zu verstehen sei – wiederum mit dem Anliegen, einer inflationären Entwertung dieses Merkmals vorzubeugen (s. auch ▶ **Tab. 5**).

Tab. 3: Ereignisexposition und mögliche Folgen

Betroffene und Zeugen eines lebensbedrohlichen Ereignisses sind zunächst

- ereignisexponiert;
- sie können traumatisiert – »verwundet« – sein;
- einige von diesen (!!) werden zunächst eine Akute Belastungsreaktion (ICD-10 F43.0) bzw. eine Akute Belastungsstörung (DSM-IV 308.3) (▶ **Kap. 3.2**) entwickeln, die bei einem Teil von ihnen als PTSD (▶ **Kap. 3.3**) über vier Wochen hinaus besteht.
- Bei anderen kann sich eine PTSD später entwickeln,
- diese kann sich spontan zurückbilden.

Beispielsweise sollten nicht alle Schüler einer Schule, in der es einen Amoklauf gegeben hat, ohne individuelle Untersuchung »automatisch« als traumatisiert bezeichnet werden, wenn sie sich lediglich zum Ereigniszeitpunkt in der Schule aufgehalten haben. Wohl aber kann etwa eine Sekretärin in so einer Schule sekundär traumatisiert worden sein, wenn sie Berichte über die Ereignisse schreiben musste oder die letzten, vielleicht sogar sehr persönlichen Besitztümer eines zu Tode gekommenen Schülers zusammenzutragen und dessen Eltern zu übergeben hatte.

Es wird häufig vergessen, dass es auch bei lediglich ereignisexponierten Personen zu einer anderen als einer Traumafolgestörung kommen kann, wenn nämlich das Ereignis im neurosenpsychologischen Sinne als auslösende Situation eine Konflikt-thematik aktiviert. Hier können sich schwierige differenzialdiagnostische Fragen auftun (▶ Kap. 1.2.2).

Traumafolgestörungen

Das Wort von den Traumafolgestörungen fand bereits mehrmals Verwendung. Streng genommen gibt es nach dem DSM-IV nur zwei Störungsbilder, die ätiologisch über eine Gewaltgenese definiert sind: die Akute Belastungsstörung (DSM-IV 308.3) und die Posttraumatische Belastungsstörung (DSM-IV 309.81), und in der ICD-10 drei: die Akute Belastungsreaktion (ICD-10 F43.0), die Posttraumatische Belastungsstörung ICD-10 F43.1) und die Andauernde Persönlichkeits-änderung nach Extrembelastung (ICD-10 F62.09). Diesen Störungsbildern sind jeweils eigene Kapitel gewidmet.

In Forschung, Therapie und Versorgung werden aber immer wieder krank-heitswertige Folgen nach schweren seelischen Verwundungen beobachtet, die sich, soweit die Diagnostik es erkennen lässt, ohne eine derartige Verwundung nicht eingestellt hätten. Wird dann eine Diagnose nach ICD-10 oder DSM-IV vergeben, wird die Information über die Gewaltätiologie nicht weitergegeben, da diese in der Beschreibung des jeweiligen Krankheitsbildes nicht vorkam (Seidler 2010). In der Diagnostik ist in solchen Situationen besonders darauf zu achten, dass nicht etwa eine neurosenpsychologisch relevante Konfliktdynamik übersehen wird, die latent vorhanden war und für die das scheinbare Traumaereignis den psychodynamischen Stellenwert einer »auslösenden Situation« hatte. Eine derartige neurotische Stö-rung hätte sich wahrscheinlich bei einer ähnlichen Konstellation zu einem anderen Zeitpunkt ohnehin eingestellt. Aber selbst wenn das im Rahmen der üblichen Sicherheiten ausgeschlossen werden kann, bleiben häufig krankheitswertige Fol-gen, die nicht mit der Vergabe der Diagnose einer der oben genannten ätiologisch definierten Störungen angemessen und ausreichend abgebildet werden.

Hier macht es dann Sinn, derartige Störungen zusätzlich zu den genannten als »Traumafolgestörungen« zusammenzufassen. Wir werden im Folgenden von »Traumafolgestörungen im engeren Sinne« sprechen, wenn die im DSM-IV oder in der ICD-10 ätiologisch definierten gemeint sind. Von »Traumafolge-störungen im weiteren Sinne« werden wir reden, wenn es sich um Störungsbilder handelt, die in den Manualen nicht ätiologisch definiert sind, trotzdem aber als Folge eines Traumaereignisses aufgefasst werden können. Das schließt im Übrigen nicht aus, dass sie sich nicht auch auf einem anderen Hintergrund herausbilden können!

Anpassungsstörungen

In diesem Zusammenhang kommt mitunter die Frage nach dem Verhältnis von Anpassungsstörungen (ICD-10 F43.2; DSM-IV 309.0 mit weiteren Differenzierungsmöglichkeiten) und Traumafolgestörungen auf.

Anpassungsstörungen lassen sich verstehen als Störung der Anpassungsfähigkeit an ein belastendes psychosoziales Ereignis, an das sich die betroffene Person im Prinzip aber innerhalb bestehender Schemata von sich und der Welt anpassen kann.

Demgegenüber sind Traumafolgestörungen Ausdruck davon, dass bestimmte Informationen nicht »integrierbar« sind, das heißt, sie sind mit dem Verständnis, das eine Person bislang von sich und der Welt hatte, nicht vereinbar.

Retraumatisierung

Eine gewisse Unschärfe hat mitunter auch die Verwendung des Begriffs der Retraumatisierung. Im vordergründigen Wortsinn bezeichnet er die erneute Traumatisierung einer bereits traumatisierten Person, etwa im Sinne von: »Jemand hatte sich schon mal ein Bein gebrochen, und dass ist ihm oder ihr jetzt auf der anderen Seite auch passiert.« Dabei kann es so sein, dass der erste Beinbruch schon wieder verheilt war, oder aber, dass die zweite Fraktur eine Folge der ersten ist, etwa aufgrund einer Gangunsicherheit. Dieser vordergründige Wortsinn greift allerdings nicht bei der angemessenen Verwendung dieses Begriffs in der Psychotraumatologie – unabhängig davon, ob beide Ereignisse scheinbar oder wirklich voneinander unabhängig waren, oder es zum zweiten Ereignis nur kam, weil das erste schon vorlag. Hier geht es mehr um den eigentlichen Wortsinn, der der lateinischen Silbe »re-« zugrunde liegt: »zurück; dahin, wo es hingehört; wo es anfängt«. Gemeint ist hier nämlich: Bevor die Wunde richtig verheilt war, wurde sie erneut aufgerissen. Bezogen auf die Affektlogik einer seelischen Verwundung heißt das: Ein Traumaereignis ist immer ein Entmächtigungsgeschehen. Jemand oder etwas war stärker, mächtiger als die betroffene Person, und diese hatte keine Kontrolle, keine Einwirkungsmöglichkeit auf das Geschehen, in dem sie ausschließlich zum Objekt, zum Gegenstand, zum Spielball wurde. Daraus resultiert als Leitaffekt jeder Traumatisierung ein alle Erlebensbereiche durchfärbendes Ohnmachtserleben. Alles, was dieses Ohnmachtserleben wieder aktualisiert, über eine erneute Ohnmachtserfahrung, eine Erfahrung, etwas oder jemanden nicht kontrollieren zu können, kann im psychotraumatologisch zutreffenden Sinn als Retraumatisierungsereignis aufgefasst werden, jede erneute Verwundung durch eine derartige erneute Ohnmachtserfahrung als Retraumatisierung.

Das kann sich in unterschiedlicher Ausgestaltung abspielen. In der Tat kann jemandem erneut das gleiche Ereignis widerfahren: Eine Frau kann erneut vergewaltigt werden, ein Soldat erneut in eine lebensbedrohliche Situation geraten, ein Lokführer wieder jemanden überfahren, jeweils mit der Folge, dass diese Wunde die schon bestehende wieder aufreißt und das Grunderleben von Ohnmacht bestätigt wird. Häufiger allerdings und typischer ist es, dass eine Retraumatisierung – im Sinne fortlaufender Ohnmachtserfahrungen – im Gefolge eines jüngst zurückliegenden Ereignisses stattfindet.

Eine junge Frau hatte an einem heißen Sommertag eine Tour mit dem Mountainbike durch den Odenwald unternommen. Sie wurde Opfer einer schweren Vergewaltigung, wobei der Täter sie mit einem Messer in Schach hielt. »Irgendwann löste meine Seele sich aus meinem Körper, ich schwebte über den beiden und fragte mich, was machen die da?«, so beschrieb sie später das, was fachterminologisch »peritraumatische Dissoziation« genannt wird. Diese kann allerdings auch anders in Erscheinung treten. Bei dem Vorgang werden verschiedene mentale Funktionen voneinander getrennt (▶ Kap. 3.7.1); später wird die Situation entweder nur affektiv oder affektfrei nur kognitiv korrekt erinnert. Die hier vorliegende peritraumatische Dissoziation wurde von van der Kolk et al. (1996 b) auch »sekundäre Dissoziation« genannt.

Diese Frau konnte sich später »glasklar« an den Ablauf erinnern und sie konnte bei der Anzeige den Täter präzise beschreiben, was zu dessen baldiger Ergreifung führte.

Aber schon vor dessen Festnahme war sie in dem kleinen Dorf, in dem sie wohnte, Verunglimpfungen und Ausgrenzungen ausgesetzt: »Ja, die muss sich doch nicht wundern, wenn die so angezogen alleine im Wald Fahrrad fährt…!« – Der Täter war ein Nachbarssohn. Als das bekannt geworden war, nahmen die Ausgrenzungsversuche massiv zu.

Der Therapeut fragte sie: »Was ist denn Ihr Anteil an dem Geschehen?«, und schob ihr damit die Verantwortung für das Geschehen zu. Nach Eröffnung des Gerichtsverfahrens sowie in dessen Vorfeld hatte sie eine Reihe von Begutachtungen über sich ergehen lassen müssen, in denen sie sich wieder als ausgeliefert und zum Objekt reduziert fühlte. Auch an ihrem Arbeitsplatz, einer Schule in der Gemeinde, wurde sie geschnitten, und ihre PTSD-bedingten Konzentrationsstörungen führten dazu, dass sie nicht verbeamtet wurde. Ihre Ehe ging in die Brüche. Rückblickend meinte sie: »Wenn ich das alles vorher gewusst hätte, hätte ich niemals Anzeige erstattet und keinem davon erzählt, auch zu Hause keinem!«

Auch wenn allein schon die peritraumatische Dissoziation (▶ Kap. 3.7.1) die Entwicklung einer PTSD wahrscheinlich gemacht hat (▶ Kap. 2.3), trug die Fülle an Retraumatisierungserfahrungen sicherlich zu deren Entwicklung und Ausprägung mit bei. Sehr häufig sind dem eigentlichen Ereignis nachfolgende existenzielle Erschütterungen in Zusammenhang mit Fragen der Kostenträgerschaft für medizinische und psychotherapeutische Leistungen sowie insgesamt mit dem Erhalt finanzieller Einkünfte, wenn die Arbeitsfähigkeit beeinträchtigt ist, als retraumatisierende Faktoren für die Entwicklung einer PTSD, ihre Ausprägung und ihre Chronifizierung maßgeblich.

Als retraumatisierend können aber auch die Ohnmachtserfahrungen hinsichtlich der eigenen Symptome bei den Betroffenen wirken. Sie erleben sich immer wieder als von Intrusionen überflutet, die sie nicht stoppen können. Deshalb wird es von den betroffenen Personen meist als sehr hilfreich erlebt, wenn therapeutisch Steuerungsmöglichkeiten vermittelt werden, die ihnen eine gewisse Kontrolle über die eigene Symptomatik ermöglichen.

Akut-Psychotraumatologie und Entwicklungspsychotraumatologie

Das Gesamtgebiet der Psychotraumatologie lässt sich um die beiden Pole der Akut-Psychotraumatologie und der Entwicklungspsychotraumatologie organisieren. Dabei gibt es keine allgemein akzeptierte Definition dessen, was als Akut-Psychotraumatologie anzusehen sei. Es macht durchaus Sinn, sich am Ereigniszeitpunkt zu orientieren und die Entwicklungen im darauf folgenden Jahr der Akut-Psychotraumatologie zuzuordnen. Andrerseits ist zu bedenken, dass nach der Definition der PTSD im DSM-IV diese Störung in den ersten drei Monaten nach Beginn ihrer Symptomatik als »akut« zu bezeichnen ist, auch wenn diese sich erst Jahre nach dem Ereignis erstmals manifestiert.

Die Akut-Psychotraumatologie ist konzeptuell eher am »Ereignistrauma« orientiert, während es in der Entwicklungspsychotraumatologie überwiegend um Beziehungstraumatisierungen geht. Befunde aus der Bindungsforschung und aus der neurobiologischen Affektforschung werden herangezogen, um das Konstrukt »Beziehungstrauma« angemessen auszuarbeiten. Eine akute Traumafolgestörung ist etwa die PTSD (▶ **Kap. 3.3.1**), während komplexe Traumafolgestörungen (▶ **Kap. 3.5**) meist als Beziehungstraumatisierungen aufzufassen sind. Auch Somatoforme Traumafolgestörungen (z. B. Schmerzen in den Geschlechtsorganen; zeitweilige sensorische Ausfälle meist ohne Intrusionen und ohne Vermeidungsverhalten) sind in der Regel den Beziehungstraumatisierungen zuzuordnen.

Typ-I- und Typ-II-Traumatisierungen

Auch die Einteilung von Terr (1991) in Typ-I- und Typ-II-Traumatisierungen sollte bekannt sein. Ursprünglich für das Feld der Kinder-Psychotraumatologie entwickelt, wurde diese Typologie mittlerweile für die gesamte Klinik der Psychotraumatologie übernommen. Einen Wandel gibt es allerdings in der Grundlage der Definition dieser beiden Typen. Zunächst waren sie durch die jeweilige Symptomatik definiert: Die Typ-I-Symptomatik stellt sich, nach Meinung der Autorin, nach »unanticipated single events«, nach plötzlichen einmaligen Ereignissen ein (Terr 1991, S. 14). Einem »Tpy-II« wurde entsprechend die Symptomatik zugeordnet, die sich nach »more complicated events«, nach lang anhaltenden Ereignissen einstellte. Im Gebrauch der Begriffe verschob sich aber ihre Bedeutung. Heute bezieht sich die Typisierung auf die Art des Ereignisses: Dem Typ-I sind plötzliche, einmalige, überwältigende Ereignisse zugeordnet, ohne dass dabei die Art der Symptomatik berücksichtigt wird. Für »Typ-II« gilt Analoges.

Bedauerlich ist bei der Bedeutungsverlagerung in der Typologisierung von Terr (1991) von der Art der Symptomatik hin zur Kategorisierung des Ereignisses, dass die von ihr durchaus vorgesehenen »crossover conditions« – Mischformen der Symptomatik (S. 18) – so nicht mehr genutzt werden: Im aktuellen Verständnis, das vielleicht einem gewissen Simplifizierungsdruck Rechnung trägt, sind Mischformen von Ereignissen nicht mehr vorgesehen, vielleicht auch nicht sinnvoll. Terr (1991) konnte natürlich durchaus eine Mischsymptomatik beschreiben. Hatte etwa ein Kind seine Mutter durch einen plötzlichen gewaltsamen Tod verloren und folgte darauf eine lange Phase existenzieller Bedrohtheit, so konnte Terr Typ-I-Symptome (psychoseähnliche Fehlwahrnehmungen, überklare Erinnerungen und Schulderleben) erkennen, die aus dem akuten Ereignis folgten, und Symptome aus der lang anhaltenden Typ-II-Traumatisierung (Leugnung, Dissoziation, Selbsthass). Heute ließe sich allerdings durchaus kodieren: »Typ-I- und Typ-II-Ereignis, kombiniert«.

Monotrauma

Der Begriff Monotrauma erfährt gegenwärtig eine Vermischung mit dem des akuten Traumas. Gemeint ist damit, dass jemandem eine Traumatisierung durch ein einmaliges Ereignis widerfahren ist, durch eine Vergewaltigung, einen Überfall, Unfall oder dergleichen. Zu unterscheiden ist diese Form der Gewalteinwirkung damit von der einer lange anhaltenden Beziehungstraumatisierung, einer Typ-II-Traumatisierung oder einer sequenziellen Traumatisierung. Letzteren Begriff hat Keilson (1979) eingeführt im Rahmen seiner Untersuchungen zum weiteren Lebensschicksal jüdischer Kriegswaisen in den Niederlanden.

Im Klinikjargon ist häufig der Satz zu hören: »Trauma hat keine Zeitstruktur«. Damit ist gemeint: Das Ereignis wird nicht hinsichtlich seiner Raum- und Zeitkoordinaten kontextualisiert, in das biografische Gedächtnis eingebunden (▶ Kap. 3.4), es wird nicht zu Vergangenheit. Das zeigte sich etwa, als es im Rahmen der Untersuchungen der Heidelberger Gewaltopferstudie – HeiGOS (Seidler et al. 2003 b) eine Pressemitteilung gegeben hatte mit der Bitte, betroffene Personen mögen sich beim Projektleiter melden. Unter den zahlreichen Anrufern war auch ein – von der Stimme her – älterer Herr, der von einem Überfall in Frankreich berichtete, bei dem seine Frau ums Leben gekommen sei und er selbst schwer verletzt überlebt habe. Seitdem habe er sich ja völlig zurückgezogen. Ob er denn für die Studie infrage käme? Auf die Frage, wann sich denn dieses Ereignis abgespielt habe, antwortete er: »Vor 16 Jahren!«

Beim Projektleiter war in der Tat der Eindruck entstanden, das Ereignis läge nur kurze Zeit zurück, so unmittelbar schien der Betroffene unter dem Eindruck des Geschehnisses zu stehen.

Hier handelte es sich eindeutig nicht um ein akutes Trauma, sondern um ein Monotrauma, auch wenn der Bericht darüber sich so anhörte, als sei es gerade eben erst passiert. Diese fehlende Zeitstruktur dürfte damit der Hintergrund dafür sein, dass die Begriffe Mono- und Akut-Trauma häufig nicht streng genug voneinander differenziert werden.

Opfer

Sehr problematisch ist die Redeweise vom Opfer. Natürlich kann es Sinn machen, in der Beschreibung einer konkreten Situation denjenigen oder diejenige, die die Gewalthandlung erleidet, als »das Opfer« zu bezeichnen und sie oder ihn dem aktiven, die Tat ausführenden »Täter« gegenüberzustellen. Zum einen ist es inakzeptabel, einen Mann oder eine Frau auf ein geschlechtsneutrales Merkmal zu reduzieren, hier: »Opfer«. Zum anderen werden mit dieser Wortwahl aber auch eine Verdinglichung und eine Übergeneralisierung mitgetragen. Denn jemand ist, nebenbei bemerkt, immer mehr als ein Opfer: Ebenso wie ein Täter immer auch mehr ist als nur »Täter« – gerade bei Beziehungstaten resultieren daraus ja häufig gerade die größten Probleme.

Hier wird vorgeschlagen, von Frauen oder Männern zu sprechen, die von einem ganz bestimmten Ereignis oder Schicksal »betroffen« sind oder es waren. In diesem Buch wird also nicht übergeneralisierend und geschlechtsneutralisierend von »Missbrauchsopfern« gesprochen, sondern von Männern oder Frauen, die von einem Missbrauch betroffen waren.

In einer internetbasierten Studie konnte gezeigt werden, dass in der Allgemeinbevölkerung deutlich unterscheidbare Vorstellungen über männliche und weibliche »Opfer« sowie »Opfer« unterschiedlicher Delikte zu finden sind. Sie geben Grund zu der Annahme, dass der Opferbegriff insgesamt stark vorurteilsbehaftet ist. Die Tendenz geht dahin, Frauen eher als »Opfer«, Männer eher als »Täter« wahrzunehmen. Unabhängig davon, inwieweit sich Stereotype auf der Grundlage wirklich vorhandener Geschlechtsunterschiede entwickelt haben, stellen sie für den individuell Betroffenen grundsätzlich eine Gefahr dar. Indem sie Denkschablonen aktivieren, versperren sie den differenzierten Blick auf seine oder ihre individuelle Situation, insbesondere dann, wenn SIE oder ER nicht in die vom Stereotyp vorgegebene Schablone passen (Treibel et al. 2008; Treibel und Seidler 2011).

Resilienz

Insbesondere mit dem Aufkommen der Psychotraumatologie kam der Begriff der Resilienz in die Diskussion. Allgemein bezeichnet »Resilienz« die Fähigkeit eines Systems, insofern auch die einer Person, Belastungen selbstregulatorisch ausbalancieren und seine Funktion unter Beibehaltung der bisherigen Organisationsform aufrechterhalten zu können.

In Psychologie, Soziologie und Pädagogik, weniger in der Medizin, ist die Resilienzforschung ein jeweils breites Forschungsfeld mit disziplinspezifisch unterschiedlichen Fragestellungen. In der Psychotraumatologie wurde dieses Konstrukt durch die Beobachtung bedeutungsvoll, dass einige Menschen Extrembelastungen besser überstehen als andere. Hier kam die Frage nach den dafür relevanten Einflussgrößen auf, und in Verbindung damit erfolgte eine Bedeutungs- oder zumindest eine Akzentverschiebung des Resilienzbegriffs. Die Verschiebung erfolgte in Richtung der Frage, welche Faktoren Schutz gegen eine Traumatisierung bieten bzw. nach einer seelischen Verletzung eine Erholung ermöglichen. Auf diesem Hintergrund wird in der Forschung versucht, Schutzfaktoren zu identifizieren. Tragende Werteorientierungen und aktuelle wie auch vormalige verlässliche zwischenmenschliche Einbindungen scheinen dabei von größter Bedeutung zu sein (Masten 2007; Walsh 2006).

Posttraumatic Growth

Häufig ist im Zusammenhang mit Resilienz auch von »posttraumatic growth«, von posttraumatischem Wachstum oder posttraumatischer Reifung, die Rede. Eingebracht von Tedeschi und Calhoun (1995), versucht dieses Konstrukt die Realität zu fassen, dass einigen Menschen nach extremen Vernichtungsereignissen eine Weiterentwicklung möglich ist, die von ihnen als mit diesem Ereignis zusammenhängende Form der Reifung erlebt wird. In einem umfangreichen Handbuch behandeln Calhoun und Tedeschi (2006) die wichtigsten Themen.

In dem Artikel, mit dem Calhoun und Tedeschi (2004) die mittlerweile boomende Forschung zu diesem Thema angestoßen haben, beschreiben sie auf der Grundlage empirischer Untersuchungen »… eine verstärkte Wertschätzung des Lebens im Allgemeinen, bedeutungsvollere zwischenmenschliche Beziehungen, eine Zunahme in der Wahrnehmung persönlicher Stärke, Veränderungen in dem, was einem wichtig ist und ein reicheres existenzielles und spirituelles Leben …« (S. 1, Übersetzung G. H. Seidler) als mögliche Manifestationen posttraumatischer Reifung.

Dass sich Maßstäbe und Werte nach schweren Schicksalsschlägen verändern können, ist eine häufige Beobachtung. Viele Betroffene verändern nach einer eigenen oder miterlebten Begegnung mit der Realität oder der unmittelbaren Möglichkeit eines gewaltsamen Todes ihr Verhältnis zur Religion, in welche Richtung auch immer. Therapeutisch sollte man hier, wie auch sonst, nicht wertend eingreifen, sondern einer derartigen Prozess der Neu-Definition behutsam begleiten.

Salutogenese

Auch das Konstrukt der Salutogenese soll kurz skizziert werden. Das Denken in der Medizin ist um Krankheit und Heilung orientiert. Naheliegenderweise bestimmen insofern Defizit-, Defekt- und Störungsmodelle die Orientierung auch in der psychologischen Medizin. Menschen, die resilient sind gegenüber Belastungen und Extrembelastungen, sind im strengen Sinne medizinisch uninteressant. Pathogenetische Modelle, Modelle der Entstehung von Krankheiten, füllen die medizinischen Lehrbücher. Es war somit keine Akzentverschiebung, sondern eine wirkliche Neuorientierung, als der israelisch-amerikanische Medizinsoziologe Aaron Antonovsky (1979) der breiten Öffentlichkeit sein Konzept der Salutogenese vorstellte und ausdrücklich nicht nach den Entstehungs- und Erhaltungsbedingen von Krankheit, sondern nach denen von Gesundheit fragte.

Wie insgesamt in den letzten Jahrzehnten die fruchtbarsten Fragestellungen in der psychologischen Medizin aus der Beschäftigung mit der gesundheitlichen Bedeutung von Gewalterfahrungen hervorgingen, so entsprang auch das Konstrukt von Antonovsky einem Forschungsfeld, das wir heute der Psychotraumatologie zuordnen würden. Im Rahmen seiner Arbeit während den späten 1960er und frühen 1970er Jahren in Israel mit Frauen, die zwischen 1914 und 1923 geboren worden waren und zur Zeit des Nationalsozialismus in deutschen Konzentrationslagern interniert gewesen waren, stellte er fest, dass sich ein knappes Drittel der untersuchten Frauen in einem guten mentalen Zustand befand.

Unter den dafür relevanten Bedingungen identifizierte er als maßgeblichen Faktor die Fähigkeit der Betroffenen, Extrembelastungen einen »Sinn«, eine »Bedeutung« zuschreiben zu können. Damit würden diese in den Gesamtzusammenhang des erlebten Lebens integriert. Der »sense of coherence (SOC)«, das »Kohärenzgefühl«, bringe dieses Vertrauen der Betroffenen in die Vorhersagbarkeit, Handhabbarkeit und Sinnhaftigkeit widriger Lebensumstände zum Ausdruck. In einem Handbuch fassen Schüffel et al. (1998) den Stand der Forschungen zusammen, den aktuellen Stand repräsentiert eine Arbeit von Lamprecht (2011).

1.2.2 Unterschiede zwischen herkömmlicher psychodynamischer Neurosenpsychologie und Traumapsychologie

Wissenschaftstheoretisch betrachtet haben alle Theorien einen umschriebenen Geltungsbereich. So hat auch die herkömmliche psychodynamische Neurosenlehre ihren Wert auf dem Gebiet, aus dem heraus und für den sie entwickelt wurde. Die Traumafolgestörungen im engeren Sinne sind keine Neurosen; ihre Symptome gehen nicht auf symbolisierte oder symbolisierbare »innere Konflikte« zurück. Zu ihrem Verständnis bedarf es anderer Modelle. Damit wird die herkömmliche Psychodynamik nicht wertlos. Einer der roten Fäden, die sich durch dieses Buch ziehen, ist die Auffassung, dass Menschen vielschichtig sind. Jemand ist zum Beispiel nicht nur beschreibbar durch das Merkmal »PTSD vorhanden/nicht vorhanden«. Das heißt hier – erstens: Die – nicht als Neurosen aufzufassenden – Traumafolgestörungen können ihrerseits wieder neurotisch, also konflikthaft *verarbeitet* werden. Zweitens kann jemand neben einer Traumafolgestörung durchaus auch Symptome einer konfliktbedingten neurotischen Erkrankung zeigen – im Zusammenhang mit dem zur Traumafolgestörung führenden Gewaltereignis oder schon vorher. Und drittens kann eine psychodynamische Kompetenz der Therapeutin oder des Therapeuten hilfreich sein bei der Gestaltung der Arbeitsbeziehung zum Patienten oder zur Patienten, etwa wenn es darum geht, der Entwicklung von Übertragungsprozessen – soweit möglich – entgegenzuwirken. Viertens kann es hilfreich sein, wenn die Therapeutin oder der Therapeut in der dritten Phase einer Traumatherapie (▶ **Kap. 6.4**), in der es darum geht, dass die Betroffenen das Widerfahrene in die eigene Biografie integrieren, auf herkömmliche therapeutische Methoden und Orientierungen zurückgreifen kann. Dieser Punkt ist nicht identisch mit dem als erstem genannten; es kann eine neurotische Fehlverarbeitung geben, wie oben angesprochen, es kann aber auch sein, dass jemand therapeutische Unterstützung sucht, um das »Erleidnis« biografisch zu integrieren.

Allerdings kann es hilfreich sein, sich in vereinfachter Form einige Unterschiede zwischen der herkömmlichen psychodynamischen Neurosenpsychologie und einem konsequenten traumapsychologischen Ansatz klar zu machen. Tabellarisch sind einige von ihnen in ▶ **Tabelle 4** gegenübergestellt. Diese werden im Folgenden erörtert. Weil es sich bei diesen einzelnen Aspekten jeweils um Details eines Gesamtunterschieds handelt, sind Redundanzen nicht ganz zu vermeiden.

Tab. 4: Einige Unterschiede zwischen herkömmlicher Neurosenpsychologie und Trauma-psychologie

Kriterium	Neurosenpsychologie	Traumapsychologie
Krankheitslehre	»Innerer Konflikt«	Missverhältnis zwischen äußerer Noxe und Verarbeitungsmöglich-keiten
Mentalisierung	Konflikt ist symbolisierbar	Abläufe auf der physiologischen Ebene; Symbolisierbarkeit überfordert/ zerstört!
Abwehr	Verdrängung; Konflikt ist unbewusst	Dissoziation; Unaushaltbares ist abgetrennt
Dynamik	Herkömmliche Psychodyna-mik *in einer Person*: Spiel von Trieb und Abwehr; »auslösende Situation« aktualisiert unbewussten Konflikt	Traumadynamik; *eine Person hat/ist mehrere »states«*, die »getriggert« werden können
Therapieziel	Bewusst machen; Erinnern können	versprachlichen und (damit) verges-sen können!
Therapielogik	Altes aktualisieren; Neu-auflage; Konfliktraum bie-ten	Äußere Sicherheit bieten; keine Trigger zusätzlich zu den unver-meidlichen!
Verhältnis zur Zeit	Vergangenheit in die Gegenwart ziehen	Vergangenheitssplitter in der Gegenwart der Vergangenheit zu-ordnen
Im Fokus der Therapie	Ein Subjekt in seiner Selbst-wirksamkeit	Der Mensch als Objekt und Teil einer gefährlichen und gefährdeten Um-welt: ökologischer Ansatz
Verantwortlichkeit; Freiheit	Das Subjekt gestaltet sein Schicksal und ist für dieses verantwortlich	Das Subjekt ist dafür verantwortlich, was es aus seinem Schicksal macht; nicht für alles, was ihm widerfährt, ist es verantwortlich
Supervision	Aufgabe: Beziehungs-verwicklungen auf Reprä-sentanzenebene und Arbeitsbeziehung klären	Aufgabe: Induktion physiologischer »Zustände« (Reizbarkeit; Aggressivi-tät) bearbeiten und Arbeitsbezie-hung klären

Krankheitslehre

Zentral für die Krankheitslehre der Psychoanalyse und der von ihr abgeleiteten Verfahren ist die Lehre vom seelischen Konflikt (Brenner 1982; Wurmser 1989; Mentzos 2009, S. 29–44). Zumindest von einem Konfliktpol wird dabei in der Regel angenommen, dass er unbewusst wirksam sei, aber in einer ihm spezifischen Situation in seiner Dynamik aktualisiert werden könne. Für den jeweils Betroffenen mit seiner Neurosenform und seinem Strukturniveau[1] spezifische Abwehrformen halten das Konflikterleben im nicht gelingenden Falle einer Konfliktlösung – also

---

1 Eine vergleichende Übersicht zu Strukturkonzepten bieten Thobaben und Soldt (2007).

bei einer »Neurose« – dem Bewusstsein fern und können dann zu bestimmten neurotischen Störungsbildern führen. Diese Krankheitslehre hat ihren unbestrittenen Wert für ihren Geltungsbereich, nämlich die Neurosenpsychologie.

Hyperarousal

Zentral für die Krankheitslehre der Psychotraumatologie – vorsichtig zunächst nur auf die Traumafolgestörungen im engeren Sinne bezogen – ist der Befund, dass sich die Symptomatik nicht im Bereich symbolisierbarer Konflikte abspielt, sondern sich quasi »direkt«, »unmittelbar«, nicht vermittelt über Bedeutungsträger wie etwa die Sprache, auf der physiologischen Ebene manifestiert. Von zentraler Bedeutung ist dabei das Hyperarousal (▶ Kap. 3.3.1). Obwohl gelegentlich eine Unschärfe des Arousal-Begriffs beklagt wird, haben sich doch für den Begriff des außerordentlich hohen Arousals, das Hyperarousal, zwei eindeutige Bedeutungen herauskristallisiert. Zum einen bezeichnet es ein Symptomcluster der PTSD. Zum anderen wird der Begriff verwendet zur Beschreibung der extrem erhöhten physiologischen Aktivierung nach der Exposition an ein lebensbedrohliches Ereignis, abzulesen an verschiedenen körperlichen Reaktionen (Kaloupek 2008).

In ▶ Kapitel 1.2.1 wurde »Trauma« definiert als eine seelische Verletzung, die sich dann einstellt, wenn die Verarbeitungsmöglichkeiten des Individuums überfordert sind. Dabei wurde nicht erläutert, was unter »Verarbeitungsmöglichkeiten« zu verstehen ist. Ergänzend lässt sich nun sagen: »Verarbeiten« heißt in diesem Zusammenhang etwa, ein »Erleidnis« zu persönlicher Erfahrung umformatieren zu können, es in Sprache fassen und ausdrücken zu können, es bei Einbindung in die Welt der Symbole mit vorhandenen Werten und Orientierungen in Verbindung setzen und es mit bisherigen Erfahrungen verknüpfen zu können und ihm einen Stellenwert im bisherigen Schatz von Lebenserfahrungen zuordnen können – ihm also »Bedeutung« verleihen zu können. Dies setzt voraus, sich zu diesem neuen Element in der eigenen Biografie »ins Verhältnis setzen zu können«, also Maßstäbe zu haben, mit denen es bewertet und eingeordnet werden kann. Alle diese Fähigkeiten können bei einem Widerfahrnis überfordert sein. Dessen Wirkung ist dann eine traumatische; es hinterlässt seine Spuren in der (Hirn-)Physiologie der betroffenen Person. Kardiner (1941) führte hier das Wort von der »physioneurosis« ein (S. 195, nicht S. 95, wie seltsamerweise so oft zitiert).

Die Symptome einer Traumafolgestörung sind also nicht Ausdruck eines Konflikts. Das gilt auch für Menschen, die früh in ihrem Leben traumatisiert wurden! Die Bezeichnungen »früh traumatisiert« und »frühgestört« (Hoffmann 1986) sind nicht identisch! Der zuletzt genannte Begriff ist ein – möglicherweise problematischer – aus der herkömmlichen psychodynamischen Neurosenlehre. Der zuerst genannte Begriff ist konzeptuell psychotraumatologisch eingebunden und bezieht sich auf eine anhaltende veränderte physiologische Reaktionsbereitschaft unter Stress.

Mentalisierung

Mit den bisherigen Ausführungen zur Krankheitslehre ist auch die Mentalisierung angesprochen. Es wird angenommen, dass schon bei der Encodierung (= Abspeicherung) traumabezogener Wahrnehmungen die semantische Verknüpfung weitgehend unterbleibt. So gehen Person und Klar (1997) davon aus, dass die traumatische Erfahrung aufgrund des oben beschriebenen Hyperarousals als sensomotorisches, visuelles und affektives Erinnerungsbruchstück gespeichert wird, nicht aber als symbolisch-linguistischer Kode in Form eines Narrativs (▶ Kap. 3.4). Diese nicht an Sprache gebundenen Erinnerungsbruchstücke können in die bestehenden Bedeutungsstrukturen des Individuums nicht integriert werden. Ihre Erinnerbarkeit ist deshalb erschwert oder unmöglich. Diese Form der Encodierung führt zu typischen Formen der Erinnerung, die oft, allerdings nicht immer, in der Diagnostik eine Unterscheidung von Fantasieprodukt – auf dem Hintergrund einer Konfliktdynamik – und einer wirklichen Traumagenese ermöglicht.

Eine andere, in diesem Buch vorgeschlagene Konzeptualisierung betont die Realität, dass im, während und durch das Traumaereignis das Subjekt – oder, erlebnisnäher: das »Selbst« – qua Verdinglichung seiner Funktionsmöglichkeiten beraubt, insofern beseitigt wird. Der Mensch wird zur Sache degradiert, mit ihm wird nur noch gemacht, er ist entmächtigt und wirkungslos. Damit fehlt die integrierende Funktion des Selbst. Die abzuspeichernden Wahrnehmungen finden sozusagen keinen »Besitzer« vor, dem sie zur Verfügung stehen könnten. Damit gibt es vorübergehend auch kein Subjekt, in dessen Bedeutungsstrukturen sie einen Sinn erhalten würden. Diese »subjektlosen« Erinnerungsbruchstücke, die sich etwa als »Intrusionen« (▶ Kap. 3.3.1), durch einen Ähnlichkeitsreiz getriggert, wieder aufdrängen können, haben damit auch keine »unbewusste Bedeutung« – wessen Unbewusstes sollten sie mit Bedeutung füllen, wessen Unbewusstes soll sie generiert haben? Sie sind in gewisser Weise das Subjekt, der eigentliche »Herr im Hause« ist entmachtet, kaltgestellt.

Schwerer Schaden kann angerichtet werden, wenn die Inhalte von Intrusionen auf einen »unbewussten Sinn« hin interpretiert werden.

Einem auch als Notarzt arbeitenden Handchirurgen stellten sich beim Operieren quälende Intrusionen von einer im Straßengraben liegenden abgetrennten Hand ein, deren Finger sich bewegten. Hintergrund war ein Einsatz als Notarzt, bei dem er schrecklich zerfetzte Leichen gesehen hatte. Sein vom Selbstverständnis her psychoanalytisch orientierter Therapeut interpretierte ihm dieses Traumasymptom: »Sehen Sie, da will jemand mit Ihnen Kontakt aufnehmen!« Dem Notarzt ging es nach jeder Sitzung schlechter, bis er die Therapie bei diesem Therapeuten beendete.

Der Therapeut hatte mit seiner Interpretation versucht, eine – nicht gegebene – Verknüpfung zu der Wunsch-, Angst- und Triebwelt des Patienten herzustellen, was insofern wirksam geworden war, als dass der Notarzt sich das Desaster zunehmend »unbewusst« als von ihm verursacht zuschrieb.

Nach zwei EMDR-Sitzungen à 90 Minuten Dauer hatten die intrusiven Erinnerungsbruchstücke – als »Erinnerung an einen sehr belastenden Einsatz« – ihren Platz in der Vergangenheit seiner beruflichen Tätigkeit gefunden, und er war beschwerdefrei.

Wenn in der Psychotraumatologie von »Bedeutung« gesprochen wird, ist im Prinzip nicht eine »unbewusste« Bedeutung gemeint, sondern etwa die Identifizierung eines Ereignisses als ggf. »lebensgefährlich«.

Es wird immer wieder berichtet, dass etwa Kinder von Kriegsteilnehmern des Zweiten Weltkrieges oder Weltkriegsflüchtlingen die Intrusionen der primär traumatisierten Eltern im Kopf hätten (▶ Kap. 4.3). Inhaltlich haben die jeweiligen Intrusionen auch in diesem Fall keine unbewusste Bedeutung. Allerdings kann bei transgenerationaler Weitergabe von Intrusionen eine »Beziehungsbedeutung« zwischen dem primär und dem sekundär Traumatisierten eine Rolle spielen, die dann auch unbewusste Dimensionen hat.

Abwehr/Abwehrmechanismen

Im psychoanalytischen Verständnis geht die Abwehr (Küchenhoff 2000) vom Ich (Seidler 2000 a) aus; »... die beiden Konfliktpole sind stets das Ich und der Trieb« (Laplanche und Pontalis 1967 a, S. 26).

Die »... *Operationstypen, in die sich die Abwehr gliedern kann*...«, treten als verschiedene Abwehrmechanismen in Erscheinung (ebd., S. 30, Hervorhebung im Original).

In Ausbildungskontexten wird gelegentlich vermittelt, der vorherrschende »Abwehrmechanismus« sei von dem »Strukturniveau« der betreffenden Person abhängig oder von dem Entwicklungsstand des für die Abwehr relevanten Konfliktes. Das ist etwas schlicht undialektisch gedacht insofern, als daß die gegenläufige Abhängigkeit mindestens ebenso relevant ist: »... verschiedene neurotische Störungen (gehen) aus den verschiedenen Verfahren hervor, welche das ›Ich‹ einschlägt, um sich von jener Unverträglichkeit zu befreien« (Freud 1895 d, S. 181).

Es soll hier aber nicht darum gehen, die Frage zu diskutieren, ob das Strukturniveau eine Funktion des Abwehrmechanismus sei oder umgekehrt, wobei allein schon eine derartig nach Linearität suchende Frage obsolet wäre, und auch nicht darum, die einzelnen Schutzmöglichkeiten zu untersuchen, sondern lediglich darum, ihren Hauptunterschied herauszuarbeiten in Ausgestaltung und Funktion bei traumatisierten und neurotischen Menschen. Dazu erscheint es vorübergehend und nur unter dieser Perspektive zulässig, die so unterschiedlichen neurosentypischen »Abwehrmechanismen« zusammenfassend der Hauptschutzmöglichkeit von durch Gewaltwiderfahrnissen belasteten Menschen gegenüberzustellen.

Die wichtigste Schutzmöglichkeit psychisch traumatisierter Menschen ist die Dissoziation. Dieses Wort ist gleichsam mehrfach belegt. Zum einen beschreibt es – und darum geht es hier – die Fähigkeit Traumatisierter, unerträgliche Wahrnehmungen und Erinnerungen an Wahrnehmungen abzutrennen von aushaltbaren Wahrnehmungs- und Erinnerungsinhalten. Zum anderen ist »Dissoziation« gleichsam ein Oberbegriff für verschiedene Störungsbilder, die ihrerseits wieder als »Sedimente«, als Organisationsformen derartiger Abtrennungsvorgänge aufgefasst werden können (▶ Kap. 3.7.1).

Dissoziation sollte nicht mit der neurosenpsychologisch bekannten Abwehrform der Spaltung verwechselt werden.

Das Konstrukt der Spaltung war und ist grundsätzlich umstritten. Wurmser (1987, 1989) etwa stellte es prinzipiell in Frage und hielt Spaltung für ein Ensemble ganz verschiedener Dynamismen. Nach Kernberg (1976, 1984) liegt ihr immer zunächst eine »Triebspaltung« zugrunde, also eine Trennung der libidinösen von der destrultiven Trieblinie. In Erscheinung tritt sie hauptsächlich als Spaltung der Repräsentantenwelt, also der Selbst- und Objektrepräsentanten. Sie gilt meist als Indikator einer lebensgeschichtlich früh erworbenen Störung. Hier geht es aber um eien ganz andere Unterbrechung.

Bei aller angemessenen Skepsis gegenüber Raum-Metaphern zur Beschreibung psychischer Prozesse (Schafer 1972, 1976) mag es für ein erstes Verständnis des Unterschiedes zwischen der »klassischen« Verdrängung und der Dissoziation hilfreich sein, sich eine jeweils unterschiedlich verlaufende »Grenzlinie« vorzustellen: Bei der Verdrängung verläuft diese horizontal. Sie konstituiert die – in diesem räumlichen Denken natürlich »unten« lokalisierte – Unbewusstheit. Die Unterbrechungslinie bei der Dissoziation verläuft vertikal (Goldberg 1999). Wahrnehmungen werden »wegdissoziiert«, ausgeblendet, jemand steht »neben sich«, erlebt einen Bruch zwischen sich und anderen Menschen, und in der extremsten Ausprägung kann diese Schutzmöglichkeit dazu führen, dass ganze »Abspeicherungszustände« von Extremwahrnehmungen mitsamt dem dazugehörigen Subjekt ein Eigenleben führen. Dann ist jemand »multipel«.

Oben wurde statt von »Abwehrmechanismus« von einer »Fähigkeit« gesprochen. Obwohl – glücklicherweise – scheinbar ohne aktives Zutun der betroffenen Person in einer unaushaltbaren Situation dissoziiert werden kann, ergibt es großen Sinn, auf eine Pathologisierung dieses Vorganges zu verzichten und ihn als Ressource zu betrachten. Therapeutische Aufgabe ist dann zunächst, ihn aktiv verfügbar zu machen.

Psychodynamik

Die Lehre von der Psychodynamik ist ein wertvolles Gut. Dies wird allerdings nicht wertvoller durch übermäßigen Gebrauch jenseits seines Geltungsbereichs. Dynamische Prozesse sind ubiquitär, nicht alle sind Ausdruck von Psycho-Dynamik. Überall dort, wo irgendwelche Kräfte (altgriechisch δύναμις: Kraft, Gewalt, Macht; Gemoll und Vretska 1908) wirksam sind und dabei meist aneinandergeraten, spricht man von »Dynamik«. Im Feld der Psychotherapie gibt es etwa noch die Gruppendynamik und die Familiendynamik. Großgruppen haben wiederum eine ganz andere Dynamik als therapeutische Kleingruppen, nämlich eine »Großgruppendynamik«. Da die Symptome von Traumafolgestörungen im engeren Sinne nicht konfliktbedingt entstehen, macht es keinen Sinn oder führt im Extrem zu einem verzerrten Verständnis der Betroffenen, deren Symptome »psychodynamisch« verstehen zu wollen.

Fischer (2000 a) stellt diese Überdehnung des Anwendungsbereichs einer psychodynamischen Orientierung in den Zusammenhang von »Abwehrmechanismen gegen die Kenntnisnahme von Traumatisierung« (S. 18). Die von Therapeutenseite auch Traumatisierten gegenüber nicht selten geäußerte Intervention: »Jetzt wollen wir uns aber mal Ihren Anteil am Geschehen ansehen« habe möglicherweise die Funktion, den Analytiker oder die Analytikerin zu stabilisieren und ihm oder ihr die Illusion einer kontrollierbaren Welt zu erhalten. Sogar ein eher traditionell orientierter Autor wie Josephs (1987) äußert Kritik am Panpsychodynamismus, wenn er meint, eine Überschätzung »... der ätiologischen Bedeutung von Wünschen auf Kosten tatsächlicher Ereignisse ...« (S. 175) könne Ausdruck davon sein, »... die menschliche Hilflosigkeit und Begrenztheit angesichts der äußeren Realität zu verleugnen« (S. 175; Übersetzung G. H. Seidler; s. auch Seidler 2005, S. 29–30).

In der Psychotraumatologie hat es sich stattdessen bewährt, sich an »states« zu orientieren, in denen Menschen sich befinden können. Minimalausprägungen solcher »Zustände« kennt jeder: Am Feierabend, bei festlichen Gelegenheiten oder im Freundeskreis ist jeder »anders drauf« als bei der Arbeit oder in traurigen Situationen. Dies betrifft allerdings nicht nur die jeweils im Vordergrund stehende Stimmung, sondern umfasst etwa auch die Selbstdefinition, Wertevorstellungen, Handlungsbereitschaften und vieles andere mehr. Und es hat Auswirkungen bis in die Physiologie hinein – dass Körperhaltung und Augenausdruck situativ unterschiedlich sind, weiß jeder aus eigenem Erleben.

Ausgeprägter und abgrenzbarer voneinander sind diese »states«, wenn jemand Extremwiderfahrnisse hinter sich hat und sich scheinbar »nur« daran erinnert. Dies ist dann eben nicht nur »eine« Erinnerung im Strom von vielen anderen, sondern jemand gerät in einen anderen Zustand, in einen »Trauma-state«.

Klinische Erfahrung, empirische Forschung und konzeptuelle Überlegungen zeigen, dass etwa auch schon jemand mit einer »einfachen« PTSD dauernd in zwei states lebt. Der eine macht die Wahrnehmung von Alltagsaufgaben möglich, ist weitgehend affektfrei und auch symptomfrei. In dem anderen, den er in sich beherbergt, ist einerseits die Lebendigkeit zu Hause, aber hier haben sich auch die Erinnerungsspuren an das traumatische Geschehnis festgesetzt, die sich als Symptome äußern. Eine derartige psychische Konfiguration lässt sich mit herkömmlichen Strukturkonzepten nicht angemessen erfassen. Diese schätzen eine Persönlichkeit synchron-vertikal ein; zu einem gegebenen Zeitpunkt meint man alle Strukturanteile anzutreffen, eine aktuelle Einschätzung wird aufgrund einer Stabilitätsannahme von Strukturmerkmalen für überdauernd gehalten, und das Persönlichkeitsmodell ist hierarchisch aufgebaut: Wie integrieren Über-Ich und Ich-Impulse, die von Innen kommen? Bei Traumatisierten geht es stattdessen um eine diachrone Einschätzung, eine Einschätzung des Wandels der betroffenen Person zwischen mehr oder weniger kurzen Zeiteinheiten, und zwar nicht hinsichtlich ihrer Integration von verschiedenen »endogenen« Strukturanteilen, sondern hinsichtlich der Integration von Erinnerungsfragmenten, die sich auf widerfahrene Geschehnisse beziehen und sich in unterschiedlichen »states« abbilden. Diese traumabezogenen strukturtheoretischen Konzepte zur Persönlichkeit werden genauer in ▶ Kapitel 3.7 diskutiert. Wie wichtig es ist, therapeutisch einen Zugang zu bekommen zu einem »Ressourcen-state«, ist Thema von ▶ Kapitel 6.4. Dies ist eine Möglichkeit, alternativ zur Psychodynamik bei neurotisch Erkrankten eine »Traumadynamik« zu konzeptualisieren.

Fischer und Riedesser (2009) haben mit ihrem Versuch, analog zum Spiel von Trieb und Abwehr die herkömmliche Psychodynamik auf die Situation bei

Traumatisierten zu transponieren, eine weitere, sehr elaborierte Konzeptbildung vorgelegt. Antagonisten sind hier das »Traumaschema« und das »traumakompensatorische Schema«.

Das Traumaschema ist das Wahrnehmungs- und Handlungsschema, das in der traumatischen Situation aktiviert und dann abgespeichert wurde. Der Handlungsansatz des Subjektes wurde unterbrochen; Flucht oder Kampf waren ihm nicht möglich. Die Erinnerung ist diesem oft nicht explizit zugänglich (▶ **Kap. 3.4**); sie kann aber implizit getriggert werden. Dann kann es zu – im weitesten Sinne – Angstsymptomen kommen, ohne dass der betroffenen Person der Zusammenhang zu der traumatischen Erfahrung zugänglich ist. Die unterbrochene Handlung drängt auf ihren Abschluss, so dass das Traumaschema die Tendenz zu seiner Wiederholung hat. Erfolgte die Traumatisierung im Kindes- oder Jugendalter, entspricht die kognitive Organisation des Traumaschemas dem damaligen Entwicklungsstand der Person.

Das traumakompensatorische Schema – als traumadynamisches Analogon zur Abwehr im psychodynamischen Sinne – ist komplizierter aufgebaut als das Traumaschema und auch als herkömmliche Abwehr. Es liegt nicht quasi bereit und tritt bei Bedarf in Funktion, was an sich im Übrigen schon im herkömmlichen Ansatz etwas undynamisch gedacht ist, sondern entwickelt sich dynamisch während des Widerfahrnisses/Erleidnisses und in der Zeit danach. In Abhängigkeit von vielen individuellen Determinanten entwickeln sich währenddessen unterschiedliche Selbststeuerungsregelkreise. Diese haben das Ziel, eine aushaltbare Regulation des »Informationstraumas« (Fischer 2000a, S. 13), also der Konfrontation des betroffenen Menschen mit unerträglichen Informationen über sich und die Welt, herzustellen. Im Rahmen der bereits hier beginnenden traumatischen Reaktion finden Verarbeitungsprozesse statt, um die überwältigende Erfahrung in das bisherige Gesamt von Schemata über sich und die Welt einzuarbeiten. Dieser Prozess ist gekennzeichnet durch eine Oszillationsbewegung zwischen Intrusionen und Numbing, einem emotional anästhetischen Erleben. Gelingt die Verarbeitung, geht diese Phase in die Erholungsphase über, andernfalls in den »traumatischen Prozess«. Dieser wiederum ist durch den Versuch gekennzeichnet, »... mit einer Erfahrung zu leben, mit der sich nicht leben lässt« (Fischer und Riedesser 2009, S. 396). Weiter bestehende Symptome, in der Regel variabel in Ausprägung und Qualität, werden als Kompromissbildung verstanden zwischen dem Bemühen, die unterbrochene Handlung zum Abschluss zu bringen oder grundsätzlich die traumatischen Erfahrungsspuren aus dem Gedächtnis zu verbannen.

Was im neurosenpsychologischen Sinn der »auslösenden Situation« entspricht, ist traumapsychologisch eine »Triggersituation«. Die auslösende Situation ist dadurch gekennzeichnet, dass eine aktuelle Versuchungs- oder Versagungssituation einen unbewussten Konfliktpol berührt und den zugrunde liegenden Konflikt aktualisiert. Die Abwehr gegen sein bewusstes Erleben führt dann zur Symptombildung.

Traumasymptomen unterliegt kein Konflikt! Durch »Ähnlichkeitsreize« – nicht selten so beschaffen, dass die Therapeuten nicht dran denken können – werden sie »getriggert«, ausgelöst, das heißt, die betroffene Person gerät in den »Trauma-state«.

Unterschiedlich sind auch die Therapieziele.

Therapieziele

Die Ziele traumatherapeutischer Bemühungen werden genauer in ▶ **Kapitel 6.4** diskutiert. Deshalb werden sie in ihrer Unterschiedlichkeit bei Menschen mit neurotischen – also konfliktbedingten – und mit posttraumatischen Störungen hier einander nur kurz kontrastierend gegenübergestellt.

Fantasien, der Stoff, aus dem nicht nur die Träume sind, sondern auch die unbewussten Konflikte, sind in symbolischen oder symbolisierungsfähigen Formen kodiert, explizite Erinnerungen ohnehin. Für traumabezogene Erinnerungsbruchstücke gilt diese Form der Enkodierung allenfalls partiell; überwiegend sind sie dissoziiert oder sensomotorisch abgespeichert oder wiederholen sich als affektive »states«. Auf diesem Hintergrund entstehen unterschiedliche Krankheitsbilder mit unterschiedlichen Dynamismen und entsprechend unterschiedlichen Veränderungsnotwendigkeiten. Daraus ergeben sich unterschiedliche Therapieziele.

Im Anwendungsfeld der Psychodynamik geht es – im weitesten Sinne – darum, Konflikte erlebbar zu machen und damit dem Ich verfügbar zu machen: »Wo Es war, soll Ich werden« (Freud 1933a [1932] S. 86). Analog geht es in der Behandlung von Menschen mit Traumafolgestörungen darum, »... auf der therapeutischen Stufe der Reaktivierung [der traumatischen Situation] eine *Aufhebung der Dissoziation* zu erreichen, also Bilder, Worte, Affekte, und Körpersensationen wieder ganzheitlich zusammenzuführen. ... Wo *Intrusionen sind, sollen Erinnerungen werden.*« (Reddemann und Sachsse 1997, S. 119, Hervorhebung im Original). Anders formuliert: Es gilt, aus »Körpererinnerungen« und anderen Bruchstücken eine individuelle narrative, also erzählbare Biografie entstehen zu lassen, in der sich dann auch Konflikte um das Trauma herum entfalten können, auch um das Trauma herum, oder, in der Sprache von Küchenhoff (1998), »... den Strukturzusammenhang psychischer Repräsentation wieder zu schließen« (S. 26).

Therapielogik

Auch die Therapielogik folgt in der Traumatherapie einer anderen Rationale als in der Neurosentherapie. Geht es dort darum, einen Konflikt-Raum zu bieten, in dem sich Altes aktualisieren kann, gilt es hier, Traumatisierten äußere Sicherheit zu bieten und vorhersehbare, äußere Trigger zu vermeiden. Dazu gehören auch Konfliktaktualisierungen: Ein Traumaereignis geht auf der subjektiven Seite mit Entmächtigungserleben einher; jemand oder etwas war stärker, der betroffen Person ging die (Illusion von) Selbstwirksamkeit verloren. »Konfrontiert« jetzt jemand – Partner, Partnerin, Arbeitskollege, eine Krankenschwester im Rahmen der stationären Therapie, Therapeutin oder Therapeut –, so triggert diese Konstellation das widerfahrene Ohnmachtserleben, und die Betroffenen schlagen um sich, dissoziieren oder geraten anderswie in den Trauma-state (insbesondere in ▶ **Kapitel 6.5.11** wird dieser Gesichtspunkt näher untersucht).

Verhältnis zur Zeit

Das nachfolgende Thema betrifft die Frage, mit welcher Haltung sich der Therapeut oder die Therapeutin zur Zeitachse positioniert, auf der sich die Patientin oder der Patient bewegen, kurz formuliert: Das Verhältnis zur Zeit.

Ein neurotisch organisierter Mensch »hat« eine Biografie, also eine objektivierbare Geschichte. Es ließe sich auch sagen, er »ist« seine Biografie, also der Niederschlag seiner Wünsche, Hoffnungen, vor allem seiner Beziehungserfahrungen, das sei hier hintangestellt (s. dazu etwa Schacter 1996). Seine Vergangenheit wird mit einer Therapie, die alte Konflikte aktualisiert, quasi »in die Gegenwart gezogen«. Es geht darum, ihm erlebbar zu machen, dass und wie er seiner biografischen Vergangenheit verhaftet ist und dass er die aktuelle Gegenwart in ihrem Licht »liest«, sie mit Interpretamenten überzieht, die ihren Wert gehabt haben, aktuell aber dysfunktional geworden sind.

Ein traumatisierter Mensch »hat« aus seiner Binnensicht eine derartige Vergangenheit nicht, bezogen auf die Traumawiderfahrnisse. Auch wenn diese nach dem Kalender und aus der Außenperspektive, etwa der Sicht der Therapeutin oder des Therapeuten, einer vergangenen Zeit des Betroffenen zuzuordnen sind, hat dieser dafür überhaupt keinen Zeitvektor zur Verfügung. Sie sind überall und immer, insofern »ewig«. Streng genommen ist es sogar unzutreffend zu sagen, sie seien »präsentisch«, dem Betroffenen »gegenwärtig«, denn es gibt diese Form von Gegenwart, die als Referenz eine erlebte Vergangenheit voraussetzt – innerhalb des Trauma-states! – nicht. Die Zeit ist stehen geblieben, und dieser Zustand ist »immer da«. Entsprechend wird von den Betroffenen als Therapiewunsch nicht selten formuliert, ohne weitere Qualifizierung: »Es soll endlich aufhören.«

So gibt es nichts, was aus dem Traumafeld, aus einer Vergangenheit, in die Gegenwart zu ziehen wäre, denn diese Koordinaten existieren nicht. Sie müssen therapeutisch erst etabliert werden. Aufgabe ist es daher, Erlebensinhalten bei den Patienten einem Zeitvektor zuzuordnen, also die Gegenwart eindeutig als solche erlebbar zu machen und Elemente aus dem Trauma-state als der Vergangenheit zugehörig erkennbar machen. Bei der Einfädelung in den Zeitvektor werden diese bislang zeitlosen Elemente meist noch einmal, in gewisser Weise erstmals, sehr lebendig spürbar. Sie werden quasi re-animiert (von lat. anima: die Seele, das Leben), damit sie sterben können.

Therapiefokus

Im Fokus herkömmlicher Therapie steht üblicherweise ein Mensch, der sich innerhalb seiner Subjekthaftigkeit problematisch geworden ist. In der Durchführung seiner Lebensvollzüge gibt es in ihm einen Knoten, »Symptom« oder »Charakterzug« genannt, der ihm dieses oder jenes erschwert, vielleicht auch unmöglich macht. Die »Urheberschaft« für seine Lebensvollzüge, seine Selbstwirksamkeit, seine »Subjekthaftigkeit« bleiben aber prinzipiell erhalten. Deshalb macht es etwa in psychodynamisch orientierten Therapien auch Sinn, ihn nicht nur als Ursprung, sondern auch als Verantwortlichen seiner Wünsche, Fantasien und

Intentionen zu adressieren. Im Traumaereignis allerdings ist jemand in einem nicht mehr steigerungsfähigen Ausmaß zum Ding, zum Gegenstand, zum Objekt geworden, jenseits seines bewussten oder unbewussten Erwartungs- und Wunschhorizontes.

> »Irgendwie kam ich wieder zu mir. Er war nicht mehr da. Ich hörte, wie die Klosett-Spülung lief und die Wohnungstür zuschlug. Ich lag da wie ein Haufen Scheiße. Ich bin wohl eben vergewaltigt worden, sagte etwas in mir.« – Der Handlungsablauf selbst war ihr nicht kognitiv erinnerlich.

Diese in extremen Verdinglichungen sichtbar werdende, aber immer gegebene anthropologische Realität, dass der Mensch eben nicht nur Subjekt ist, sondern auch Gegenstand, Objekt (Seidler 1995 b, 1997 b), wird nur in einem ökologischen Ansatz wirklich beschreibbar. Dann kann deutlich gemacht werden, dass Menschen nicht nur – als Subjekte – einer Umwelt entgegentreten, sondern auch Teil von ihr sind, als Objekte.

Die Verwendung des Begriffs »ökologisch« ist damit zu unterscheiden von der bei Bronfenbrenner (1986) oder Fischer (2000a, S. 12).

Das Ich sieht sich nur zu gern als »aktives Zentrum einer kontrollierbaren Welt« (Fischer 2000a, S. 19). Mehr oder weniger bereitwillig übernimmt es dann auch Verantwortung für – von ihm ausgehende – Intentionen, also etwa Absichten, Handlungen, Impulse, Wünsche. Opfer einer Vergewaltigung, eines Überfalls, einer Naturkatastrophe geworden zu sein aber einen darauf ausgerichteten unbewussten Wunsch zu unterstellen und damit das Ereignis in dessen Verantwortung zu überstellen, ist eine Verhöhnung der Betroffenen. Wer derartig sinnblind alle Lebensereignisse eines Menschen in einen Wunschhorizont übersetzt, versperrt sich eine Erkundung der Welt des Nicht-Wünschbaren und des Nicht-Vorstellbaren und folgt darüber hinaus einem Menschenbild, das der realen Zerbrechlichkeit, Veränderbarkeit, Zeit- und Kulturabhängigkeit von Menschen nicht gerecht wird.

Als einziger Anteil des Subjekts am traumatischen Widerfahrnis lässt sich meist beschreiben, es sei zur falschen Zeit am falschen Ort gewesen. Allerdings hat jeder selbst zu verantworten, was er aus dem macht, was das Leben gegeben oder gelassen hat. Hier brauchen natürlich auch Traumatherapeutinnen und -therapeuten für sich selbst verantwortliche Patienten als Vertragspartner für eine Therapie – selbst wenn möglicherweise die Vereinbarung zwischen beiden Seiten zunächst nur darin besteht, die Fähigkeit zur Einhaltung von Absprachen erarbeiten zu wollen.

Supervision von Therapieprozessen

Die Unterschiede zwischen herkömmlicher psychodynamischer Neurosenpsychologie und Traumapsychologie betreffen sehr viele Bereiche, auch den der Supervision von Therapieprozessen. Das gilt für alle Setting-Varianten – ambulant, teilstationär, vollstationär – gleichermaßen.

Viele Arbeiten, meist eher konzeptuell als empirisch, sind dem Thema der Supervision in herkömmlichen therapeutischen Orientierungen gewidmet. Vom Verfasser liegen dazu ebenfalls mehrere Arbeiten vor (etwa Seidler 1994c, 1995d,

1998). Dem psychodynamisch orientierten Supervisor oder der Supervisorin wird darin vorgeschlagen, beim Bericht des Supervisanden, der Supervisandin, zwischen zwei Haltungen zu oszillieren. Zum einen wurde angeregt, dem Bericht ein fiktives »Ich habe geträumt, dass …« voranzustellen, und sich darüber hinaus klar zu machen, dass alle Äußerungen über einen »Patienten« oder eine »Patientin« einer Objektrepräsentanz gelten würden, die als solche Teil der Selbstrepräsentanz dessen sei, der diese Formulierungen tätigen würde – also der Supervisandin oder dem Supervisanden. Insofern sei Supervision immer auch als Selbsterfahrung anzusehen. Aus Gründen des Kränkungsschutzes für die Supervisanden würde aber – quasi »über Eck« interveniert – diese Objekt-/Selbstrepräsentanz »Patient« oder »Patientin« genannt werden. Dabei sollte die Supervisanden das konzeptuelle Verständnis der Supervisorin kennen. Die Anregung, den Bericht als Traumbericht zu hören, kann dabei helfen, sich stärker auf dessen phantasmatische Aspekte einzustellen.

Zum anderen sollte der Supervisor imstande sein, auf eine andere Haltung zu wechseln, die es möglich mache, praktische Erfahrungen weiterzugeben, also etwa Formulierungshilfen, um mit einer schweigenden Objektrepräsentanz im oben dargestellten Sinne in Kontakt zu kommen. Auch sei es wichtig, den jeweiligen institutionellen Rahmen mit in die Reflexion einzubeziehen, wobei die Supervisorin sich allerdings davor schützen sollte, diesen infrage zu stellen und Anregungen zu seiner Veränderung zu geben. Dieser Vorschlag wurde von zahlreichen Kolleginnen und Kollegen in verschiedenen Weiterbildungskontexten aufgegriffen und hat sich sehr bewährt.

Während es also im herkömmlichen Bereich etwa darum geht, Beziehungsverwicklungen auf Repräsentanzenebene zu klären und die reale Arbeitsbeziehung zwischen Therapeuten und Patienten zu stärken, stellt sich die Supervision traumatherapeutischer Prozesse anders dar. Den »Beziehungsverwicklungen auf Repräsentanzenebene« – die es natürlich auch geben kann! – entspricht hier von der Bedeutung her eine mögliche Antriggerung unverarbeiteter Traumaspuren bei den Therapeuten, was wiederum dazu führen kann, dass die Patienten nicht weiter in eine traumakonfrontative Bearbeitung ihrer eigenen traumatischen Erinnerungsspuren hinein begleitet werden können. Nicht selten wird dies mit einem vorgeblichen Schutz des Patienten rationalisiert. Dabei haben traumatisierte Menschen mehr überstanden als die aktuell anstehende Traumatherapie! Auch sind traumaspezifische Gegenübertragungen (▶ **Kap. 6.4** und **6.6**) zu reflektieren, wie etwa ein Überengagement oder Bagatellisierungstendenzen. Insbesondere geht es aber darum, die Wahrnehmung auf die mögliche Induktion physiologischer Übererregungszustände aufseiten des Therapeuten zu lenken, abzulesen etwa an erhöhter Reizbarkeit, Unduldsamkeit und Verwundbarkeit. Dann sind Möglichkeiten zum Schutz vor derartigen »Ansteckungen« aufzuzeigen und wie diese neutralisiert werden können.

2 Ökopathogenetische Zusammenhänge in der Entstehung, Rückbildung und Chronifizierung von Traumafolgestörungen

In diesem Kapitel werden unterschiedliche Aspekte aus dem gesamten Bedingungsgefüge diskutiert, die bei einem durch ein Traumaereignis Betroffenen zur Herausbildung, Rückbildung oder auch Chronifizierung einer Traumafolgestörung führen können. Zudem wird auf Fragen der Erlebnisverarbeitung von Traumafolgestörungen eingegangen. Letzteres kommt üblicherweise zu kurz, wenn es denn überhaupt gesehen wird.

Das neue Wort »Ökopathogenese« wurde eingeführt, um deutlich zu machen, dass ein Ansatz, der lediglich pathogenetische Vorgänge im betroffenen Individuum thematisiert, zu kurz greift. Es geht immer um das gesamte Bedingungsgefüge, in dem der Betroffene lebt und erlebt.

Trotzdem kann auch die Ökopathogenese die psychologisch fassbaren Phänomene und Dynamismen lediglich zu beschreiben suchen. Sie versucht diese zu plausibilisieren, macht sie bestenfalls verstehbar, »erklärt« sie jedoch genau so wenig im Rahmen eines Ursache-Wirkungs-Prinzips wie es eine Beschreibung der ihnen unterliegenden neurobiologischen Abläufe tut.

Nachfolgend werden zunächst die psychologisch beschreibbaren Zusammenhänge dargestellt, also die Psychopathologie und die Traumadynamik, wobei als Grundlage einige epidemiologische Daten an den Anfang gestellt werden. Besondere Bedeutung kommt den Risiko- und Schutzfaktoren zu. Naturwissenschaftliche Ansätze, insbesondere solche aus der Neurobiologie folgen in einem kleinen Unterkapitel.

2.1 Epidemiologie

In der epidemiologischen Forschung zur Häufigkeit von Menschen mit einer PTSD in einer bestimmten Bevölkerung muss immer unterschieden werden zwischen der Frage nach der Häufigkeit potenziell traumatisierender Ereignisse und der Häufigkeit, mit der sich bei den Betroffenen eine PTSD entwickelt.

Dabei ist zu bedauern, dass in der vorliegenden Forschungsliteratur diese Frage nahezu ausschließlich auf die Möglichkeit einer nachfolgenden PTSD beschränkt bleibt und kaum nach dem Auftreten von Traumafolgestörungen im weiteren Sinne gefragt wird. Insofern wird die pathogene Wirkung von Gewalt systematisch unterschätzt – weil eben nicht gesehen wird, bei wie vielen psychischen und psychosomatischen Störungen sie ätiologisch eine Rolle spielt.

Hinsichtlich der PTSD und der Akuten Belastungsstörung (ABS) kann es hilfreich sein, sich das Verhältnis von Ereignis und Störung nach einem Infektionsmodell vorzustellen. Bei einer Infektion dringt ein Keim in einen Organismus ein, und mitunter sofort, mitunter nach unterschiedlich langer Latenzzeit kann es dann zum Ausbruch einer Erkrankung kommen. Diese kann aber auch ausbleiben. Ähnlich kann ein Traumaereignis sofort, später oder gar nicht zu einer Störung führen – eine Immunität entwickelt sich allerdings nicht, hier bleibt das Modell unzulänglich.

In ▶ **Tabelle 5** wird gezeigt, dass nicht jeder Ereignisexponierte lebenslang krank sein muss (s. auch ▶ **Kap. 1.2.1.** – Aus didaktischen Gründen wird die Definitionstabelle hier wiederholt.).

Tab. 5: Ereignisexposition und mögliche Folgen

Betroffene und Zeugen eines lebensbedrohlichen Ereignisses sind zunächst:

- ereignisexponiert;
- sie können traumatisiert sein;
- einige von diesen (!!) werden eine Akute Belastungsreaktion (ICD-10 F43.0) bzw. eine Akute Belastungsstörung (DSM-IV 308.3) (▶ **Kap. 3.2**) entwickeln, die bei einem Teil von ihnen als PTSD über 4 Wochen hinaus besteht.
- Bei anderen kann sich eine PTSD später entwickeln.
- Diese kann sich auch spontan zurückbilden.
- Komorbid oder ausschließlich kann sich bei den Betroffenen von jeder Stufe Stufe eine andere Traumafolgestörung im weiteren Sinne entwickeln.

2.2 Prävalenz

Die Prävalenz der Anzahl von Menschen mit einer PTSD in einer Bevölkerung ist abhängig von der Prävalenz der Ereignisse, die zu dieser Krankheit führen können. Die Erfassung der Dunkelziffer von Ereignissen und Krankheitsbildern stellt darüber hinaus ein weiteres Problem dar, auf das hier nicht eingegangen wird.

Regionen, in denen es häufig zu Naturkatastrophen kommt sowie Staaten in kriegerischen Auseinandersetzungen, mit hoher Gewaltkriminalität und der Anwendung von Folter haben eine andere Ereignisprävalenz und damit auch Krankheitsprävalenz als etwa die Staaten Mitteleuropas.

Allerdings sind die Spuren des Zweiten Weltkriegs sogar in den Prävalenzzahlen für die PTSD in Deutschland noch heute gut zu erkennen. In der Studie von Maercker et al. (2008), die alle Erwachsenen vom 18. bis zum 97. Lebensjahr einschloss, wurden deutliche Unterschiede in den Altersgruppen gefunden. Bei den 14- bis 29-Jährigen lag die Prävalenz bei 1,4 %, bei den 30- bis 59-Jährigen bei 1,9 % und bei den über 60-Jährigen betrug sie 3,8 %. Dieser altersgebundene

Prävalenzanstieg wird von den Autoren als Auswirkung der Kriegszeit verstanden. Insgesamt wurde – ohne signifikante Geschlechtsunterschiede – eine 1-Jahres-prävalenz von 2,3 % gefunden. Diese Angaben beziehen sich auf eine Diagnostik nach den DSM-IV-Kriterien. Bei Anwendung der ICD-10-Kriterien wären die Prävalenzen ungefähr um das Zweifache höher. Kessler et al. (1995) geben für die USA eine Lebenszeitprävalenz von 7,8 % an, mit einem starken Geschlechts-unterschied (Frauen 10,4 %, Männer 5,0 %). Diagnostisch waren die Autoren an den Kriterien von DSM-III-R (American Psychiatric Association 1987) orien-tiert. Untersucht wurden 15- bis 65-Jährige, Altersgruppenunterschiede wurden nicht geprüft.

Die Ereignisdefinition des DSM-IV ist breiter als die früherer Versionen. Breslau et al. (1998) finden, dass ca. 90 % aller Menschen in ihrem bisherigen Leben mit einem Traumaereignis in Berührung gekommen sind. Etwa 25 – 30 % aller von einem Traumaereignis Betroffenen entwickeln Symptome einer PTSD (Breslau et al. 1991; Hollander et al. 1999). Allerdings fällt die Prävalenzrate bei Hochrisiko-gruppen und nach besonders schweren Traumaereignissen (»man-made disasters« oder Kriegserfahrungen) deutlich höher aus.

In den genannten Untersuchungen wird deutlich, dass Vergewaltigung (bei enger Definition, also ohne sexuelle Belästigung!), Misshandlung und sexueller Miss-brauch in der Kindheit sowie Einbeziehung in Kriegshandlungen, sowohl für Soldaten wie für die Zivilbevölkerung, die pathogensten Traumaereignisse sind. Die Auswirkung von Folter wurde dabei nicht untersucht.

2.3 Prädiktoren – Risikofaktoren

In fast jedem Leben gibt es traumatisierende Ereignisse, aber längst nicht jeder entwickelt eine PTSD, wobei allerdings immer wieder darauf hingewiesen werden muss, dass sich auch andere Störungsbilder entwickeln können. Beim Verhältnis von Ereignis- zu Krankheitsprävalenz stellt sich die Frage, wer denn nach einem Traumaereignis entsprechend den Definitionen in DSM-IV (309.81) oder ICD-10 (F 43.1) eine PTSD entwickelt und beibehält. Diese Frage wird in der Prädiktoren-forschung thematisiert: Was sind Vorhersagemerkmale für die Ausbildung einer PTSD, wenn das Ereigniskriterium erfüllt ist? Cum grano salo sind Prädiktoren dasselbe wie Risikofaktoren (zur Differenzierung von Korrelat, Risikofaktor und kausalem Risikofaktor s. Kraemer et al. 2001).

Darüber hinaus gibt es auch die Fragestellung nach Prädiktoren für Ereignisse. Natürlich gibt es Berufsgruppen, deren Zugehörige eine erhöhte Wahrscheinlich-keit für das Eintreten eines traumatisierenden Ereignisses aufweisen – etwa Soldaten, Polizisten, Lokführer (► Kap. 4.4). Es gibt aber auch darüber hinaus-gehende Vorhersagemerkmale für das Eintreten bestimmter Ereignisse. So zeigten Acierno et al. (1999), Maker et al. (2001) und Elliott et al. (2004) eine erhöhte Wahrscheinlichkeit für Menschen mit sexuellem Missbrauch in der Vorgeschichte, im späteren Leben erneut Opfer sexueller Übergriffe zu werden. Eine Alkohol-krankheit bei den Eltern erhöht ebenfalls das Missbrauchsrisiko für die Kinder (Wall et al. 2000). Gezeigt wurde auch, dass vorhandene PTSD-Symptome die Wahrscheinlichkeit einer erneuten Traumatisierung durch eine Vergewaltigung um das Vierfache erhöhen. Das könnte damit zusammenhängen, dass PTSD-Symp-tome auf dem Wege der Übergeneralisierung überall Gefahren vermuten lassen, damit aber die Fähigkeit beeinträchtigt ist, konkrete Gefahrensituationen adäquat einzuschätzen (Elwood et al. 2011).

Auch bei Naturkatastrophen, die anscheinend alle Menschen einer Region gleichermaßen betreffen, gilt, dass es Prädiktoren dafür gibt, für wen das um-fassende Großereignis mit größerer Wahrscheinlichkeit zum individuellen Trauma-ereignis wird. Arme, Kinder, Frauen und alte Menschen sind besonders gefährdet (Pan American Health Organization 2000). Die Wahrscheinlichkeit, zur falschen Zeit am falschen Ort zu sein, ist nicht für jeden gleich groß. Insofern ist vorsichtige Skepsis an diesem Satz angebracht. Er wird zu oft gedankenlos dahergesagt.

Wenn das Ereignis eingetreten ist, gibt es einige wenige »ökologische« Merkmale, also solche aus dem Gesamt der traumatischen Situation, die die Wahrscheinlichkeit vorhersagen lassen, dass die traumatisierte Person eine PTSD entwickeln wird. Die große Anzahl der Studien zu einzelnen Prädiktoren an ausgewählten Stichproben wird in Metaanalysen zusammengeführt. Brewin et al. (2000) erhoben sehr hete-rogene Befunde. Am deutlichsten sagen peritraumatische Faktoren eine PTSD voraus – die Schwere der Traumatisierung, der Mangel an sozialer Unterstützung und zusätzliche belastende Lebensumstände nach dem Ereignis. In der Arbeit von Ozer et al. (2003) stellte die peritraumatische Dissoziation das stärkste Vorhersagemerkmal für die Entwicklung einer PTSD dar, also wiederum ein Merkmal aus dem Gesamt der traumatischen Situation, in Verbindung mit dem Ausmaß sozialer Unterstützung nach dem Ereignis. Eine eigene Metaanalyse (Breh und Seidler 2005, 2007) bestätigte die starke Vorhersagekraft des Merkmals »peritraumatische Dissoziation« für die Entwicklung einer PTSD.

Ullman und Filipas (2001) fanden in ihrer Untersuchung zu Prädiktoren der Schwere der Symptome bei Opfern sexueller Gewalt, dass niedriger Bildungsstand, ein größeres Ausmaß an wahrgenommener Lebensgefahr und insbesondere stär-kere negative Reaktionen anderer Menschen mit stärker ausgeprägten Symptomen einhergingen. Diese negativen Reaktionen waren dabei umso ausgeprägter, je brutaler die Tat gewesen war. Weniger Menschen von der Tat zu erzählen ging mit mehr positiven und weniger negativen Reaktionen einher. Adams und Boscarino (2006) konnten in einer Studie zu den Folgen des Anschlages vom 11. September 2001 zeigen, dass jüngere Frauen ein Jahr nach dem Ereignis besonders belastet waren. Zwei Jahre danach machten sich in der gesamten Gruppe der Betroffenen Vortraumatisierungen stärker bemerkbar. Die Bedeutung des Umgangs mit einem traumatisierten Menschen nach dem Ereignis wird in vielen Studien betont (Guay et al. 2006).

Insgesamt scheint es so zu sein, dass weibliches Geschlecht, Vortraumatisierung, peritraumatische Dissoziation und die Art des Umgangs mit der geschädigten Person nach dem Ereignis die stärksten Prädiktoren sind. Die Bedeutung der Persönlichkeit als Prädiktor ist sehr fraglich. Weisaeth (2003) schreibt ihr mehr

Bedeutung dafür zu, eine PTSD überwinden zu können. Lauterbach und Vrana (2001) fanden, dass Menschen mit Zügen antisozialer und Borderline-Persönlichkeit eine erhöhte Retraumatisierungs-Wahrscheinlichkeit haben und dass die Ausprägung einer PTSD mit vorher bestehenden Neurotizismus-Merkmalen korreliert. Zusammenfassend ist die Frage, wer nach welchem Ereignis eine Traumafolgestörung entwickelt und in welcher Ausprägung bei aller Forschung zu wichtigen Teilaspekten letztendlich nicht klar zu beantworten. Es wird auch versucht, komplementär zu den Risikofaktoren Schutzfaktoren zu identifizieren.

2.4 Schutzfaktoren

Schutzfaktoren werden gegenwärtig überwiegend in der Resilienzforschung thematisiert. Wurden zunächst Merkmale des Individuums, der Familie und des sozialen Umfelds stark betont, so geht es in der aktuellen Resilienzforschung stärker um den Aspekt des Zusammenwirkens wichtiger Systeme, die die Anpassung an Extremsituationen ermöglichen können (Masten 2007). Die Reihe dieser Systeme reicht von der biologischen Fähigkeit der betroffenen Person zu einer intakten Regulation der Stresshormone (▶ Kap. 2.8) über ihre Einbindung in familiäre und soziale Strukturen bis hin zur Ebene von Glaubensüberzeugungen. Von Letzteren weiß man, dass sie allein für sich genommen eine protektive Wirkung hinsichtlich der Entstehung von Traumafolgestörungen haben.

2.5 Pathogenese: »Das zerstörte Selbst«

Die folgenden Ausführungen beziehen sich auf Menschen mit rezenten oder länger zurückliegenden Auslöschungserfahrungen, deren Spuren sich in klinisch beschreibbaren Folgen niederschlagen, von denen viele aber auch klinisch »unauffällig« bleiben, in jedem Falle aber auf Menschen mit PTSD. Als zentrales Konstrukt zum Verständnis traumatisierter Menschen wird das vom »zerstörten«, zumindest aber »beschädigten Selbst« vorgeschlagen. Dieses ist über weite Strecken deskriptiv. Zum Verständnis von Chronifizierungsprozessen muss nach der hier vertretenen Meinung der herkömmliche Rahmen pathogenetischen Denkens jedoch verlassen werden im Sinne einer Einbeziehung des jeweiligen Umfelds, weshalb empfohlen wird, von »Ökopathogenese« zu sprechen.

Das Selbst wird einerseits als selbstreflexive objektivierbare seelische Struktur aufgefasst, die sich in interaktionellen Akten mit Anderen herausbildet und ständig neu konstituiert, andrerseits das sehr subjektive Erleben der jeweils eigenen Person ausmacht (Seidler 1995 b). Dieses Erleben beinhaltet in unterschiedlicher Akzentuierung das Gesamt der biologischen, psychischen, sozialen und existenziellen Dimensionen einer Person.

Dessen Beschädigung oder Zerstörung kann sich auf bestimmte Bereiche beziehen, etwa auf den der Beziehung, oder allumfassend sein. Traumatisierte können zum Beispiel im Arbeitsbereich sehr gut funktionieren, geradezu »Workaoholics« sein, aber in der Gestaltung freier Zeit durch die Hölle gehen. In der diagnostischen Situation können derartig beeinträchtigte Bereiche des Selbsterlebens lange verborgen bleiben. Die Beschädigungen des Selbst schlagen sich auch in kognitiven Schemata nieder, etwa in Annahmen und Vermutungen über sich und Andere, Interpretationen von sich, der Welt und der Zukunft sowie in – meist generalisierten und ausschließlich negativen – Selbstdefinitionen. EMDR-Therapeuten kennen Derartiges als »negative« oder »positive Kognition« (▶ **Kap. 6.5.4**).

In einer empirischen Studie haben Haeny et al. (2010) zwei Konstrukte untersucht, denen in der Sozialpsychologie eine große Bedeutung für soziale Interaktionen zugeschrieben wird: Transparency Illusion (TI) und Self-Handicapping (SH). »Transparency Illusion beschreibt das Phänomen, dass Menschen glauben, andere Personen könnten ihren internalen Zustand erkennen, indem dieser nach Außen durchsickert und in der äußeren Erscheinung und dem Verhalten ersichtlich wird.« »Self-Handicapping bezeichnet die Tendenz, das eigene Selbstbild durch Verhaltensweisen zu schützen, die später als Entschuldigung beim Versagen dienen können [...] Dazu gehört beispielsweise, sich vor einer wichtigen Aufgabenbewältigung selbst schlecht zu machen [...] Dabei wird kurzfristig ein selbstwertdienliches Verhalten entwickelt, was jedoch langfristig durch die Verminderung von Erfolg selbstwertschädigend wirkt« (S. 43). Die Autoren konnten zeigen, dass Patienten mit Traumafolgestörungen in Teilbereichen vermehrt die Vorstellung haben, durchschaut zu werden als auch in Teilaspekten des »Sich-Selbst-Handicappens« höhere Werte aufweisen. Zusammenfassend meinen sie, »dass die soziale Kognition bei Traumapatienten ein entscheidender Faktor sein kann, wenn es um das Gesamtbild an posttraumatisch ausgelösten psychischen Veränderungen geht« (S. 48). Diese Befunde machen deutlich, dass sich Beschädigungen des Selbst auch empirisch zeigen lassen.

Als Grundlage der Zerstörung des Selbst – alternativ ließe sich von einer Einschränkung oder einem Verlust der Subjekthaftigkeit reden – lassen sich überwältigende Informationen über das »Mit-sich-und-Anderen-in-der-Welt-sein« identifizieren. So wie das Selbst sich aus interaktionellen Akten mit anderen Menschen in dieser unserer Welt heraus konstituiert, kann es auch zerbrechen, zerquetscht werden, an den Rand gedrückt werden, wenn diese das Selbst konstituierenden Beziehungen alles infrage stellen, alle »Informationen« darüber, wer man in den eigenen Augen und denen Anderer ist, ganz anderslautend sind als bisher. Ist man ein Gegenüber, ein Mensch wie jeder andere auch, oder ein Gegenstand, gegen dessen Kopf getreten werden kann, womöglich sogar in Anwesenheit anderer Menschen, die nicht einschreiten und insofern zustimmen? Ist die blutige Masse, nicht individuell erkennbar, die nach einem Unfall, einem Anschlag, einer technischen oder einer Naturkatastrophe übrig bleibt, ein Mensch wie ich gewesen? Hat das schwarze Etwas – kaum so groß wie ein Pudel –, das ein Feuerwehrmann aus einem abgebrannten Haus bergen muss, nicht vor Kurzem noch geatmet?

Verschiedene Autoren haben das Verständnis von Verarbeitungsprozessen – was soll verarbeitet werden? – mit dem Konzept der Information in Verbindung gebracht (etwa Andreatta 2006; Fischer und Riedesser 2009; Janoff-Bulman 1992; Horowitz 1979; Lindy 1993).

»Die traumatische Situation konfrontiert den Organismus mit ›unverträglicher‹ Information, die seine Kapazität zur Informationsverarbeitung nachhaltig übersteigt. [...] Die traumatische Information ist das generell Unfassliche, das uns mit dem Grauen des Unbekannten erfüllt. Gelingende Traumaverarbeitung besteht demnach darin, die vorhandenen Schemata so lange/ umzuarbeiten, bis die traumatische Information ›prozessiert‹, in den vorhandenen Stand der kognitiv-emotionalen Schemata integriert werden kann« (Fischer und Riedesser 2003, S. 89/ 90).

Im hier entwickelten Ansatz wird dieses Konstrukt vom »Informationstrauma« konzeptuell mit dem einer Zerstörung des Selbst in Verbindung gebracht. Dabei geht es um verschiedene Dimensionen des Selbst: Es geht um das Erleben, also die subjektive Seite, von Wahrnehmungen des eigenen Körpers, der immer auch ein sozialer ist, mit dessen veränderten Funktionen, um das Erleben der beeinträchtigten mentalen Funktionen im weitesten Sinne und das der sozialen Identität, also etwa um die Frage: »Wer bin ich in den Augen der Anderen?«, und um die soziale Zugehörigkeit der ganzen Person. Darüber hinaus geht es um die existenzielle Dimension mit ihrer »Sinnfrage«, und in diesem Zusammenhang um die mit dem Traumaereignis aberkannte Daseinsberechtigung.

Der Prozesscharakter der Verarbeitung mit seinen Niederschlägen im jeweils unterschiedlichen Erscheinungsbild des Selbst wird im Folgenden berücksichtigt. Dazu gehören auch Chronifizierungen von Traumafolgestörungen als Ausdruck einer misslungenen Verarbeitung. Gewalt ist wirklich destruktiv. Insofern ist die Redeweise vom »zerstörten Selbst« insbesondere bei den Menschen mit bleibenden Spuren von Gewalt angemessen. Beschädigungen des Selbst zeigen sich am Erleben verschiedener Dimensionen des Selbst. Die im Folgenden kurz skizzierten Erscheinungsbilder dürfen nicht mit Dissoziationsphänomenen verwechselt werden; beides aufeinander zu beziehen, ist eine Aufgabe für sich (▶ **Kap. 3.7.1**).

Der Körper ist für Traumatisierte, also Menschen mit Entmächtigungsereignissen in der Vorgeschichte, kein Ort von Lust und Freude mehr. Das bezieht sich nicht nur auf Opfer sexueller Gewalt. Insgesamt beschädigen Überwältigungserfahrungen und Überflutungen mit Informationen, die jenseits des bisherigen Erfahrungshorizonts liegen, die Maßstäbe, innerhalb derer das affektive Leben und Erleben bislang verortet war. Dabei werden das Freude- und Lustsystem beschädigt, und die Fähigkeit sich zu überlassen, also die Hingabefähigkeit, geht mehr oder weniger verloren: Traumatisierte sind immer »auf der Hut«, was im DSM-IV als »übermäßige Wachsamkeit« (Hypervigilanz) beschrieben wird (309.81 D4).

Wenn das Lust- und Freudesystem nicht mehr zur Verfügung stehen, lässt sich Schädliches von Hilfreichem nicht mehr gut unterscheiden. Therapeutisch lässt sich dies im Übrigen immer wieder thematisieren durch die einfache Frage (und das Bemühen, Kriterien für deren Beantwortung zu finden!): »Tut Ihnen das (oder, auf Personen bezogen: »der« oder »die«) gut?« Wenn diese »Erkenntnisfähigkeit« beeinträchtigt ist, kann sich jemand kaum schützen. Er oder sie kann sich aber – quasi hilfsweise – die Maßstäbe des Täters oder der Täterin angeeignet haben – s. u.

»Introjektbildung« – und zu vielem bereit sein, was schädlich ist. Auch auf diesem Wege kann der Täter sein Werk möglicherweise weiter fortsetzen.

Auch ein Verlust der Kontrolle über die eigenen mentalen Funktionen wird von der selbstreflexiven Selbststruktur verarbeitet und schlägt sich im Erleben als Bestätigung der traumatischen Ohnmachtserfahrung nieder. Die meist nicht steuerbare Überflutung durch Intrusionen, die häufigen Einschränkungen der Merkfähigkeit, Konzentrationsstörungen, die Vergesslichkeit und Lücken in der Erinnerung lassen bei vielen Betroffenen die Frage aufkommen, wo denn der Mensch von einst, der sie selbst waren, geblieben ist.

Von zentraler Bedeutung ist die Zerstörung der Selbstwirksamkeit (Bandura 1997). Der betroffenen Person ist implizit die Daseinsberechtigung abgesprochen worden; das gestaltende Selbst kann weder einen Zukunftsentwurf mit Plänen und Zielen entwickeln, noch kann es Ursprung sein von Gestaltungen und Handlungen, die über das unmittelbar Lebensnotwendige hinausgehen. Gelingen jemandem Handlungsinitiativen, sind diese mit Zweifeln und Schuldgefühlen behaftet. Reparativ, zur Schließung der Lücke zwischen Selbst und Welt, können sich im späteren Verlauf künstlerische Fähigkeiten entwickeln. Bei vielen Traumatisierten entwickelt sich jedoch in der zweiten Lebenshälfte eine Depression; es wäre lohnend, depressive Menschen im höheren Lebensalter auf frühe Traumatisierungen hin zu untersuchen. Fällt das gestaltende Selbst als Subjekt aus, werden die Betroffenen nicht selten leicht beeinflussbar.

Hierzu gibt es viele Erscheinungsbilder. Ein gefolterter Kurde, früher Soldat mit hoher Entscheidungskompetenz, sagte in der Therapie: »Ich bin nicht mehr derselbe wie früher. Ich habe anderen Menschen nichts mehr entgegenzusetzen. Mechanisch erfülle ich Aufträge und das, was scheinbar zu tun ist, ohne selbst eine Entscheidung zu treffen. Wenn mir jemand sagen würde, ich müsste über das Brückengeländer springen, würde ich springen. Wenn ich sehe, dass jemandem kalt ist, ist das für mich wie ein Befehl und ich suche nach Abhilfe!«

Ein eigener Wille ist der Angst vor dem als übermächtig erlebten Anderen gewichen. »Ein gebrochener Mensch« ist die umgangssprachliche Bezeichnung.

Ideale verbinden Menschen miteinander. Häufig wird etwas vordergründig von »Wertegemeinschaft« gesprochen. Aber »Ideale«, Vorstellungen von dem, was sein sollte und was meist, »unbewusst«, für gegeben erachtet wird, sind umfassender. Sie berühren unsere Vorstellungen von dem zu Erwartenden, von Sicherheiten und Selbstverständlichkeiten, von dem was nicht anders sein kann weil es nie anders war.

Wenn dann für einen der Zugehörigen zu solch einer Gruppe von Menschen, die unreflektiert dieselben Ideale teilen, der Ehemann zum Monster wird, das Urlaubsparadies zur Hölle, zerbrechen diese Idealvorstellungen. Die betroffene Person fällt damit aber aus der Gruppe jener heraus, die derartige »basic assumptions«, »Grundannahmen« (Janoff-Bulman 1992) teilen. Das Erleben, das sich dann einstellt, wird vom DSM-IV »Gefühl der Losgelöstheit oder Entfremdung von anderen« (309.81 C5) genannt.

Dieses Entfremdungserleben, dieser Hiatus zwischen der Welt des Traumatisierten und der Welt der Anderen, wird auch dadurch bewirkt, dass die traumatisierte Person nicht in demselben Fluss der Zeit steht wie die übrigen Menschen. Zeit vergeht, aber wenn das für alle gilt, werden, wie in einem Strom, alle abgetrieben, bleiben einander aber relativ nahe, für alle vergeht die gemeinsame Zeit gleichermaßen schnell. Wenn für jemanden die Zeit stehen geblieben ist, ziehen die anderen Menschen weiter und der traumatisierte Mensch erlebt sich als nicht mehr zugehörig. Äußerlich kann das seinen Ausdruck darin finden, dass das Zimmer des früh verstorbenen Angehörigen nicht mehr verändert wird. Hier ist gewissermaßen im äußeren Raum ein »Introjekt« entstanden, eine Blase von Außerweltlichkeit, ohne eine gerichtete Zeit mit einem Gestern, Heute und Morgen.

Ist die Zeit nicht stehen geblieben, kann das Traumaereignis den Beginn einer neuen Zeitrechnung markieren. Es gibt dann »damals, vor dem soundsovielten«, und »das muss danach gewesen sein, nach dem Überfall«. Dieses überdeutliche Datum ist ein Totaldatum, das zum Organisator für die restliche Zeit wird, zum Beginn einer neuen Zeitrechnung. Es überstrahlt alles und ist insofern übergeneralisiert.

Dieses Herausfallen aus sozialen Bezügen und aus der mit Anderen geteilten Welt ist ein interaktioneller bzw. psychosozialer Prozess. Hier wird vorgeschlagen, schon in der Psychoedukation (▶ **Kap. 6.5.1**) vorsichtig erstmals auf die Möglichkeit aufmerksam zu machen, dass sich bisherige Beziehungspersonen möglicherweise abwenden werden und es ein Bestreben geben kann, den Betroffenen in einer marginalisierten Position »festzuhalten«. Das ist insbesondere bei Chronifizierungsprozessen (s. u.) von Bedeutung.

Möglicherweise erkennt eine Gruppe von Menschen einem ihr bislang Zugehörigen diese Zugehörigkeit ab, weil der Tod nach ihm gegriffen hat. Er oder sie sind dann stigmatisiert; wobei Menschen mit diesem Merkmal sich übrigens offenbar untereinander meist »erkennen« können. Auch könnte es für die Nicht-Betroffenen von Wichtigkeit sein zu wissen, wo das Elend wohnt; dann lässt sich dazu beitragen, es dort zu belassen, und man ist – vermeintlich – selbst geschützt. Diesem Schutz dient häufig auch die Frage nach dem »eigenen Anteil« der Traumatisierten an ihrem Unglück – ist sie »selbst schuld«, können die Nicht-Betroffenen weiter die Illusion pflegen, sich durch Vorsichtsmaßnamen schützen zu können.

Eine Reduktion eines Traumatisierten auf »das Opfer« nimmt diesem Menschen damit seine individuelle soziale Identität. »Der Täter« hat damit das individuelle Subjekt quasi aufgesogen, er hat die Welt gestaltet, hat das vormalige Subjekt objektiviert, vergegenständlicht, ihm seine Subjekthaftigkeit genommen, was dann im weiteren Umgang mit der traumatisierten Person fortgesetzt wird: Traumatisierung ist Verlust der Subjekthaftigkeit.

Ist eine große Anzahl von Menschen durch ein und dasselbe Ereignis traumatisiert, konstituiert im hier vertretenen Verständnis erst die Verletzung oder der Verlust bislang geteilter Ideale das, was dann »kollektives Trauma« genannt werden kann. Es macht keinen Sinn, »kollektives Trauma« definieren zu wollen als zählbare Anzahl Einzelner. Es geht darum, dass überpersönliche, aber verbindende und für verbindlich gehaltene Idealvorstellungen, etwa Sicherheit, Verlässlichkeit, Vorhersagbarkeit und Berechenbarkeit (Janoff-Bulman 1992) sich als trügerisch erwiesen haben.

Das Selbst umfasst auch eine existenzielle Ebene. Diese kommt in herkömmlichen psychologischen und klinischen Selbstdefinitionen in der Regel zu kurz.

Deshalb dürfen bei dem Versuch, das Konzept vom »Informationstrauma« mit dem des hier entwickelten vom »zerstörten Selbst« zu verbinden, die Erschütterungen Traumatisierter auf ihrer existenziellen Ebene nicht vergessen werden. Ganz zentral ist auf dieser Ebene die durchgemachte Vernichtungserfahrung, die im hier vertretenen Verständnis bei vielen der Betroffenen einer abgesprochenen Daseinsberechtigung gleichkommt. Dieses Wissen um die eigene Zerstörbarkeit lässt den Gedanken an den Tod, an die selbst herbeigeführte Beendigung des eigenen Lebens, zu einem ständigen Begleiter werden. Einige der Möglichkeiten zur Verarbeitung dieser Todesnähe lassen sich in den Zusammenhang von Religiosität und Spiritualität stellen (▶ Kap. 2.9). Ganz besonders unerträglich wird die Situation für jene, die gerne leben würden, aber aufgrund ihrer traumabedingten Einschränkungen nicht mehr über die notwendige »Hardware«, etwa ihre bisherigen mentalen Funktionen (s. o.), verfügen. Es resultiert dann ein kaum aushaltbares »Ich will leben, aber ich kann nicht!« Wie eine Behinderung auf der körperlichen Ebene gibt es hier eine Behinderung auf der existenziellen Ebene. Diese hat allerdings weder eine ICD- noch eine DSM-Nummer. Das würde allerdings auch eine Veränderung im Verständnis von Krankheit, Gesundheit und Normalität voraussetzen.

Den Hintergrund der Selbstwahrnehmung Traumatisierter bildet meist die Überzeugung, die sich auch als stets wiederholter Satz aufdrängen kann: »Mein Leben ist zerstört!«, oder »Ich will tot sein«! Selten wird so etwas aber anderen Menschen mitgeteilt. Das tun eher neurotisch Depressive.

Wie insbesondere die Art der therapeutischen Haltung, weniger die jeweils angewandte Technik dazu beitragen kann, dass die verletzte oder zerstörte Person eine eigene Subjekthaftigkeit zurückgewinnen kann, wird später erläutert (▶ Kap. 6.4).

2.6 Chronifizierungsprozesse als psychosoziales Geschehen

Auch diese Ausführungen beziehen sich auf Menschen mit PTSD und/oder anderen Traumafolgestörungen. Wenn nur die Situation bestimmter Krankheitsbilder angesprochen wird, ist dies ausdrücklich hervorgehoben.

Chronifizierungsprozesse sind nach dem hier vorgeschlagenen Ansatz nur aus einer ökopathologischen Perspektive verstehbar zu machen. Es gibt offenbar eine Tendenz, Menschen mit einem Extremschicksal in der Position des Stigmatisierten zu halten.

Der Ehemann einer 30 Jahre alten Ärztin aus einer norddeutschen Kleinstadt war auf einer gemeinsamen Urlaubsreise – der Hochzeitsreise des Paares – im Ausland ermordet worden. An seinem Leichnam hatte sie ihre erste Schwangerschaft verloren. Vor Ort hatte ihr niemand geholfen. Allein die Überführung des Leichnams zu organisieren war eine Tortur gewesen.

Nach einer sehr bewegenden, aber offenbar hilfreichen Traumatherapie hatte sie sich im Verlauf von zwei Jahren so weit von dem Geschehnis distanziert, dass sie wieder arbeiten gehen konnte und dem Leben etwas zugewandter war. In dieser Zeit, nicht zuvor, wurde sie häufig in verschiedenen Alltagssituationen von ihr weitgehend unbekannten Personen – überwiegend älteren Frauen – etwa wie folgt angesprochen: »Ach, ich muss immer weinen, wenn ich Sie sehe. Was Sie damals durchgemacht haben ... – Aber jetzt sind Sie ja wohl drüber weg. Ich schaff das nicht. Aber vielleicht hat Sie das ja auch nicht so getroffen ...«

Erst als es der Patientin gelang, Abgrenzungs- und Selbstverwahrungsstrategien gegen derartige Angriffe zu entwickeln, konnte sie sich aus diesen psychosozialen Fesseln ihrer furchtbaren Vergangenheit befreien.

Nach einem Traumaereignis stellt sich bei Betroffenen zunächst eine Symptomatik ein, die auf der Basis von Hyperarousal in ihrem Erscheinungsbild zwischen intrusiven Zuständen und dissoziativer Betäubung wechselt. Verschiedene Krankheitsbilder, die sich in der Folgezeit entwickeln können, werden in ▶ **Kapitel 3** vorgestellt.

Jeder lebende Organismus ist darum bemüht, Verschiebungen in jedem Bereich wieder auszubalancieren. So versucht auch hier das Selbst wieder »auf die Beine zu kommen«, »die Herrschaft im Hause wiederzuerlangen«, die Selbstwirksamkeit zurückzuerobern. Unter bestimmten Bedingungen kann das gelingen, unter anderen nicht oder nur teilweise. Allerdings kann »... der Verarbeitungszyklus [...] in jeder Phase entgleisen oder ›einfrieren‹. Unter welchen näheren Bedingungen dies geschieht, ist eine interessante, bislang unbeantwortete Forschungsfrage« (Fischer und Riedesser 2009, S. 101). Obwohl es in der Tat noch nicht möglich ist, ein Modell zum Verständnis gelingender oder entgleisender Verarbeitungsprozesse vorzulegen, in dem alle Faktoren integriert wären, ist die eine Chronifizierung begünstigende Bedeutung einiger psychosozialer Faktoren weitgehend anerkannt.

Retraumatisierungen

Retraumatisierungen sind als chronifizierende Faktoren häufig. Sie entfalten ihre Wirkung auf der Grundlage eines veränderten Neurotransmitter-Systems (van der Kolk und Greenberg 1987). Gerade in der postexpositorischen Phase befinden sich die Betroffenen in einem besonders vulnerablen Zeitabschnitt, in dem schon relativ kleine zusätzliche Belastungen eine starke pathogene Wirkung haben können (Fischer und Riedesser 2009, S. 144). Wingenfeld et al. (2010) untersuchten 24 Frauen mit lebensgeschichtlich frühen Traumatisierungserfahrungen. 15 Frauen erfüllten die Kriterien einer PTSD. Die Autorinnen und Autoren zeigen, dass Alltagsstressoren des letzten Jahres einen signifikanten Einfluss auf die Stärke der aktuellen PTSD-Symptome haben, und zwar auf jeden ihrer Symptombereiche. In der Studie von Najdowski und Ullman (2011) zeigten sich bei Frauen, die innerhalb eines Jahres erneut vergewaltigt worden waren, insbesondere Verstärkungen depressiver Symptome.

Kaum auf ihre PTSD-auslösende und -unterhaltende Wirkung systematisch untersucht wurden soziale Belastungen, die als Folge des ursprünglichen Traumaereignisses der betroffenen Person eine Rückkehr in ihr vormaligen Leben erschweren oder unmöglich machen. Traumatisierte wenden sich häufig nicht unmittelbar nach einem Ereignis an einen Therapeuten, sondern erst einige Wochen später. Häufig gab es nach der ersten sehr schwierigen Zeit sogar eine symptomfreie Episode. Doch dann kam es zu Schwierigkeiten, einen Kostenträger für notwendige medizinische und/oder psychotherapeutische Behandlungen zu finden, erneute Vernehmungen und Begutachtungen stellten die Glaubhaftigkeit der geschädigten Person infrage, es kam zur Trennung vom Partner, der Arbeitsplatz geriet in Gefahr, wichtige Menschen aus dem bisherigen sozialen Umfeld zogen sich zurück. Wenn das Gewaltereignis auch zu körperlichen Behandlungsnotwendigkeiten, möglicherweise unter stationären Bedingungen, geführt hatte, kommen die Traumatisierten ohnehin erst zeitverzögert mit den sozialen Auswirkungen ihrer seelischen Verletzungen in Berührung. Sollte sich ein möglicherweise längeres Gerichtsverfahren anschließen, fehlt den geschädigten Menschen die Erholungsphase, weil jeder Verhandlungstag und jeder Pressebericht jede erreichte Stabilisierung infrage stellt. Klinische Erfahrung zeigt, dass derartige postexpositorische Belastungen häufig entscheidender sind für die Auslösung und Verlaufsform einer Traumafolgestörung als das Ereignis selbst.

Schon McFarlane und Yehuda (1996) gingen davon aus, dass mit der Dauer der PTSD die Bedeutung der ursprünglichen traumatischen Erfahrung für die Ausprägung der bestehenden Symptomatik abnimmt. Wingenfeld et al. (2010) diskutieren dafür verschiedene Erklärungsansätze. Über die von ihnen vorgelegten hinaus sollte jedoch nicht vergessen werden, dass jeder Traumatisierung eine Entmächtigungserfahrung zugrunde liegt, der Alltag eines jeden Menschen aber mit vielen kleinen, normalerweise leicht zu handhabenden Situationen durchsetzt ist, die durch ein Machtgefälle gekennzeichnet sind. Für traumatisierte Menschen berühren derartige scheinbar minimale »Ohnmachtserfahrungen« immer wieder die primäre traumatische Entmächtigungserfahrung und halten so die überwältigende Erfahrung aufrecht, schutzlos ausgeliefert zu sein.

> Als »traumatisiert« wahrgenommen zu werden, scheint Chronifizierungsprozessen vorzubeugen.

Die traumatisierende Situation ist für die Betroffenen durch Todesangst und absolute Einsamkeit gekennzeichnet. Die Vernichtungsangst ist so umfassend, dass sie nicht symbolisiert werden kann, sondern sich später auf der physiologischen Ebene symptomatisch zeigt. Entsprechende Befunde aus der klinischen Diagnostik belegen die durchlittene Todesangst. Wenn so etwas durchgemacht zu haben der traumatisierten Person zugestanden werden kann, scheint dies gewissermaßen »nachträglich« einen »Zeugen«, einen Begleiter für die Einsamkeit der durchlittenen Todesangst, zu konstituieren. Dabei geht es nicht um eine Bestätigung als »armes Opfer« oder um ein Schwelgen in Mitleid. Es geht auch nicht um die »Anerkennung« eines Opferstatus, sondern es geht darum, »wahrgenommen« zu werden als jemand, der eine menschliche Extremsituation durchgemacht hat. »Soziale Unterstützung« ist ohnehin etwas anderes. Die Unterstellung, dass jemand gerne Opfer sei oder ein Rentenbegehren habe, sagt meist, nicht immer, über die Zuschreibenden mehr aus als über die Betroffenen selbst.

Fontana und Rosenheck (1994) und insbesondere Shay (1995) haben herausgearbeitet, wie die Situation amerikanischer Soldaten nach ihrem Einsatz in Vietnam dadurch gekennzeichnet war, dass sie nicht nur als Verlierer heimkehrten, sondern als Teilnehmer eines Krieges, der nicht zu rechtfertigen war. Auf diesem Hintergrund wurden ihre Traumatisierungen nicht gewürdigt, was mit zu Chronifizierungen beigetragen habe. Maercker und Müller (2004) haben ein Messinstrument entwickelt, um diesen Zusammenhang zu erfassen.

In dem hier vorgeschlagenen ökopathogenetischen Ansatz könnte die nachträgliche Wahrnehmung der durchlittenen Todesangst durch Nicht-Traumatisierte eine Möglichkeit sein, um Traumatisierten wieder ein Erleben von Zugehörigkeit zur »Welt der Anderen« zu ermöglichen, indem die Zeitlosigkeit des Erlittenen in die Zeitperspektive anderer Menschen eingebunden wird.

Einem in Deutschland lebenden US-Soldaten war es nach einer außergewöhnlich schweren Kriegstraumatisierung gelungen, eine eigene Firma im IT-Bereich aufzubauen. Eine Zulieferungsfirma zog ihn ohne sein Mitverschulden in ein wirtschaftliches Disaster hinein. Wie er selber meinte, hätte er im Prinzip dieses Problem lösen können, aber nun sei ihm klar geworden, dass er auf dieser Welt keine Chance habe. Er entwickelte eine schwere Alkoholabhängigkeit. Nach einem schweren Suizidversuch wurde er zum Untersuchungszeitpunkt stationär psychiatrisch behandelt.

Solche Konstellationen sind nicht selten. Extrem belastende Ereignisse, gerade auch miteinander unverbundene, scheinen nicht normalverteilt zu sein. Das Kontinuum ist lediglich die betroffene Person selbst. Sie lassen sich als Sonderform einer Retraumatisierung auffassen, mit dem besonderen Merkmal, dass *bereits erfolgreiche Bewältigungsstrategien eines ursprünglichen Traumas weggeschlagen* werden. Dann können sich ebenfalls Chronifizierungen entwickeln.

2.7 »Du gleichst dem Geist, der nach Dir greift«: Spaltung und Introjektbildung als chronifizierende Spuren von Gewalterfahrung

Wie lässt sich dieses Gefangensein, diese Verhaftung eines traumatisierten Menschen in seiner Traumawelt, über klinische Erfahrung und empirische Befunde hinausgehend, theoretisch verständlich machen? Bei Traumatisierten ist vieles anders als bei Neurotikern (▸ **Kap. 1.2.2**). So meinte der Geist zu Goethes etwas narzisstischem, Gottes Ebenbildlichkeit suchendem Faust: »Du gleichst dem Geist, den Du begreifst ...« (Goethe v. 1993 a, S. 24). Obwohl zuweilen von Zweifeln zwanghaft zernagt, ist Faust ein Mann der Tat, zumindest des kraftvollen Wortes (ebd. S. 44), jemand, der begreifen will, »was die Welt im Innersten zusammenhält« (ebd. S. 20). Nach einem traumatisierten Menschen indes *wurde* gegriffen, und der Griff nach der Selbstbestimmung des Subjektes hinterlässt die Spuren dessen, der – oder das – gegriffen hat, quasi den Abdruck, das Negativ der einwirkenden Gewalt.

Der Traumatisierte hatte im Übrigen keine Möglichkeit zu entscheiden, ob er nach sich greifen lassen wollte. – Das Gretchen im »Faust« übrigens auch nicht. Faust – ein Vergewaltiger? Von eindrucksvoller Schlichtheit ist der Faust-Bezug von Büsser (2011), nicht zitierwürdig, außer als Negativbeispiel. Der Knabe, der das Röslein stehen sah und es dann brach, war es wohl. »Auf der Heiden« dürfte den Tatort bezeichnen (Goethe v. 1993 b, S. 78–79). Im Deutschunterricht läuft so etwas dann bestenfalls unter »Verführung«. In Wirklichkeit geht es um die »Verführung« im Sinne einer Vergewaltigung einer etwas zu anständigen Pfarrerstochter, der dieses Gedicht von Goethe galt. Irgendwie kein Wunder, dass Vergewaltigung bei vielen Goethe-geprägten Intellektuellen nicht als solche erkannt wird, häufig auch vor Gericht nicht, weder von Rechtsanwälten, Richtern oder Gerichtspsychiatern noch von Prozessbeobachterinnen und Prozessbeobachtern. »Half ihr doch kein Weh und Ach, mußt es eben leiden« beschreibt die hardcore Vergewaltigungszene. Der ästhetisierende Zynismus dieser Darstellung einer Vergewaltigung ist kaum noch zu steigern – Herr von Goethe hatte wirklich Weltklasseformat. Warum und weshalb wird der Text sogar von Frauen gesungen?

Der Tat, dem Traumaereignis lag dabei bereits eine »Triebentmischung« zugrunde, eine klare Trennung von Destruktivem und Beschützendem, wobei nur das Destruktive wirksam wurde. Dieses war so übermächtig, so überwältigend, dass das Erleidnis nicht assimilierbar war, psychisch nicht »begriffen« werden konnte. So bleiben Spaltung und Introjekt als Spuren. Es gilt immer zu bedenken: Jede Spaltung ist zunächst eine Triebspaltung (▶ **Kap. 1.2.2**)!

Auf das Konstrukt der Spaltung wurde schon kurz eingegangen. Wurmser (1987, 1989), der konsequent an einer ödipal orientierten Konflikttheorie festhält, beschreibt das, was sich vordergründig als Spaltung zeigt, als ein Ensemble verschiedener Dynamismen, während Zugehörige einer Orientierung an Melanie Klein eher von einem primären Vorgang ausgehen. Soweit ersichtlich, wird übereinstimmend davon ausgegangen, dass sich dieser »Abwehrmechanismus« in den ersten Lebensjahren herausbildet. Diese Auffassung der Frühgenese beruht allerdings, wie so viele Konstrukte in der psychoanalytischen Theorie insgesamt, auf einem Credo. Im Verlauf der Diskursgeschichte kam sie auf, wurde tradiert, hier und da modifiziert, kaum jemals operationalisiert empirisch geprüft und schon gar nicht grundsätzlich umgeschrieben.

Beschäftigt man sich mit seelisch traumatisierten Menschen und hatte diese zufällig schon vor dem Vernichtungsereignis kennengelernt, etwa im Rahmen einer Psychoanalyse, so kommt man nicht umhin zur Kenntnis zu nehmen: Traumatisierte Menschen können Spaltungen von Selbst- und Objektrepräsentanzen nach Traumaereignissen zeigen, die zuvor nicht zu erkennen waren. Ausdrücklich und sicherheitshalber sei darauf hingewiesen, dass nicht Dissoziationen gemeint sind; bei diesen handelt es sich etwa um Abspaltungen affektiver Erlebensbereiche von kognitiven, wobei etwa Selbst- und Objektrepräsentanzen in sich ganzobjektal bleiben, wenn sie es vorher auch waren. Bei komplex Traumatisierten bestehen derartige Spaltungen – das klinische Erscheinungsbild ähnelt dem von Borderline-Patienten – häufig schon bei Aufnahme der Therapie, hypothetisch auch seit Beginn der Traumatisierungen.

Die Übermächtigkeit der äußeren Welt findet im Nachhinein von den Betroffenen – nach einer Vergewaltigung, einem Überfall, einem Unfall – etwa folgenden Nachhall: Ich, Betroffene, bin ein kleines, total ausgeliefertes Wesen, schutzlos der bösen, machtvollen, überwältigenden Welt preisgegeben. Und diese Welt ist total gewaltig, ich aber habe nichts entgegenzusetzen und bin schwach und verletzlich.

Selbst wenn postuliert würde, die psychische Konfiguration basiere bei jedem Menschen auf einer Spaltungswirklichkeit, auf die in Extremsituationen schutzloser Preisgabe regrediert würde, bleibt das Beobachtungsdatum bestehen, dass sich eine derartig basale Spaltung erst mit dem Traumaerleidnis manifestiert.

Von dieser basalen Spaltungslinie ausgehend scheinen sich dann Spaltungen der signifikanten Objektrepräsentanzen in »nur gute« und »nur böse« einzustellen. Darüber hinaus zeigen sich Spaltungen der Selbstrepräsentanz in einer Linie mit Merkmalen wie etwa schwach, gut, unschuldig und einer anderen, die spontan weitgehend unzugänglich bleibt, therapeutisch aber von größter Bedeutung ist (▶ Kap. 2.10, zu Scham) und gekennzeichnet ist etwa durch: vernichtend, allmächtig, aggressiv-destruktiv, insbesondere gegenüber der eigenen Person im Sinne von Selbstbeschuldigungen, wobei dabei meist auch ein Täterintrojekt durchschimmert (s. u.).

Die »reine« Seite der Selbstrepräsentanz kann einen in der Gegenübertragung anspringen und zu einem Überengagement oder einem starken Erleben des Angerührt-Seins führen. Ein therapeutisches Gegenüber kann aber ebenso auch ausschließlich durch die destruktiven Seiten der Selbstrepräsentanz des Traumatisierten erreicht werden mit der Folge von Verunglimpfung, Ablehnung oder Bagatellisierung dieses traumatisierten Menschen. Beide Reaktionen können sich in einer Person abspielen, etwa der des Therapeuten, aber auch in einer Gruppe von Menschen, etwa in einem therapeutischen Team (▶ Kap. 6.5.11) oder sogar darüber hinaus, was Polarisierungen in der Presse nach entsprechenden Prozessen zeigen. »Vergessen« wird bei derartig einseitigen Reaktionen, dass ein Gewaltopfer nicht qua Opfer ein nur guter Mensch ist, ebenso wie ein Täter nicht qua Tat ein »nur böser« Mensch ist – gerade das macht die Welt ja so kompliziert.

Wie bei jeder scheinbaren oder wirklichen Reaktion auf andere Menschen, im therapeutischen Bereich meist und nicht immer zutreffend »Gegenübertragung« genannt, kann es dabei so sein, dass – auch ohne persönlichen Kontakt zu dem Traumatisierten – eigene Reaktionsbereitschaften gegenüber dem Thema Gewalt angestoßen wurden, es sich insofern nicht wirklich um »Gegenübertragung« handelt, oder aber um eine dann erheblich leichter kontrollierbare tatsächliche Gegenübertragung. Natürlich bestimmen in der Realität Mischbilder zwischen eigener und spiegelnder Reaktion die Wirklichkeit, insbesondere bei so fundamentalen Themen wie Gewaltwiderfahrnissen. Sie können jeden treffen.

Die Spaltung auf der Ebene der Objektrepräsentanzen kann – wenn eine subjektive Interpretation der Welt als »böse« übergeneralisiert ist – die betroffene Person in ihrem Ohnmachtserleben festhalten. Diese Spaltung bringt zunächst einmal Sicherheit in die innere Welt des traumatisierten Menschen, sie wirkt der Konfusion entgegen (Fischer 1990), auch wenn sie aus einem Scherbenhaufen entstanden ist.

Eine weitere Notlösung, die aber das psychische Überleben sichern kann, stellt die Bildung von Introjekten dar. In ihnen versammeln sich überwältigende Informationen aus dem Kontext des Trauma-Widerfahrnisses. In ihrer Nicht-Assimilierbarkeit – weil sie eben alle bisherigen Vertrautheiten übersteigen – können sie nicht integriert werden in bisherige Vorstellungen, die das Subjekt von sich und der Welt und dem Verhältnis beider zueinander hat.

Was bislang offenbar so nicht gesehen wurde, ist der Zusammenhang von Spaltungsprozessen und Introjektbildung. Spaltungsprozessen liegt prinzipiell zunächst eine Triebspaltung zugrunde. Wie schon in ▶ **Kapitel 1.2.2** ausgeführt, tritt sie hauptsächlich als Spaltung der Repräsentanzenwelt, also der Selbst- und Objektrepräsentanzen in Erscheinung. Diese »nur guten« oder »nur bösen« Bruchstücke ganzheitlicher Repräsentanzen lassen sich durchaus als »Introjekte« bezeichnen, als »Teilobjekte«, die einen im Kontakt »anspringen« können, spürbar als plötzliche Wallung von heftigen Affekten, Hass, Wut und Erregung.

Das Übersteigen aller bisherigen Maßstäbe von Erfahrung in einer aussichts-losen Situation von Entmächtigung kann auch als »Verlust einer dritten Position«, also als Verlust von Triangulierbarkeit aufgefasst werden. Diese würde es der betroffenen Person gestatten, sich zu diesen überwältigenden Informationen »ins Verhältnis zu setzen«, sie biografisch einzuordnen. Situationen extremer Abhängig-keit oder von nicht mehr steigerbaremem Ausgeliefertsein hingegen lassen nur die Selbstaufgabe zu, entweder im sofortigen Tod, dem Totstellreflex dissoziativer Lähmung oder in der Unterwerfung.

In der üblichen Redeweise wird meist von »einem« Introjekt gesprochen, typischerweise dem »Täterintrojekt«. Das ist nicht unzutreffend, aber stark vereinfachend. Bei genauerer Untersuchung stellt sich meist heraus, dass viele »Informationssplitter«, viele nicht in sinnhafte Zusammenhänge integrierbare Bruchstücke von nicht zu eigen gemachten Erfahrungen in der betroffenen Person dynamisch wirksam sind. Im Unterschied zu den biografisch gewachsenen Selbst- und Objektrepräsentanzen, die aus der Auseinandersetzung von endogenen Trieb-regungen mit ver- und erträglichen Beziehungspersonen entstanden sind, spiegeln sich in den Introjekten verstörende Wahrnehmungen wider – oder »hallen nach«, wenn die akustische Qualität mancher Introjekte betont werden sollte.

Im Moment der Auslöschung der Selbstbestimmung und Selbstwirksamkeit des vormaligen Subjekts übernehmen im Traumaereignis Introjekte mehr oder weniger vollständig die Regie im psychischen Haushalt des Traumaopfers. Diese Erfahrung ist kulturell nicht neu: Vielem, was früher »Besessenheit« genannt wurde, dürfe das zugrunde liegen, was heute »Introjektbildung« heißt. Vielleicht haben sogar Aspekte des Vampir-Mythos – der oder die Gebissene sind »Untote«, weder tot noch lebendig, und nehmen Merkmale des ursprünglichen Täters an – hier ihren Ursprung.

Zur Bildung von Introjekten führen Situationen mit nicht integrierbaren Informationen über »das Selbst in der Welt«. Damit wird der herkömmliche Introjektbegriff erweitert, der häufig eine konzeptuelle Anlehnung an den Abwehr-mechanismus der »Identifikation mit dem Aggressor« hat (Anna Freud 1936). Dort wird der Aggressor ziemlich personal gesehen, dem damaligen Diskussionsstand der Psychoanalyse angemessen. Ein Introjekt, ein Set, ein Bündel von Informa-tionen über Selbst und Welt, kann aber auch von einem traumatischen Schicksals-schlag herrühren, ohne individuellen Täter, etwa wenn eine Mutter ihr Kind morgens tot im Bett findet, einer Naturkatastrophe oder einer technischen Katastrophe. Auch ein Fluch, also ein von Außen zugeschriebenes Schulderleben, aber auch eine Verbannung oder eine Ächtung können jeweils eine nicht assimilier-bare Information darstellen, die als eingekapselter Fremdkörper zum Introjekt verklumpt und die Selbstdefinition der betroffenen Person bestimmt, ohne ihr ganz zuzugehören. Der zentrale Informationsgehalt eines jeden Introjekts spricht dessen Wirt seine Daseinsberechtigung ab, mehr oder weniger deutlich und unterschiedlich direkt. Ihm werden die Selbstwirksamkeit und das Verfügungsrecht über die eigene Person enteignet und soziale Zugehörigkeiten abgesprochen. Ein Introjekt kann sich also auch entwickeln, wenn das A-Kriterium der PTSD nicht erfüllt war, also ohne dass ein- oder mehrmals Gefahr für das körperliche Leben – Lebensgefahr – vorlag.

Sehr unterschiedlich sind die vom Subjekt erlebten und in der klinischen Untersuchung zu erfahrenden Erscheinungsformen von Introjekten. In der Tat kristallisiert sich aus der jeweiligen Ereignissituation in der Regel das am deutlichsten heraus, was üblicherweise als »Täterintrojekt« bezeichnet wird. Aber das gesamte »Ereignisintrojekt« als Situation von Ausgeliefert-Sein kann sich auch als – weit weniger beachtetes – Opferintrojekt organisieren (s. u.).

Ein Täterintrojekt steht häufig hinter selbstbeschuldigenden Äußerungen oder autoaggressiven Handlungen. In der diagnostischen oder therapeutischen Situation kann dann gefragt werden: »Wer sagt das? Wer will, dass Sie das tun? Hören – oder spüren – Sie mal genau hin!« Auch bei bestimmten Wörtern, die sonst nicht in das Repertoire der Patientin, des Patienten gehören, lohnt sich die Frage: »Wer hat das Wort gerade wirklich gesagt? Wo haben Sie es zum ersten Mal gehört?« Aber ein Introjekt kann auch einer Körperhaltung oder einem Gangbild zugrunde liegen. Wenn dann die betreffende Person aufgefordert wird, noch einmal die Haltung einzunehmen oder den Bewegungsablauf darzustellen, wird häufig erlebbar, aus welcher Szene oder von welchem Vorbild dieses »Einsprengsel« stammt. Bei starken Suizidimpulsen macht ebenfalls die Frage Sinn: »Wer will denn, dass Sie tot sind?« Auch in Stimmungen kann sich die Wirksamkeit eines Introjekts manifestieren. Hier kann der Assoziationsraum erweitert werden durch die Anregung, solchen »Stimmungen« Bilder, Zahlen, haptische Oberflächenempfindungen (rau, glatt, metallisch, samtig usw.) Melodien oder Formen zuzuordnen. Dies kann zur Ursprungsszene eines Introjekts führen, meist mit starker affektiver Beteiligung. Ganze Weltanschauungen über Sinn und Unsinn des Lebens, Vergeblichkeit und Vorherbestimmtheit können Informationsreste sein aus einer konkreten Erfahrung, die sich als Introjekt organisiert haben. Therapeutische Techniken zur Beendigung der Wirksamkeit von Introjekten werden in ▶ Kapitel 6.5.7 beschrieben.

Jeder wird es kennen: Im Kontakt mit einem Menschen ist man ganz plötzlich »anders drauf«. Es kann sich um eine aggressive Anwallung handeln, eine erotische, eine traurige, verzweifelte oder eine anders qualifizierte. Häufig hat einen damit »ein Introjekt angesprungen«, ein psychischer Fremdkörper im Gegenüber hat interaktionelle Wirkungen entfaltet. Nicht selten dauert es eine Weile, von einem derartig induzierten hyperarousten Zustand wieder herunterzukommen. Eine Übertragung entwickelt sich sehr viel langwelliger, stetiger.

Opferintrojekte sprechen dem Subjekt meist in der ersten Person die Daseinsberechtigung ab: »Ich habe kein Recht zu leben!«, »Ich will keinem im Wege stehen und gehe lieber freiwillig!«, »Ich hätte niemals Anzeige erstatten sollen und nicht so vielen Menschen das Leben schwer machen sollen!«, »Ich hätte mich dieser Frau nie

öffnen dürfen!« Im Unterschied zu Täterintrojekten sind sie zwar auch Fremdkörper, aber stärker vom Ich angeeignet und insofern schwerer therapeutisch zu
verändern.

Bei allem Quälerischen, das von einem Introjekt ausgeht: Introjektbildung ist
zunächst eine Überlebensstrategie. Allerdings konserviert es die widerfahrene
unbegreifliche Gewalt, sowohl in Form des Täterintrojekts als auch in der
passivischen Haltung des Opferintrojekts, und zielt darauf, die ursprüngliche
Vernichtungshandlung zu Ende zu bringen. Insofern lassen sich Introjekte auch
als Träger von Chronifizierungsprozessen verstehen. Auf andere Formen struktureller Chronifizierung – Entwicklung von Persönlichkeitsstörungen bei komplex
Traumatisierten, Persönlichkeitsänderungen und dissoziative Krankheitsbilder –
wird hier nicht eingegangen, s. dazu ▶ **Kapitel 3.**

Introjekte enthalten in der Regel eine hohe Ladung destruktiver Energie – oder in
der hier bevorzugten Sprache: viel Information über auszuführende aggressive
Handlungen. Das ist von großer therapeutischer Relevanz. Bemühen sich nämlich
Therapeut oder Therapeutin um eine Förderung der Selbstbehauptungsfähigkeit
des Patienten oder der Patientin, labilisieren also »Aggressivität«, kann es sein, dass
diese Bemühungen im Introjekt landen mit entsprechenden, zunächst schwer zu
verstehenden Konsequenzen! Hier muss sehr deutlich das Ziel derartiger Interventionen differenziert werden: Erreicht man die originäre Selbstbehauptung von
Patientin oder Patient, oder fördert man die die Destruktivität des Introjekts?

2.8 Naturwissenschaftliche Ansätze zum Verständnis seelischer Traumatisierung

Auf die Grenzen der Bedeutung, die Kenntnis neurobiologischer Zusammenhänge
als »Erklärung« für die Entstehung von Traumafolgestörungen heranzuziehen,
wurde bereits hingewiesen. Natürlich haben alle psychischen Vorgänge ihre
biophysichochemische Ebene, was jeder weiß, der schon einmal Alkohol genossen
hat, eine Narkose bekam oder auf den Kopf gefallen ist und sich ein Schädel-Hirn-
Trauma zuzog. Allerdings gibt es außer der biologischen Ebene auch die Welt der
Symbole, die untereinander in Beziehung stehen, unmittelbar beschreibbar und
häufig verstehbar sind, ohne dass sie indes 1:1 biologischen Vorgängen zuzuordnen sind. Insofern ist es eine methodologische Frage, auf welche Ebene mit welcher
Fragestellung und welcher Methodik zentriert wird. Immer häufiger werden in
entsprechenden wissenschaftlichen Studien Fragestellungen aus beiden Bereichen
thematisiert und sowohl biologische wie auch psychologische Daten erhoben und
aufeinander bezogen.

Klinisch besonders hilfreich und weiterführend allerdings sind Ansätze, die das
Entweder-oder von Biologie und Psychologie überwunden haben. Die scheinbare
Hardware der Biologie zeigt sich in ihnen als von psychosozialen Funktionen

geformt und gefordert und nur aus einer solchen Perspektive verstehbar. Ein herausragender Vertreter einer solchen Orientierung ist Porges (2010) mit seiner Polyvagal-Theorie. Porges beschreibt drei phylogenetisch bestimmte neuronale Schaltkreise, die Anpassungsreaktionen des Wirbeltierorganismus auf die Wahrnehmung von Sicherheit, Gefahr oder Lebensbedrohung regulieren. Versagt ein höher entwickeltes System, kommt ein phylogenetisch älteres System zum Zuge, um das Überleben zu sichern.

Der im Hirnstamm angesiedelte dorsale Vaguskomplex mit dem dorsalen Vaguskern wird als ein System aufgefasst, das sich in der Phylogenese der Tiere früh entwickelt habe. Bei Bedrohung erzeugt es Starre und Bewegungslosigkeit, bewirkt also Immobilisierung, Totstellreflex und die »Freeze Reaction« im Trauma – die passive Vermeidung. Potenziell dürfte diese Reaktion für den Menschen tödlich sein. Die damit einhergehende Bradykardie und die unterdrückte Atmung sind allerdings für Lebewesen auf niedrigerer Entwicklungsstufe ungefährlich, wie etwa für Krokodile. Wegen des hohen Sauerstoffbedarfs des menschlichen Gehirns können hier aber gefährliche Schäden entstehen. Denkbar ist, dass die Fähigkeit zur Dissoziation das vollständige Herunterfahren des menschlichen neurobiologischen Systems vermeiden hilft. Der Nerv ist nicht myelinisiert, besitzt also keine Umhüllung, die die Übertragungsgeschwindigkeit vergrößern würde.

Auf einer höheren Stufe der Evolution entwickelt sich das sympathische Nervensystem. Zur Erhöhung der Flucht- und Kampfbereitschaft in Gefahrensituationen erhöht der Sympathikus den metabolischen Energiehaushalt und die Herzfrequenz, verursacht außerdem feuchte, kalte Hände, trockenen Mund und verschwommenes Sehen für nahe Gegenstände. Auf einer noch höheren Evolutionsstufe wird diese Wirkung unterstützt durch die Nebenniere, von der bei Gefahr schnell große Mengen Adrenalin und Noradrenalin ins Blut ausgeschüttet werden.

Der dritte dieser Schaltkreise, der ventrale Vaguskomplex, kommt nur bei Säugetieren vor. Dieser Teil des parasympathischen Nervensystems ist myelinisiert und steuert die soziale Bindungsreaktion auf Reize. Dieser Vagusanteil kann Herz und Bronchien schnell regulieren, um Ruhe und Selbstberuhigung zu fördern.

Die Theorie ermöglicht zu verstehen, wie körperliche und mentale Zustände bei bedrohter Sicherheit dynamisch mit Umwelteinflüssen interagieren. Dabei kann es auch zur Entstehung chronifizierter, bei Wegfall der äußeren Gefahr nicht mehr notwendiger Anpassungsreaktionen kommen. Insbesondere die Symptomatik von Menschen, die früh in ihrem Leben Opfer von Gewalt und/oder fehlender Fürsorge wurden, kann mit diesem Ansatz gut verstanden werden, und Indikationen für angemessene Therapieverfahren lassen sich plausibel begründen. Leider wurde dieser Ansatz in Deutschland bislang wenig aufgegriffen. Weiterführend sind Versuche wie der von Peichl (2009 a), die in der Polyvagal-Theorie beschriebenen Systeme mit anderen psychobiologischen Systemen konzeptuell zu verknüpfen und klinisch nutzbar zu machen.

Bis in die letzten Jahrzehnte des 20. Jahrhunderts galt die Vorstellung einer weitestgehenden Unveränderbarkeit von Verknüpfungen und Verschaltungen im Gehirn, deren Genese der frühesten Lebenszeit zugeordnet wurde. In der Psychotherapie wird übrigens vielfach an einer analogen Vorstellung, die Persönlichkeit betreffend, weiterhin festgehalten. Heute weiß man indes, dass aktuelles Erleben, also auch Leiden, mit objektivierbaren Veränderungen im Gehirn einhergeht. Neuronale Verschaltungsmuster werden nutzungsabhängig gebahnt, gleichzeitig aktivierte Netzwerke werden miteinander verkoppelt, und insgesamt weist das Gehirn eine hohe erfahrungsabhängige Plastizität auf.

Schneller Veränderung unterliegen allerdings auch die Vorstellungen über die Bedeutung, die bestimmten Hirnstrukturen für die Prozessierung eines traumatischen Erleidnisses und damit für die Ausbildung einer Traumasymptomatik zugeschrieben werden. Das spricht für eine lebendige Forschungsszene. »Kalte Kulturen« (Lévy-Strauss und Erbon 1996) werden dogmatisch. Deshalb werden hier nur einige wenige gegenwärtig weitgehend als gesichert angesehene Konzepte vorgestellt. Umfassendere Darstellungen finden sich etwa bei Klaver (2011), Schlosser et al. (2011) und Ruegg (2001/2011).

Im Zentrum der Forschungsbemühungen standen und stehen bestimmte Strukturen des limbischen Systems, vor allem der Hippocampus und die Amygdala sowie Teile des anterioren Cingulums und einige subkortikale Areale. In einer Reihe von Untersuchungen mit bildgebenden Verfahren wurde eine offenbar zentrale Bedeutung der Amygdala im Zusammenhang mit Traumaexposition nachgewiesen. Menschen mit einem Traumaereignis in der Vorgeschichte werden während der Untersuchung mit Triggerreizen ihrer Traumatisierung in Kontakt gebracht, etwa indem über ein Laufband optisch Reizwörter oder Bilder eingespielt werden oder akustisch bestimmte Wörter genannt werden (Rauch et al. 1996, 2000; Rauch und Shin 1997). Bei PTSD-Patienten lässt sich dann eine erhöhte Aktivierung der rechten Hemisphäre, insbesondere in der Amygdala erkennen. Vermutet wird eine unzureichende Hemmung der Amygdala durch bestimmte Regionen des linken präfrontalen Cortex. Insgesamt zeigte sich die linke Hemisphäre, vor allem der linke inferiore Frontalbereich mit dem Broca-Sprachzentrum, eher als abgeschaltet. Ebenfalls niedrige Aktivität fand sich – in anderen Studien – im Hippocampus. Parallelisiert wird die Bedeutung der Amygdala in der Prozessierung der Informationen aus dem Traumaereignis nämlich durch die des Hippocampus.

Teilen dieser in sich anatomisch und funktionell wieder differenzierten Hirnstruktur wird eine wichtige Funktion zugeschrieben in der Gedächtnisbildung (► Kap. 3.4), und zwar bei der »Kontextualisierung« in der Abspeicherung aktueller Wahrnehmungsdaten und damit bei deren Integration in das autobiografische Langzeitgedächtnis (Maren und Holt 2000; Rudy und O'Reilly 1999). Ähnlich wie eine moderne Digitalkamera für jedes Foto nicht nur eine Bilddatei anlegt, sondern dazu auch noch eine Datumsdatei, und eine noch modernere Digitalkamera – über GPS – auch noch die Ortskoordinaten abspeichert, mit dem angenehmen Effekt, dass damit jedes Urlaubsfoto lokal zugeordnet werden kann, verknüpft der Hippocampus bei der Abspeicherung von Wahrnehmungsdaten diese mit Raum- und Zeitkoordinaten. Diese Daten sind so einerseits für ein ganz bestimmtes Ereignis räumlich und zeitlich definiert, andererseits haben sie damit ihren Platz in der Biografie der betroffenen Person.

Klinisch ist bei Traumatisierten häufig der Befund zu erheben, dass Informationen aus der traumatischen Situation sinneskanalspezifisch abgelegt worden sind, also nicht zu einem »Gesamteindruck« verschmolzen wurden. Theoretisch ist denkbar, dass diese Dissoziation von Wahrnehmungsqualitäten mit der fehlenden

Kontextualisierung im Hippocampus zusammenhängt. Neurobiologische Befunde, die diesen klinischen Befund verlässlich plausibilisieren, scheinen zu fehlen. Die mit der fehlenden Kontextualisierung und der sinneskanalspezifischen Abspeicherung von Wahrnehmungsdaten aus der traumatischen Situation einhergehende fehlende Bindung an Sprache wurde oben schon kurz thematisiert. Rauch et al. (1996, 2000; Rauch und Shin 1997) zeigten, wie schon erwähnt, in ihren Provokationsuntersuchungen bei Traumatisierten mit bildgebenden Verfahren unter anderem, dass sich bei erinnernder Annäherung an die traumatische Situation die linke Hemisphäre, vor allem der linke inferiore Frontalbereich mit dem Broca-Sprachzentrum, eher als abgeschaltet darstellten. Insofern ist zu vermuten, dass auch in der traumatischen Situation selbst die Sprachzentren nicht zur Verfügung stehen.

Übereinstimmend wird der Befund eines reduzierten Hippocampusvolumens bei PTSD-Kranken erhoben (etwa Bremner et al. 1995; Gilbertson et al. 2002). Metaanalysen (Karl et al. 2006; Kitayama et al. 2005) zeigten allerdings, dass ein kleinerer Hippocampus auch gefunden wird, wenn lediglich eine Traumatisierung stattgefunden, sich aber keine PTSD entwickelt hat. Zusammengefasst bleibt also offen, ob der Hippocampus bei einigen Menschen – genetisch bedingt – kleiner ist und dieses einen Risikofaktor darstellt für die Entwicklung einer PTSD, ob die Volumenreduktion als Folge des Ereignisses anzusehen ist oder ob sie mit der Krankheit PTSD zusammenhängt (Schmahl 2009).

Van der Kolk et al. (1997) konnten im Übrigen zeigen, dass nach einer EMDR-Therapie (▸ **Kap. 6.5.4**) die vorher traumabedingt herabgesetzte Aktivität des anterioren Cingulums wie auch die des rechten präfrontalen Cortex zugenommen hatte. Die Autoren vermuten, dass die therapeutische Wirksamkeit nicht über eine Veränderung des Aktivitätsniveaus der Amygdala läuft, sondern über eine Vermehrung des Aktivitätsniveaus präfrontaler Areale und des anterioren Cingulums. Deren zunehmende Aktivierung führe dazu, dass die Betroffenen immer besser zwischen Gegenwart und Vergangenheit unterscheiden könnten, also etwa differenzieren, ob eine wahrgenommene Bedrohung real sei oder ein Erinnerungsbruchstück aus der traumatischen Situation (S. 109). Weiterer Klärungsbedarf sei aber notwendig. Ähnlich im Fluss ist die Erforschung hormoneller Vorgänge während und nach einer Traumatisierung. Die folgenden Ausführungen zur Hormonsituation sind angelehnt an Schlosser et al. (2011). Besondere Bedeutung wird hier der Hypothalamus-Hypophysen-Nebennierenrinden-Achse (HHNA) und dem Locus coeruleus-/Noradrenalin-System (LC-/NA-System) zugeschrieben.

In einer lebensgefährlichen Situation reagiert der betroffene Organismus ebenfalls extrem. Er stellt sich auf maximale Kampf- und/oder Fluchtfähigkeit ein. In diesen Weg von der Wahrnehmung einer Gefahr bis zur Herstellung maximaler Handlungsbereitschaft ist das hormonelle System eingebunden. Bei Wahrnehmung der Lebensbedrohung werden Noradrenalin vom Locus coeruleus im Hirnstamm und Adrenalin vom Nebennierenmark in den Blutkreislauf ausgeschüttet. Danach kommt eine Hormonkaskade in Gang: Corticotropin-Releasing Hormon (CRH) wird von bestimmten Neuronen im Nucleus paraventricularis des Hypothalamus in das Pfortadersystem ausgeschüttet und stimuliert im anterioren Hypophysenlappen die Ausschüttung von adrenocorticotropem Hormon (ACTH). ACTH wiederum bewirkt die Ausschüttung von Glucocorticoiden, insbesondere Cortisol, aus der Nebennierenrinde. Diese Hormonkaskade stellt die zweite Phase der Stressreaktion dar; sie wird als Hypothalamus-Hypophysen-Nebennierenrinden-Achse (HHNA) bezeichnet. Die Regulierung erfolgt über ein negatives Feedback über die Bindung von Cortisol an Glucocorticoid-Rezeptoren in der Amygdala, im Hippocampus, im Hypothalamus und im vorderen Hypophysenlappen. Normalerweise kommt es damit zu einer Wiederherstellung des hormonellen Gleichgewichts. Führt eine wiederholte Stressexposition jedoch zu einer anhaltend starken Aktivierung des Stresssystems, kann dies zu Veränderungen im negativen Feedback-System und in der Stresshormonkonzentration führen.

Neben den Wirkungen der Stresshormone auf das Handlungssystem sind psychotraumatologisch insbesondere die zentralnervösen Auswirkungen auf die Informationsverarbeitung der Wahrnehmungen aus der Traumasituation von Bedeutung, und zwar sowohl in der Situation selbst wie auch im nachfolgenden klinischen Symptombild. Während die Befundlage zur akuten hormonellen Stressreaktion relativ konsistent ist, gibt es eine teilweise widersprüchliche Befundlage zur endokrinologischen Situation von Menschen mit einer PTSD mit einerseits erhöhten oder normalen und andrerseits verringerten basalen Cortisolspiegeln. Allerdings endet hier die Forschung nicht. Sie greift etwa auf Befunde aus der Genetik zurück, und sie berücksichtigt Entwicklungs- und Transgenerationseffekte, um eine Annäherung an derartige Widersprüche zu erreichen, möglichst deren Verständnis.

So gibt es etwa geringfügige genetische Variationen beim Menschen, die mit einer Unterschiedlichkeit der Empfindlichkeit des Glucocorticoid-Rezeptors einhergehen und die das Risiko der Entwicklung einer PTSD infolge Missbrauchs in der Kindheit maßgeblich bestimmen. Ebenfalls gibt es genetische Polymorphismen, die ihren Ausdruck finden in unterschiedlicher Empfindlichkeit der jeweiligen Rezeptoren auf Katecholamine.

Aber auch pränataler Stress, also Belastungen der Mütter, hat Auswirkungen auf die Vulnerabilität für PTSD. Kinder von Müttern etwa, die bei den Anschlägen vom 11. September 2001 traumatisiert worden waren und eine PTSD entwickelt hatten, wiesen niedrigere Cortisolspiegel im Speichel auf als Kinder von Müttern, die nicht klinisch erkrankt waren. Insbesondere dann, wenn die Mütter im letzten Drittel der Schwangerschaft gewesen waren, war der Effekt besonders stark. Je schwerer die Ausprägung der PTSD bei den Müttern war, desto niedriger waren die Cortisolspiegel der Kinder. Vergleichbare Befunde liegen für Kinder von Holocaust-Überlebenden vor.

Insgesamt ist die genetische Forschung in Deutschland in der psychosomatischen Medizin – aus historischen Gründen allenfalls teilweise verständlich – ziemlich vernachlässigt worden. Eine großartige Ausnahme stellt etwa die heute kaum noch bekannte Zwillingsstudie von Heigl-Evers und Schepank (1980, 1981) dar. In der Psychotraumatologie indes hat sie einen hohen Stellenwert. Zentral ist die – zunächst – klinische Fragestellung nach Prädiktoren: Wer entwickelt nach einem traumatisierenden Ereignis eine Traumafolgestörung? Eine familiale Häufung von PTSD beschreiben Sack et al. (1995). Sie konnten zeigen, dass kambodschanische Flüchtlingskinder ein fünfmal so hohes Risiko hatten, an PTSD zu erkranken, wenn beide Eltern die Diagnose hatten, im Vergleich mit gleichermaßen traumatisierten

Kindern von ebenfalls traumatisierten Eltern ohne PTSD. Derartige Studien erlauben allerdings keinen Schluss auf einen genetischen Zusammenhang. Den erlauben allerdings die sehr sorgfältigen Studien von True et a. (1993) und Stein et al. (2002). Nach deren Befunden wird 30 % der Varianz des Risikos, an PTSD zu erkranken, durch genetische Faktoren aufgeklärt – mit anderen Worten, PTSD ist zu 30 % erblich, wenn ein entsprechendes Ereignis gegeben ist.

Die genetische Forschung sucht auf molekularer Ebene nach Determinanten für Unterschiede in der Vulnerabilität verschiedener Menschen für bestimmte Stressoren. Genauere Informationen zur Methodik der Forschung sind etwa zu finden unter http://www.genome.gov/17516714. Der Grundgedanke ist: Es gibt minimale Varianten im genetischen Code des Menschen, die aber eine große Wirkung haben etwa für Rezeptorsensibilitäten. Wenn davon Regulationssysteme betroffen sind, die in der Stressphysiologie von Bedeutung sind (s. u.), kann das starke Auswirkungen haben auf die Vulnerabilität von Menschen für die Entwicklung einer Traumafolgestörung, wenn das Ereigniskriterium erfüllt ist (Koenen 2007).

Fasst man die zentralen Prozesse zusammen, so scheint in der lebensgefährlichen Situation Folgendes abzulaufen: Im Zustand der Lebensgefahr erfolgt eine kaskadenartige Ausschüttung von Stresshormonen. Damit wird der Organismus auf maximale Kampf- und/oder Fluchtbereitschaft eingestellt. Die Informationsverarbeitung läuft weitgehend über die Amygdala. Eine Prozessierung über den Hippocampus ist – möglicherweise Cortisol-bedingt – nur eingeschränkt möglich. Ebenfalls haben das Broca-Sprachzentrum sowie bestimmte Cortex-Bereiche vorübergehend Funktionen eingebüßt. Als Folge werden Wahrnehmungen aus der traumatischen Situation nicht an Sprache gebunden abgespeichert, auch nicht kontextualisiert mit Raum- und Zeitkoordinaten und auch nicht als ganze Wahrnehmungsgestalt, sondern sinneskanalspezifisch. Dies hat später die klinische Konsequenz, dass die traumatische Situation durch sensuelle Ähnlichkeitsreize getriggert werden kann. Aufgrund der oben angesprochen nutzungsabhängigen neuronalen Verschaltung reicht dabei ein Triggerreiz auf einem Sinneskanal aus, um das gesamte Muster der Körperreaktionen der traumatischen Situation zu aktivieren.

Die Bereitstellung des Organismus zu Kampf und Flucht geht initial mit einer Sympathikus-vermittelten Übererregung einher. Ist die Situation aussichtslos, führt die Aktivität des dorsalen Parasympathikus zur Erstarrung.

2.9 Religiosität, Spiritualität, Rache und die Frage heilsamer Versöhnung bei traumatisierten Menschen

Wer mit traumatisierten Menschen zu tun hat, kommt früher oder später mit den Themen Religiosität, Spiritualität, Rache und der Frage heilsamer Versöhnung in Berührung. Die durchlittene Vernichtungssituation, nicht selten gefolgt von sozialer Ausgrenzung und Marginalisierung, begleitet von Verunglimpfungen, das fehlende Wahrgenommen-Werden mit dem, was an Einsamkeit und Verlorenheit durchgemacht wurde, basal erschütterte Vorstellungen von dem was für verlässlich und sicher gehalten wurde – derartige existenzielle Extrem-Erfahrungen führen Betroffene fast zwangsläufig zu einer Beschäftigung mit religiösen und/oder spirituellen Themen.

Falsetti et al. (2003) fanden besonders bei Menschen, die nach einem traumatischen Ereignis eine PTSD entwickelt hatten, Veränderungen in religösen Überzeugungen, allerdings in beide Richtungen, also im Sinne einer Zu- wie auch einer Abnahme. Lag nur ein lebensbedrohliches Ereignis vor, ohne dass sich eine PTSD entwickelt hatte, zeigten sich kaum Auswirkungen auf religiöse Überzeugungen – was bei der Häufigkeit von Traumaereignissen nicht wundert. Allerdings schienen religiöse Überzeugungen stärker zu werden bei jenen, denen häufiger traumatische Ereignisse widerfuhren.

Insgesamt hat die religiöse und spirituelle Dimension menschlichen Erlebens nach Traumereignissen in der Forschung weit weniger Aufmerksamkeit gefunden als etwa neurobiologische Fragestellungen, obwohl diese für Betroffene von großer Bedeutung zu sein scheint. Gerade für areligiöse oder spiritualitätsferne Therapeutinnen und Therapeuten wären Forschungsbefunde aber im täglichen Umgang mit unmittelbar Betroffenen von großer Hilfe. Interessant ist ein weiterer Zusammenhang von Extremschicksal und Religion. Die griechische Götterwelt stellt eine traumatisierte Großfamilie dar (Shay 1995, S. 305), Osiris wurde zerstückelt (Eliade 1976, S. 109), Mohammed war bei Geburt Halbwaise und wurde im sechsten Lebensjahr Vollwaise, Jesus starb unter der Folter, hinduistische Götter haben meist eine Traumavergangenheit – Märtyrer sind offenbar umso bedeutsamer, je mehr sie vor ihrem Tode gequält worden sind. Dass jemand aufgrund besonderer Glückserfahrungen und Fähigkeiten zu einem sinnenfrohen Leben postmortal verehrungswürdig wird, scheint kaum vorzukommen. Lediglich Buddha scheint zu Lebzeiten wenig ungewollt gelitten zu haben, wird und wurde jedenfalls nicht deshalb verehrt. Allerdings geht es auch im Buddhismus um die Frage nach Verarbeitungs- und Beendigungsmöglichkeiten von Leiderfahrungen. So ist es durchaus plausibel, wenn Menschen nach Extremerfahrungen sich an »Experten« wenden, die ebenfalls durch das Erleben extremer Einsamkeit und schutzloser Preisgabe gegangen sind.

Der Begriff der Spiritualität ist außerordentlich vielgestaltig (Chiu 2004; Fallding 1999). Hier geht es jedoch nicht darum, den Bedeutungshof des Begriffes der Spiritualität zu erschließen, sondern einen Oberbegriff zu finden für Erfahrungen, wie sie von Traumatisierten häufig im Rahmen einer vertrauensvollen therapeutischen Beziehung – meist zögerlich – mitgeteilt werden. Es geht dabei um nichtreligiöse, nicht auf einen »Gott« bezogene Erfahrungen, sondern um Grenzerfahrungen und -wahrnehmungen aus Bereichen, die Nicht-Traumatisierten offenbar verschlossen sind, die zu pathologisieren aber kein Anlass ist.

Eine 35-jährige Frau, von Beruf Betriebswirtin, die bei der Tsunami-Katastrophe von Weihnachten 2004 in Sri Lanka ihre beiden Kinder im Alter von 6 und 9 Jahren sowie ihren Ehemann in eigener Lebensgefahr verloren hatte, bat zögerlich am Ende einer Therapiesitzung darum, noch etwas sagen zu dürfen, was ihr sehr peinlich sei und sie auch etwas ängstige. Sie druckste zunächst herum und sagte dann etwa: »Wissen Sie, gestern habe ich jemanden im Krankenhaus besucht. … Ich bin überzeugt, er wird bald sterben. … Seit damals [sc.: dem Todestag ihrer Angehörigen] kann ich Todesnähe fühlen. Ich spüre, ob jemand noch Energie hat, oder ob die verloren geht. … Ich mache mir das so verständlich, dass jemand, der mit einem Bein im Jenseits war, irgendwie Wahrnehmungen machen kann, die andere nicht machen können«.

Ich bestätigte ihr, dass sie in gewisser Weise herausgefallen sei aus dem Referenzsystem der meisten anderen Menschen, und dass es sicherlich viele Erfahrungen gebe, die sie mit Anderen nicht würde teilen können. Sie sollte vielleicht etwas vorsichtig sein und sich gut überlegen, mit wem sie über möglicherweise neue Seiten an sich sprechen würde. Dann bedankte ich mich für ihr Vertrauen.

Man mag die therapeutische Intervention für gelungen halten oder nicht, sie ist nicht normativ gemeint. Es scheint aber Sinn zu ergeben, Raum zu geben für die Mitteilung neuer Erfahrungen, die Menschen machen, deren gesamtes bisheriges Referenzsystem zu dem, was sicher und verlässlich ist, erschüttert wurde, und die dabei sind, ihre Welt neu zu ordnen. Gegenrede oder enthusiastische Bestätigung dürften fehl am Platz sein.

Connor et al. (2003) gingen der Frage eines Zusammenhanges von Resilienzfaktoren, Spiritualität, Ärger und Hass sowie Vergebung und Symptomausprägung bei Menschen mit PTSD nach. Es fand sich erwartungsgemäß, dass zwar die Ausprägung von Resilienzfaktoren mit besserer Gesundheit einherging, stärkere spirituelle Überzeugungen und vorherrschender Ärger jedoch mit schlechterer Gesundheit. Das Vorkommen von Hass und Vergebung war nicht mit dem Gesundheitszustand verknüpft. Die Autoren vermuten, in Anlehnung an weitere Literaturbefunde, dass Spiritualität eine Bewältigungsform für Menschen mit schweren posttraumatischen Beeinträchtigungen sei. Julia Seidler (2011) hat Literaturbefunde und eigene Positionen über die Berücksichtigung von Spiritualität in der Therapie von Traumatisierten in einem Handbuchartikel zusammenfassend dargestellt.

Es gibt eine ganze Reihe von Affekten, die wenig beforscht wurden. Verzweiflung gehört dazu (► Kap. 2.10), Ekel (► Kap. 2.12) und auch die Rache fanden bislang wenig Beachtung (Ausnahme etwa: Böhm et al. 2009). Gerade bei Traumatisierten sind diese drei Affekte jedoch von großer Bedeutung. Mit Grimm, Groll und Hass werden sie den nachtragenden Affekten zugeordnet.

Im allgemeinen Sprachgebrauch ist »Rache« eher negativ konnotiert. In Erscheinung tritt sie meist als phantasmatische Ausgestaltung von zerstörerischen Impulsen, als »Rachefantasie«. In der Regel wird das Wort im Plural verwendet, wohl um dem Sachverhalt Rechnung zu tragen, dass sich meist nicht eine Fantasie herausbildet, sondern mehrere. Solche Fantasien kreisen in unterschiedlicher Ausgestaltung um die Zerstörung eines Hassobjekts. Kaum ein Affekt bindet so stark wie Hass; insofern können auch Racheimpulse jemanden sehr lange Zeit beschäftigen. Die Behauptung dürfte gerechtfertig sein, dass in jeder Therapie eines traumatisierten Menschen zu irgendeinem Zeitpunkt Rachefantasien erkennbar werden, wobei es dann vom Therapeuten oder der Therapeutin abhängt, inwieweit diese deutlicher geäußert werden. Es muss sehr dafür plädiert werden, diesen Fantasien Raum zu geben, wobei mitunter ein Satz wie »Schmerz macht böse!« dem Patienten oder der Patienten das Erleben derartiger Impulse erträglicher und annehmbarer macht. Es hat sich allerdings auch bewährt, nach einiger Zeit immer deutlicher herauszuarbeiten, dass ein Verharren in Rachefantasien Ausdruck einer Bindung an den Täter oder die Täterin darstellt und diesem oder dieser weiterhin Macht über das eigene Erleben einräumt (Orth et al. 2006). Dann stellt sich zunehmend die therapeutische Aufgabe, eine Ablösung vom Hassobjekt zu erarbeiten, auch um den Preis für immer offener Rechnungen und einer nicht wieder hergestellten Gerechtigkeit. Die von Böhm et al. (2009) offenbar angestrebte Versöhnung als ultimatives Ziel einer geglückten Racheverarbeitung ist nach klinischer Erfahrung häufig geradezu schädlich, geht sie doch mit erneuten Täterkontakten einher (s. u.). Auch eine intraindividuell aufseiten der geschädigten Person zu leistende Vergebung übersteigt häufig das Menschenmögliche. Ein Entzug der Bedeutung, die einem Täter im Rahmen von Racheimpulsen zuge-schrieben wird, und damit dessen Entmachtung ist aber eine realistische und realisierbare Verarbeitungsmöglichkeit. Mit diesem Bedeutungsentzug scheint regelhaft auch eine Erweiterung der Selbstwahrnehmung der Betroffenen über eine Opferidentität hinaus einherzugehen.

Die schon erwähnte Versöhnung gehört ebenso wie die Vergebung zu dem Themenbereich des inneren und/oder äußeren Verhältnisses eines geschädigten Menschen zum Täter oder zur Täterin. Während die Patienten das Thema Rache von sich aus ansprechen, werden Versöhnung und Vergebung offenbar eher von therapeutischer Seite aus zur Sprache gebracht. So kann hin und wieder durchaus die Frage aufkommen, wessen Bedürfnis dabei Rechnung getragen wird, ins-besondere wenn Therapeut oder Therapeutin religiös orientiert sind.

Die Literaturlage zum Themenbereich ist zwar umfangreich, aber begrifflich unscharf und hinsichtlich der Forschungsbefunde widersprüchlich. Die Definitio-nen von Vergebung und Versöhnung sind jeweils sehr unterschiedlich. Legaree et al. (2007) fanden in einer Literaturanalyse nur wenige Gemeinsamkeiten in den gesichteten Definitionen von Vergebung, so etwa die Beendigung von Groll auf die Person, der vergeben wird, und die Einschätzung, dass Vergebung nicht damit gleichzusetzen sei, dass der Verursacher von der Verantwortung seines Handelns freigesprochen werde. Andere Autoren fanden, dass Vergebung eher gewährt wird, wenn die Täterin oder der Täter sich für die Tat entschuldigen (Gold und Weiner 2000; McCullough et al. 1997). Es dürfte einen Sinn ergeben, Versöhnung als einen interpersonellen Prozess zu betrachten, Vergebung hingegen als einen intrapsy-chischen. Makaber – oder zynisch – wirkt es, wenn Täter Versöhnung anbieten oder sogar fordern, wie etwa der schlagende Ehemann seiner Frau gegenüber.

Auch ist zu fragen, ob in der Literatur zum Thema Vergebung und Versöhnung wirklich die für Traumatisierte relevante Ebene ihrer versuchten Auslöschung fokussiert wird. Subkoviak et al. (1995) etwa untersuchten Studenten nach deren Verarbeitung von Kränkungen in nahen Beziehungen und zeigten, dass Betroffene ohne Vergebungsbereitschaft höhere Werte für Ängstlichkeit zeigten. Derartige Verletzungen sind schlimm, bewirken aber nur selten Auslöschungserfahrungen. So muss gefragt werden: Passt das Wort überhaupt für Traumatisierte? Versöhnen kann man sich nach Kränkungen und Zerwürfnissen, kaum aber nach Aus-löschungsversuchen wie Tötungsversuchen oder Vergewaltigung, auch wenn nach Vergewaltigungen in Partnerschaften häufig auf bzw. unter einer dünnen

81

Decke von Verleugnung so weitergemacht wird wie bisher. Der Täter wirklich traumatisierender Handlungen kann der geschädigten Person gleichgültig werden und damit seine Macht über diese verlieren, und das kann auch Therapieziel sein. Aber die Forderung nach Versöhnung ist wohl eher eine erneute Verhöhnung der Geschädigten. Da muss erneut das Opfer eine Leistung erbringen. Stattdessen muss der Täter wohl mit seiner Schuld leben. Die Tat hat er begangen, aber die Schuld will er nicht. Für eine mögliche Versöhnung gilt im Übrigen, ob mit therapeutischer Begleitung oder ohne: Ohne das Durchgangsstadium Hass kann es keine Versöhnung geben (Ort et al. 2006).

Es gibt allerdings auch Befunde, die einen positiven Wert von Vergebung bei Menschen mit PTSD belegen, etwa von Witvliet et al. (2004), die die damals vorhandene Forschungsliteratur zum Thema ausführlich würdigen. Allerdings sieht es so aus, dass empirische Studien es häufig nicht vermögen, in ihrer üblicherweise gruppenstatistischen Herangehensweise und Publizierbarkeitsabhängigkeit einzelfallbezogenen Differenzierungsmöglichkeiten klinischer Behandlungen gerecht zu werden. Auf dem Hintergrund ist auch zwangsläufig generalisierend verfassten Leitlinien gegenüber Vorsicht angebracht.

Auf das thematisch ebenfalls in den Zusammenhang progressiver Verarbeitung gehörende Konzept des posttraumatischen Wachstums (posttraumatic growth) wurde schon eingegangen (▶ **Kap. 1.2.1**).

2.10 Trauma und Scham

Insgesamt werden Befunde, Erkenntnisse und Ergebnisse der Affekttheorie in der Psychotraumatologie immer noch zu wenig berücksichtigt. Das ist insofern beklagenswert, als dass die traumatische Schädigung am deutlichsten im affektiven System der betroffenen Person ihre Spuren hinterlässt und somit die Wahrnehmung und das Verständnis von Affekten im diagnostischen und therapeutischen Prozess von schwer zu überschätzender Bedeutung ist. Für Therapeutinnen und Therapeuten gilt: Wer sich im Wechselbad der Affekte traumatisierter Menschen nicht gut zu orientieren weiß, hat seine Stärken möglicherweise anderswo und sollte denen folgen! Oder aber sich eine Vertrautheit mit – auch eigenen – heftigen Affekten aneignen! Ein erster Schritt könnte darin bestehen, sich – quasi im Praktikantenstatus – einem Kriseninterventionsteam anzuschließen und danach die eigenen Erlebnisse und Erfahrungen mit einem erfahrenen Kollegen oder einer Kollegin zu reflektieren.

An dieser Stelle soll keine Übersicht gegeben werden über die Fülle von Affekten, mit denen jemand in der Therapie von Traumatisierten in Berührung kommt. Stattdessen wird zunächst auf den Schamaffekt bei Traumatisierten fokussiert, nachfolgend dann auf die ebenfalls außerordentlich wichtigen Affekte Schuld und Ekel.

Das Wort »Scham« geht auf die indogermanische Wurzel kam/kem zurück, mit der Bedeutung »bedecken, verhüllen«, die durch das vorangestellte »s« zu skam/skem wurde und einen reflexiven Sinn annahm: sich bedecken, sich verhüllen (Kluge 1883). Mit diesem alten Wortstamm verwandte Wörter sind: Hemd, Himmel; im Englischen: »skin« und »(to) hide« – Dr. Jekyll heißt mit dem dunklen Teil seiner Existenz »Mr. Hyde« (Stevenson 1886 b). Die Scham ist also eigentlich das Bedeckende, das Schützende; erlebt wird sie aber in einer Situation der Bloßstellung und als Bloßgestellt-Werden.

Tomkins (1963) konnte, auch mithilfe neurobiologischer Untersuchungsmethoden, zeigen, dass sich der Schamaffekt manifestiert, wenn jemand freudig Vertrautheit und Übereinstimmung erwartet und auf jemanden trifft, der »fremd«, »anders« ist, und sie oder er auf sich selbst zurückgeworfen wird, »blöd dasteht«. Mit dem Gewahrwerden dieser Differenz von freudevoll Erwartetem und wirklich Eingetroffenem hat das Subjekt sich bloßgestellt, es hat seine Wünsche gezeigt und erlebt sich jetzt als aus dieser Wunschwelt herausgefallen und mit seinen Wünschen bloßgestellt. In dieser Situation wird es zum Beobachter seiner selbst; es steht neben sich, oszillierend zwischen dem Pol »bloßgestellt«, also dem eigentlichen Schamerleben, und dem Pol, der diese Nacktheit zum Verschwinden bringen möchte, was in der Regel als Ausdruck von Selbstverwerfung und Selbsthass verstanden werden kann. Damit tritt also in jeder Schamsituation Fremdes in das Erleben ein, in der Weise, dass das Subjekt sich selbst fremd wird.

Diese Thematik ist andernorts ausführlicher dargestellt (etwa: Seidler 1997 a, b, c; 2000 c; 2001 a, b; 2002). Dort wird auch abgeleitet, dass sich das Erleben von Scham nicht darauf bezieht, schwach, defekt und schmutzig zu sein, wie etwa Wurmser (1990, S. 60) meint, sondern darauf, dass eine Integrität, eine schützenswerte »Meinhaftigkeit«, objektiviert, zur Sache, zum leblosen Gegenstand gemacht wird. Diese eigene Auffassung verknüpft die Position von Scheler (1913) mit der von Sartre (1964) und betont den Schutzcharakter der Scham.

Gerade im Hinblick auf Traumatisierte verdient Erwähnung, dass Menschen nur selten von »Scham« sprechen, auch und gerade wenn sie sich schämen. Mitunter wird jedoch von Scham gesprochen, wenn eigentlich ein anderer Affekt gemeint ist wie Selbstentwertung, Selbstzweifel, Selbsthass, passive Verachtung, Erniedrigung, exhibitionistische oder masochistische Lust oder etwas anderes. Wenn von Schuldgefühlen oder Schuld die Rede ist, ist auch häufig Scham gemeint.

Ganz oft aber geht es auch um Verzweiflung, wenn von Scham gesprochen wird! Dieser bei Traumatisierten zentrale Affekt wird kaum thematisiert. Verzweiflung entsteht, wenn Ideale zerbrechen, wenn das, an das geglaubt wurde, sich als Lug und Trug herausstellt, wenn ein Sinn in dem, was sich abspielt, nicht mehr erkennbar ist. Wenn man sich in längeren Therapien mit Scham beschäftigt, gehen Patientin oder Patient meist einen längeren Weg durch das Erleben von Verzweiflung, Vergehen und Auflösung und schreckliche Einsamkeit. Weiter unten werden weitere derartige »Passagen« aufgezeigt, die sich auftun können, wenn affektorientiert gearbeitet wird.

Eine Traumasituation ist *immer* auch eine Schamsituation, und *häufig*, längst nicht immer, ist eine *Schamsituation* auch eine *Traumasituation*.

Zur Verdeutlichung der strukturellen Ähnlichkeiten von Scham- und Traumasituation sollen einige Gemeinsamkeiten hervorgehoben werden:

1. Das Moment der Überraschung. *Plötzlich* ist jemand bloßgestellt, ebenso wie ein Traumaereignis jemanden ohne Vorwarnung überfällt.
2. Scham und Trauma führen zur *Entfremdung* von anderen Menschen. Ein Traumaereignis ist dadurch gekennzeichnet, dass jemand mit dem Tod in Berührung kommt. Er oder sie erleben in einer lebensgefährlichen Situation Todesangst. In der Folgezeit besteht ein vertieftes Wissen um die eigene Zerbrechlichkeit und Sterblichkeit. Für wahrscheinlich die meisten Betroffenen ist danach der Gedanke an den eigenen Selbstmord ein ständiger Begleiter. Damit fallen die Betroffenen aus bisherigen Selbstverständlichkeiten heraus. Vieles, was von anderen Menschen nicht hinterfragt wird und denen ganz selbstverständlich ist, ist für diese Menschen ganz und gar nicht mehr selbstverständlich. Dieses Erleben der fehlenden Mitteilbarkeit und Zugehörigkeit, des »Anders-Seins«, heißt »Entfremdung«. Traumatisierte und Menschen ohne solche Erfahrungen leben in unterschiedlichen Welten. Ähnlich ist es mit der Scham: Alle starren einen an, man ist anders als die anderen, man ist rausgefallen aus der selbstverständlichen Übereinstimmung mit sich und den anderen Menschen.
3. Eine weitere Gemeinsamkeit kann darin gesehen werden, dass weder das Schamerleben noch das Traumaerleben wirklich *mitteilbar* sind. In der Scham verschwindet die Distanz zu sich selbst, man versinkt im Schamaffekt oder er schlägt über einem zusammen. Man weiß nicht, wie einem geschieht, aber Worte stehen währenddessen nicht zur Verfügung. Lediglich im Nachhinein ist es allenfalls möglich, eigenes Erleben als Scham zu identifizieren und mitzuteilen, dass man sich geschämt habe. Ähnliches gilt für widerfahrene Traumaereignisse. Wenn jemand von dem berichten soll oder will, was ihm oder ihr widerfahren ist, steht die Sprache nicht zur Verfügung. Hier kennt man mittlerweile sogar einige neurobiologische Grundlagen.
4. Mit der Scham tritt *Fremdes* in die Seele ein – wie im Trauma. Damit sich überhaupt so etwas wie Scham entwickeln kann, bedarf es eines Fremden, weil sich innerhalb des »Paradieses«, einer unverändert vertrauten Welt, keine Scham einstellt. Das Fremde ist also zunächst außerhalb der Person. Aber danach ist es auch in der Seele der Person, die sich geschämt hat, anzutreffen – irgendein Teil ist anders geworden, da ist etwas in einem, das gehört da eigentlich nicht hin. Ähnlich ist es mit dem Trauma. Die Welt ist nicht mehr verlässlich und berechenbar, sondern hat sich als überwältigend erwiesen und als ganz anders als bisher erlebt. Scham und Traumatisierung sind schmerzhaft. Der Psychoanalytiker Michael Balint hat irgendwo gesagt: »Schmerz macht böse«. Das gilt nicht nur für Menschen, die starke Schmerzen, etwa wegen einer Krebserkrankung haben, sondern auch für Menschen mit extremen seelischen Schmerzen. Die Grundfigur des Schmerzes ist immer ein Schnitt. Das kann mit einem Messer sein oder durch eine andere Art von Gewebezertrennung. Das kann aber auch darin bestehen, dass im seelischen und zwischenmenschlichen Bereich eine Übereinstimmung, eine Zugehörigkeit, zertrennt wird und ein – wirkliches oder vermeintliches – Paradies aufhört zu existieren. Bei Scham- und Trauma-

ereignissen hört *wirklich* im Leben eines jeden Menschen das Paradies auf zu existieren und das Böse beginnt, sich breitzumachen.

5. In der Scham ist jemand *schutzlos* und *preisgegeben,* in der Traumasituation ebenfalls. Dieses Erleben der völligen Schutzlosigkeit und des totalen Ausgeliefertseins macht das Hauptmerkmal psychischer Traumatisierung aus. Das gilt für Opfer individueller Gewalt ebenso wie für Opfer technischer Unfälle und für Opfer von Naturkatastrophen. Es gilt aber auch für Schamsituationen. In einer extremen Schamsituation ist keiner da, der schützt; alle sind gegen einen und vernichten einen durch ihr Lachen, ihren Blick oder ihre Teilnahmslosigkeit. In der Traumasituation kommen noch die Todesangst und die Lebensgefahr hinzu. Die kann dann ebenfalls, wenn auch nachträglich, extrem schamvoll sein: Wie konnte es nur so sein, dass ich so nackt und bloß und ausgeliefert war! Widerfährt zwei Menschen, die sich nahestehen, dasselbe Traumaereignis, etwa zwei Eltern, die ein Kind verlieren, sind diese Beziehungen aufs Höchste gefährdet, in die Brüche zu gehen. Herkömmlicherweise wird gedacht, das hinge damit zusammen, dass sich beide Partner gegenseitig triggerten: Sieht man den Partner oder die Partnerin, wird beim anderen die Traumaspur wieder aufgerissen. Das mag durchaus auch so sein. Was aber oft nicht gesehen wird ist, dass auch eine entsetzliche Scham zwei Menschen voneinander trennen kann. Es ist hier anders als bei der Trauer. »Geteiltes Leid ist halbes Leid!«, weiß der Volksmund. Gemeinsame Trauer kann Menschen verbinden. Scham und Trauma trennen aber Menschen voneinander. So kann es auch bei Paaren mit einem gemeinsamen Traumaereignis sein. Hier ist es dann oft so, dass die Scham, vom geliebten Menschen in der größten Schwäche gesehen worden zu sein, den Kontakt mitunter so belastet, dass man sich wechselseitig nicht mehr unter die Augen treten kann. Obwohl jeder von beiden zum Opfer und Spielball geworden ist, verbindet das dann nicht, sondern trennt.

6. Sowohl in der Scham wie auch in der Traumatisierung sind *Grenzflächen* betroffen. Die Scham schützt Meinhaftigkeits-Grenzen; im guten Sinne signalisiert sie Kontakt und Nähe und wird als »Takt« (von lat. tangere: berühren) wirksam. Wird von einer Seite diese Grenze verletzt, wird die Hautgrenze rot. Sie kommt zum Erröten und irgendwas geht »unter die Haut« und wirkt da fort. Wird aber die Grenze lediglich berührt, kann sich emotionale oder auch sexuelle Nähe entwickeln.

Eine Traumasituation ist eine massive Grenzverletzung, etwas Fremdes dringt überwältigend in jemand anderen ein, nicht nur in einer Vergewaltigung. In dieser Vermengung beider Seiten kann das eingedrungene Fremde als Introjekt abgekapselt werden und jahrelang weiter wirken. Dieses hat viele Erscheinungsformen. Es kann sich auch zeigen etwa als »Adhärenz«, als Haften am traumatisierenden Agens, an Wiederholungs- und Auslieferungstendenzen oder als Mitleid für den Täter – nicht zu verwechseln mit dem oben thematisierten Vergeben! In der Therapiesituation stellen sexuell traumatisierte Menschen, Frauen und Männer, nicht selten eine unangemessene Vertrautheit zum Therapeuten oder zur Therapeutin her, die Ausdruck einer derartigen Inszenierung sein kann und nicht neurosenpsychologisch, also etwa als Ausdruck unbewusster Triebwünsche missverstanden werden sollte. Psychotraumatologisch geht es um das Angst-/Sicherheitssystem.

7. Eine Schamsituation ist eine *Situation der Beurteilung* – im Nachhinein wird eine Traumasituation von ihrer Bedeutung her in der Regel auch so verarbeitet.

Auf die Todesnähe Traumatisierter wurde schon hingewiesen. Das Thema wird immer wieder auftauchen. Eine Möglichkeit zu ihrem Verständnis ist die Annahme, dass im Sinne einer »Identifikation mit dem Aggressor« die betroffene Person die Intention des Täters durch ihren Suizid zum Abschluss bringen muss.

Klinisch noch mehr Evidenz hat häufig die Einschätzung, dass das Traumaereignis für die Betroffenen eine Art Urteilsspruch des Schicksals darstellt mit dem Inhalt: »Ich darf eigentlich gar nicht leben, ich müsste eigentlich tot sein.« Entsprechend verhalten sich diese Traumatisierten dann oft in der Folgezeit so, als wäre in ihnen eine Kraft wirksam, das nicht verwirklichte Urteil ihrer Auslöschung doch noch zum Abschluss zu bringen.

Schamphänomene zu erkennen ist für die Therapie von großer Wichtigkeit. Auch wenn es in der wissenschaftlichen und therapeutischen Szene eine ständig wachsende Bereitschaft gibt, alles, was aus einem sehr engen Rahmen von Normalität herausfällt, zu pathologisieren: Scham selbst ist keine Krankheit, genauso wenig wie etwa Trauer eine Krankheit ist! Eher sind Schamlosigkeit und Unverschämtheit – das bewusste Übertreten von Grenzen – problematisch und ggf. behandlungsbedürftig!

Die therapeutische Situation ist am ehesten dadurch gekennzeichnet, dass jemand wegen einer Traumafolgestörung Behandlung sucht, und es dann deutlich wird, dass Scham die zur Behandlung führende Grundkrankheit begleitet und die Selbstdefinition bestimmt. Wird die Scham nicht erkannt, kann der therapeutische Prozess zum Stillstand kommen.

Eine in Sozialkontakten durchaus gewandte Frau hatte sich nach der Vergewaltigung durch ihren Lebenspartner und nach dem Prozess, der mit der Verurteilung des Täters endete, auf eine soziale »vita minima« zurückgezogen. In ihrer Familie fühlte sie sich sicher, alle darüber hinausgehenden sozialen Kontakte hatte sie aber eingestellt. Insbesondere vermied sie es, mit ihr bislang unbekannten Menschen ins Gespräch zu kommen (diagnostisch als Vermeidungsverhalten der PTSD zu verstehen). Als therapeutisch versucht wurde herauszuarbeiten, was ihr dabei entgegenstünde, war ihre Antwort klar: »Wenn es dann persönlicher werden würde und ich von mir erzählen würde, wäre sehr schnell klar: ›Das ist eine Vergewaltigte!‹ – Und dann käme entweder die Mitleidsmasche oder ich wäre sowieso ganz unten durch.«

Es dauerte viele Stunden, ihre durch Selbsthass, Selbstverachtung und Scham gekennzeichnete Selbstdefinition so zu bearbeiten, dass die Vergewaltigung zwar Teil ihrer Vergangenheit blieb, für sie aber nicht länger Hauptkennzeichen ihrer Identität war, und ihr verfügbar wurde, dass nicht sie geschändet war, sondern der Täter seine eigene Würde ramponiert hatte.

Über dieses Beispiel hinaus lässt sich für den Umgang mit Scham in Therapien folgende Anregung geben: Ausgangspunkt ist der Verzicht sowohl einer Pathologisierung wie der einer Bagatellisierung von Scham, etwa im Sinne von: »Ach, ist doch nicht so schlimm ... Das haben wir doch alle ... Im Übrigen, ich bin doch Therapeutin, was ich nicht schon alles gesehen habe, mir können Sie das doch erzählen, das muss Ihnen doch nicht peinlich sein!« Wenn jemand stattdessen dabei ist, etwas zu erzählen, was ihm oder ihr ersichtlich peinlich ist, ließe sich etwa nachfragen: »Wollen Sie mir das wirklich erzählen? – Kennen Sie mich gut genug? Ich habe den Eindruck, Sie sind dabei, mir etwas zu erzählen, was Ihnen sehr wichtig ist. Da macht es schon Sinn genau zu prüfen, wem Sie was erzählen.« Dabei geht es nicht um diese Art der Formulierung, sondern darum, eine Wertschätzung der Scham zum Ausdruck zu bringen und, wenn möglich, »in der Beziehung« deutlich zu machen, nicht im »Reden drüber«, dass die Scham etwas Wertvolles schützt.

In Abhängigkeit vom weiteren Gesprächsverlauf ließe sich dann etwa fragen: »Was befürchten Sie denn, was passieren könnte, wie ich – oder jemand anders – vielleicht reagieren könnte, wenn Sie das alles erzählen?« Wahrscheinlich kämen dann Befürchtungen etwa von der Art: »Ich könnte ausgelacht werden!«, »Man könnte schlecht von mir denken!« oder Ähnliches. Es ließe sich dann fragen, ob das vielleicht Bewertungen seien, die aus der Patientin selbst kämen, ob sie selbst das für lächerlich oder schlecht halten würde, was sie dabei wäre zu erzählen, und was sie diesen inneren Stimmen denn entgegenhalten könnte. Theoretisch betrachtet sind diese »inneren Stimmen« natürlich wieder Introjekte.

Dieses »Entgegenhalten« lässt sich unterschiedlich konzeptualisieren, etwa als Erweiterung einer nur auf »Vergewaltigungsopfer« beschränkten Selbstdefinition, als Erarbeitung eines Zugangs zu Ressourcen, als Rücknahme einer Übergeneralisierung oder als Aufhebung von Vermeidung. Es lässt sich auch mit unterschiedlichen therapeutischen Methoden erreichen. Entscheidend ist, dass die Therapeuten »wissen, was sie tun«, also an was sie mit welchem Ziel arbeiten. Die Frage der Methode zur Erreichung des Zieles ist sekundär und sollte einerseits Erfordernissen des Betroffenen folgen, andererseits aber auch den Stärken der Therapeuten Rechnung tragen.

Ziel ist es, die Patientin oder den Patienten zu befähigen, den als eigenen erlebten inneren Stimmen – die meist »unverdaute«, nicht zu eigen gemachte Niederschläge von Beziehungserfahrungen sind, also »Introjekte« – so viel an Stolz und Selbstgewissheit entgegensetzen zu können, dass er oder sie, wenn es dann noch gewollt wird, in der Therapie durchaus erzählen kann, was zunächst kaum möglich schien. Meist entsteht dann eine bezogene Nähe, in der jeder der Interaktionsteilhaber von der Verletzlichkeit des Mitgeteilten weiß, aber jeder auch weiß, dass das Gegenüber respektvoll mit so etwas umgeht.

Das Schamerleben würde also verwendet werden, um einen Prozess der Selbstwahrnehmung und der Selbstreflexivität anzustoßen, wobei das Selbst sich in diesem Prozess verändert.

2.11 Trauma und Schuld

Scham und Schuld sind unterschiedliche Affekte (Seidler 1997a), auch wenn sie einen gemeinsamen Ursprung haben. Obwohl die zentrale Bedeutung des Schuldaffekts für Psychotherapien wahrscheinlich kaum von einem anderen Affekt übertroffen wird, ist auch dieser von der Affektforschung ziemlich vernachlässigt worden. Nach dem klassischen Standpunkt von Freud erlebt jemand Schuld bei einem Konflikt zwischen Über-Ich und Ich (Freud 1923 b). Dieser Konflikt entsteht nach dieser Sichtweise im Wesentlichen dann, wenn jemand etwas Verbotenes will oder tut. Meist handelt es sich dabei um sexuelle und/oder aggressive Impulse (Rycroft 1968). Im Hinblick auf die Situation traumatisierter Menschen erscheint diese Verknüpfung von Schulderleben mit sexuellen Wünschen, weniger indes allerdings die mit aggressiven Impulsen problematisch.

Das hier vorgelegte Denkmodell wurde in einer Monografie (Seidler 1995 b) theoretisch entwickelt; seine empirische Prüfung in einer weiteren Monografie beschrieben (Seidler 1999). Demnach entspricht jede Schamsituation von ihrer Grundfigur her der Situation der Fremdenangst und hat wohl auch entwicklungspsychologisch hier ihren Ursprung. Das Subjekt ist in seiner Erwartung auf Freude eingestellt, etwa das kleine Kind, das sich auf das Gesicht seiner Mutter freut – stattdessen begegnet ihm aber jemand anderes. Das Subjekt wird somit auf sich selbst zurückgeworfen. Es hat sich ungeschützt mit seiner Freude gezeigt, deren ansteigende Erregungskurve in sich zusammenbricht, wobei sich damit eben der Schamaffekt einstellt – als Niederschlag oder Abbildung des in sich zusammenbrechenden Freudeaffekts im Erleben (Seidler 1995 b, S. 144).

Auch hinsichtlich des Schulderlebens ergibt es einen Sinn, in Entwicklungsstufen zu denken. Das, was Erwachsene als »schlechtes Gewissen« erleben, steht nicht in jedem Lebensalter in dieser Erlebensqualität zur Verfügung. Brickman (1983) hat in einer gut fundierten, aber wenig beachteten Arbeit den Ursprung dessen, was später zum Über-Ich ausreift, in diesen ersten Begegnungen mit jemandem verortet, der »fremd« und »anders« ist als man selbst. – Modifiziert begegnen wir diesem Thema immer dann wieder, wenn in diesem Buch vom »Introjekt« die Rede ist, allerdings dann später im Leben und insbesondere bei nicht integrierbaren Einflutungen von Fremdem. Wagen wir den hypothetischen Schritt zum subjektiven Erleben des entsprechenden Subjekts im Rahmen der lebensgeschichtlich ersten Begegnungen mit Fremdem, können wir vermuten, dass es sich »verworfen« fühlt, herausgefallen aus einer bislang unreflektiert für selbstverständlich erachteten Übereinstimmung mit sich und seinem Gegenüber. Dieser hier gemeinte Begriff der »Verworfenheit« stammt aus der Geologie und bezeichnet dort – als »Verwerfung« – den Bruch und die horizontale Verschiebung eines Schichtenhorizonts gegeneinander. Die Wahrnehmung der nicht mehr gegebenen Übereinstimmung führt zu dem Erleben »Ich bin böse, ich habe etwas kaputt gemacht«.

Folgt man dieser Argumentationslinie, stammen sowohl der Scham- wie auch der Schuldaffekt entwicklungspsychologisch und in jeder Aktualisierung aus Begegnungen mit Fremdem. Die zum Schamaffekt führende Entwicklungslinie beinhaltet dabei die Genese des reflexiven Selbst, die zum Schuldaffekt führende Linie betont stärker die Selbstwahrnehmung des Subjekts in seinem Verhältnis zu anderen Menschen.

Eine weitere Beschäftigung mit dem Schuldaffekt zeigt, dass das aus der Übereinstimmung, biblisch »aus dem Paradies« herausgefallene Subjekt sekundär versucht, dieses Paradies wiederherzustellen, das Fremde, Trennende wieder loszuwerden. Bei diesem Versuch aber, den oder das Fremde aus dem Erleben wieder rauszudrängen und das verlorene Paradies wiederherzustellen – in psychoanalytischer Sprache: regressiv in die Ungeschiedenheit zurückzudrängen, regressive Entdifferenzierung herzustellen – bleibt allerdings insofern etwas hängen, als dass der Bruch der Ungeschiedenheit nur um so mehr vertieft wird, je mehr jemand sich bemüht, dieses Fremde loszuwerden. Jemand versucht also, das »Böse« loszuwerden und beschmutzt sich dabei selber immer mehr, nimmt sogar Züge dieses »Bösen« an! Affektiv geht dieser Kampf natürlich nur mit aggressiven Mitteln. Im hier vertretenen Ansatz wird dann aus diesen Kämpfen das, was später im Leben »Schuld« heißt. Eine Schamsituation wird demnach passiv erfahren, wohingegen sich das Erleben, etwas »Böses« angestellt zu haben dann einstellt, wenn das Subjekt sich selbst als Handlungszentrum mit eigener Initiative und Aktivität wahrnehmen kann und etwas »anrichten« will oder es getan hat. Den entstandenen Bruch einer Übereinstimmung bezieht nämlich dann das Subjekt auf eine eigene aktive Handlung, ob geplant oder vollzogen, und mit ihr wird das nachfolgende Erleben verknüpft: »Ich habe etwas kaputt gemacht«; »Ich habe etwas angerichtet«. Den Bruch dieser Übereinstimmung meint dann die Person selbst verursacht zu haben, und meint, dafür verantwortlich zu sein.

Therapeutisch würde man hier versuchen, der betroffenen Person einen Zugang zu aggressivem Erleben zu ermöglichen, damit das eigene »Böse-Sein« zu integrieren und entsprechende Impulse einem konkreten anderen Menschen gegenüber erlebbar zu machen. Entwicklungspsychologen datieren übrigens den Beginn solchen Erlebens Ende des zweiten Lebensjahres (Barrett et al. 1993; Cole et al. 1992; Emde et al. 1987; Zahn-Waxler und Radke-Yarrow 1993; Mascolo und Fischer 1995).

Wie lässt sich dieses Verständnis nun auf die Situation bei Traumatisierten beziehen? Was haben die »angestellt«? Sie sind es doch, denen übel mitgespielt wurde! Und wie lässt sich hier therapeutisch mit dem Schulderleben umgehen? Die Befundlage ist eindeutig: In ihrem Selbstverständnis sind Traumatisierte nahezu immer selbst schuld daran, traumatisiert worden zu sein. »Ich hätte niemals in sein Auto einsteigen dürfen!«, meint die vergewaltigte Frau, und: »Wenn wir damals in Sri Lanka besser aufgepasst hätten, hätte uns auch nicht der Tsunami erwischt!«, so ungefähr äußert sich das Opfer einer Naturkatastrophe. Dieses Schuld-Erleben ist sogar so charakteristisch, dass es ein Merkmal in der ursprünglichen Definition der PTSD im DSM-III von 1980 war (American Psychiatric Association 1980 a). Dort war es jedoch bezogen auf das Überleben von jemandem, der andere überlebt hat, oder auf das Verhalten, das zu seinem Überleben nötig war, nicht auf das Widerfahrnis der Traumatisierung selbst. Dort – in der amerikanischen Fassung! – wurde der Begriff der PTSD erstmals eingeführt. Seit der revidierten Fassung von 1987 (American Psychiatric Association 1987) hat man dann aus verschiedenen Gründen dieses Schuldmerkmal als Kriterium einer PTSD wieder aufgegeben.

Therapeuten und Therapeutinnen machen sich dieses Schulderleben bei Traumatisierten häufig mit der Annahme plausibel, es handele sich um einen nachträglichen, allerdings illusionären Kontrollversuch. Die betroffene Person könnte meinen: »Ich bin schuld, weil ich nicht genügend aufgepasst habe. Hätte ich nur genügend aufgepasst, hätte sich die Katastrophe vermeiden lassen.«

Zahlreiche Therapeutinnen und Therapeuten arbeiten auf dieser Grundlage, etwa indem sie aufzeigen, dass derartige Kontrollüberzeugungen dabei behilflich sein mögen, sich vor Ohnmachtserleben zu schützen – und vordergründig geht das mitunter auch ganz gut. Zahlreiche Erfahrungen aus eigenen Behandlungen, insbesondere aber Beobachtungen aus Supervisionen zeigen allerdings, dass hier nicht wirklich ein Schulderleben thematisiert wird, sondern allenfalls Selbstvorwürfe, und dass erreichte Effekte allenfalls darin bestehen, derartige Selbstanklagen etwas abzuschwächen. Darüber hinaus kann es sehr wichtig sein, sich dem Ohnmachtserleben zu stellen (s. u.).

Ein anderes, hier vorgeschlagenes Vorgehen baut auf dem oben dargelegten Verständnis von Schulderleben auf und adaptiert dieses an die Situation bei Traumatisierten.

Dabei wird das Schulderleben quasi als eine Art Oberfläche – die gerade eben noch wahrgenommen und erlebt werden kann – verstanden, und zwar als »Oberfläche« von einem affektiven Gesamtkomplex, der allerdings in seiner Gesamtheit weitestgehend verschüttet, dem Erleben nicht zugänglich ist.

Nun gibt es nicht immer einen ganz konkreten »Täter«, so etwa bei Opfern von Naturkatastrophen, und wenn es einen gibt, dann zielte seine Handlung auf die Vernichtung der gesamten Person, die sich jetzt schuldig fühlt. Darüber hinaus machen die meisten Opfer nach dem Traumaereignis Erfahrungen von Marginalisierung, werden ausgeschlossen aus vormals bestehenden Zugehörigkeiten, verlieren oft Partner und Beruf. All' das resultiert weniger in einer umschreibbaren »Wut auf jemanden«, sondern stattdessen in einer Wut auf »die ganze Welt, in der so etwas möglich ist«. Es ist ja auch diese »ganze Welt«, die zusammengebrochen ist und die sie nicht haben wollte.

Eine solche oder ähnliche Intervention als »Formulierungshilfe« – sei es in einer EMDR-Sitzung oder in einer Sitzung mit anderer Methode – ermöglicht es der betroffenen Patientin oder dem Patienten oftmals, die in ihrer Wucht der erlittenen Vernichtung analoge reaktive, jetzt aber im Dienst von Würde und Selbsterhaltung stehende eigene Aggressivität zu erleben.

Ein Mann, Mitte 50, hatte zusammen mit seinem besten Freund eine Autoreparaturwerkstatt betrieben. Dieser Freund hatte ihn dann – verkleidet mit Maske und mit vorgehaltener Pistole – überfallen, ihn lebensgefährlich verletzt und alles Geld gestohlen, das erreichbar war. In einer EMDR-Therapiesitzung ging es um Schuld. Der Patient weinte und jammerte und fühlte sich sehr schuldig. »Wenn ich besser aufgepasst hätte, wäre ich nicht zu so einer Belastung für die geworden, die sich um mich kümmern und zu mir stehen.«

Ich sagte dann an einer bestimmten Stelle: »Furchtbare Welt, in der wir leben, in der so etwas passiert!« Der Patient stutzte, blickte mich an, stand auf und war dabei, meinen damals noch riesengroßen PC-Monitor zu greifen, der in seiner Nähe auf meinem Schreibtisch stand, ersichtlich, um ihn aus dem Fenster zu werfen. Ich blieb sitzen und sagte mit sehr leiser, aber fester Stimme: »Bitte lassen Sie das. Den brauche ich noch!« Der Patient sah mich an, setzte ganz vorsichtig den Monitor ab, sackte auf seinem Stuhl zusammen und fing hemmungslos herzzerreißend an zu weinen.

Wahrscheinlich hätte es eine Katastrophe gegeben, hätte ich versucht, ihn festzuhalten. Aber ich war ziemlich berührt.

(*Exkurs:* Hier ist Gelegenheit für eine kleine Anregung über diese Fallvignette hinaus. Therapeuten und Therapeutinnen fragen in Supervisionen nicht selten, was sie machen sollten, wenn sie durch das, was sie da zu hören und sehen bekämen, so bewegt wären, dass sie befürchteten, sie könnten anfangen zu weinen.

Gefühle lassen sich nicht beherrschen, aber meist steuern, wenn sie eine Daseinsberechtigung bekommen! Also: Nicht »gegenhalten«, sondern »kommen lassen«; wenn die Augen feucht werden, ist das keine Katastrophe. Hemmungslos mitweinen sollten Therapeut oder Therapeutin allerdings nicht, dann wäre wohl zu viel Eigenes getriggert worden, die therapeutisch notwendige Distanz ginge verloren und die Arbeit geriete in Gefahr.)

Mitunter wird von Patientinnen und Patienten die Befürchtung geäußert, sie könnten »leer« zurückbleiben, wenn sie ihren Wutgefühlen freien Lauf ließen, sie »raus ließen.« Leere ist aber potenzielle Fülle, Raum, der sich füllen lässt. Hier ist an den Befürchtungen zu arbeiten und es kann imaginativ vorweggenommen werden, wie und womit so ein Raum gefüllt werden könnte. Mitunter kommt jemand auf diesem Wege dahin, wo der Patient aus der letzten Fallvignette ebenfalls ankam: bei dem schwer aushaltbaren Erleben von Ohnmacht, Nichts-Machen-Können und Ausgeliefertsein, bezogen auf das Ereignis. Diese Stelle markiert dann den eigentlichen Neuanfang in der Therapie, vor allem, wenn sich so etwas wie Gelassenheit und Einsicht in die eigenen Grenzen einstellt. In derartigen Therapieverläufen wird dann deutlich, dass hinter dem manifesten Schulderleben eine affektive »Kette« steht. In dieser Kette hält der Schuldaffekt die Aggressivität in Schach, die ihrerseits jemanden wieder davor schützen kann, mit dem Erleben von Ohnmacht und Hilflosigkeit in Berührung zu kommen.

Zur weiteren Entwicklung des Patienten aus der letzten Fallvignette: Nach dieser Stunde war »Schuld« kein Thema mehr. Seine Wut war ihm zugänglich und sie stand ihm auch zu, er durfte sie erleben, er war sich wichtig genug, sich aufzulehnen. Viel wichtiger aber war, dass er Zugang zu seinem Ohnmachtserleben und seinem Schmerz gefunden hatte, vor dem sozusagen noch die Wut, quasi als »Allmachtsplombe«, gelauert hatte. Die Therapie war wenige Sitzungen danach beendet, nach insgesamt 12 Doppelsitzungen EMDR. Ein Jahr später erhielt ich eine Postkarte mit einem Dank und der Nachricht, dass er geschäftlich und persönlich wieder Fuß gefasst habe.

Nicht immer kommen die Gefühle so schnell in Bewegung wie in diesem Beispiel. Aber es sieht so aus, als müsste jede Traumatherapie, die wirklich auf Dauer erfolgreich sein soll, den Patienten oder die Patientin mit dieser abgestöpselten Wut, hinter der Schmerz und Ohnmacht lauern, in Berührung bringen, allerdings nicht aus kathartischen Gründen, sondern um dem Traumatisierten die (Wieder-)Aneignung seiner Daseinsberechtigung zu ermöglichen: »Mir ist übel mitgespielt worden, aber ich habe auch mein Recht auf Würde!« Therapeutisch wirksam dürfte die Erfahrung, das Zulassen der Ohnmachtserfahrung sein. Erst nach der Passage »hindurch« kann sich Gelassenheit entwickeln.

Zusammenfassend wurde versucht, in den beiden Kapiteln zu Scham und Schuld deutlich zu machen, dass bei Traumatisierten ein »Verworfenheitserleben« vorherrschend ist. Dies reflektiert zum einen den Verlust erlebter Zugehörigkeiten – im DSM-IV als »Entfremdung« bezeichnet (DSM-IV 309.81, C.5) –, zum anderen umfasst es ein basales Gefühl von Schlechtigkeit, und es kann als Quellgrund von zwei stärker differenzierten Affekten aufgefasst werden: von Scham- und von Schulderleben. Beide Affekte können therapeutisch genutzt werden: Die Scham kann in ihrer Schutzfunktion verdeutlicht werden, hinsichtlich des Schulderlebens kann die damit psychodynamisch verbundene Aggressivität zur Selbstbehauptung zur Verfügung gestellt werden, und das Durcharbeiten der durch die latente Aggressivität verdeckten Ohnmachtserfahrungen kann sich zu Gelassenheit weiterentwickeln. Auch auf diesem Hintergrund liegt es nahe, mit vorschnellen Vergebungs- und Versöhnungsanregungen eher zurückhaltend zu sein! Sie dienen allzu oft eher Täterinteressen.

2.12   Trauma und Ekel

Wer sich mit Affektforschung befasst, kommt um die Theorie der propositionalen Struktur der Primäraffekte von De Rivera (1977) nicht herum. Ekel ist ein solcher Primäraffekt (zur Theorie von Primäraffekten s. Seidler 1995 b, S. 147–149). Nach De Rivera korrespondiert jeweils einem bestimmten Affekt ein Objekt; therapeutisch ist es etwa sinnvoll, immer nach der »Gefahr« zu fragen, wenn jemand von Angst spricht, oder zu fragen, wer oder was denn verloren wurde, wenn jemand von Trauer spricht. Dieses Objekt ist jeweils irgendwo in Bezug auf den Körper lokalisiert: innerhalb der Körpergrenzen, zu denen natürlich auch der seelische Binnenraum gehört, außerhalb derselben, im optischen Wahrnehmungsraum oder in der Erinnerung. Dem jeweiligen Objekt in seiner Lokalisation entspricht eine Wunschstruktur: In der Trauer wünscht das Subjekt sich das Objekt zurück, in der Freude möge es bleiben.

Das Ekel-Objekt wird innerhalb der Körpergrenzen lokalisiert, ist als »schlecht« klassifiziert und soll den Körper verlassen: »Geh weg aus mir!« Das korrespondierende Körpererleben ist Übelkeit. Sensible Menschen können so etwas am Sprechstil der betreffenden Person hören: Das Sprechen bekommt etwas Expulsives, Ausstoßendes. Wenn nicht jeder Kliniker und jede Klinikerin aus vielen Behandlungen traumatisierter Menschen von der Bedeutung wüsste, die dem Ekelaffekt bei diesen zukommt, ließe sich diese auch theoretisch ableiten: Das Traumaereignis verletzt eine Grenze, und eine nicht erwünschte Objektrepräsentanz nistet sich als Fremd-»körper« im physischen oder psychischen Repräsentanzenraum eines damit und dadurch traumatisierten Menschen ein. Häufig werden körperliche Missbrauchshandlungen auch noch bewusst und vorsätzlich ekelerregend ausgestaltet durchgeführt, über die grenzverletzende Objektbeziehungsebene hinaus. Diesen Fremdkörper trifft der Impuls: »Geh raus aus mir!« Darwin schrieb schon 1872, dass Ekel unter evolutionsgenetischer Perspektive eine Schutzfunktion für den menschlichen Organismus erfülle, indem er den Organismus von toxischen Substanzen befreie (Darwin 1872, S. 258). Ähnlich meint Menninghaus (1999): »Das elementare Muster des Ekels ist die Erfahrung einer Nähe, die nicht gewollt wird. Eine sich aufdrängende Präsenz, eine riechende oder schmeckende Konsumption wird spontan als Kontamination bewertet und mit Gewalt distanziert« (S. 7). Dabei schreibt Menninghaus als Literaturwissenschaftler eine kulturtheoretische Diskursgeschichte dieses Affekts. Klinisch orientiert sind die Beiträge in dem von Vogt (2010 a) herausgegeben Buch zum Thema.

Vogt (2010 b) konnte empirisch nachweisen, dass traumatisierte Patientinnen und Patienten häufiger Ekel erleben als die Zugehörigen einer Vergleichsgruppe, wobei die Fähigkeit, diesen Affekt zu benennen im Verlauf von Therapien zunahm. Joraschky und Croy (2010) fanden ebenfalls signifikant erhöhte Ekelaffekte bei Traumatisierten. Sie konnten in ihren Untersuchungen einen Zusammenhang von Selbstakzeptanz bei Traumatisierten mit deren Körperakzeptanz aufzeigen, wobei insbesondere die Patientinnen mit einer Kombination aus Berührungs- und Sexualaversion sich schwer taten, ihren Körper zu akzeptieren. Diese Abneigungen gegen Körperkontakt waren wiederum mit Ekelgefühlen verknüpft. Die Autoren konnten einen sehr hohen Zusammenhang zwischen Vernachlässigung, emotionalem Missbrauch, etwa entwürdigender Kritik und sexuellem Missbrauch als Kindheitsbelastungsfaktoren und dem Körpererleben der späteren Patientinnen und Patienten nachweisen. Schmahl (2009) zeigt in einer Literaturübersicht, dass Angst und Ekel sich auch neurobiologisch unterscheiden. Er weist darauf hin, dass Patientinnen und Patienten mit einer PTSD eine größere Affinität zu Ekel als zu Angst aufweisen, was insofern problematisch sei, als dass die PTSD als Angststörung verstanden werde und die Bedeutung anderer Affekte nicht angemessen berücksichtigt würde.

Oben wurden bereits zwei »Affektpassagen« angesprochen. Die erste wurde vom Schamaffekt aus abgeleitet und berührte Verzweiflung und Einsamkeit, für die Darstellung der zweiten wurde das Schulderleben als Ausgangspunkt gewählt; sie führt zu Ohnmacht und Gelassenheit. Es sind dies Assoziationsketten, in die Patientin oder Patient hineingeraten können, und bei aller Individualität einer jeden Behandlung zeigen sich derartige Verknüpfungen wegen der ihnen zugrunde liegenden affektiven Logik mit einer gewissen Regelmäßigkeit. Die Stationen einer solchen Assoziationskette können natürlich auch ganz anders aufeinander folgen, oder es tauchen ganz andere auf. Der Patient, die Patientin führen, nicht das Konstrukt des Therapeuten oder der Therapeutin!

Es sieht so aus, dass jede gute Traumatherapie auch eine Berührung mit Ekel beinhaltet, nicht selten im Übrigen »psychosomatisch« implizit vom Patienten oder der Patientin angekündigt durch eine labiale Herpesinfektion. Es lohnt sich, wenn die Therapeutin oder der Therapeut hier auf Ekelsignale achten, nicht mehr und nicht weniger. Mitunter sind diese aber nicht zu übersehen, etwa wenn bei Annäherung an ein bestimmtes Thema die Befürchtung zu erbrechen geäußert wird.

Buske-Kirschbaum et al. (2001) konnten einen Zusammenhang von Ekelerleben und dem Auftreten von Herpes labialis sogar experimentell zeigen; Versuchspersonen zeigten nach Ekelexposition vermehrt Herpes labialis-Bläschen.

Die Passage durch den Ekel kann als dritte, mit anderen Affekten verknüpfte Assoziationskette beschrieben werden. Es hat sich bewährt, immer dann, wenn sich eine Patientin oder ein Patient in der Therapie im weitesten Sinne körperbezogen äußern (»Mir ist so komisch!«, »Weiß nicht mehr wo oben und unten ist!«, »Alles geht durcheinander!«), nach dem »Sitz im Körper« zu fragen (»Wo sitzt denn dieses komische Gefühl?« – »Versteh ich nicht.« – »Ach, wissen Sie, so etwas sitzt immer irgendwo im Körper! – Wo verspüren Sie es denn am stärksten?«) und dann zu fragen, ob die Empfindung deutlicher werde und ob es dafür ein Gefühlswort gebe.

Ekel erlebt keiner gerne, auch wegen eines befürchteten Erbrechens. So fängt gerade die Wahrnehmung eines später als Ekel identifizierten Erlebens nicht selten vage an. Wird dann eine Angst vor Erbrechen geäußert, lässt sich natürlich auch eine Nierenschale bereitstellen, wobei es aber in den von mir selbst durchgeführten Therapien nie zum Erbrechen kam, und auch in Supervisionen nie so etwas berichtet wurde. Stattdessen macht es mehr Sinn, die Angst vor dem Erbrechen als Ausdruck der Stärke dieses Erlebens zu interpretieren und zu verdeutlichen, dass abgewiesene Gefühle in der Regel schwerer zu handhaben sind als zugelassene und erlebte, und zum »Hinfühlen« zu ermutigen. Eine Beschäftigung mit Ekel kann dann mehrere Sitzungen umfassen. Meist spontan, ansonsten unterstützt durch Fragen wie: »Was wollen Sie denn, was mit diesem widerlichen Zeugs in Ihnen passiert?« werden irgendwann starke aktive, selbst gewollte Ausstoßungsimpulse erlebbar, die an die Stelle der Angst vor dem nicht steuerbaren Erbrechen treten. Eine Klarifizierung des hier vorherrschenden Affekts lässt in der Regel Wut erkennen. Hier lassen sich – etwa imaginativ – auf das kontaminierende Objekt gerichtete Handlungsimpulse visualisieren, also etwa auf den Täter gerichtete Vernichtungsfantasien erlebbar machen. Was jeweils ein Erfolg ist für einen Patienten oder eine Patientin nach dem Durcharbeiten einer solchen Affektkette, lässt sich nicht normativ vorgeben. Wenn aber jemand sagen kann: »Jetzt bestimme ich selbst, wen ich an mich ran- und in mich reinlasse!«, darf das sicherlich als begrüßenswerter Indikator einer neu oder wiedergewonnenen Autonomie verstanden werden.

3 Ausgewählte Traumafolgestörungen und ihre Diagnostik

In diesem Kapitel werden einzelne Traumafolgestörungen mit eindeutiger und mit möglicher Gewaltätiologie vorgestellt, entsprechend der Begriffsklärung in ▶ Kapitel 1.2.1, also Traumafolgestörungen im engeren und im weiteren Sinne.

Problematisch ist insgesamt in der Medizin die Einengung von Leiden auf Krankheitsbilder, in der Psychotraumatologie somit die konzeptuelle Einengung von Traumafolgen auf »Störungsbilder«, denen darüber hinaus auch nur dann eine soziale Realität zuerkannt wird, etwa im Rahmen von Begutachtungen, bei Krankschreibungen oder in der Richtlinienpsychotherapie, wenn sie in ICD oder DSM nummeriert und definiert sind. Zerbrochene Sicherheitsvorstellungen, zerstörte Fähigkeiten zu vertrauen oder das eigene Leben als sinnvoll zu erleben sind keine akzeptierten Krankheiten; Therapeut oder Therapeutin sind hier entweder in ihrer Kreativität gefragt und müssen in derartigen Symptomen etwa eine ICD-kompatible Depression erkennen können oder aber auf die Durchführung einer krankenkassenfinanzierten Therapie verzichten.

Trotzdem ist die präzise Kenntnis exakt definierter Störungsbilder in der Gesamtgruppe der therapeutisch Tätigen unerlässlich. Nur wenn der Kollege oder die Kollegin über ein sicheres Wissen darüber verfügen, wie etwa eine PTSD definiert ist, lassen sich mit ihm oder ihr individuelle Ausformungen des Krankheitsbildes beim jeweils Betroffenen und über bestimmte Störungsbilder hinausgehende psychosoziale und existenzielle Belastungen diskutieren, ist eine vernünftige Therapieplanung möglich. Dabei muss die jeweils durchgeführte Therapie bei allen Forderungen nach Manualtreue immer an den ganz konkreten Patienten adaptiert werden – sonst werden Schablonen behandelt, aber keine Menschen, und weitere Verluste von deren Individualität und Subjekthaftigkeit, zusätzlich zu jenen aus der ursprünglichen Traumatisierung, sind vorprogrammiert.

Problematisch ist auch eine gelegentlich anzutreffende Einengung der Aufmerksamkeit auf die PTSD als vermeintlich einzige Traumafolgestörung. Dem wird in den folgenden Kapiteln dadurch versucht zu begegnen, dass zahlreiche weitere Störungsbilder vorgestellt werden.

Auch dann, wenn deutlich gemacht wird, dass die PTSD nicht die einzige Traumafolgestörung sei, wird in der Regel gefordert, das ursprünglich nur für die PTSD definierte A-Kriterium aus ICD-10 oder DSM-IV – die Unterschiede der Definitionen werden unten aufgezeigt – zur Grundlage einer jeden Verwendung des Wortes »traumatisiert« zu nehmen (etwa Köllner und Maercker 2011, S. 242). Nach der im vorliegenden Lehrbuch vertretenen Meinung ist dies eine unzulässig übergeneralisierende Verwendung eines Merkmals einer einzelnen Traumafolgestörung und Ausdruck einer zu bereitwilligen Akzeptanz von Vorgaben der großen Manuale ICD und DSM. Ein eigener Vorschlag zur Definition dessen, was als »traumatisiert« verstanden werden könne, wurde in ▶ Kapitel 1.2.1 vorgelegt.

3.1 Diagnostik und Differenzialdiagnostik von Traumafolgen

Diagnostik dient dem Ziel, sich ein Bild von der Lebens- und Erlebenswirklichkeit eines Menschen machen zu können im Hinblick darauf, bei Bedarf und Bedürfnis (also wenn »objektiv« angezeigt und »subjektiv« gewollt!) entsprechende Hilfen anbieten zu können. Psychologisch und ärztlich Tätige richten dabei den Blick naheliegenderweise am ehesten auf Krankheiten und »Störungen«, wobei in letzter Zeit zunehmend auch unter salutogenetischer Perspektive Stärken und Ressourcen der Patienten und Patientinnen Berücksichtigung finden. Mangels entsprechender Interventionsmöglichkeiten, etwa der Einbeziehung von Sozialarbeiterinnen und Sozialarbeiter in die ambulante Versorgung, werden soziale Problemlagen selten Gegenstand von Diagnostik. So bleibt also deren Ziel im Bereich der psychologischen Medizin meist nur, eine fundierte Therapieindikation stellen zu können und, im Rahmen der richtlinienpsychotherapeutischen Versorgung, einen entsprechenden Antrag gut begründet schreiben zu können.

Es gibt sicherlich erfahrene Kolleginnen und Kollegen, die sehr bald nach dem Beginn eines Kontaktes zu einem Patienten oder einer Patientin eine weitgehend sichere Einschätzung darüber abgeben können, ob ihr Gegenüber an den Folgen von Gewalt leidet oder an neurotischen Konflikten. Allerdings ist selbst hier anzumerken, dass mögliche Kombinationen von Störungen beider Ätiologien nicht selten sind und bei einer zu schnellen Festlegung auf eine bestimmte diagnostische Einschätzung die andere Seite unzulässigerweise unberücksichtigt bleiben kann. Jede Diagnostik muss daher breit angesetzt werden. Auch eine Selbsterklärung eines Patienten oder einer Patientin im Sinne von »Ich bin traumatisiert und suche eine Traumatherapie!« darf nicht ohne Prüfung übernommen werden, obwohl dieses offenbar nicht selten geschieht.

Die Möglichkeiten biografischer, verhaltenstherapeutischer, psychodynamischer Diagnostik oder aus anderen Orientierungen hier darzustellen ist nicht Gegenstand dieses Lehrbuchs. Die folgenden Anregungen beziehen sich auf den Zeitpunkt, zu dem der Therapeut oder die Therapeutin den begründeten Eindruck gewonnen hat, bei ihrem Gegenüber sei mit dem Vorliegen einer Traumafolgestörung zu rechnen.

Interessanterweise nutzen zahlreiche Kolleginnen und Kollegen die Möglichkeiten standardisierter Verfahren in der Diagnostik von Traumafolgestörungen, auch wenn sie vor Beginn ihrer psychotraumatologischen Orientierung der Anwendung von Testinstrumenten eher skeptisch gegenüber standen. Das hat durchaus seine Berechtigung, auch wenn eine Testdiagnostik eine ausführliche klinische Anamneseerhebung nicht ersetzen kann. Gerade traumatisierte Patientinnen und Patienten erleben es offenbar durchaus mit Erleichterung, ein Symptom oder ein Ereignis schriftlich vorzufinden und dem entnehmen zu können, dass Derartiges wirklich vorkommen kann. Vielleicht hätten sie sonst auch »gar nicht daran gedacht«, es mitzuteilen und ihm damit Wichtigkeit zu geben. Sind Begutachtungen zu erwarten oder stehen gerichtliche Auseinandersetzungen an, sollten in jedem Fall eine instrumentengestützte Diagnostik und eine Verlaufsdokumentation stattfinden. Dabei gilt es, immer auch Komorbiditäten (▶ Kap. 3.9) mit zu erfassen. Im Folgenden werden nur die für in Klinik und Praxis tätigen Therapeutinnen und Therapeuten relevanten Instrumente vorgestellt. Umfassender und auch auf Forschungsbelange bezogen ist die Arbeit von Morina und Müller (2011).

Grundsätzlich unterscheidet man zwischen organisierten Interviews und Fragebögen zur Selbstauskunft des Patienten. Bei den Interviews lassen sich drei Typen unterscheiden:

- Es gibt Checklisten, das sind freie Interviews anhand von Diagnosekriterien bzw. Entscheidungsbäumen; ihre Anwendung setzt eine hohe klinische Erfahrung voraus.
- Strukturierte Interviews machen eine systematische Erfassung klinisch relevanter Daten durch vorformulierte Fragen möglich; die Reihenfolge der Fragen ist vorgegeben, sie können allerdings umformuliert, ergänzt oder erklärt werden. Die Anforderungen an die klinische Kompetenz des Untersuchers sind etwas geringer.
- In standardisierten Interviews liegen vorformulierte Fragen vor; Antwortkategorien und Reihenfolge der Fragen sind vorgegeben. Für den Untersuchenden besteht kein Beurteilungsspielraum, es werden lediglich die Patientenantworten kodiert. Es wird nur wenig Erfahrung beim Untersucher vorausgesetzt.

Die Diagnostik eines breiten Spektrums von Störungen erlaubt das modular aufgebaute Strukturierte Klinische Interview für DSM-IV – SKID (Wittchen et al. 1997). Nur wenn es Hinweise gibt auf Traumatisierungen, wird auch das PTBS-Modul abgefragt. Wichtig ist das klinische Urteil des Untersuchers; er oder sie bewerten die Symptome auf einer dreistufigen Skala (nicht vorhanden – unterschwellig vorhanden – vorhanden). Auch den PTSD-Schweregrad schätzen die Untersucher ein. Die Bearbeitungszeit des PTSD-Moduls beträgt ca. 15 bis 20 Minuten.

Die deutsche Version der Clinician-Administered PTSD Scale – CAPS haben Schnyder und Moergeli (2002) vorgestellt. Es handelt sich um ein strukturiertes Interview nur zur PTSD-Diagnostik. Damit lassen sich sowohl das Vollbild als auch inkomplette Formen erkennen (▶ Kap. 3.3.1). Über einen kategorialen wie auch dimensionalen Auswertungsmodus kann die Diagnose gestellt werden und es können auch Aussagen zum Schweregrad der Störung getroffen werden. Es ist von großem Wert, dass sich der durch den Untersucher erfragte Zeitraum der Symptome an die Fragestellung anpassen lässt. So kann die Symptomatik für unterschiedliche Zeiträume (»in der vergangenen Woche«, »im letzten Monat«

bzw. für »die gesamte Lebenszeit«) erfragt werden. Die Untersuchungszeit dauert etwa eine Stunde, wenn auch assoziierte Symptome mit erfragt werden, wie Schuldgefühle, Derealisation, verminderte Wahrnehmungsfähigkeit, Depersonalisation und Überlebensschuld. Wird nur die DSM-IV-PTSD-Diagnose erhoben, ist mit ca. 30 Minuten zu rechnen.

Ein weiteres diagnostisches Interview liegt vor mit dem »Diagnostischen Interview – DIPS« von Schneider und Margraf (2005). Es erlaubt die Klassifikation der häufigsten psychischen Störungen nach DSM-IV und ICD-10. Im Abschnitt zur PTSD werden zunächst Ereignisse erfragt, dann ggf. die aktuelle Symptomatik und deren Dauer erfasst. Auch eine Akute Belastungsstörung (ABS) kann mit diesem Instrument erkannt werden. Insgesamt stellt es eine Kombination von kategorialer Diagnostik und der Erhebung therapiebezogener Daten dar, etwa mit Fragen zu Entstehung und Verlauf der jeweiligen Störung, zu situativen und kognitiven Einflussfaktoren. Liegen zwei unabhängige Störungen vor, werden beide diagnostiziert und eine zur Primärstörung deklariert (anhand des relativen Schweregrads und des Ausmaßes der Beeinträchtigung).

Von den Selbstbeurteilungsverfahren dürfte die Impact of Event Scale – IES die größte Verbreitung gefunden haben. Sie wurde von Horowitz et al. (1979) schon vor der Einführung der PTSD-Diagnose in das DSM-III (1980) entwickelt. Allerdings wurden in der ersten Version mit 15 Items die Hyperarousal-Symptome nicht erfasst. Die revidierte Form (IES-Revised) von Weiss und Marmar (1997) mit der deutschen Übersetzung von Maercker und Schützwohl (1998) umfasst 22 Items und bezieht auch die Hyperarousal-Symptomatik mit ein. Die Bearbeitungszeit beträgt knapp 10 Minuten.

Zunächst entwickelt für die Arbeit mit Kriegstraumatisierten und Folteropfern, dann aber auch in anderen klinischen Einrichtungen als Screening-Instrument zur Anwendung gekommen, ist die Posttraumatische-Stress-Skala-10 – PTSS-10 (Weisaeth 1989; Maercker 2003). Gut fundiert kann mithilfe dieses Instruments der Verdacht auf das Vorliegen einer PTSD ausgesprochen werden, der dann allerdings noch abgeklärt werden muss.

Für bestimmte Gruppen von Betroffenen wurden spezielle Instrumente entwickelt. Dazu zählt etwa der Harvard Trauma Questionnaire – HTQ (Mollica et al. 1992), der es verdient hier erwähnt zu werden, da er für traumatisierte Flüchtlinge entwickelt wurde – Betroffene, mit der Therapeutinnen und Therapeuten immer häufiger in Kontakt kommen werden. Bei seiner Entwicklung wurde großer Wert auf seine transkulturelle Validität gelegt. Es liegen Normwerte für verschiedene Betroffenen-Gruppen vor.

Die bislang erwähnten Instrumente bezogen sich auf die Diagnostik der PTSD, entweder im Sinne eines speziellen Moduls eines insgesamt diagnostisch breiter ausholenden Instrumentariums oder ausschließlich, dann wieder entweder zur Feststellung der Diagnose oder zur Bestimmung der Grobeinschätzung als Screening-Instrument. Für die Erfassung komplexer Traumatisierungen eignet sich das Structured Interview for Disorders of Extreme Stress – SIDES (Pelcovitz et al. 1997; Teegen et al. 1998). Es umfasst 48 Items zu sieben Symptomkomplexen. Diese werden auf einer dreistufigen Skala dokumentiert.

Weiter unten (► **Kap. 3.8**) wird das Krankheitsbild der komplizierten Trauer, von uns bevorzugt »traumatische Trauer« genannt, beschrieben. Zu ihrer standardisierten Diagnostik haben Langner und Maercker (2005) ein Instrument entwickelt, das sowohl in Fragebogen- wie auch in Interviewform angewandt werden kann und das sich gut bewährt hat.

Von zentraler Bedeutung ist die Diagnostik dissoziativer Störungsbilder (► **Kap. 3.7**). Im deutschen Sprachraum hat sich das Strukturierte Klinische Interview für Dissoziative Störungen – SKID-D (Gast et al. 2000) etwas durchgesetzt. Es lässt sich im ambulanten und stationären Raum einsetzen und leistet eine Erfassung von verschiedenen dissoziativen Störungen einschließlich des jeweiligen Schweregrades. Die Bearbeitungszeit beträgt je nach Schweregrad zwischen 40 und gut 100 Minuten. Zu Recht zum Standardinstrument wurde der FDS, der »Fragebogen zu Dissoziativen Symptomen« (Freyberger et al. 2005). Dieser geht – autorisiert – zurück auf die Dissociative Experience Scale (DES) von Bernstein und Putnam (1986), wurde aber durch die Einführung von Subskalen zu somatoformen dissoziativen Erfahrungen und zu Konversionssymptomen an den in Deutschland geführten Diskurs adaptiert. Die Kurzform »FDS-20« eignet sich gut für die Verlaufskontrolle. Seine Bearbeitungszeit liegt unter 15 Minuten.

In den meisten klinischen Einrichtungen und in fast allen Praxen der niedergelassenen Kolleginnen und Kollegen wird die Diagnostik ausschließlich im Rahmen eines Gesprächs stattfinden. Methodisch handelt es sich dabei um eine Fremdbeurteilung, die sich im Übrigen gut kombinieren lässt mit den Selbstbeurteilungsinstrumenten Impact of Event Scale – IES und dem Fragebogen zu Dissoziativen Symptomen – FDS, wobei die ausgefüllten Instrumenten – etwa in einer zweiten Sitzung – auch Gegenstand des Gesprächs werden können.

Datenquellen in dem Gespräch selbst sind die Angaben des Patienten, das, was sich an ihm oder ihr beobachten lässt und die Selbstwahrnehmungen von Therapeut oder Therapeutin, cum grano salis die »Gegenübertragung«.

Einige Anregungen mögen verdeutlichen, dass es einen Sinn ergibt, eine vom Therapeuten oder der Therapeutin oft eingenommene Haltung scheinbarer Passivität und Zurückhaltung aufzugeben, wenn im Verlaufe des diagnostischen Gespräches die Vermutung aufkommt, es könne sich um einen Patienten oder eine Patientin mit einer Traumafolgestörung handeln. Diese herkömmliche zurückgenommene Haltung mit dem Grundprinzip der »Minimalstrukturierung« hat die Funktion, die Entfaltung einer diagnostisch nutzbaren »Szene« zu ermöglichen und ist bei Menschen mit unbewussten Konflikten äußerst wertvoll (Argelander 1970). Für Traumatisierte kann sie aber eindeutig schädlich sein – nicht lebensgefährlich, aber sehr belastend.

Es hat sich deshalb bewährt, in eine strukturierte, quasi »abfragende« Haltung zu wechseln. Damit lässt sich etwa verhindern, dass die Aufmerksamkeit des Patienten oder der Patientin »nach innen kippt«, sich inneren Vorgängen zuwendet und dort verweilen kann. Das kann nämlich dazu führen, dass die Betroffenen entweder von Intrusionen überflutet werden oder, was wahrscheinlicher ist, in einen dissoziativen Zustand geraten. Dies stellt eine Re-Traumatisierung dar (»Ich bin dem schutzlos ausgeliefert …«) und erfordert spezielle Kenntnisse und Erfahrungen, um den Patienten aus seiner Dissoziation herauszuholen. Abgesehen davon kann ein dissoziativer Zustand recht lange dauern, was für die Logistik der Praxis problematisch werden kann.

Auch wenn es an dieser Stelle im Text nicht um die Vermittlung praktischer Fertigkeiten zum Dissoziationsstopp geht: Die Grundregel »Themenwechsel – Lagewechsel – Ortswechsel« hat sich sehr bewährt. Die scheinbar zusammenhangslose Frage nach dem bevorzugten Autotyp, dann die Anregung, doch endlich einmal aufzustehen und auf dem Flur draußen ein paar Schritte zu gehen, machen ein Verharren in einer leichten Dissoziation fast unmöglich.

Der Therapeut, die Therapeutin sollte also die Aufmerksamkeit von Patient oder Patientin auf die durchaus in enger zeitlicher Folge gestellten Fragen ziehen. Bewährt hat es sich, mit der Frage nach Schlafstörungen anzufangen. Kann jemand ein- und durchschlafen? Wenn das verneint wird, ist das etwa eine Stelle, an der nach Intrusionen gefragt werden kann. Intrusionen werden nach aller Erfahrung kaum – »nie« gibt es wohl nicht – spontan angegeben – sei es aus Angst davor, für verrückt gehalten zu werden oder aus Scham über eine mangelnde Kontrolle der eigenen mentalen Vorgänge, sei es, weil ihnen keine Wichtigkeit zuerkannt wird, das Symptom nicht in Worte gefasst werden kann oder weil vielleicht mittlerweile sogar eine Adaptation stattgefunden hat an eine neue Normalität. Die Frage sollte nicht auf einen Sinneskanal beschränkt bleiben, also nicht lauten: »Kennen Sie das, dass Sie mitunter Erinnerungsbruchstücke vor Augen haben von irgend etwas Schrecklichem, das Sie durchgemacht haben?« Da Intrusionen sich auf jedem Sinneskanal einstellen können, ist es sinnvoller danach zu fragen, ob jemand es kennen würde, solche Erinnerungsbruchstücke »im Kopf« zu haben. Als Kränkungsschutz kann ergänzt werden: »Das gibt es manchmal; einige Menschen kennen das.« Ist dem Befragten ein solches Erleben nicht bekannt, war das wieder einmal eine der seltsamen Fragen, die »Psychos« mitunter stellen. Häufig wird aber nach einer Pause beklommen genickt. Dann empfiehlt es sich, nach dem Spontanverlauf solcher intrusiven Erinnerungsbruchstücke zu fragen – und jedes Interesse an deren Inhalt zurückzustellen! Also etwa. »Was wird dann daraus, wenn Sie wieder diese Geräusche im Kopf haben?« – »Hören die von alleine auf oder machen Sie dann da irgendwas, oder wie ist das?« – Mitunter ist dann zu hören, dass jemand bereits nicht-selbstschädigende Möglichkeiten des Intrusionsstopps gefunden hat (Meditieren, Duschen, Musik hören, mit der Katze schmusen). Häufiger wird Alkoholgebrauch angegeben oder andere selbstschädigende Handlungen. Hier kann der Untersucher sich dann vormerken: »Am Ende der Sitzung Intrusionsstopp üben!« Als Intrusion kann auch »Stimmen hören« angegeben werden, etwa: »Du Luder, Du Miststück, bring Dich doch endlich um!« Hier ist eine differenzialdiagnostische Abgrenzung gefragt zum Stimmenhören im Rahmen einer Psychose. Natürlich wird jede Untersucherin auf mehr Differenzialcharakteristika abheben als nur auf die Qualität eines Symptoms. Trotzdem ist es wichtig, sich klar zu machen: Eine Psychose ist durch Grenzverlust des Repräsentanzenraumes zwischen Innen und Außen gekennzeichnet, entsprechend kommen Stimmen von überall her. Bei nicht-psychotischen Traumatisierten sind die vermeintlich halluzinativen Stimmen Nachhall-Erinnerungen von so oder ähnlich wirklich Gehörtem, sind also »im Kopf« lokalisiert, »kommen von Innen«! Sicherheitshalber kann als Ergänzung zur Frage nach »Erinnerungsbruchstücken« auch nach »inneren

Filmen« gefragt werden – Betroffene sprechen mitunter vom »Kopfkino« – und danach, ob sich jemand in solchen Filmen von außen sieht oder direkt mitspielt.

Die in DSM-IV und ICD-10 für die PTSD gelisteten Symptome muss jeder Untersucher kennen, ebenfalls die von anderen Traumafolgestörungen. Nachfolgend wird die Technik der Anamneseerhebung hinsichtlich weiterer Symptome nicht mehr ganz so ausführlich dargestellt wie die zur Erfassung von Intrusionen.

Vermeidungsverhalten gibt es nach Innen und nach Außen. Im Außen wird vermieden, über das Vorgefallene zu sprechen oder daran zu denken. Später im Gesprächsverlauf, wenn Ereignisse erfragt werden, kann auf das Vermeidungsverhalten im Außen Bezug genommen werden und etwa hinsichtlich eines Autounfalles gefragt werden, ob jemand seitdem wieder selber oder als Beifahrer Auto gefahren sei und ob sich jemand der früheren Unfallstelle nähern könne oder sie großräumig meide. Hinsichtlich des Vermeidungsverhaltens nach Innen kann gefragt werden, was aus der früheren Lebendigkeit geworden sei, ob es gelungen sei, sich Hobbys zu erhalten und ob es etwa gebe, das mit Spaß und Freude zu tun habe. Gelegentlich macht es Sinn, sich einen Tagesablauf schildern zu lassen. Nach der Sexualität zu fragen, deren lustvolles Erleben häufig beschädigt ist, wird meistens versäumt. Trotzdem sollten Therapeutin oder Therapeut die Vermeidung nicht mitmachen und aus falsch verstandener Vorsicht darauf verzichten, danach zu fragen. Weiterführend ist auch die Frage nach Veränderungen in der Dichte sozialer Kontakte. Vermeidungsverhalten lässt sich durchaus auch im psychosozialen Rückzug erkennen; ein Rückzug aus vorher bestandenen sozialen Bindungen kann als feiner Indikator für stattgefundene Traumatisierungen gelten; traumatisierte Menschen meiden andere Menschen.

Die Hyperarousal-Symptome der PTSD sind Ausdruck davon, dass der Organismus physiologisch in der Situation der Lebensgefahr hängen geblieben ist. Natürlich lässt sich die Liste der Symptome abfragen – mehr Sinn ergibt es, sich vorher klar zu machen, was es mit »Reizbarkeit oder Wutausbrüchen« (DSM-IV 309.81 D2) auf sich hat. Ein traumatisches Ereignis ist ein Entmächtigungsgeschehen; jemand oder etwas war stärker als die traumatisierte Person. Im Alltag gibt es fortwährend minimale »Entmächtigungsereignisse«: Partner oder Partnerin fordern etwas, Vorgesetzter oder Kollege erwarten Rechenschaft, die Krankenschwester auf der Station meint die Patientin oder den Patienten mit irgend etwas »konfrontieren« zu müssen. Alle solche Situationen, die strukturell ein minimales soziales Machtgefälle beinhalten, können bei einem traumatisierten Menschen die Ohnmacht des Traumaereignisses triggern und sich als »Reizbarkeit« oder »Wutausbruch« äußern. Statt also nach diesen PTSD-Merkmalen zu fragen, führt es in der Regel weiter, sich Alltagssituationen schildern zu lassen, etwa als Antwort auf die Frage: »Wie kommen Sie seit dem Ereignis mit anderen Menschen zurecht? Hat sich da etwas verändert?« Speziell sollte nach Veränderungen in engen Beziehungen gefragt werden.

Es gibt keine Vorschrift, in einer gesprächsweise durchgeführten Diagnostik die Symptome in ihrer Reihenfolge gemäß DSM oder ICD abzufragen. Wichtig ist nur, dass alle thematisiert werden. So können immer wieder Fragen nach Stärken und sinngebenden Lebensbereichen gestellt werden. Wie weit ist die Fähigkeit des Patienten oder der Patientin zur Selbstfürsorge erhalten oder beschädigt? Gibt es selbstverletzendes Verhalten im weitesten Sinne, wer wütet dann gegen wen, wie sind die Introjekte beschaffen, wie »funktioniert« die Destruktionsverarbeitung?

Wir haben uns angewöhnt, erst nach derartigen, die subjektiven Seiten explorierenden Erkundungen die Ereignisse abzufragen, außer sie werden im Gesprächsverlauf spontan früher berührt. Potenziell traumatisierende Ereignisse sollten wirklich beim Namen genannt und vorgegeben abgefragt werden. Dabei ist immer die unmittelbare Zeugenschaft in die Frage mit einzubeziehen.

Das Grundprinzip bei der Anamneseerhebung von Traumatisierten kann darin gesehen werden, die Betroffenen nicht in »Trauma-states« hineinzuziehen, sondern sie zum Beobachten ihrer selbst zu veranlassen. Das heißt etwa: Nicht nach Gefühlen fragen (»Wie ging es Ihnen, als Sie sahen, dass …?), sondern ganz im Gegenteil eine möglicherweise spontan auftretende emotionale Berührtheit bei der Patientin oder beim Patienten behutsam, aber eindeutig versachlichen und die Berührung mit Gefühlen auf einen späteren Zeitpunkt verschieben, wenn man sich besser kennengelernt habe.

Die Diagnostik komorbider Erkrankungen wurde hier nicht thematisiert. Zu erwähnen ist aber die Notwendigkeit, sich ein genaues Bild vom Vorliegen dissoziativer Störungen zu machen.

Für die im Rahmen eines Gesprächs durchgeführte Untersuchung gibt das Buch von Putnam (2003) eine Fülle von Anregungen. Selbst wenn der oben kurz skizzierte Fragebogen zu Dissoziativen Symptomen – FDS (Freyberger et al. 2005) nicht als Fragebogen Verwendung finden soll, lohnt es sich, die in ihm gestellten Fragen zu kennen und diese entweder gesprächsweise einzustreuen oder systematisch abzufragen. Bewährt hat sich die Frage: »Verlieren Sie Zeit?« Wenn Patient oder Patientin das Gemeinte nicht kennen, ist es eine der vielen seltsamen Fragen, die »Psychos« mitunter stellen. Ansonsten gibt es meist ein kurzes Zögern, einen zweifelnd-vorsichtigen Blick und dann etwa die Antwort: »Ja, letzten Samstag. Ich weiß nicht, was da war. Der Vormittag fehlt mir. Nachmittags rief meine Freundin an und sagte, ja, sie könne abends kommen. Ich verstand das gar nicht. Dann sagte sie mir, na, weißt Du denn nicht mehr, Du hast uns doch eingeladen, als wir uns auf dem Wochenmarkt getroffen haben.« – Spätestens ab diesem Moment ist eine konsequente Diagnostik unabweisbar. Mini-Amnesien können im Gespräch spürbar werden, etwa wenn der Untersucher oder die Untersucherin sich vergewissert: »Haben Sie das so verstanden, was wir verabredet haben?«, und dann deutlich wird, dass Patient oder Patientin »woanders« waren. Größere Lücken können sichtbar werden, wenn etwa über die Lebenszeit vom siebten bis zum dreizehnten Lebensjahr keine Erinnerungen vorliegen. Mitunter führt die Anregung weiter, sich an die Klassenzimmer der damaligen Schulzeit zu erinnern. Macht die Qualität der therapeutischen Beziehung es möglich, kann angeregt werden, ein vielleicht chronologisch geführtes Fotoalbum mitzubringen und es sich gemeinsam anzusehen. Veränderungen in der Mimik, insbesondere im Augenausdruck von einem Bild zum nächsten, sind mitunter informativer als ein langer Bericht.

Nicht vergessen werden dürfen Fragen nach Risikofaktoren, wie vorangegangenen seelischen Erkrankungen, früheren Traumaereignissen, zusätzlichen aktuellen Belastungen und Fragen nach Schutzfaktoren, etwa nach der aktuellen sozialen Unterstützung: »Wen können Sie heute Abend anrufen, wenn Ihnen die Decke auf den Kopf fällt?« Dabei kann die Aktivierung von sozialer Unterstützung bereits die erste therapeutische Intervention sein! (»Ach ja, es gibt da noch diese frühere Schulfreundin. Wir haben lange nichts mehr voneinander gehört, die werde ich mal versuchen zu erreichen!«)

Gerade die ersten diagnostischen Sitzungen sollten möglichst jeweils mit »Psychoedukation« (= Erklärung, Information; ▶ **Kap. 6.5.1**) und Stabilisierungsübungen (▶ **Kap. 6.5.2**) beschlossen werden.

Friedman et al. (2007) machen im Übrigen darauf aufmerksam, dass in der amerikanischen Literatur mittlerweile gefordert werde, dass angesichts der Häufigkeit von Gewaltereignissen in jeder (!) medizinischen Anamnese zuerst nach Gewaltereignissen in der Vorgeschichte und bei positiver Antwort nach den Symptomen einer PTSD gefragt werden solle (S. 7).

3.2 Akute Belastungsreaktion (ABR) ICD-10 F43.0 – Akute Belastungsstörung (ABS) DSM-IV 308.3

Die Überschrift soll darauf verweisen, dass die beiden Manuale DSM-IV und ICD-10 die unmittelbar auf ein traumatisches Ereignis möglicherweise folgenden Konsequenzen so unterschiedlich konzeptualisieren, dass die jeweils beschriebenen Störungsbilder sich nahezu gegenseitig ausschließen. Keines der beschriebenen Störungsbilder gibt das volle Bild akuter Traumareaktionen wieder (Isserlin et al. 2008).

Für die Liebhaber von Abkürzungen gibt es – anlog »PTSD« (engl.) und »PTBS« (dt.) – neben den in der Kapitelüberschrift genannten deutschen Formen auch die englischen: »ASD« für »Acute Stress Disorder« aus dem DSM-IV und »ASR« für »Acute Stress Reaction« aus der ICD-10.

Im militärischen Kontext wird gelegentlich als dritte akute Traumareaktion die »combat stress reaction« (CSR) beschrieben, die »akute Gefechts- oder Stress-Reaktion«, auf die hier nicht eingegangen wird. Trotz der Unterschiedlichkeit der Kriterien wird mit all diesen drei Konzepten versucht, die akute Reaktion nach lebensbedrohlichen Belastungen zu beschreiben.

Als Ereigniskriterium (A-Kriterium) nennt die ICD-10 für die Akute Belastungsreaktion das »Erleben einer außergewöhnlichen psychischen oder physischen Belastung«, dem – das ist dann das B-Kriterium – »(innerhalb einer Stunde)« der »Beginn der Symptome« folgt. Im C-Kriterium werden zwei Symptomgruppen unterschieden, wobei diese symptomorientierte Differenzierung verknüpft wird mit der Möglichkeit der Einteilung in Schweregrade. Bei einer »leichten akuten Belastungsreaktion« (F43.00) liegen demnach ausschließlich Symptome der generalisierten Angststörung (F41.01) vor. Für die Vergabe der Diagnose einer »mittelgradigen akuten Belastungsreaktion« müssen noch zwei weitere Symptome aus einer Liste von sieben vorgegebenen Symptomen hinzukommen. Und für die

Diagnose »schwere akute Belastungsreaktion« (F43.02) werden vier dieser Symptome gefordert oder alternativ »dissoziativer Stupor«, entsprechend der Definition aus F44.2. Wichtig ist das Zeitkriterium: Bei anhaltender Belastung wird gefordert, dass die Symptome nach höchstens 48 Stunden beginnen abzuklingen, war die Belastung vorübergehend oder wurde weniger, muss schon nach frühestens acht Stunden ein Symptomrückgang zu beobachten sein. Ein Ausschlusskriterium dient der Abgrenzung gegenüber anderen Störungen. Danach kann nach ICD-10 die Diagnose einer PTSD vergeben werden, nicht jedoch nach dem DSM-IV, das für die Vergabe der Diagnose einer PTSD eine Symptomdauer von einem Monat fordert.

Ob in der Chaotik von lebensgefährlichen Ereignissen, insbesondere im Großschadensfall, immer jemand bereit steht, der stundengenau die Zeit nehmen kann für den Beginn und das Ende von Symptomen bei Betroffenen, bleibt der freien Fantasie überlassen. Die Betroffenen selbst wird man eher nicht fragen können.

Die diagnostische Kategorie der »Akuten Belastungsstörung« steht seit dem DSM-IV, also seit 1994, zur Verfügung (308.3). Das A-Kriterium (Ereigniskriterium) entspricht dem der PTSD (DSM-IV 309.81), abgesehen von einer dort vorhandenen kleinen Adaptation in A2 für die Situation bei Kindern, die hier insgesamt unberücksichtigt bleibt:

»Die Person wurde mit einem traumatischen Ereignis konfrontiert, bei dem die beiden folgenden Kriterien vorhanden waren: (1) die Person erlebte, beobachtete oder war mit einem oder mehreren Ereignissen konfrontiert, die den tatsächlichen oder drohenden Tod oder eine ernsthafte Verletzung oder Gefahr der körperlichen Unversehrtheit der eigenen Person oder anderer Personen beinhalteten. (2) Die Reaktion der Person umfaßte intensive Furcht, Hilflosigkeit oder Entsetzen.«

Auch die in den nachfolgenden Kriterien C bis E beschriebene Symptomatik (Wiedererleben, Vermeidung und Hyperarousal) ist an die der PTSD (im DSM-IV!) angelehnt. Zusätzlich aber wird im B-Kriterium gefordert, dass die traumatisierte Person »... entweder während oder nach dem extrem belastenden Ereignis ...« »mindestens drei der folgenden dissoziativen Symptome« zeigt: »(1) subjektives Gefühl von emotionaler Taubheit, von Losgelöstsein oder Fehlen emotionaler Reaktionsfähigkeit, (2) Beeinträchtigung der bewußten Wahrnehmung der Umwelt (z. B. ›wie betäubt sein‹), (3) Derealisationserleben, (4) Depersonalisationserleben, (5) dissoziative Amnesie (z. B. Unfähigkeit, sich an einen wichtigen Aspekt des Traumas zu erinnern).« Das Zeitkriterium (G-Kriterium) definiert eine Störungsdauer von mindestens zwei Tagen und höchstens vier Wochen.

Da die PTSD-Diagnose nach DSM-IV erst vergeben werden darf, wenn das Störungsbild »länger als 1 Monat dauert« (DSM-IV 309.81 E-Kriterium), kann sich also an die Diagnose einer »Akuten Belastungsstörung« die einer PTSD anschließen.

Die nur von zwänglerischen Pedanten formulierbare Frage, wie diagnostisch in dem diagnosefreien Intervall zwischen dem Ablauf von vier Wochen und der Dauer von einem Monat zu verfahren sei, scheint unbeantwortbar. Eine derartige Frage macht aber die Grenzen der Sinnhaftigkeit scheinbar präziser Operationalisierungen deutlich. Immerhin ist denkbar, dass es der betroffenen Person in den diagnostisch nicht erfassten Tagen dermaßen schlecht geht, dass die Vergabe der Diagnose einer Traumafolgestörung angezeigt ist.

Bemerkungen wie diese sind dazu gedacht, die Leserin und den Leser zu ermutigen, diagnostische ebenso wie Therapiemanuale, aber auch Leitlinien oder die Meinung von Supervisoren zur Kenntnis zu nehmen und auf ihre Anwendbarkeit hin zu prüfen, ansonsten aber einem eigenen Urteil zu folgen. Das gilt auch gegenüber dieser Ermutigung.

Mit dem B-Kriterium legt die Definition der ABS damit einen Schwerpunkt auf die dissoziative Symptomatik. Alltagssprachlich ist der Sachverhalt bekannt: »Der Lokführer steht noch unter Schock und ist noch nicht vernehmungsfähig« heißt es in der Presse.

Die ABS wurde im Hinblick auf einen prognostischen Wert entwickelt (Spiegel et al. 1996). Es galt, über ein Vorhersagemerkmal zu verfügen, das es erlaubte, diejenigen zu identifizieren, die mit dem Risiko nachfolgender und länger andauernder Folgeschäden belastet seien. Dies scheint einigen Studien zufolge auch so zu sein. Holeva et al. (2001) konnten zeigen, dass 72 % derjenigen, die zunächst die Diagnose einer ABS erhalten hatten, nachfolgend eine PTSD entwickelten. In der Studie von Harvey und Bryant (1999) waren es 78 % und in der Studie von Brewin et al. (1999) 83 %, wobei die Reihenfolge der Nennung hier aufsteigend der Länge des Follow-up-Zeitraumes folgt, von vier bis sechs Monaten. Köllner und Maercker (2011) schreiben der ABS allerdings keinen prädiktiven Wert zu. Kritisch anzumerken ist, dass nahezu ausschließlich der Vorhersagewert der ABS für die PTSD untersucht wurde. Ausnahmen stellen die Studien von Fullerton et al. (2004) und Wang et al. (2005) dar, in denen eine erhöhte Wahrscheinlichkeit für nachfolgende depressive Erkrankungen gefunden wurde, und die Untersuchung von Nixon und Bryant (2003), die eine erhöhte Wahrscheinlichkeit für spätere Panikattacken bei den Betroffenen zeigt. Zusammenfassend lässt sich insofern doch eine gewisse prädiktive Kraft einer ABS-Diagnose für das spätere Auftreten einer anderen Traumafolgestörung erkennen.

Vertiefende Literaturstellen sind etwa Bryant und Harvey (2000) sowie Flatten et al. (2011a). Bei Kröger et al. (2012) werden zudem aktuelle diagnostische Instrumente in einem Anhang dargestellt.

3.3 Posttraumatische Belastungsstörung (ICD-10 F43.1 und DSM-IV 309.81)

Die Posttraumatische Belastungsstörung, dt. abgekürzt »PTBS«, oder nach der englischen Bezeichnung »Posttraumatic Stress Disorder« zur »PTSD« verkürzt, ist einerseits in der Tat *die* zentrale Traumafolgestörung – sie ist am besten untersucht und didaktisch am klarsten darstellbar –, andrerseits aber eben nur eine von zahlreichen anderen möglichen Gewaltfolgen. Mittlerweile hat sich auch im Deutschen die englische Abkürzung »PTSD« durchgesetzt.

Es handelt sich bei dieser Erkrankung nicht um eine Neurose, sondern um eine in den Manualen ICD-10 und DSM-IV ätiologisch definierte Traumafolgestörung, also im hier verwendeten Sprachgebrauch um eine Traumafolgestörung »im engeren Sinne« (▶ **Kap. 1.2.2**).

Die erste Beschreibung der PTSD und ihr aktueller Name tauchen erstmals mit dem DSM-III (American Psychiatric Association 1980 a) auf, die revidierte Version (DSM-III-R, American Psychiatric Association 1987) erweiterte das Konstrukt um die Hyperarousal-Symptomatik. Die deutsche Version des DSM-III spricht übrigens noch von »Posttraumatischer Belastungsreaktion«, erst in der Übersetzung des DSM-III-R wird daraus eine »Störung«. Die aktuelle Beschreibung dieses Krankheitsbildes stammt aus dem DSM-IV (American Psychiatric Association 1994). Dort wurde auch, wie oben schon erwähnt, die »acute stress disorder« (ASD) (308.3) eingeführt. Vorläuferversionen zur Beschreibung von Störungsbildern nach Extrembelastungen in den ersten beiden Ausgaben des DSM sowie in ICD-6 bis ICD-9 beschreiben Friedman et al. (2007). Umfassender hinsichtlich der Beschreibung der Entstehungsgeschichte des PTSD-Konstruktes ist Wilson (1995) (s. dazu und zur Entwicklung des A-Kriteriums in vorangegangenen Versionen des DSM auch Seidler und Wagner 2006 b).

In diesem Kapitel werden klinische Aspekte der PTSD diskutiert. Ihre Epidemiologie und Möglichkeiten ihrer Prävention wurden in ▶ **Kapitel 2** abgehandelt.

3.3.1 Die PTSD in ICD-10 und DSM-IV (DSM-IV-TR)

Da die Kriterien für die PTSD in den beiden Versionen der vierten Auflage des DSM sich nicht verändert haben und da die erste Version, das DSM-IV, die immer noch größere Verbreitung aufweist, wird im Folgenden aus dieser ersten Fassung zitiert. Die ICD-10-Zusammenstellung der Kriterien ist den Forschungskriterien entnommen (Weltgesundheitsorganisation 1994).

Tab. 6: Die Posttraumatische Belastungsstörung in ICD-10 F43.1 (Weltgesundheitsorganisation 1994)

A. Die Betroffenen sind einem kurz- oder langhaltenden [!] Ereignis oder Geschehen von außergewöhnlicher Bedrohung oder mit katastrophalem Ausmaß ausgesetzt, das nahezu bei jedem tiefgreifende Verzweiflung auslösen würde.

B. Anhaltende Erinnerungen oder Wiedererleben der Belastung durch aufdringliche Nachhallerinnerungen (Flash-backs), lebendige Erinnerungen, sich wiederholende Träume oder durch innere Bedrängnis in Situationen, die der Belastung ähneln oder mit ihr in Zusammenhang stehen.

C. Umstände, die der Belastung ähneln oder mit ihr in Zusammenhang stehen, werden tatsächlich oder möglichst vermieden. Dieses Verhalten bestand nicht vor dem belastenden Erlebnis.

D. Entweder 1. oder 2:

    1.: Teilweise oder vollständige Unfähigkeit, einige wichtige Aspekte der Belastung zu erinnern.

2.: Anhaltende Symptome einer erhöhten psychischen Sensitivität und Erregung (nicht vorhanden vor der Belastung) mit zwei der folgenden Merkmale:

a. Ein- und Durchschlafstörungen

b. Reizbarkeit oder Wutausbrüche

c. Konzentrationsschwierigkeiten

d. Hypervigilanz

e. erhöhte Schreckhaftigkeit

E. Die Kriterien B, C und D treten innerhalb von sechs Monaten nach dem Belastungsereignis oder nach Ende einer Belastungsperiode auf. (In einigen speziellen Fällen
kann ein späterer Beginn berücksichtigt werden, dies sollte aber gesondert angegeben
werden).

Tab. 7: Die Posttraumatische Belastungsstörung im DSM-IV 309.81

A. Die Person wurde mit einem traumatischen Ereignis konfrontiert, bei dem die beiden
folgenden Kriterien vorhanden waren:

1. Die Person erlebte, beobachtete oder war mit einem oder mehreren Ereignissen
konfrontiert, die tatsächlichen oder drohenden Tod oder ernsthafte Verletzung oder
eine Gefahr der körperlichen Unversehrtheit der eigenen Person oder anderer
Personen beinhaltet.

2. Die Reaktion der Person umfasste intensive Furcht, Hilflosigkeit oder Entsetzen.
Beachte: Bei Kindern kann sich dies auch durch aufgelöstes oder agitiertes Verhalten
äußern.

B. Das traumatische Ereignis wird beharrlich auf mindestens eine der folgenden Weisen
wiedererlebt:

1. wiederkehrende und eindringliche belastende Erinnerungen an das Ereignis, die
Bilder, Gedanken oder Wahrnehmungen umfassen können. Beachte: Bei jüngeren
Kindern können Spiele auftreten, in denen wiederholt Themen oder Aspekte des
Traumas ausgedrückt werden;

2. wiederkehrende, belastende Träume von dem Ereignis. Beachte: Bei Kindern können
stark beängstigende Träume ohne wiedererkennbaren Inhalt auftreten;

3. Handeln oder Fühlen, als ob das traumatische Ereignis wiederkehrte (beinhaltet das
Gefühl, das Ereignis wiederzuerleben, Illusionen, Halluzinationen oder dissoziative
Flashback-Episoden, einschließlich solcher, die beim Aufwachen oder bei Intoxika-
tionen auftreten). Beachte: Bei jüngeren Kindern kann eine traumaspezifische
Neuinszenierung auftreten;

4. intensive psychische Belastung bei der Konfrontation mit internalen oder externalen
Hinweisreizen, die einen Aspekt des traumatischen Ereignisses symbolisieren oder an
Aspekte desselben erinnern.

C. Anhaltende Vermeidung von Reizen, die mit dem Trauma verbunden sind, oder
eine Abflachung der allgemeinen Reagibilität (vor dem Trauma nicht vorhanden).
Mindestens drei der folgenden Symptome liegen vor:

1. bewusstes Vermeiden von Gedanken, Gefühlen oder Gesprächen, die mit dem
Trauma in Verbindung stehen,

2. bewusstes Vermeiden von Aktivitäten, Orten oder Menschen, die Erinnerungen an
das Trauma wachrufen,

3. Unfähigkeit, einen wichtigen Aspekt des Traumas zu erinnern,

4. deutlich vermindertes Interesse oder verminderte Teilnahme an wichtigen
Aktivitäten,

    5. Gefühl der Losgelöstheit der Entfremdung von anderen,

    6. eingeschränkte Bandbreite des Affekts (z. B. Unfähigkeit, zärtliche Gefühle zu empfinden),

    7. Gefühl einer eingeschränkten Zukunft (erwartet z. B. nicht, Karriere, Ehe, Kinder oder normales Leben zu haben).

D. Anhaltende Symptome erhöhten Arousals (vor dem Trauma nicht vorhanden). Mindestens zwei der folgenden Symptome liegen vor:

    1. Schwierigkeiten, ein- oder durchzuschlafen,

    2. Reizbarkeit oder Wutausbrüche,

    3. Konzentrationsschwierigkeiten,

    4. übermäßige Wachsamkeit (Hypervigilanz),

    5. übertriebene Schreckreaktion.

E. Das Störungsbild (Symptome unter Kriterium B, C und D) dauert länger als 1 Monat.

F. Das Störungsbild verursacht in klinisch bedeutsamer Weise Leiden oder Beeinträchtigungen in sozialen, beruflichen oder anderen wichtigen Funktionsbereichen.

Bestimme, ob:

Akut: wenn die Symptome weniger als 3 Monate andauern.

Chronisch: wenn die Symptome mehr als 3 Monate andauern.

Bestimme, ob:

Mit verzögertem Beginn: Wenn der Beginn der Symptome mindestens 6 Monate nach dem Belastungsfaktor liegt.

Die ▶ **Tabellen 6 und 7** zeigen, dass erhebliche Unterschiede zwischen den Konstrukten zum selben Krankheitsbild in den beiden Manualen existieren. Im DSM-IV wird die PTSD den Angststörungen zugeordnet, ICD-10 rubriziert sie unter F4: »Neurotische, Belastungs- und somatoforme Störungen«. Schützwohl und Maercker haben schon 1999 darauf hingewiesen, dass in der ICD-10 nur ein Vermeidungssymptom (Kriterium C) vorliegen muss, um die Diagnose vergeben zu können; im DSM-IV werden drei Symptome aus dieser Gruppe gefordert. Das kann dazu führen, dass nach dem DSM-IV die Kriterien für die Vergabe der Diagnose bei gleichem klinischem Bild nicht erfüllt werden und dieses dann zur Vergabe der Diagnose einer »partiellen« oder »subsyndromalen« PTSD führt. Auch fehlt das Beeinträchtigungskriterium (F) des DSM-IV in der ICD-10, was bei Einschätzungen nach beiden Systemen zu Differenzen in den Übereinstimmungsraten führen kann. Insgesamt führt eine Einschätzung nach ICD-10 zu höheren Prävalenzraten als eine solche nach DSM-IV. Flatten et al. (2011 b) empfehlen, die Diagnose klinisch zu stellen und sich dabei an der ICD-10 zu orientieren.

    Auf Unterschiede in der Definition des Ereigniskriteriums (A-Kriterium) wird weiter unten eingegangen. Einen ausführlicheren Vergleich zwischen grundsätzlichen Unterschieden in den Konzeptualisierungen der PTSD im DSM-IV und in der ICD-10 bieten etwa Freyberger und Stieglitz (2011).

3.3.2 Zukunftsperspektiven: Die PTSD in DSM-V und ICD-11

Für Mai 2013 ist die Veröffentlichung von DSM-V angekündigt (www.dsm5.org). Die diagnostischen Kriterien von ICD-11 und DSM-V sollen stärker aufeinander abstimmt werden. Eine Reihe von Störungsbildern, die bisher im Kapitel der Angststörungen zu finden waren – wie die PTSD – und die Anpassungsstörungen sollen zu einem Kapitel »Trauma- and Stressor-Related Disorders« (»Trauma- und stressbezogene Störungen«) zusammengefasst werden. Modifikationen in den Kriterien für die Vergabe der Diagnose einer PTSD, die dann für beide Manuale gelten sollen, sind für das A- und das Zeitkriterium vorgesehen sowie für die Symptomkriterien.

Als Traumaereignisse werden in der Entwurfsfassung genannt: Exposition an Tod oder drohenden Tod, stattgefundene oder drohende schwere Verletzung und stattgefundene oder drohende sexuelle Traumatisierung. Einer solchen Exposition muss die betroffene Person ausgesetzt gewesen sein als: unmittelbar selbst Betroffener, als direkter Zeuge solcher Ereignisse, als Empfänger der Nachricht, dass eines der genannten Ereignisse einen engen Freund oder Verwandten getroffen hat; im Falle des Todes muss dieser gewaltsam oder plötzlich gewesen sein, als jemand, der wiederholter oder extremer Konfrontation mit aversiven Details der genannten Ereignisse ausgesetzt war, etwa abgetrennten Körperteilen, oder der Berichten über sexuelle Misshandlung von Kindern ausgesetzt war, etwa im beruflichen Kontext, etwa als Polizist oder Rettungskraft. Außer im Rahmen beruflicher Exposition wird ausdrücklich direktes Erleben und nicht Konfrontation über Medien, etwa Fernsehen, Bilder und Filme gefordert. Das bisherige A2-Kriterium ist weggefallen.

Interessant sind die Veränderungen in den Symptomkriterien. Neu eingeführt wird eine Kategorie »D: Negative alterations in cognitions and mood that are associated«, also etwa »Emotionale Beeinträchtigung«. Darunter findet sich ausdrücklich die dissoziative Amnesie, aber auch Scham und Schuld. Das frühere Kriterium »D«, Hyperaorousal, ist jetzt als E-Kriterium um Traumafolgen im Verhalten erweitert worden, etwa um selbstdestruktives Verhalten. Aus den jeweils vorgegebenen Symptomlisten wird aus den Bereichen B und C für die Vergabe der Diagnose jeweils ein Symptom gefordert, aus den unter D und E genannten Symptomgruppen müssen jeweils drei Auffälligkeiten vorliegen. Die Symptomdauer aus den Kriterien B, C, D und E muss mindestens einen Monat betragen. Ausdrücklich wird die Möglichkeit benannt, dass sich das Vollbild erst später als sechs Monate nach dem Ereignis manifestiert, auch wenn einzelne Symptome schon vorher vorgelegen haben mögen.

3.3.3 Erläuterungen zu den aktuellen diagnostischen Kriterien der PTSD

Das Ereigniskriterium (A-Kriterium)

Das A-Kriterium (Ereigniskriterium) wurde bereits in anderem Zusammenhang in ▶ Kapitel 1.2.1 diskutiert.

Hier ist auf einen großen Unterschied in den Definitionen dieses Kriteriums im DSM-IV und in der ICD-10 aufmerksam zu machen: Im DSM-IV hat das Ereigniskriterium zwei Teile, das A1- und das A2-Kriterium (► **Tab. 7**). Das A1-Kriterium beschreibt Merkmale der Exposition, das A2-Kriterum die Reaktion der Person auf diese Exposition. Im Übrigen kennt das Ereigniskriterium in der ICD-10 nicht die Möglichkeit der Zeugenschaft als Expositionsmodus. Streng genommen ist für die Vergabe der Diagnose einer PTSD nach DSM-IV das Traumakriterium nur erfüllt, wenn die Kriterien A1 und A2 erfüllt sind. Es kann aber Konstellationen geben, etwa bei wiederholten Gewalterfahrungen bei Typ-II-Traumen oder bei Kindern und Jugendlichen, in denen trotz traumatischer Erlebnisse das A2-Kriterium nicht erfüllt ist, es aber dennoch Sinn macht, die Diagnose einer PTSD zu vergeben (Adler et al. 2008; Brewin et al. 2000 b).

Ärztlich und psychologisch Tätige diagnostizieren Krankheiten. Sie sind nicht geschult für Ermittlungstätigkeiten, und das ist auch nicht ihre Aufgabe. Bei konsequenter Einhaltung ihrer Grenzen und Möglichkeiten können sie daher keine guten Angaben zu Merkmalen des ereignisbezogenen Teils des A-Kriteriums machen. Pross (2005) regt dazu an:

> »Außerdem sollten die Angaben des Patienten insbesondere bei einer gutachterlichen Stellungnahme durch fremdanamnestische Erhebungen, ein Abgleichen mit früheren Aussagen vor Behörden sowie den Erkenntnissen von Menschenrechtsorganisationen über Verfolgungsmethoden, Bedingungen in Gefängnissen, Kriegsereignisse etc. in dem Herkunftsland des Klienten etc. unterlegt werden« (S. 86).

Fremdanamnestische Daten zu erheben ist in der psychosozialen Medizin üblich. Allerdings kann damit nach den vorliegenden Erfahrungen die Glaubhaftigkeit der Angaben des Patienten oder der Patientin zum Ereignis nicht, allenfalls kaum erhöht werden. Sinnvoll sind allenfalls solche Fragen, die sich auf das Befinden der betroffenen Person und deren Symptomatik vor dem fraglichen Ereignis beziehen. Alle weiteren von Pross genannten Datenquellen zu nutzen und insbesondere Auskünfte angemessen zu gewichten dürfte medizinische und psychologische Fachleute weit überfordern.

Letztendlich lässt sich der prinzipielle Wahrheitsgehalt der Angaben zum Ereignis nur über die klinische Symptomatik erschließen. Mit »prinzipiell« ist dabei gemeint, dass damit zwar auch keine Details des Ereignisses bekannt werden, das Merkmal der durchgemachten Lebensgefahr aber erkennbar werden kann und in der Regel auch wirklich erkennbar wird. Die Glaubhaftigkeit der Angaben zu einem Ereignis sollte sich also nicht in erster Linie auf berichtete Fakten stützen, sondern auf das Gesamt von Symptomatik und Art der Darstellung, wenn möglich ergänzt um weitere Datenquellen (► **Kap. 3.4**). Zu diesen »Datenquellen« können auch Befundberichte über körperliche Verletzungen gehören, die eindeutig mit dem berichteten Ereignis kompatibel sind. Auch überdeutliche Erinnerungen mit subjektiv höchster Evidenz sind keine Videoaufnahme!

Zu dem angesprochenen »Gesamt von Symptomatik« gehört allerdings auch die Triggerbarkeit von Symptomen. Der klinisch-diagnostisch Tätige wird hier bei einer konkreten Person immer wieder Mini-Trigger-Situationen erkennen, die dem Patienten oder der Patientin spontan nicht klar sind und die auch nicht als solche präsentiert werden, sondern die eher als Zufallsbefund auftauchen, und die insofern auch nicht eingeübt sein können. Ebenfalls können zu diesem »Gesamt« etwa auch unwillkürliche, bei Wiederholung charakteristische Körperhaltungen gehören oder Gesten bei thematischer Annäherung an das – berichtete – Ereignis.

Eine 43-jährige Patientin hatte ihren Ehemann erhängt aufgefunden. Sie war – in ihrem Selbstverständnis – einige Sekunden zu spät gekommen, um ihn zu retten. Immer wenn in der diagnostischen und später in der therapeutischen Situation diese Erinnerungsspur berührt wurde, rutschte ihre linke Schulter nach unten. Mitunter saß sie mit dem ganzen Oberkörper nach links-seitlich überhängend auf ihrem Stuhl. Irgendwann wurde sie darauf angesprochen. Sie fing nach einer Pause – erstmals – bitterlich an zu weinen: »Ja, jetzt spüre ich es wieder, als ich ihn abgeschnitten hatte, rutschte er an meiner linken Schulter nach unten. So als wollte er sich an mich klammern.« An der »Wahrheit« des berichteten Ereignisses hatte hier nie Zweifel bestanden; der Suizid war polizeilich und notärztlich bestätigt. Hätten Zweifel bestanden, wäre der Wahrheitsgehalt des Berichts durch diese »Körpererinnerung« erhöht worden. – Jeder Vernehmungsbeamte, jede Traumatherapeutin kennt den Geruch nach Todesangst, der sich einstellen kann, wenn die Erinnerungsspur des lebensbedrohlichen Ereignisses berührt wird.

Umgekehrt gilt: Angaben zu einem wirklich stattgefundenen Ereignis, das den A- bzw. A1-Kriterien genügt, begründen nicht die Diagnose einer PTSD!

Im Vorgriff auf ▶ **Kapitel 3.4** sei im Übrigen schon hier eine Konsequenz angeführt, die sich aus den Schwierigkeiten ergibt, Angaben zum A-Kriterium »wahrheitsgemäß« zu gewichten: Mitunter wird dem Therapeuten oder der Therapeutin angetragen in einer Therapie herauszufinden, ob ein traumatisches Ereignis wirklich stattgefunden habe. Hier lässt sich nur konstatieren, dass Traumatherapie zur Behandlung kranker Menschen dient, aber keine Methode der Wahrheitsfindung ist.

Auch unter einer anderen Perspektive wurde Kritik am A-Kriterium geäußert. Wagner und Seidler (2004) und Seidler und Wagner (2006 b) diskutieren Fallgeschichten, die so oder ähnlich immer wieder vorkommen. In ihnen wird deutlich, dass sich auch nach nicht erfülltem A-Kriterium, also nach zwar belastenden Situationen, die aber nicht durch das Merkmal »Lebensgefahr« gekennzeichnet sind, die klinische Symptomatik einer PTSD einstellen kann. Zur Plausibilisierung werden verschiedene Modelle vorgeschlagen, insbesondere das des »kindling« (engl.: zündeln, anstecken): Wenn sich ausreichend Belastungen angesammelt haben, könne ein kleiner Funke genügen, um den Feuerstoß anzuzünden. Die Autoren plädieren dafür, sich bei der Vergabe der Diagnose primär an der klinischen Symptomatik zu orientieren und ggf. in Klammern hinter der ICD- oder DSM-Nummer zu vermerken »(Ereigniskriterium nicht erfüllt)«.

Für die Betroffenen ist das Datum des Ereignisses häufig der Beginn einer neuen Zeitrechnung: »... seit dem 30.04.1989 – vor dem 30.04.1989 ...«, oder inhaltsbezogen: »... seit dem Unfall – vor dem Unfall ...«. Eher selten ist das Datum bei einer Monotraumatisierung gar nicht präsent. Ein überdeutliches Datum, das zum Organisator für die restliche Zeit wird, ist genauso wie kein Datum, das dann überall und immer ist, ein Totaldatum. Es überstrahlt alles. Es ist insofern übergeneralisiert. Die übliche Alltags-Kontextualisierung wird ausgeschaltet, dafür eine andere eingeführt, in der der einzige Kontext »Trauma« ist. Diese neue Kontextualisierung beendet die bisherigen.

Es sollte immer bedacht werden, dass die Definition des A-Kriteriums aus ICD-10 und DSM-IV für die PTSD konstitutiv ist, nicht aber für die gesamte Breite der Traumafolgestörungen (▶ **Kap. 1.2.1**)!

Die Symptomkriterien

Die ersten maßgeblichen Autoren, die die Symptomatik beschrieben, aus der dann das Konstrukt der PTSD entstand, betonten deren zwischen den Polen »Intrusion« und »Konstriktion« (»Betäubung«) oszillierenden Symptomwechsel (Lindemann 1944; Horowitz 1978; in gewisser Weise auch Kardiner 1941). Das ist zum Verständnis des Erscheinungsbilds der PTSD auch heute noch von großer Bedeutung. Eine Posttraumatische Belastungsstörung ist kein »Zustand«, sondern ein dynamisches Geschehen, neurosenpsychologisch vergleichbar der Symptomresultierenden aus dem Spiel von Trieb und Abwehr. Praktisch kann das heißen: Der eine Untersucher findet heute das Vollbild der Symptomatik nach DSM-IV, der andere findet morgen ein Erscheinungsbild, in dem eine lärmende »Plus-Symptomatik« im Sinne intrusiver Überschwemmungszustände vorherrscht, aber keine konstriktiven Zustände zu erkennen sind, und der dritte findet schließlich übermorgen ein Erscheinungsbild, das durch eine »Negativ-Symptomatik« gekennzeichnet ist, also durch »numbing« und Vermeiden. Intrusion und Konstriktion verhalten sich im Prinzip gegenläufig zueinander; wer erfolgreich vermeidet, hat weniger oder keine Intrusionen, wer sich exponiert, kann von Intrusionen überschwemmt sein. Die beiden letzten Untersucher sollten dann zur Vergabe der Diagnose einer »inkompletten PTSD« kommen.

Im Folgenden werden einige Charakteristika der in der Beschreibung der PTSD im DSM-IV (309.81; ▶ **Tab. 7**) genannten Symptome kurz kommentiert.

Das intrusive Wiedererleben

In der diagnostischen Situation werden Intrusionen in der Regel nicht spontan angegeben (▶ **Kap. 3.1**). Das mag einer Angst entspringen, für verrückt gehalten zu werden, oder aber weil die Präsenz dieser Symptomatik mittlerweile Normalzustand geworden ist. Schon Kardiner (1941, S. 42) beschrieb die Möglichkeit, dass Intrusionen von den Betroffenen nicht für krankheitswertig gehalten werden könnten.

Bei der Frage nach Intrusionen (»Kennen Sie das, dass Sie mitunter Erinnerungsbruchstücke oder Befürchtungen im Kopf haben von schlimmen Ereignissen?«) sollte zum einen darauf geachtet werden, dass in der Frage keine Festlegung auf einen bestimmten Sinneskanal erfolgt (nicht: »... vor Augen«), da Intrusionen sich auf jedem Sinneskanal einstellen können, zum anderen sollte auf die abgefragte Zeitperspektive geachtet werden (also »Erinnerungsbruchstücke« und – in der Zukunft liegende – »Befürchtungen«). Anstatt diese Erinnerungsbruchstücke nämlich als ein einer Fotografie nahes Abbild eines konkreten Ereignisses zu verstehen, ist es sinnvoller, sie als Konstruktionen zu werten, die aus einem traumabezogenen Hyperarousal heraus gebildet werden. Seidler et al. (2003 c) haben hierzu den Begriff der »phantasmatischen Intrusion« vorgeschlagen.

Eine in ihrer Kindheit schwer traumatisierte jetzt 43-jährige Frau war geplagt von der sehr bildhaften intrusiven Vorstellung, ihr Enkel verbrenne bei einem Autounfall. Ihre eigenen Traumatisierungen bestanden in dem sehr plötzlichen und gewaltsamen Verlust ihrer Eltern in demselben Lebensalter, in dem sich ihr Enkel jetzt befand.

Die vorweggenommene Katastrophe lag also – inhaltlich ganz anders – auf der physikalischen Zeitachse bereits hinter ihr.

Beziehen sich die Inhalte der Intrusionen auf eine reale Begebenheit in der Vergangenheit, betreffen sie meist deren schlimmsten Moment. Sie können in sehr unterschiedlicher Form in Erscheinung treten. Sie können sich nicht nur auf dem optischen Kanal, sondern auf jedem Sinneskanal manifestieren, also etwa auch akustisch oder olfaktorisch, also als (vermeintliche) Geruchswahrnehmung, oder in der Körperwahrnehmung. Sie können aber auch als Flashbacks auftreten, also als ganze Szenen, als sehr intensive Gefühlszustände oder als Alpträume. Die Betroffenen können sich interpersonell wie Teilhaber der damaligen Situation verhalten, ein Erlebenselement der traumatischen Situation (»Unbarmherzigkeit«; »Gnadenlosigkeit«) kann immer wieder als scheinbarer Charakterzug einschießen, oder bestimmte Gedanken oder wirklich gehörte Sätze aus der damaligen Situation können jemanden immer wieder mal überfallartig als kognitives Lebensthema begleiten. Diese intrusiven Zustände sind dann, wenn sie erlebt werden, präsentisch unmittelbar, haben also subjektiv für die Betroffenen keine Erinnerungs- und damit auch keine Vergangenheitsqualität – ein Ausdruck der »Zeitlosigkeit« der seelischen Verwundung. Es geht also nicht nur um »recollections«, Erinnerungsbruchstücke, die jemandem »in den Sinn« kommen, sondern es geht im weiteren Sinne um »states«, um ein Ensemble von Stimmungen, Handlungsvorgängen und Erlebnisweisen, die vorübergehend die Initiative des Subjektes an sich reißen und die von diesem nicht gewollt sind (darum eben »Intrusionen«, von lat. intrudere: eindringen).

Bei diesem Verständnis von Intrusionen haben diese scheinbar eine Nähe zu szenischen Darstellungen von etwas, allerdings mit dem Unterschied, dass diese vom Unbewussten gesteuert werden und das Ich unverändert ist, während hier die ganze Person quasi in einem Ausnahmezustand ist und ein anderer »state« die Regie übernommen hat, reale Vergangenheit, nicht Triebwünsche darstellend oder »erinnernd«. Das ist der zentrale Unterschied zwischen dem Gegenstandsbereich der Neurosenpsychologie und der Traumapsychologie.

Es kann sich aber auch das »Nichts« als Intrusion wieder einstellen, die dissoziative Leere, der Abriss, die Amnesie der traumatischen Situation. Das ist natürlich eigentlich »Fülle«, und Therapeutin und Therapeut sollten – etwa im Prozess von Expositionstherapie – sehr darauf achten, ob es angemessen ist, in diesem »Ich habe nur Leere im Kopf!« nur einen aktuellen Mangel an Assoziationen zu sehen, und stattdessen sehr genau prüfen, ob diese »Lücke« nicht etwa die Intrusion, also das Erinnerungsbruchstück der damaligen peritraumatischen Amnesie darstellt.

Gelegentlich werden durch eine aktuelle Traumatisierung auch Erinnerungsbruchstücke an frühere traumatische Ereignisse aktiviert und bestimmen dann das

Bild. Dies ist ein weiterer Hinweis dafür, dass das »Hintergrundsarousal« der Motor ist, der das pathogenetische Geschehen unterhält, und auch Hinweis dafür, dass die inhaltliche Ausgestaltung von Intrusionen nicht den Gesetzmäßigkeiten einer Fotodokumentation folgt. Ob Intrusionen vorhanden sind, ist die diagnostisch relevante Frage, nicht die nach deren Inhalten.

Vermeidungsverhalten und Emotionale Taubheit

Die ICD-10 beschreibt als C-Kriterium nur ein Vermeidungsverhalten, das DSM-IV (309.81) differenziert darüber hinaus noch »... eine Abflachung der allgemeinen Reagibilität«. Letzteres wird auch im Deutschen oft als »numbing« bezeichnet. Im Grunde präziser ließe sich von der Vermeidung ereignisbezogener Stimuli sprechen (oder: »Vermeidung nach Außen«), und dieser Richtung eine generelle Vermeidung affektiver Reaktionen (oder: »Vermeidung nach Innen«) gegenüberstellen. Beide Vermeidungsstile dienen dazu – mehr oder weniger – sicherzustellen, dass die Betroffenen nicht erneut in ihre Intrusionen hineingeraten.

Häufig wird das, was mit »Vermeidung« gemeint ist, zu eng verstanden. Alles, was irgendwie »verseucht« sein könnte, was dazu führen könnte, wieder mit der »Traumaspur« in Berührung zu kommen, wird weiträumig umgangen.

Es wird vermieden, über das Ereignis zu sprechen, und es werden »Trigger« vermieden, also Orte, Menschen, Aktivitäten, die jemanden wieder in den Trauma-state bringen könnten. Auch kann es sein, dass wichtige Aspekte des Ereignisses nicht erinnert werden können. Von großer Bedeutung für das Verständnis der Lebens- und Erlebenswelt Traumatisierter, wichtig vor allem für deren Psychoedukation (▶ **Kap. 6.5.1**) und ihre Therapie, (▶ **Kap. 6.4**) ist das, was im DSM-IV 309.81 unter C5 genannt wird: »Gefühl der Losgelöstheit oder Entfremdung von anderen«.

Schon in ▶ **Kapitel 2** wurde unter der Frage nach Chronifizierungsprozessen auf diese Thematik eingegangen. Wer »einem kurz- oder langhaltenden Ereignis der Geschehen von außergewöhnlicher Bedrohung oder mit katastrophalem Ausmaß« ausgesetzt war (aus dem A-Kriterium der ICD-10 F43.1), hat Erfahrungen gemacht, die den meisten anderen Menschen erspart geblieben sind und die auch nicht wirklich mitteilbar sind. So fällt jemand aus dem Zugehörigkeitserleben zur menschlichen Gemeinschaft heraus, versteht sich häufig auch selbst nicht mehr mit seinen seelischen und körperlichen Reaktionen und seinem völlig veränderten Bezug zu Anderen und zur Welt. Diesem Herausfallen aus mitmenschlichen Bezügen aufseiten der betroffenen Person entspricht darüber hinaus im Übrigen nicht selten ein aktives »Nachtreten« aus seinem Umfeld heraus, was allerdings mit dem Entfremdungskriterium DSM-IV 309.81 C5 nicht gemeint sein dürfte. Menschen, die auf dem Hintergrund von Extremerfahrungen »anders« geworden sind, werden nicht selten Mobbingopfer oder auch in nahen persönlichen Beziehungen, bis hin zur eigenen Herkunftsfamilie, marginalisiert und ausgegrenzt. Ein bei Traumatisierten nicht selten anzutreffender sozialer Rückzug ist insofern das Gegenstück zur Abwendung der sozialen Umwelt vom Geschädigten.

Die Kriterien C4 und C6 beschreiben ein »deutlich vermindertes Interesse oder verminderte Teilnahme an wichtigen Aktivitäten« sowie eine »eingeschränkte

Bandbreite des Affekts (z. B. Unfähigkeit, zärtliche Gefühle zu empfinden)«. Beides lässt sich gut zusammen abfragen, da beide Merkmale verbunden sind durch die Vermeidung von allem, was gefühlsmäßig bewegen könnte. Affektives Erleben nämlich würde wieder die Spur der Lebendigkeit aufreißen und zu Intrusionen führen!

Alltagspraktisch und lebensnahe verstanden heißt »Vermeidungsverhalten«: Die Welt ist sehr klein geworden, geschrumpft auf den Blick aus dem Fenster. »Die Welt« ist jemandem verloren gegangen. Nichts von dem, was »früher«, »vorher« eine Bedeutung hatte, interessiert noch. Die Grundlage eines solchen Erlebens ist mit dem Wort »Vermeidungsverhalten« unzureichend erfasst; es wird nicht nur aktiv etwas »vermieden«, die Welt als solche hat sich entzogen und kann allenfalls aktiv zurückerobert werden. Der Preis bei jeder Expedition ins einstmals selbstverständlich Vertraute ist hoch: Jemand ist wirklichkeitswund und wird bei dem Versuch, wieder ins Leben zurück zu kehren, überrannt von Wahrnehmungen, Wünschen und Reizen. In solchen Situationen ist ein Betroffener suizid- und drogengefährdet. Diese Einengung der Zukunftsperspektive – in diesem Kontext »Vermeidung« genannt – hat Bezüge zu dem, was in anderen Zusammenhängen als »präsuizidales Syndrom« beschrieben wurde (Ringel 1953), und macht die Nähe der PTSD zur heute als »komorbide Erkrankung« verstandenen Depression deutlich. Auch wer die Dynamik von Menschen mit schizoider Persönlichkeitsstörung verstanden hat, dürfte einen guten empathischen Zugang zum Verständnis dessen haben, was hier als »Vermeidungsverhalten« bezeichnet wird. Die Intentionalität, das »neubegierige« Interesse an der Welt ist erloschen, weil diese zu »kränkend« war.

Mitunter gibt es auch die Befürchtung: »Ja, wenn ich wieder am Leben teilnehme, dann vergesse ich, was war, und die, die ich verloren habe, war mir doch so wichtig«. Prognostisch ist diese Position günstig, signalisiert sie doch eine beginnende Ablösung. Die Befürchtung, jemanden zu »vergessen«, muss bearbeitet werden; die verlorene Partnerin oder das verstorbene Kind werden nicht »vergessen«, aber deren Bedeutung verändert sich, und die »Seele« wird wieder frei. Es gibt eben auch einen Widerstand gegen »Trauer«, und eine Verhaftung an vergangener Zukunft.

DSM-IV 309.81 C7 beschreibt das »Gefühl einer eingeschränkten Zukunft«. – Dieses Erleben erhält seine Plausibilität aus der Erfahrung der Entmächtigung und aus der Hand geschlagenen Selbstwirksamkeit: Was das soll das Planen, wenn die Welt ohnehin unberechenbar ist? Nur dem äußeren Anschein nach hat dieses Merkmal, dieses »Symptom« eine Ähnlichkeit zur depressiven Symptomatik. Dort wird es allerdings nicht selten lauthals geäußert, Traumatisierte verlöschen still.

Psychovegetative Übererregung (Hyperarousal)

Etwas vereinfacht lässt sich sagen: Die Hyperarousal-Symptome sind Ausdruck davon, dass der Organismus der traumatisierten Person in der Physiologie des Traumaereignisses stecken geblieben ist – der Volksmund kennt die Redeweise, dass einem »etwas noch in den Knochen steckt«, ein durchgemachter Schrecken etwa.

Beide Systeme, ICD-10 und DSM-IV, nennen fünf mögliche Hyperarousal-Symptome, von denen zwei vorliegen müssen, wenn die Diagnose einer PTSD vergeben werden soll.

Die Frage nach den zuerst genannten »Schwierigkeiten ein- oder durchzuschlafen« kann im Rahmen einer klinischen Diagnostik als Eingangsfrage genutzt werden (▶ **Kap. 3.1**). Die als zweites Kriterium genannte »Reizbarkeit«, in Verbindung mit »Wutausbrüchen« genannt, ist leicht zu plausibilisieren: Ein Traumaereignis ist ein Entmächtigungsgeschehen, jemand oder etwas war stärker als der Betroffene. Im Alltag eines jeden Menschen gibt es immer wieder Situationen, in denen Chef, Vorgesetzter, Arbeitskollege oder Lebenspartner etwas fordern, vielleicht auch in Verbindung mit Vorhaltungen oder Vorwürfen. Im Leben von Traumatisierten können zudem noch Richter, Behördenvertreter, Krankenschwestern und Therapeuten hinzukommen. Ohne traumatische Vorerfahrung werden solche Konstellationen allenfalls als lästig erlebt, vielleicht gar nicht einmal registriert. Für Menschen mit Ohnmachtserfahrungen in der Vorgeschichte können aber schon solche minimal asymmetrischen Beziehungen als Trigger wirksam werden; die Betroffenen geraten in den state ihrer Entmächtigung und schlagen zurück – in den Symptomkatalogen aufgeführt als »Reizbarkeit oder Wutausbrüche«. Ebenfalls plausibel sind die genannten Konzentrationsstörungen; ein Organismus in Lebensgefahr kann keine Bücher lesen. Allerdings macht es für ihn Sinn, dauernd auf der Hut zu sein; das liegt der unter D4 genannten Hypervigilanz zugrunde. Die »übertriebene Schreckreaktion« (D5) hängt damit zusammen, dass Nicht-Traumatisierte schnell adaptieren und nach einem Schreckreiz schnell wieder auf »Normal-Null« herunterregulieren können. Traumatisierte dagegen »erschrecken« bei jedem nachfolgenden Schreckreiz vom Erregungsniveau des jeweils letzten Erschreckens aus. Schon ein fremdes Gesicht, die kurzfristige Verlegung eines Therapietermins oder eine unerwartete Berührung können einen Schrecken auslösen!

Von den Betroffenen wird diese Erschöpfung biologischer und psychologisch beschreibbarer Ressourcen zur Regulation von Alltagsbelastungen häufig nicht als Traumafolge gesehen und entsprechend auch nicht spontan angegeben.

Das Zeitkriterium

ICD-10 fordert für die Vergabe der Diagnose die Erfüllung des Zeitkriteriums wie folgt: Auftreten der Symptome »innerhalb von sechs Monaten nach dem Belastungsereignis oder nach Ende einer Belastungsperiode« (Kriterium E F43.1). Es hört sich wie eine Ausnahmeregelung an, wenn es weiter heißt: »(In einigen speziellen Fällen kann ein späterer Beginn berücksichtigt werden, dies sollte aber gesondert angegeben werden).«

DSM-IV definiert im E-Kriterium sehr klar eine Mindeststörungsdauer von »länger als 1 Monat« als Bedingung für die Vergabe der Diagnose, und hängt Definitionen für »akut« und »chronisch« an. Demnach ist eine PTSD als akute Störung aufzufassen, wenn die Symptome »weniger als 3 Monate andauern«, bei einer längeren Symptomdauer als chronisch. Es geht also nicht um den zeitlichen

Abstand zum Ereignis! Eine Symptomatik, die sich zehn Jahre nach dem Ereignis manifestiert, ist also als »akute PTSD« aufzufassen, wenn die Symptomatik sechs Wochen andauerte. Dass es ein Zeitintervall gibt, nämlich eine Symptomdauer von beispielsweise drei Wochen, beginnend zehn Jahre nach dem Ereignis, für das definitionsgemäß keine Diagnose zur Verfügung steht, ist wohl wieder nur ein Fall für zwänglerisch-pedantische DSM-Gläubige. Wer dazu stehen will, schreibt hinter die Diagnose: »(Zeitkriterium zum Untersuchungszeitpunkt noch nicht erfüllt)«. Dass aber »der Beginn der Symptome mindestens 6 Monate nach dem Belastungsfaktor liegt« und liegen kann, also etwa auch zehn Jahre nach diesem, ist vom DSM-IV ausdrücklich vorgesehen (»late onset« oder »mit verzögertem Beginn«).

3.3.4 Der Zusammenhang der Symptome untereinander

Davidson und Foa (1993) haben Forschungsbefunde zusammengetragen zur Frage, inwieweit die Symptomtrias aus Intrusion, Vermeidung und Hyperarousal als wesentliches Merkmal des Konstrukts »PTSD« gelten kann. Danach konnte immer wieder gezeigt werden, dass Symptome dieser drei Hauptgruppen bei Betroffenen und Überlebenden der unterschiedlichsten Ereignisarten gefunden werden, bei krimineller oder kriegerischer Gewalt ebenso wie bei technischen Katastrophen, Naturkatastrophen oder einem anderen Ereignis.

Spezifische Zusammenhänge zwischen »Vermeidung nach Außen« und »Vermeidung nach Innen« untersuchen etwa Asmundson et al. (2004) und Feuer et al. (2005).

3.3.5 Die Verlaufsgestalt der PTSD – ihr Vollbild und ihre unvollständige Form

Meistens manifestiert sich eine PTSD – wenn sie es denn tut – in der ersten Zeit nach dem Ereignis. Dem trägt, wie oben dargestellt, die Möglichkeit der Kodierung »mit verzögertem Beginn« Rechnung. Auch wurde gezeigt, dass eine »akute Belastungsreaktion« (ICD-10 F.43.0) oder eine »akute Belastungsstörung« (DSM-IV 308.3) einer PTSD vorausgehen können, aber nicht müssen. Bildet sich eine PTSD heraus, kann sie sich spontan in den folgenden Wochen und Monaten zurückbilden. Kessler et al. (1995) legen dazu Befunde vor: Bei einem Drittel der Betroffenen ging die PTSD innerhalb der ersten 12 Monate spontan zurück, bei insgesamt der Hälfte der Betroffenen war diese ungefähr nach vier Jahren nicht mehr nachweisbar. – Offen muss natürlich bei derartig einseitig PTSD-orientierten Untersuchungen bleiben, wie die Lebensrealität der Traumatisierten wirklich aussah. – Zehn Jahre nach dem jeweiligen Ereignis bestand die Symptomatik noch bei ungefähr einem Drittel derjenigen, die ursprünglich eine PTSD entwickelt hatten. Die angegebenen Heilungsraten für diejenigen, die eine Therapie in Anspruch genommen hatten, sind kritisch zu sehen. Danach war die Hälfte der Betroffenen nach drei Jahren symptomfrei.

117

Ob diejenigen mit einem »verzögerten Beginn der Symptomatik« wirklich zwischenzeitlich symptomfrei waren, wie es Andrews et al. (2007) beschreiben, darf wohl bezweifelt werden. Dieser Eindruck kann allenfalls entstehen bei einer eingeengten Sichtweise, die nur auf die PTSD zentriert. Der Organismus, das Gehirn, der Mensch, die Psyche reagieren eben nicht nach dem Muster von ICD- oder DSM-Nummern, und etwa Sinnlosigkeits- oder Verzweiflungserleben bilden sich nicht in derartigen Kategorien ab. van der Hart et al. (2005) legen den interessanten und sehr plausiblen Gedanken nahe, dass einem »verzögerten Beginn« der Symptomatik durchaus eine von der Traumatisierung an bestehende Dissoziation zugrunde liegen könnte. Im Interesse der Alltagstauglichkeit der betroffenen Person könne der abgespaltene Teil über lange Zeit latent bleiben. Ergänzend ließe sich hinzufügen: Dieser abgespaltene Teil kann sich durchaus und gerade erst dann als PTSD-Symptomatik manifestieren, wenn diese Person »festen Boden unter den Füßen hat«, also in Sicherheit ist, und nicht nur in den oben angesprochenen Schwellen- und Belastungssituationen. Klinisch ist im Übrigen immer wieder zu sehen, dass eine PTSD erst nach dem Abklingen einer schweren Depression erkennbar wird.

Oben wurde schon darauf hingewiesen, dass sich Vermeidungsverhalten und Intrusionen, also die Minus- und Plus-Symptomatik, gegenläufig zueinander verhalten: Wer gut vermeiden kann, hat weniger Intrusionen und umgekehrt. Neben dem insgesamt dynamischen Verlauf des Erscheinungsbildes einer PTSD mit ihren wechselnden »Oberflächen« ist dies ein weiterer, maßgeblicher Grund dafür, dass es großen Sinn ergibt, gegebenenfalls einem unvollständigen Erscheinungsbild durch die Vergabe der Diagnose einer »inkompletten PTSD« Rechnung zu tragen.

3.3.6 Wichtige Differenzialdiagnosen der PTSD

Als wichtigste Differenzialdiagnose ist die Anpassungsstörung anzusehen. Sie wird im DSM-IV und DSM-IV-TR identisch beschrieben. Die Kodierung erfolgt entsprechend dem Subtypus, also »mit depressiver Stimmung« (309.0), »mit Angst« (309.24), »mit Angst und Depression, gemischt« (309.28), »mit Störungen des Sozialverhaltens« (309.3), »mit emotionalen Störungen und Störungen des Sozialverhaltens« (309.4) und »unspezifisch« (309.9). Die Definitionen in der ICD-10 sind sehr ähnlich (F43.20 bis F43.28). Unterschiedlich sind die Zeitkriterien: DSM-IV erlaubt das Auftreten »innerhalb von drei Monaten nach dem Beginn der Belastung«, ICD-10 schränkt die Symptomdauer ein auf nicht länger als sechs Monate, außer bei der länger möglichen depressiven Reaktion F43.21. Die Ereignisse sind so, dass im Prinzip eine »Anpassung« an diese möglich ist, diese Adaptationsleistung aber gestört ist. Im Unterschied dazu sind die traumatischen Ereignisse durch Lebensgefahr gekennzeichnet. Bei den Anpassungsstörungen geht es also zum Beispiel um Arbeitsplatzverlust, familiäre oder finanzielle Probleme. Solche Ereignisse sollten nicht inflationär als »traumatische« aufgefasst werden; das ginge zulasten derer, die wirklich Extremereignissen ausgesetzt waren. Die Symptomatik darf nicht die Kriterien einer anderen psychischen Störung (etwa die einer leichten depressiven Episode) erfüllen. Ist das der Fall, ist diese Diagnose vorrangig zu vergeben.

Die Abgrenzung zu einer Angststörung ist klinisch meist leichter. Differenzial-diagnostisch kommen gelegentlich phobische Störungen infrage, wenn das Vermeidungsverhalten sehr ausgeprägt ist. Für die Vergabe der Diagnose einer PTSD muss zusätzlich ein chronisches Hyperarousal vorliegen und, zumindest beim Vollbild, müssen intrusive Symptome erkennbar sein. Fehlt beides, ist eher an die Diagnose einer spezifischen Phobie zu denken. Diese kann sich durchaus als Traumafolgestörung einstellen, auch wenn sie sich generell eher »von Innen« heraus, aus neurotischen Dynamismen entwickelt. Darüber hinaus ist auch in Erwägung zu ziehen, dass ein Traumaereignis eine neurotische Konfliktdynamik auslösen kann! Gutachterlich ist dann zu überprüfen, ob dem Traumaereignis lediglich der Stellenwert einer Gelegenheitsursache zukommt, es also zu erwarten gewesen wäre, dass sich die neurotische Dynamik ohne dieses Ereignis ohnehin in einer anderen analogen psychodynamischen Konstellation entfaltet hätte.

3.4 Die Zentralität der Gedächtnisstörung in Symptomatik und Therapie traumatisierter Menschen und Aspekte der »false memory«-Diskussion

Neben einer kurzen Vorstellung der Erscheinungsbilder der Gedächtnisstörungen bei traumatisierten Menschen geht es in diesem Abschnitt vor allem um die allgemein vernachlässigte Frage des theoretischen Verständnisses von Menschen, die in der Zeitlosigkeit der Todesangst der traumatisierenden Situation »hängen geblieben« sind, und um Möglichkeiten, dem entsprechende klinische Erscheinungsformen diagnostisch für die Unterscheidung von vorgetäuschter und wahrer PTSD zu nutzen. Neurobiologische Zusammenhänge wurden schon in ▶ Kapitel 2.8 dargestellt.

Das DSM-IV nennt in seiner Beschreibung der PTSD (309.81) verschiedene Formen der Gedächtnisstörung bei den Betroffenen. Diese lassen sich um zwei Pole anordnen: Der eine besteht darin, dass das traumatische Ereignis auf verschiedene Art »wiedererlebt« wird (309.81 B), der andere wird unter 309.81 C3 wie folgt beschrieben: »Unfähigkeit, einen wichtigen Aspekt des Traumas zu erinnern.« Ausdrücklich wird dabei unter 309.81 B5 als eine Form dieses Wiedererlebens genannt: »Körperliche Reaktionen bei der Konfrontation mit internalen oder externalen Hinweisreizen, die einen Aspekt des traumatischen Ereignisses symbolisieren oder an Aspekte desselben erinnern.« Klinisch liegen in der Regel Mischformen vor.

Seit Beginn der Traumaforschung ist bekannt, dass Extremerfahrungen mit Todesangst zu Abspeicherungsstörungen führen (van der Kolk 1987; Appelbaum et al. 1997; Horowitz 1999). Auch gegenwärtig ist dieses Thema eines der Hauptforschungsgebiete im anwendungsrelevanten Grundlagenbereich der Psychotraumatologie. Das Heft 2/2010 etwa der bedeutenden »Zeitschrift für Psychologie/ Journal of Psychology« enthielt ausschließlich Beiträge zur Erforschung von Gedächtnisstörungen bei Traumatisierten. Landläufig wird in diesem Zusammenhang nicht selten vom »Traumagedächtnis« gesprochen. Man sollte nicht jedes Wort mit der Vorsilbe »Trauma-« versehen und dann meinen, einen neuen Gegenstandsbereich entdeckt zu haben. Allerdings gibt es wirklich traumaspezifische Abläufe in der Gedächtnisbildung, sodass dieses Wort hier einen gewissen Sinn ergibt.

Der Prozess der Informationsverarbeitung von Wahrnehmungen aus der Situation der Lebensgefahr und Todesangst mit der daraus resultierenden spezifischen Erscheinungsweise von Erinnerungsbruchstücken hat für die Psychotraumatologie dieselbe Bedeutung wie die Konfliktdynamik für die Neurosenpsychologie. Das beinhaltet keinen Verzicht auf eine dynamische Sichtweise, heißt allerdings, eine psychodynamische Perspektive durch die hier angemessene traumadynamische Perspektive zu ersetzen und die psychodynamische da anzunehmen, wo sie Sinn ergibt, etwa zum Verständnis unbewusster Konflikte (▶ Tab. 4, ▶ Kap. 1.2.2).

Die Befundlage der Neurobiologie gestattet es, viele Aspekte der Gedächtnisstörungen Traumatisierter naturwissenschaftlich nachzuzeichnen. Das ist Ausdruck einer Perspektivenwahl und damit eine methodologische Entscheidung. Wünschenswert ist es, eine Situation, also eine komplexe Konstellation von Zusammenhängen, immer aus unterschiedlichen Perspektiven erfassen zu können.

Von Hinckeldey und Fischer (2002) nennen als maßgebliche Prozesse für die Entstehung von Gedächtnisengrammen: Enkodierung, Konsolidierung, Abspeichern und Abrufen von Gedächtnisinhalten (S. 51). Sie integrieren diese Abfolge in das Verlaufsmodell psychischer Traumatisierung von Fischer und Riedesser (2009), das in ▶ Kapitel 1.2 kurz skizziert wurde. Die Bezüge zwischen beiden Prozesslinien werden im Folgenden nicht noch einmal herausgearbeitet. Einiges sei aber erneut erwähnt.

In der traumatischen Situation selbst können einerseits physiologische Erregungszustände vorherrschen, andrerseits Erstarrungszustände. Die Erregungszustände können sich später als positive Symptome fortsetzen (Intrusionen, Flashbacks, Alpträume, Reizbarkeit), die Erstarrungszustände können als negative Symptomatik etwa in Form von sozialem Rückzug, Amnesie, Antriebs- und Hoffnungslosigkeit, Depression und emotionale Anästhesie ihre Fortsetzung finden.

Für bedeutsam für die Fähigkeit, in der traumatischen Situation Informationen aufnehmen und prozessieren zu können, sehen von Hinckeldey und Fischer zum einen die während eines erhöhten Erregungsniveaus eingeschränkte Aufmerksamkeitskapazität an. Dies könne dazu führen, dass einige wenige Aspekte aus der lebensgefährlichen Situation überdeutlich wahrgenommen und später erinnert werden können, während andere – aus der Außenperspektive des Untersuchers ebenfalls wichtige Zusammenhänge – nicht darstellbar sein könnten. Denken ließe sich etwa an die überdeutliche Erinnerung eines Messers als Tatwaffe, während etwa der gesamte Handlungsablauf einer Vergewaltigung nicht erinnerbar ist. Zum anderen schreiben die Autoren der eingeschränkten Wahrnehmung – im Sinne der »Tunnelsicht« – eine große Bedeutung für die Enkodierung von Wahrnehmungen aus der traumatischen Situation zu. Das Blickfeld sei dabei seitlich stark eingeengt und das Geschehen werde wie aus zunehmend wachsender Entfernung wahrgenommen. In dieser auf die Wahrnehmung beschränkten Fluchtbewegung – eine motorische ist nicht möglich – wird nur ein bestimmter Situationsausschnitt überhaupt wahrgenommen.

Die Dissoziation, also die Trennung von Affekten und Gedächtnisinhalten, wird der Konsolidierungsphase zugeschrieben. Diese Trennung diene der Kontrolle nicht aushaltbarer Affekte. Auch wenn Gedächtnisinhalte abgespeichert würden, seien diese häufig dem Bewusstsein nicht zugänglich (von Hinckeldey und Fischer 2002, S. 53–63).

Die traumatischen Erfahrungen treffen bei ihrer Abspeicherung auf vorhandene Vorannahmen und Erwartungen und erschüttern sie. Fischer und Riedesser (2009, S. 106) differenzieren diese in Grundannahmen des »pragmatischen« und des »kommunikativen Realitätsprinzips«. Bei Naturkatastrophen würden insbesondere die als Teil eines Sachschemas vorhandenen Grundannahmen des pragmatischen Realitätsprinzips infrage gestellt, während von Menschen verursachte Katastrophen eher den Bereich des kommunikativen Realitätsprinzips berührten. Die möglichen Konsequenzen der Erschütterung solcher Schemata sind vielfältig: Es kann zu einer umfassenden Destabilisierung des Selbstkonzepts kommen (► Kap. 2.5), vorhandene Traumaspuren können aktiviert werden (van der Kolk und McFarlane 1996), aber als ganz wichtig zeigt klinische Erfahrung die Zerstörung von Bedeutungslandschaften auf. Sexualität, Körpererleben, Zukunftsplanungen, zwischenmenschliche Kontakte und Beziehungen, Schönheit, Integrität – diese und noch viel andere sinnstiftende Erlebensbereiche und -inhalte können bei einer Erschütterung vorhandener Sinnstrukturen durch mit diesen nicht verknüpfbare, in diese nicht integrierbare Gedächtnisinhalte sinnfrei und bedeutungslos werden.

Das Erleben von Zeit in ihrem Vergehen, aber auch in ihrer Gegenwärtigkeit und ihrer zukommenden Offenheit hängt unmittelbar mit der Fähigkeit zusammen, über die Fähigkeit zur Erinnerung und über die Inhalte von Erinnerung verfügen zu können (Seidler 1995b, S. 2–20). Schwer Traumatisierte können das nicht; sie »sind« quasi ihre Erinnerung, »haben« aber keine, und insbesondere haben sie – damit einhergehend – keine Vergangenheit; sie »sind« ebenso auch ihre Vergangenheit. In ► Kapitel 1.2.1 wurde in diesem Zusammenhang schon der Satz zitiert, der im Klinikjargon häufig zu hören ist: »Trauma hat keine Zeitstruktur.«

Phänomenologisch entspricht dem neurobiologisch beschreibbaren Verlust der zeitlichen Kontextualisierung des Traumaereignisses (► Kap. 2.8) auf der interpersonellen Ebene das Herausfallen aus mitmenschlichen Bezügen, zu denen natürlich auch die Zugehörigkeit zu einem geteilten Zeitgitter gehört. Andere Menschen ziehen vorüber, sie entwickeln sich, machen Karriere, gehen Partnerschaften ein, bekommen Kinder, die ihrerseits mit der Zeit erwachsen werden. Für Traumatisierte hingegen gibt es keine Entwicklung, auch wenn ein Teil der Persönlichkeit mitschwimmt im Strom der Zeit und scheinbar ebenfalls auch Veränderungen unterliegt. Das ist der chronische, auch von außen wahrnehmbare, in der Biografie der betroffenen Person objektivierbare Aspekt, der etwa in fehlender beruflicher Weiterentwicklung oder in einem Verharren in sozialer Isoliertheit sichtbar werden kann. Des Weiteren gibt es einen anderen Aspekt, der von den Betroffenen selbst meist noch schmerzlicher erlebt wird: Ein subjektives erlebnismäßiges Versinken im Trauma-state. Immer wenn dieser state wieder aktiviert wird, stellt sich das quälende Erleben ein: »Es hört nie auf«. Und der einzige Wunsch ist dann: »Es soll endlich aufhören!« – Jeder Therapeut, jede Therapeutin, der oder die sich auf einen Kontakt mit schwer traumatisierten Menschen einlässt, wird diesen meist in der Tat kaum weiter spezifizierten Wunsch (»Was soll aufhören …?«) oft gehört haben.

Es ist im Übrigen sehr sinnvoll, hier differenzierend und affektklarifizierend nachzufragen. Gerade dann ist aber die häufig auf diesem Hintergrund sich manifestierende Suizidalität der Betroffenen zu beachten! Verzweiflung, insbesondere ihre stille, lautlose Form, und das Erleben von Zeitstillstand sind sehr enge Verwandte! Wer, etwa für einen Kassenantrag, hierzu eine ICD-Nummer sucht, wird ersatzweise im Bereich der Definitionen depressiver Erkrankungen nachsehen müssen.

Das Erleben von »Zeitlosigkeit«, dieser subjektiv stehen gebliebenen Zeit, ist ein Aspekt der Erinnerung der Todesangst. Wenn aber schon der Wunsch formulierbar wird, »es möge aufhören«, ist jemand meist nur noch mit einem Bein in der Zeitlosigkeit der Todesangst, es beginnt eine Distanzierung – auch wenn subjektiv, aus Sicht der Betroffenen, beim Aussprechen dieses Satzes die Verzweiflung am größten ist. Wird diese Zeitlosigkeit unreflektierbar erlebt, gibt es während dessen auch diesen Wunsch nicht, die Zeitlosigkeit der Todesangst ist das »ewig«, immer und überall.

Fischer und Riedesser (2009) schreiben dazu: »Der Charakter des Zeitlosen, Unveränderbaren dieser traumatischen Erinnerungsfragmente lässt sich hypothetisch darauf zurückführen, dass die Kategorisierung und Kontextualisierung der Sinneseindrücke misslingt, so dass lediglich akausale, zeit- und raumlose Erinnerungsfragmente reproduziert werden können« (S. 94).

Die Einsamkeit der Todesangst in der traumatischen Situation selbst wurde von keinem anderen Menschen geteilt. Es gab kein Gegenüber, das den Betroffenen in dieser Verlassenheit wahrgenommen hätte. Das gilt auch für die Einsamkeit der Neuauflagen von »schutzloser Preisgabe« (Fischer und Riedesser 2009, S. 84) in Flashback-Situationen. Die Einbeziehung des Anderen, eines fühlenden Gegenübers in die menschen- und bezugsfreie Welt der Todesangstsituation, etwa im Rahmen einer Therapie, kann diese Zeitlosigkeit durchbrechen, wenn sich die Betroffenen als wahrgenommen erleben. Dann kann ihre de-kontextualisierte Welt sich wieder in einen geteilten gemeinsamen Zeithorizont einfädeln. Therapeutische Techniken können derartige »Resozialisierungsvorgänge« bündeln und fokussieren. Jeder Therapeut, jede Therapeutin sollte sich aber darüber im Klaren sein, dass die jeweilige Technik »nur« ein Werkzeug ist und dass es zahlreiche Werkzeuge gibt, um dasselbe Ziel zu erreichen. Mitunter ist es auch sinnvoll, ein neues Werkzeug zu erfinden oder vorhandene zu adaptieren und zu modifizieren.

Da die Traumereignisse zum einen häufig kriminelle Handlungen sind und zum anderen Traumafolgestörungen nicht selten mit dem Verlust der Arbeitsfähigkeit der betroffenen Person einhergehen und sozialgerichtlich geklärt werden müssen, gibt es zahlreiche Verbindungen zwischen der Psychotraumatologie und Einrichtungen der Justiz. Aber auch aufenthaltsrechtliche Fragen werden nicht selten an psychotraumatologisch arbeitende Kolleginnen und Kollegen herangetragen. In all diese Zusammenhänge gehört dann meist auch die Frage nach der Verlässlichkeit der Angaben des traumatisierten Menschen zum Ereignis. Primäre Aufgabe psychologischer und ärztlicher Therapeutinnen und Therapeuten ist allerdings die Diagnostik und Therapie von Traumafolgestörungen. Aber auch diese unsere Berufsgruppe benötigt unabhängig und vor jeder juristischen Anfrage Kenntnisse zur Unterscheidung zwischen einer fingierten von einer echten Krankheit – im Übrigen nicht nur hinsichtlich der PTSD. Nachfolgend wird deshalb auf den Bereich »fiktiv vs. echt« unter einer differenzialdiagnostischen, also klinischen Perspektive eingegangen. Abschließend werden einige spezielle praktische Fragen für den Fall einer Inanspruchnahme von Therapeutinnen und Therapeuten durch Organe der Justiz kurz angesprochen.

Wie oben dargestellt, verlaufen gedächtnisbildende Prozesse unter Bedingungen von traumatischem Stress anders ab als unter Alltagsbedingungen und behindern die Möglichkeiten der betroffenen Person, einen zusammenhängenden Bericht über das Geschehnis abzurufen, oder machen ein derartiges Narrativ gänzlich unmöglich. Nach Befunden von Resnick (1988) handelt es sich indes bei ungefähr 6 % der Präsentationen von PTSD-Symptomen um fingierte Berichte, eine Zahl, die für deutsche Verhältnisse im Rahmen einer nur klinischen Traumaambulanz etwas zu hoch erscheint, aber die es immerhin zu berücksichtigen gilt, und die eher auf Einrichtungen, die sich auf die Erstellung von Gutachten spezialisiert hat, zutreffen mag.

Die Bezeichnung »Fingierte posttraumatische Belastungsstörung« (Pross 2005) umfasst bei genauer Prüfung mehrere »nicht wirkliche PTSD-Erkrankungen«. Ihr Gegenbegriff ist die »wahre PTSD«. Die Frage der Unterscheidung einer fingierten von einer wahren PTSD ist eine diagnostische Aufgabe (▶ **Kap. 3.1**). Da aber das Hauptsymptom einer PTSD die Gedächtnisstörungen sind, verläuft an deren Merkmalen auch diese diagnostische Unterscheidung. Darum wird diese Differenzialdiagnose unter der Hauptüberschrift der Gedächtnisstörungen abgehandelt.

Die Diagnostik der »wahren« PTSD wurde oben dargestellt (▶ **Kap. 3.1**). Diese ist durch die Spuren von Gewalt gekennzeichnet, die in der Begegnung mit der Todesgefahr entstehen, und das sind im Wesentlichen die charakteristischen Gedächtnisstörungen. Ereignisbezogene »Erinnerungen« drücken sich aus in Intrusionen, in affektiven Zuständen, meist in Teilamnesien für das traumatisierende Geschehen, und im sensomotorischen Erinnerungsmodus.

Alle üblichen Erinnerungen sind Konstruktionen, und jeder neue Aufruf lässt im Prinzip eine neue Konstruktion des scheinbar »sicher Erinnerten« entstehen. Das gilt im Prinzip auch für Traumaerinnerungen: »Wie unsere banaleren Gedächtnisinhalte sind auch die Erinnerungen an emotionale Traumen Konstruktionen und keine wirklichkeitsgetreuen Aufzeichnungen« (Schacter 1996, S. 350). Gelegentlich kämen Flashbacks auch bei wiederholtem Aufrufen allerdings an eine weitgehend zutreffende zeitüberdauernde Wirklichkeitstreue heran.

Solche Befunde stützen die oben erläuterte Auffassung von der Wichtigkeit »negativer« Symptome – etwa Amnesien – und psychosomatischen Reaktionen als

Hinweise auf durchgemachte Todesangst. Über die Art der Angstquelle, also das Ereignis, ist damit aber nichts gesagt.

Eine vorsätzlich vorgetäuschte PTSD ist nach den hier vorliegenden Erfahrungen relativ leicht zu erkennen.

Eine Pharmareferentin stellte sich notfallmäßig in der Traumambulanz vor. Wegen eines Deliktes aus ihrem Arbeitsgebiet hatte sie längere Zeit in Untersuchungshaft gesessen. Nachdem ihr Urteil rechtskräftig geworden war, hatte sie am Folgetag die Haft anzutreten. Mit den bekannten Fachtermini schilderte sie perfekt die Symptomatik einer PTSD. Die dieser Erkrankung aus ihrer Sicht zugrunde liegenden Symptome konnte sie benennen, Gewalterfahrungen in der Untersuchungshaft. Auch Trigger berichtete sie spontan, etwa das Klirren des Schlüsselbundes vor ihrer Zelle. »Herr Professor, wenn ich da auf die Baumspitzen gucke [sc.: vor meinem Dienstzimmer] sehe ich die Gesichter der Wärter wieder«. Ich fragte, wo die Bilder blieben, wenn sie nicht auf die Baumspitzen sehe. – Ja, dann seien die weg. Meine Anregung, nicht auf Baumspitzen zu sehen, wenn die Bilder kämen, machte sie zunächst wütend. Dann zeigte sie ihre wirkliche verständliche Angst vor dem Haftantritt. Meine Äußerung hatte das auswendig gelernte Skript entgleisen lassen.

Es gibt mittlerweile eine ganze Reihe von Autoren, die Listen von Unterscheidungs-merkmalen zwischen fiktiver und wahrer PTSD zusammengestellt haben (hier seien nur die leicht zugänglichen von Birck 2002 und deren Modifikation in Pross 2005 sowie Birck 2004 genannt). Einige ihrer Anregungen werden nachfolgend vor-gestellt. Zuvor sollen aber noch verschiedene Formen der fiktiven PTSD genannt werden.

Falsche Erinnerungen, im amerikanischen »false memory«, sind ein Phänomen, mit dem Fiedler (1999) sich behutsam und kundig beschäftig hat. Eine alte Übersicht zum Stand der Diskussion gibt Pope (2001), eine aktuelle geben die Beiträge in Belli (2012).

Fiedler meint, Betroffene hätten das Bedürfnis, Erinnerungslücken zu schließen. Spezielle Interview- und Therapietechniken könnten erwachsene Patienten dazu bringen, »illusorische« bzw. »falsche« Erinnerungen etwa an einen nie in der Kindheit stattgefundenen sexuellen Missbrauch zu produzieren (S. 111). Zu den Techniken gehörten neben Hypnose und Trance vor allem Traumdeutung, gelenkte Imaginationen und gefühlsassoziierte Deutungen. Auch Gruppentherapien mit dem Risiko »sozialer Ansteckung« könnten eine unzulässige Ausdeutung der Befindlichkeit provozieren. Therapeutisch behutsame Rekonstruktionsversuche von vergessenen Traumaerinnerungen stünden möglicherweise in der Gefahr, von der betroffenen Person mit deren aktuellem Gefühlszustand vermischt zu werden. Dann würde quasi eine Affektivität mit Inhalten vermengt werden, die sich dann gefühlsmäßig plausibel anfühlten. Hypothesengeleitete Fragen, z.B. nach Miss-brauch in der Kindheit, seien zu vermeiden, da sie per se ein Schreckerlebnis auslösen könnten, das nach einer möglichen Erklärung verlangt. Diese Anregung von Fiedler (1999, S. 113) scheint uns aber diagnostisch unrealisierbar und provoziert nach eigenen Beobachtungen keine falschen Erinnerungen. Eher dürfte es so sein, dass stattgefundene Übergriffe der Erinnerung definitiv nicht mehr zugänglich sind und insofern weniger oft angegeben werden, als dass neue Scheinerinnerungen induziert würden. Immerhin ist bekannt, dass eher zu wenig als zu viel an traumatisierenden Vorfällen angegeben wird. Williams (1995) etwa konnte zeigen, dass Verletzungen in der frühen Kindheit aufgrund sexueller Gewalt

– die etwa im Rahmen ihrer gynäkologischen Versorgung gut dokumentiert worden waren – in den Erinnerungen der Erwachsenen nicht auftauchten und nicht angegeben wurden.

Klinisch gibt es aber mitunter die Situation, dass ein Patient oder eine Patientin mit dem Anliegen kommen, sie hätten so ein vages Gefühl, da könne was gewesen sein, es gebe auch diesbezügliche Träume, ob man nicht eine Traumatherapie durchführen könne, um herauszufinden, ob da nicht wirklich ein Missbrauch stattgefunden habe. Unsere Antwort ist hier immer sehr eindeutig: Behandelt würde das Leid von Menschen, ggf. ihre Symptome oder Krankheiten. Traumatherapie sei keine Methode der Wahrheitsfindung! Es ist durchaus denkbar, dass solche Hilfesuchenden eine hohe Bereitschaft mitbringen, sich eine »Traumabiografie« zu erfinden oder zuschreiben zu lassen.

Differenzialdiagnostisch wichtiger als vorsätzliche Täuschung oder falsche Erinnerung ist mitunter die Abgrenzung einer PTSD gegen Oberflächenphänomene einer zugrunde liegenden unbewussten Fantasie.

Dabei präsentiert sich die Patientin etwa als »Missbrauchsopfer«; es wird eine hinsichtlich Ort und Zeit definierte Geschichte erzählt davon, dass es »unsittliche Berührungen« gegeben habe im Alter von 12 Jahren durch einen Erzieher während eines Aufenthalts im Landschulheim. Die jetzt 25-jährige Patientin habe diesen Erzieher vor Kurzem wiedergesehen. Spontan habe sie sich gefreut; dann sei ihr eingefallen, was er mit ihr gemacht habe, und sie habe sich gesagt, er sei es nicht wert, dass sie sich über ihn freute. Seitdem müsse sie immer an ihn denken und könne nicht mehr schlafen. Einen Freund habe sie nicht, sie täte sich schwer, mit Menschen ins Gespräch zu kommen.

Dissoziationen werden in der Vorgeschichte und in der klinischen Untersuchung nicht erkennbar.

Da nicht Ereignisse – weder mögliche noch wirkliche – behandelt werden, sondern Menschen mit ihren Symptomen, und da hier klinisch keine Traumafolgestörung vorliegt, wurde die Indikation zu einer tiefenpsychologischen Therapie gestellt, fokussiert auf die Beziehungsschwierigkeiten der Patientin. Unklar blieb bis zuletzt, was es mit den »unsittlichen Berührungen« auf sich hatte. Es mag sie gegeben haben, sie mögen der Fantasie entsprungen sein, oder es hat sie gegeben und sie wurden dann phantasmatisch ausgestaltet. Person und Klar (1997) haben hierzu einen differenzierenden Beitrag geschrieben.

Die Frage charakteristischer Kennzeichen der Narrative Traumatisierter über die traumatisierenden Ereignisse ist Gegenstand intensiver empirischer Forschung (etwa: Nixon et al. 2005; O'Kearney und Perrott 2006; Beaudreau 2007). Schon van der Kolk und Fisler (1995) hatten geschrieben, dass ein extremes Hyperarousal, in Verbindung mit Traumatisierung, die Fähigkeit behindert, einen zusammenhängenden Bericht über die erlittenen Widerfahrnisse abzugeben. Auch beschreiben sie, dass die Fokussierung auf Details umso stärker ausgeprägt sei, je schwerer das jeweilige Störungsbild sei. Beaudreau (2007) konnte diese Position bestätigen. Darüber hinaus fand sie, dass die Länge eines Berichtes mit der Qualität der Verarbeitung korreliert. Wenn insgesamt der psychische Gesundheitszustand der Betroffenen schlechter ist und Trauma-Symptome stärker ausgeprägt sind, wird mehr über Körper-states gesprochen und über Symptome. Hervorzuheben ist, dass alle untersuchten Teilnehmer und Teilnehmerinnen der Studie von

Beaudreau Traumaereignisse in der Vorgeschichte aufwiesen, aber nur 5 % das Vollbild einer PTSD zeigten. Dass der Abruf ereignisbezogener Erinnerungen bei Traumatisierten mit und ohne PTSD in ähnlicher Weise gestört ist, zeigen auch Wessa et al. (2006). Ehlers (2010) hingegen beschreibt, unter Aufarbeitung von Befunden aus der vorliegenden Forschungsliteratur, Unterschiede im Erscheinungsbild von Intrusionen bei Traumatisierten mit und ohne PTSD: Bei Menschen mit PTSD haben Nachhallerinnerungen eine stärker ausgeprägte präsentische Qualität, affektive und verhaltensmäßige Erinnerungen ohne kognitive Erinnerungen könnten bei diesen vorkommen, der Verlust zu Kontexterinnerungen aus der traumatischen Situation sei für Menschen mit PTSD charakteristisch, ebenso die leichte Triggerbarkeit durch sensorische Stimuli, und PTSD-Kranke erlebten die Intrusionen als belastender als Traumatisierte ohne PTSD. Ebenfalls in Anlehnung an Literaturbefunde führt Ehlers (2010) aus, dass die Narrative von Traumatisierten mit PTSD disorganisierter seien als bei Menschen ohne PTSD. Auch sei die Fähigkeit, autobiografische Ereignisse zu erinnern, die nicht mit der Traumatisierung zusammenhängen, unterschiedlich: PTSD-Betroffene täten sich hier schwerer. Diener et al. (2010) fanden eine Verschlechterung in der deklarativen Gedächtnisfunktion von Menschen mit PTSD, nicht aber bei Traumatisierten ohne PTSD. Insgesamt bestätigen sie die Ergebnisse der früheren Berichte über Gedächtnisdefizite bei Menschen mit PTSD. Krinsley et al. (2003) diskutieren die Möglichkeit, dass die Konsistenz der Narrative Traumatisierter abhängig sein könnte von Merkmalen der Erhebungssituation und solchen der zugrunde liegenden Ereignisse.

Auf Testuntersuchungen zur Differenzierung zwischen echten und vorgetäuschten Gedächtnisstörungen wird hier nicht eingegangen; siehe dazu etwa Birck (2004).

Klinisch ist eine wahre PTSD meistens durch eine Mischung von Symptomen unterschiedlicher Schwergrade gekennzeichnet; vorgetäuscht werden fast ausschließlich schwer ausgeprägte Symptome. Wird ein lückenloser Bericht gegeben mit angemessener Affektivität und möglicherweise noch korrekten Orts- und Zeitangaben, ist das Vorliegen einer PTSD nahezu ausgeschlossen – was aber im Umkehrschluss nicht heißt, dass jeder inkohärente Bericht das Vorliegen einer PTSD belegt. Niemand berichtet gerne von erlittenen Machtlosigkeitserlebnissen – fanden diese wirklich statt, werden sie eher heruntergespielt. Selbstbeschuldigungen, Selbsthass und Scham lassen sich schwer vortäuschen. Sind sie vorhanden, ist eine PTSD eher wahrscheinlich. Weitere Kriterien sind zu finden etwa bei Pross (2005, S. 85).

Die Unterscheidung zwischen einer fingierten und einer wahren PTSD kann auch forensische Bedeutung haben. Diese Thematik ist nicht Gegenstand dieses Buches; siehe hierzu: von Hinckeldey und Fischer (2002); Giernalczyk (2008); Gasch (2011); Gasch und Kress (2011). Wichtig erscheint aber, einige Fragen kurz zu diskutieren, die im Alltag in der Arbeit mit Traumatisierten auftauchen können.

Mitunter wird die Frage gestellt, ob es zulässig sei, etwa bei einem Gewaltopfer mit einer Traumatherapie anzufangen, wenn dessen Vernehmungen noch nicht abgeschlossen seien und eine Gerichtsverhandlung anzunehmen sei, in der das Gewaltopfer als Zeuge aussagen müsse. Immerhin sei doch möglich, dass sich, etwa unter einer EMDR-Behandlung, das Erinnerungsbild vom Täter und vom Tatablauf verändere, so dass es möglicherweise zu verschiedenen Vernehmungszeitpunkten zu unterschiedlichen Aussagen kommen könne, was in der Regel gegen die Zeugin verwendet wird. Darüber hinaus sei – im Falle einer gesundheitlichen Verbesserung der geschädigten Person – das Ausmaß ihrer Schädigung vor Gericht nicht mehr zu erkennen.

Diese Argumentation ist therapeutisch abwegig. Natürlich sind die Patienten ausführlich über möglicherweise forensisch relevante Behandlungsfolgen zu informieren, und diese Information ist gut zu dokumentieren. Die Entscheidung, mögliche Folgen unterschiedlicher Aussagen in Kauf nehmen zu wollen für den Gewinn einer möglichen Besserung der Symptomatik, liegt bei den Patienten. Sie sollten aber wissen, dass bei Traumatisierten ohnehin keine Konstanz in den Aussagen zum Tathergang zu erwarten ist. Ansonsten gilt dieselbe Logik wie auch bei körperlichen Wunden: Jeder ist bestrebt, die Verletzungen möglichst bald zuheilen zu lassen. Eine offene Schädelverletzung als Gewaltfolge wird fotografiert und der Befund dokumentiert; Analoges gilt für seelische Verletzungsfolgen.

Eine weitere Frage könnte der Vereinbarkeit von therapeutischer Aufgabe und gutachterlicher Tätigkeit bzw. einer Tätigkeit als Zeuge vor Gericht gelten. Kann eine psychotherapeutische Behandlung übernommen werden, wenn damit zu rechnen ist, dass Erkenntnisse aus der Therapie von den Ermittlungsbehörden, dem Gericht oder Verfahrensbeteiligten angefragt werden? – Sie kann durchaus übernommen werden. Dem Therapeuten, der Therapeutin steht nach § 53 Abs. 1 Nr. 3 der Strafprozessordnung (StPO) ein Zeugnisverweigerungsrecht zu. Liegt allerdings eine Entbindung von der Schweigepflicht vor, sind die Therapeuten gemäß § 53 Abs. 2 StPO zur Aussage verpflichtet. Die Fortführung der Therapie kann allerdings problematisch werden, wenn der Therapeut vor Gericht als Zeuge denselben Prozeduren ausgesetzt war wie die geschädigte Person, die ebenfalls Zeugenstatus hat, und möglicherweise bei der Vernehmung ihres Therapeuten als Nebenklägerin in der Gerichtsverhandlung saß. Dann kann es ein Befangenheitsproblem geben – nicht im juristischen Sinne vor Gericht, aber bei der Fortsetzung der Therapie. Sind nämlich Therapeut und Patient denselben Belastungen ausgesetzt – etwa einer öffentlichen Vernehmung vor Gericht – kann sich eine Kollusion gegen einen gemeinsamen Stressor einstellen. Damit ist die therapeutisch notwendige Distanz zur Patientin extrem gefährdet, und kann, wenn überhaupt, nur mit größter Anstrengung aufrecht erhalten werden.

Deshalb wird vorgeschlagen, zu Beginn einer Therapie dem Patienten oder der Patientin mitzuteilen, dass die Therapie im Falle einer Entbindung von der Schweigepflicht zu dem Zeitpunkt beendet werden würde.

3.5 Die Komplexe Posttraumatische Belastungsstörung und die Schwierigkeiten ihrer Konzeptualisierung

Mit der Posttraumatischen Belastungsstörung wurde in ▶ **Kapitel 3.3.1** ein Krankheitsbild vorgestellt, das sich im Prinzip nach einem einmaligen Ereignis entwickelt, nicht in das Gefüge der Persönlichkeit hineinwirkt, fast immer mit komorbiden Störungen einhergeht, aber idealtypisch gedacht auf einen bislang »unauffälligen« – die medizinische Bezeichnung für »gesund« – Menschen trifft. Sollte dies nicht der Fall sein, so wird hier eher additiv gedacht und so getan, als pflanze sich die PTSD auf das aktuell vorliegende Gesamt von Störungen und Beeinträchtigung einfach auf. Wie mehrfach dargestellt, ist die PTSD seit 1980 im DSM-System repräsentiert und damit »offiziell« existent.

Nun kann es aber die Situation geben, dass Gewalteinwirkungen sich zum einen ganz massiv über viele Jahre hinziehen, zum anderen aber auch in der Lebenszeit eines Individuum einwirken, in der sich dessen Persönlichkeit noch in der Entwicklung befindet.

Historisch ist die Erforschung der zuletzt genannten Thematik von der amerikanischen Frauenbewegung ausgegangen. Dieser Sachverhalt wird in Darstellungen zur Geschichte der Psychotraumatologie kaum gewürdigt, wie insgesamt der feministische Diskurs zur Gewalt gegen Frauen von der (männlich dominierten) Mainstream-»Psychoszene« kaum zur Kenntnis genommen wird (▶ **Kap. 1.1**). Welcher männliche Wissenschaftler nutzt denn schon die Literatursammlung und die Recherchemöglichkeiten im Frauenmediaturm in Köln (www.frauenme diaturm.de), wenn es etwa interdisziplinär um Fragen sexualisierter Gewalt gegen Mädchen und Frauen geht?

In ▶ **Kapitel 5** wird auf spezifische Ereignisse eingegangen, so etwa auch auf Inzest. Deshalb sei hier das Buch von Diana Russel (1986) nur kurz erwähnt, das wissenschaftsgeschichtlich gesehen die Reihe epidemiologischer Untersuchungen zur Häufigkeit von sexueller Gewalt gegenüber Kindern und Jugendlichen eröffnete. Für die in diesem Kapitel im Vordergrund stehende klinische Thematik mit der Beschreibung von Krankheitsbildern wurde Judith Herman (1992 b) mit ihrem Buch »Die Narben der Gewalt« wegweisend, das sie mit ihrer Veröffentlichung über den Vater-Tochter-Inzest (Herman 1981) vorbereitet hatte. Ihr Anliegen war es, das als zu eng empfundene Konstrukt der PTSD zu erweitern. Dabei ging sie von einem »... spectrum of post-traumatic disorders ...« (Herman 1992 a, S. 378) aus. Lang anhaltende und wiederholte Gewaltereignisse seien durch ein ganz spezifisches Verhältnis zum Täter gekennzeichnet, mit der Folge von Gewaltspuren, die anders seien als die bei einer PTSD. Gefangenschaft, Konzentrationslager, Versklavung, aber auch Bedingungen wie Zugehörigkeiten zu bestimmten religiösen Kulten, sexuelle Ausbeutung in Bordellen oder anderen Einrichtungen und Gewaltformen in bestimmten Familien (Herman 1992 a, S. 377–378) gehörten etwa zu solchen Situationen. Die Kontrolle müsste gar nicht mal durch physische Gewalt ausgeübt werden. Pathogene Bindungsformen würden die Gewaltopfer viel intensiver an die Täter binden – ein Sachverhalt, den jede Traumatherapeutin und jeder Traumatherapeut kennt, wenn die mehrfach vergewaltigte Ehefrau nach ihrer vorübergehenden Flucht in ein Frauenhaus dann doch wieder zum »Partner« zurückgeht. Für die Folgen derartiger Gewalterfahrungen, die ihre Spuren eben auch in der Persönlichkeitsstruktur der Betroffenen hinterlassen, schlug Herman die Bezeichnung »komplexe posttraumatische Belastungsstörung« vor. Das Symptombild kann mit einer PTSD im herkömmlichen Sinne einhergehen, reicht aber in jedem Fall weit darüber hinaus. Folgende Symptome sind anzutreffen: Störungen der Affektregulation, etwa mit chronischen Suizidgedanken, zwanghafter oder extrem gehemmter Sexualität, evtl. alternierend, aufbrausender oder extrem unterdrückter Wut, auch hier evtl. alternierend; Bewusstseinsveränderungen, so etwa Amnesie oder Hypermnesie hinsichtlich der traumatischen Ereignisse, auch mit dissoziativen Phasen oder Depersonalisation und Derealisation. Zu diesen Bewusstseinsveränderungen zählt Herman (1992 b, S. 169) auch intrusives Wiedererinnern und/oder dauernde grüblerische Beschäftigung mit dem traumatischen Geschehen. Zudem liegen folgende Symptome vor: gestörte Selbstwahrnehmung, etwa Ohnmachtserleben und Lähmung jeglicher Eigeninitiative, Scham- und Schuldgefühle, Stigmatisierungs- und Entfremdungserleben, gestörte Wahrnehmung des Täters, nicht selten mit dessen Idealisierung und/oder dem Erleben, eine besondere Beziehung zu ihm zu haben, Beziehungsprobleme zu anderen Menschen. Dazu können Isolation und Rückzug gehören, Unfähigkeit zum Selbstschutz, Suche nach einem Retter und Veränderungen des Wertesystems mit Hoffnungslosigkeit und Verzweiflung (Herman 1992 b, S. 169–170).

Unter der Bezeichnung DESNOS (Disorders of Extreme Stress Not Otherwise Specified) wurde dieses Krankheitsbild weiter bearbeitet (Herman 1993). Ursprünglich war diese Kategorie für das DSM-IV vorgesehen, wurde aber letztlich nicht aufgenommen. Van der Kolk et al. (2005) nennen dabei als zentrale Symptomgruppen: Regulationsstörungen für Affekte und Impulse, Störungen im Bereich von Gedächtnis und Aufmerksamkeit, gestörte Selbstwahrnehmung und gestörte interpersonelle Beziehungen, Somatisierung und Störungen im Wertesystem (S. 389). Dieses Konstrukt hat sich in Deutschland kaum durchgesetzt, wird aber in der amerikanischen Forschung häufig verwendet.

Im Laufe der Zeit gab es allerdings eine Veränderung dessen, was mit der Bezeichnung einer »komplexen Posttraumatischen Belastungsstörung« gemeint war. Judith Herman hatte sich in ihren Arbeiten (1992 a, b) immer auch auf lang anhaltende und wiederholte Gewalterfahrungen bezogen und nicht nur auf solche, die jemandem widerfahren, dessen Persönlichkeit sich noch in der Entwicklung befindet. Dennoch war ihr Ansatz zunächst aber weitgehend so verstanden worden, als bezöge er sich auf in Kindheit und Jugend erlittene Gewalt. Speziell für in dieser Lebensphase stattfindende Traumatisierungen hat van der Kolk (2005) den Begriff der Entwicklungstraumastörung (developmental trauma disorder) vorgeschlagen, auch um konzeptuell besser aktuellen entwicklungspsychologischen Erkenntnissen Rechnung tragen zu können. Ob sich allerdings dieser Vorschlag in den Neuformulierungen des DSM-V-Klassifikationssystems durchsetzt, bleibt abzuwarten, zumal explizite systematische Untersuchungen zur Validität der Entwicklungstrauma-Diagnose bisher kaum vorzuliegen scheinen.

Die Validität des Konstruktes der komplexen PTSD ist allerdings gut belegt (etwa: Jongedijk et al. 1996; Ebert und Dyke 2004; Boroske-Leiner et al. 2008). Darüber hinaus ergibt es großen Sinn, eine »komplexe« von einer »einfachen« PTSD abzugrenzen, die dann zwar »schwer« in ihrer Ausprägung sein kann, aber als Folge eines meist einmaligen Ereignisses ein anderes Symptombild aufweist als die »komplexe«, und bei der sich die Symptomatik insbesondere nicht – oder noch nicht – in die Persönlichkeit eingeschrieben hat. Mit dem Argument, die Bezeichnung »komplex« stelle eine implizite Abwertung der dann nur »einfachen« PTSD dar, wurde allerdings Kritik an der Bezeichnung »komplex« geäußert (etwa von Jongedijk et al. 1996; Classen et al. 2006; Taylor et al. 2006). Das überrascht insofern etwas, als dass als Norm durchschimmert, die Diagnose eines komplexeren Krankheitsbildes sei als höherwertiger anzusehen. Obwohl die Begrifflichkeiten gegenwärtig nicht einheitlich verwendet werden, sieht es so aus, als werde die Diagnose »komplexe PTSD« im Erwachsenenbereich zur Bezeichnung der Folgen bei lang anhaltenden und wiederholten Ereignissen weiter verwendet. Die alternative, sprachlich präzise und konzeptuell sparsame Bezeichnung »chronisches Posttraumatisches Belastungssyndrom« (Fischer und Riedesser 2009, S. 102) hat bedauerlicherweise keinen Eingang in die Diskussion gefunden. Mit diesem Konstrukt ließen sich etwa auch Verlaufsformen mit und ohne intrusive Symptomatik gut erfassen; bei entsprechender Triggerung könnten sich wieder Intrusionen manifestieren.

Vieles ist beim gegenwärtigen Stand der Forschung noch unklar: Wie sieht eine vorsprachlich erworbene Traumatisierung auf der Symptomebene aus? Welche Spuren bleiben bei einem physiologisch noch nicht ausgereiften Gehirn, welche Krankheitsbilder können sich überhaupt entwickeln? Wie manifestieren sich vorsprachliche Erfahrungsspuren in der Übertragung? Wie traumatische, wie nicht-traumatische?

Für die praktische Alltagsebene mit ihren Dokumentationsaufgaben hat die Kontroverse um die Bezeichnung »komplexe PTSD« oder Entwicklungstraumastörung gegenwärtig keine Konsequenzen; beide sind weder im DSM-IV noch in der ICD-10 vorhanden. In der Regel wird deshalb so verfahren, dass die Diagnose einer PTSD vergeben und in Klammern »komplexe Form« ergänzt wird.

3.6 Andauernde Persönlichkeitsänderung (ICD-10 F62.0) und Posttraumatische Verbitterungsstörung

Das Konzept der Andauernden Persönlichkeitsänderung (ICD-10 F62.0), deren Diagnosemöglichkeit nur in der ICD zur Verfügung steht, hat eine gewisse Ähnlichkeit mit dem der komplexen PTSD, wird aber international wenig verwendet. Aus heutiger Sicht beschreibt es die chronische Verlaufsform einer Posttraumatischen Belastungsstörung, entstanden ist es vor der Konzeptualisierung der

PTSD und es zentriert stärker auf die Auswirkungen traumatischer Belastungen auf die Persönlichkeitsstruktur des Betroffenen. Es geht vor allem auf die Arbeiten des deutschen Psychiaters Ulrich Venzlaff (1958, 2011) zurück, der strukturelle Persönlichkeitsveränderungen bei Holocaust-Überlebenden beschrieb.

Das Konzept der Posttraumatischen Verbitterungsstörung geht auf Linden (2003) und Linden et al. (2004) zurück; Baumann und Linden (2011) fassen das Konstrukt erneut zusammen. Unter systematischer Perspektive wird eine Form der Anpassungsstörung beschrieben.

Beide Störungsbilder sind als ätiologisch durch eine Gewaltgenese definierte Traumafolgestörungen im engeren Sinne aufzufassen (▶ Kap. 1.2.1).

Die *Diagnose der Andauernden Persönlichkeitsänderung* (ICD-10 F62.0) findet sich nur in der ICD, und dort, anders als die PTSD (F43.1), nicht in Kapitel F4 (»Neurotische, Belastungs- und somatoforme Störungen«), sondern in Kapitel F6: »Persönlichkeits- und Verhaltensstörungen«, und dort als F62.0 »Andauernde Persönlichkeitsänderungen, nicht Folge einer Schädigung oder Krankheit des Gehirns«. Ihre »Geschwister« sind F62.1: »Andauernde Persönlichkeitsveränderung nach psychischer Erkrankung«, F62.8: »Sonstige andauernde Persönlichkeitsänderungen« und F62.9: »nicht näher bezeichnete andauernde Persönlichkeitsänderung«. F62.9 bietet Gelegenheit, etwa Veränderungen nach chronischem Schmerzsyndrom oder nach dem Verlust eines Menschen zu dokumentieren. Anders als es manche psychoanalytisch orientierte Strukturkonzepte voraussetzen, wird hier die Möglichkeit einer Veränderung von Persönlichkeitsmerkmalen durchaus für gegeben erachtet (▶ Kap. 1.2.2).

Die Klinisch-diagnostischen Leitlinien (World Health Organization 1992) und die Forschungskriterien (Weltgesundheitsorganisation 1994) der ICD-10 weichen in ihren Formulierungen und Kriterien hier etwas voneinander ab. Im Folgenden wird der Text der Forschungskriterien zugrunde gelegt.

Die Zuordnung dieser Störungskategorie zum Kapitel F6, aber auch deren Konstruktgeschichte lassen erkennen, dass auf die Erfassung der andauernden Veränderung von Persönlichkeitsmerkmalen abgezielt wird. Schon Horowitz (1978) hatte das Konzept einer »Post Traumatic Character Disorder« (S. 49) ins Gespräch gebracht, was weitgehend vergessen ist. Hier geht die Geschichte aber noch weiter zurück, nämlich auf Venzlaff (1958). Zentrale für diese Störungskategorie relevante Abschnitte der damaligen Arbeit sind weitgehend unverändert auch enthalten in Venzlaff (2011).

Venzlaff stand gegen die damalige Mainstream-Auffassung in der Psychiatrie, die besagte, dass Menschen unbegrenzt belastbar seien und dass sie bereits vorgeschädigt gewesen sein müssten, wenn sie nach Krieg oder Konzentrationslager seelische Störungen zeigten. Die Psychoanalyse ging ohnehin davon aus, dass sich die Anfälligkeit, im späteren Leben psychisch zu erkranken, in den ersten Lebensjahren herausbilde. Insofern war es wegweisend neu, wenn er schrieb:

»Es ist eben nicht nur von der Intensität und der Dauer eines Geschehnisses abhängig, welche seelischen Wirkungen es auslöst, sondern in erster Linie von seiner spezifischen Bedeutung für das betreffende Individuum im Hinblick auf seine besondere Artung, seine lebensgeschichtliche Entwicklung, seine Wertbildungen und die auf solchem Hintergrunde und entsprechend innerer Haltung aus dem Ereignis erwachsenden Folgen« (Venzlaff 2011, S. 205).

131

Tab. 8: Diagnostische Kriterien der Andauernden Persönlichkeitsänderung nach Extrembelastung nach ICD-10 (F62.0) (Weltgesundheitsorganisation 1994)

A. Nachweis (aus der Eigenanamnese oder aufgrund wichtiger Informanten) einer eindeutigen und anhaltenden Änderung in der Wahrnehmung, in der Beziehung und im Denken der Betroffenen in Bezug auf ihre Umgebung und sich selbst, nach einer Extrembelastung (Konzentrationslager, Folter, Katastrophen, anhaltende lebensbedrohliche Situationen).

B. Die Persönlichkeitsänderung sollte ausgeprägt sein, und es sollte sich ein unflexibles und unangepaßtes Verhalten zeigen, das durch das Vorliegen von mindestens zwei der folgenden Symptome belegt wird:

1. Eine andauernde feindliche oder mißtrauische Haltung gegenüber der Welt, bei einer Person, die vorher solche Eigenschaften nicht zeigte.

2. Sozialer Rückzug (Vermeidung von Kontakten mit Menschen außer einigen wenigen Verwandten, mit denen die Betroffenen zusammenleben), der nicht durch eine andere vorliegende psychische Störung bedingt ist, wie z. B. eine affektive Störung.

3. Andauerndes Gefühl von Leere und/oder Hoffnungslosigkeit, das nicht auf eine einzelne Episode einer affektiven Störung begrenzt ist und das vor der Extrembelastung nicht vorlag. Dies kann mit einer gesteigerten Abhängigkeit von anderen, einer Unfähigkeit, negative oder aggressive Gefühle zu äußern und einer anhaltenden depressiven Stimmung ohne einen Hinweis auf eine depressive Störung vor der Extrembelastung verbunden sein.

4. Ein andauerndes Gefühl von Nervosität oder von Bedrohung ohne äußere Ursache, das sich in einer gesteigerten Wachsamkeit und Reizbarkeit bei einer Person zeigt, die zuvor solche Eigenschaften oder übermäßige Wachsamkeit nicht zeigte. Dieser Zustand einer chronischen inneren Anspannung und einem Gefühl von Bedroht-sein kann mit der Neigung zu exzessivem Trinken oder einem Gebrauch psychotroper Substanzen verbunden sein.

5. Andauerndes Gefühl, verändert oder anders als die anderen zu sein (Entfremdung). Dieses Gefühl kann mit dem Eindruck einer emotionalen Betäubung verbunden sein.

C. Die Veränderung hat entweder eine deutliche Störung der sozialen Funktionsfähigkeit zur Folge oder subjektives Leiden für die Betroffenen und negative Auswirkungen auf ihre Umgebung.

D. Die Persönlichkeitsänderung sollte nach der Extrembelastung aufgetreten sein. Aus der Anamnese sind keine Persönlichkeitsstörungen oder akzentuierte Persönlichkeitseigenschaften des Erwachsenenalters und keine Persönlichkeits- oder Entwicklungsstörung des Kindes- oder Jugendalters bekannt, die die augenblicklichen Persönlichkeitseigenschaften erklären könnten.

E. Die Persönlichkeitsänderung muß seit mindestens zwei Jahren bestehen. Sie steht nicht in Beziehung zu Episoden anderer psychischer Erkrankungen (außer mit der Posttraumatischen Belastungsstörung) und kann nicht durch eine schwere Gehirnschädigung oder Krankheit erklärt werden.

F. Einer Persönlichkeitsänderung, die die oben angegebenen Kriterien erfüllt, ist oft eine Posttraumatische Belastungsstörung (F43.1) vorausgegangen. Die Symptome dieser beiden Störungen können sich überlappen und die Persönlichkeitsänderung kann den chronischen Verlauf einer posttraumatischen Belastungsstörung darstellen. Eine anhaltende Persönlichkeitsänderung sollte dennoch nur angenommen werden, wenn nach einer mindestens zweijährigen posttraumatischen Belastungsstörung ein Zeitraum von nicht weniger als zwei Jahren besteht, in dem die oben angegebenen Kriterien erfüllt waren.

»Das heißt mit anderen Worten, dass ein Erlebnis seinen subjektiven Bedeutungs- und Sinngehalt aus der Beziehung zwischen seinem Inhalt und der besonderen individuellen Bedeutung [...] für die Person gewinnt (ibid. S. 206).

Pathogene Wirkungen würden sich entfalten, wenn Geschehnisse die »Daseinsordnung des Individuums« (ibid. S. 207) antasten – in heutiger Sprache ist von »kognitiv-emotionalen Schemata« die Rede und vom »Informationstrauma« (▶ **Kap. 2.5**). Es ist durchaus denkbar, dass das Innovative des damaligen Ansatzes, gut 15 Jahre nach Kriegsende entwickelt, heute nicht mehr erkannt werden kann. Allerdings war damals kein Tabu, was heute eines zu werden scheint: Gewalt macht wirklich kaputt, und es gibt Menschen, die durch Gewaltgeschehnisse dermaßen zerstört sind, dass sie zwar begleitet, aber nicht mehr geheilt werden können. Hier haben sich die Sichtweisen eher umgedreht: In der heutigen Zeit der Machbarkeit aller Möglichkeiten wird zwar die Realität akut Kranker akzeptiert, aber dass es psychisch dauerhaft zerstörte Menschen gibt, stört Idealvorstellungen von Umkehrbarkeit und Wiederherstellung (s. dazu Seidler 2009 a, b).

Venzlaff (1958) führte damals den Begriff des erlebnisbedingten Persönlichkeitswandels ein und grenzte ihn vom Konstrukt der Neurosen ab. Grundlage seiner Konzeptbildung waren überwiegend Holocaust-Überlebende.

»Es lässt sich das psychische Bild des Geächteten am besten umreißen als Auswirkung eines Verlustes des Kommunikationsvermögens, des Selbstwertgefühls und der Selbstsicherheit. Die Einstellung zur Umwelt hat sich gewandelt, an die Stelle des positiv-sinnerfüllten Daseins in einer Gemeinschaft, des Mit-anderen-in-der-Welt-Sein, ist eine permanente sensitive Scheu und Eigenbezüglichkeit bis zur paranoisch gefärbten Unsicherheit gegenüber anderen getreten, das schmerzlich empfundene Abseitsstehen und Nichtzurückfinden des Ausgestoßenen. Affektstarke Erinnerungen an Beschämung und Erniedrigung nehmen der Umwelt und ihrem Geschehen die natürliche Harmlosigkeit und drängen sich fast zwanghaft gegen jede bessere Einsicht immer wieder an. Die Vereinsamung bewirkt eine ständige Konfrontation mit der entstandenen inneren Leere und der Sinnentnahme des Daseins, das keinen Fortschritt und keine Hoffnungen mehr kennt, dem die früheren Freuden, Abwechslungen und Liebhabereien schal und inhaltslos geworden sind. Hieraus erwächst unseres Erachtens das besonders häufige Angstsyndrom. [...] Misstrauen, Selbstunsicherheit, Verlust des Selbstwertgefühls und tiefe Angst hemmen und lähmen die psychische Aktivität, erschweren Entschlüsse, lassen immer wieder müde resignieren, verzichten und keinen Weg zum Nächsten finden« (Venzlaff 2011, S. 217).

Die Einführung dieses Konstruktes war von Anfang an verbunden mit einer ausgeprägten, wiewohl empathisch angemessenen Skepsis – es ging um schwerst traumatisierte Opfer des Nationalsozialismus! – hinsichtlich therapeutischer Veränderungsmöglichkeiten, im Hinblick auf den bei den Betroffenen vorhandenen »... unheilbaren Bruch der Daseinsordnung ...« (ibid., S. 209).

Ein Interview mit Venzlaff (Wagner und Seidler 2008) sowie eine Laudatio von Freyberger und Freyberger (2011) lassen etwas von den Schwierigkeiten erahnen, mit denen damals die Erkenntnis durchgekämpft werden musste, dass Gewalt krank macht. Der diagnostische Vorschlag von Venzlaff ging dann später ein in die Diagnose der Andauernden Persönlichkeitsänderung nach Extrembelastung (ICD-10 F62.0).

Nun ist ein Konstrukt 50 Jahre nach seiner Einführung nicht allein dadurch gut, dass es seinerzeit gegen großen Widerstand durchgesetzt wurde und historisch bedeutsam ist. Deshalb gilt es, das heutige Konstrukt der Andauernden Persönlich-keitsänderung nach Extrembelastung auf seine aktuelle Sinnhaftigkeit hin zu untersuchen.

Zunächst ist festzuhalten, dass diese Diagnose gegenwärtig die einzige ist, die in DSM und ICD zusammengenommen zur Verfügung steht zur Beschreibung von Gewaltfolgen, die sich in die zum Zeitpunkt der Gewalteinwirkung schon be-stehende Persönlichkeit der Betroffenen eingeschrieben haben. Zwar stehen, wie im vorherigen Kapitel gezeigt, außerhalb der Manuale die Konstrukte »Komplexe PTSD«, modifiziert und weiterentwickelt als DESNOS, sowie »Entwicklungs-traumastörung« zur Verfügung, sie können aber nicht etwa zur Dokumentation verwendet werden wie das der »Andauernden Persönlichkeitsänderung nach Extrembelastung«. Welche Veränderungen das DSM-V für diese Thematik bringen wird, ist gegenwärtig nicht absehbar. Darüber hinaus gibt es in den beschriebenen Merkmalen große Unterschiede zwischen der »alten« F62.0-Diagnose, die an Holocaust-Überlebenden entwickelt wurde, und den neueren Entwürfen, die sehr orientiert sind an den Symptomen bei Opfern sexueller Gewalt, häufig erlitten im Kinder- und Jugendalter. Entsprechend ist die »Andauernde Persönlichkeitsände-rung nach Extrembelastung« durch Mangel- oder Minussymptome gekennzeich-net wie sozialen Rückzug und das Erleben von Leere und Hoffnungslosigkeit, während bei der komplexen PTSD eher Symptome einer Plus-Symptomatik zu erkennen sind wie Impulsivität, Aggressivität und Selbstbeschädigung.

Die Validität des Konstruktes der komplexen PTSD ist gut belegt (▶ Kap. 2). Demgegenüber ist das Konstrukt der Andauernden Persönlichkeitsänderung nach Extrembelastung nur wenig gruppenstatistisch untersucht worden; eine Ausnahme stellt die Studie von Kozaric-Kovacic und Kocijan-Hercigonja (2001) dar. Insofern gibt es auch kaum Daten zur Prävalenz, Inzidenz und zu den Ereigniskriterien. Trotzdem ist die Verfügbarkeit der Diagnose der Andauernden Persönlichkeits-änderung nach Extrembelastung (ICD-10 F62.0) aus klinischer Sicht unabdingbar. Ihr Bestand ist sogar dann zu fordern, wenn DESNOS und/oder »Entwicklungs-traumastörung« als Diagnosen in den Manualen zur Verfügung stünden. Sie müsste der Kennzeichnung extrem stark traumatisierter Menschen vorbehalten bleiben, die Opfer der in ihrem A-Kriterium genannten Ereignisse wurden – Konzentra-tionslager, Folter, Katastrophen, anhaltende lebensbedrohliche Situationen. Den drei zuletzt genannten Ereignisformen sind so manche Migranten während ihrer lebensbedrohlichen Flucht aus Katastrophengebieten ausgesetzt gewesen. Die Frauen wurden in der Regel immer wieder vergewaltigt, nicht selten wurde im Ursprungsland oder auf der Flucht der Tod eigener Kinder miterlebt. Die Frage der Heilbarkeit ist angesichts der Entwicklungen im Bereich therapeutischer Möglich-keiten neu zu untersuchen. Ebenfalls ist den Desideraten nach einer gruppen-statistischen Prüfung der Konstruktvalidität nachzukommen.

Linden (2003) und Linden et al. (2004) haben die Einführung der Diagnose »Posttraumatische Verbitterungsstörung« (engl.: posttraumatic embitterment dis-order – PTED) vorgeschlagen, und zwar als Untergruppe der Anpassungsstörun-gen. Als Ereigniskriterium wird ein einmaliges außergewöhnliches negatives Lebensereignis definiert, in dessen Folge sich die Störung entwickelt hat. Klinische Symptome sind Gefühle von Verbitterung und Ungerechtigkeit bei allerdings unbeeinträchtigter Fähigkeit zur Modulation von Affekten sowie intrusive Erinnerungen und unter anderem Erleben von Hilflosigkeit, Suizidfantasien, Schlafstörungen und phobisches Vermeidungsverhalten.

Linden entwickelte dieses Konstrukt mit seinen Ko-Autoren zunächst auf dem Hintergrund von Beobachtungen an Patienten und Patientinnen, die sich nach den sozialen Umwälzungen nach dem Zusammenbruch der DDR mit psychischen Beschwerden vorstellten. Die Symptome wurden als direkte Folge von beruflichen oder privaten Veränderungen der umfassenden politischen Umwälzungen erlebt. Allerdings können Verbitterungsstörungen auch nach anderen Lebensereignissen entstehen, wie zum Beispiel Kündigungen, Mobbings- oder Trennungserfahrungen. Damit kommt der hier verwendete Traumabegriff dem nahe, der oben (▶ Kap. 1.2.1) vorgeschlagen wurde und der sich kritisch gegen die Übergeneralisierung des A-Kriteriums der PTSD für alle Formen von Traumafolgestörungen absetzt. Differenzialdiagnostisch können sich mitunter Abgrenzungsprobleme zu anderen Störungen zeigen. Die Antriebshemmung und die Niedergeschlagenheit können mit einer schweren Depression verwechselt werden. Allerdings wird hinsichtlich der Symptomatik der Verbitterungsstörung betont, dass bei ihr die affektive Modulationsfähigkeit erhalten geblieben sei (Linden et al. 2004, S. 52). Zur Abgrenzung gegen eine Depression kann auch das Vorhandensein von Intrusionen und wiederholten Rückerinnerungen verwendet werden. Das phobische Vermeidungsverhalten der Verbitterungsstörung muss in seinem Gesamt von dem einer umschriebenen Phobie abgegrenzt werden. Anders als bei den Anpassungsstörungen ist der Verlauf nicht durch eine spontane Rückbildungstendenz gekennzeichnet, sondern eher durch eine Zunahme der Verbitterung und insgesamt eine Progredienz der Symptomatik. Dabei schreibt sich diese sich auch in die Persönlichkeit der Betroffenen ein, ähnlich wie bei der oben dargestellten Andauernden Persönlichkeitsänderung nach Extrembelastung (F62.0). Die Prognose ist damit als eher ungünstig beschrieben. Rein formal betrachtet kann diese Störung gegenwärtig ebenso wie die der Komplexen PTSD/ DESNOS und die der Entwicklungstraumastörung nur als Forschungsdiagnose verwendet werden.

3.7 Psychoforme, somatoforme und persönlichkeitsstrukturelle Erscheinungsformen dissoziativer Traumafolgestörungen

Unter strenger ätiologischer Perspektive kann die Gesamtgruppe der dissoziativen Störungen nicht als Traumafolgestörung im engeren Sinne aufgefasst werden (▶ Kap. 1.2.1), auch wenn eine Gewaltätiologie klinisch oft, aber nicht immer zu erkennen ist. Psychopathologisch führen eben häufig unterschiedliche Bedingungsfaktoren zu demselben Erscheinungsbild. Die Funktion dissoziativer Prozesse besteht darin, Unaushaltbarem auf unterschiedliche Art und Weise und in unterschiedlicher Ausprägung die Schärfe zu nehmen.

Insgesamt scheint es so zu sein, dass dissoziative Störungen, insbesondere aber dissoziative Phänomene bei anderen Störungen, in Deutschland noch weit weniger wahrgenommen und erkannt werden als die oben bereits dargestellten Traumafolgestörungen. Werden jene erkannt, werden sie häufig nicht unter der Perspektive von Dissoziation verstanden. Im englischen Sprachraum sind die Verhältnisse ganz anders, auch etwa in den Niederlanden und in Skandinavien. Die klassische Psychopathologie sowie eine vormals flächendeckende Verbreitung herkömmlicher psychoanalytischer Orientierungen mögen in Deutschland hemmend gewirkt haben. Dabei ist der mittlerweile vorhandene Literaturkorpus außerordentlich umfassend. Die Bibliografie von Goettmann et al. (1994), die die Literatur von 1791 bis 1992 erfasst, gibt aufgrund ihrer Suchkriterien lediglich einen kleinen Eindruck, ist aber unschätzbar hinsichtlich der »frühen« Arbeiten von vor 1900. Sie zeigt auch, dass sowohl die klassische Psychopathologie wie auch eine erweiterte psychoanalytische Sicht der Dinge mit Dissoziationskonzepten vereinbar sind (s. dazu auch Aldridge-Morris 1989). Eine Gesamtschau des gesicherten Wissens zur Dissoziation bietet ein Handbuch (Michelson und Ray 1996), eine Diskussion des Zusammenhangs von Trauma, Gedächtnisleistungen und Dissoziation der Sammelband von Bremner und Marmar (1998).

Dissoziation bedeutet zunächst, im klinischen Kontext, die Trennung des Zusammenhanges zwischen verschiedenen mentalen Prozessen, also etwa zwischen Gefühlen, Gedanken, Bedeutungen, Aspekten der Identität einer Person und Erinnerungsinhalten. Häufig wird mittlerweile aber auch außerklinisch von »Dissoziation« gesprochen zur Bezeichnung der Unterbrechung eines Zusammenhanges, also etwa in der Weise, dass die Wahrnehmung der Folge von Gewalt von der ihrer Ursache »dissoziiert« sei. Darüber hinaus können sich dissoziative Vorgänge auch körperlich abspielen (s. u.). Die verwirrende Bedeutungsvielfalt des Dissoziationsbegriffs diskutieren Wibisono et al. (2011). Historisch muss die Dissoziationslehre von Janet (1889), die das heutige Dissoziationsverständnis begründet, in den Kontext weiterer »Verdoppelungslehren« gestellt werden, die gegen Ende des vorletzten Jahrhunderts entstanden, etwa Freud (1900 a) mit seiner Traumdeutung – es gibt nicht nur das manifeste Alltagsleben, sondern ein zweites daneben, das sich zum Beispiel im Traum zeigt –, oder Bleuler (1911) mit seiner Schizophrenielehre. Die alltagssprachlichen Begriffe »ver-rückt«, »daneben sein«, »nicht ganz bei sich sein« und viele andere mehr bringen diese Verdoppelung aus der Erlebensperspektive der betroffenen Person oder aus der Wahrnehmungsperspektive von Außen zum Ausdruck.

Während die Arbeiten von Janet über mehrere Jahrzehnte hin wenig Wirkung entfalteten, bestimmte Freud mit seiner Lehre das Feld der Psychotherapie und das des psychodynamischen Verständnisses neurotischer Erkrankungen, zu denen begrifflich auch die traumabedingten Störungen gerechnet wurden. Oppenheim (1888) etwa führte mit seinem Buch (1989) »Die traumatischen Neurosen« diese Bezeichnung in den damaligen Mainstream der Diskussion ein. Erst in den letzten Jahrzehnten wird zunehmend das Werk von Janet berücksichtigt.

Seit Janet wird dessen Meinung kritisch diskutiert, dass Dissoziation etwas nur Pathologisches sei. Die Kontinuumshypothese setzt die Auffassung dagegen, dass es ein Kontinuum gebe von alltäglichen Dissoziationen bis hin zur dissoziativen Identitätsstörung. Hier ist die Diskussion noch im Fluss. Dabei ist natürlich zu bedenken, dass die Anzahl der insgesamt möglichen psychischen Reaktionsformen begrenzt ist, und dass ein bestimmtes psychisches Phänomen bei gleicher Erscheinungsweise jeweils aus ganz unterschiedlichen Entstehungsbedingungen entsprungen sein kann. Darüber hinaus kann ja auch das, was der Diagnostiker »pathologisch« nennt, für den Betroffenen eine wirksame Schutzmöglichkeit sein. Hier stellen sich schwierige Fragen zum Verständnis dessen, was »krankhaft« genannt werden darf.

Ein anderes Thema, das gegenwärtig die Diskussion um ein vertieftes Verständnis dissoziativer Prozesse bestimmt, fassen Wibisono et al. (2011) zusammen. Es geht dabei um die Alternative von »detachment« und »compartmentalization«. Mit Detachment wird etwa das Erleben beschrieben, neben sich zu stehen – »Depersonalisation« – oder die Welt als fremd wahrzunehmen. Beides kann sehr stark ausgeprägt sein und sogar so weit gehen, dass der betreffenden Person für dieses Erleben die Gewissheit verloren geht, dass sie selbst es erlebt. Klinische Formen des Detachment sind etwa die peritraumatische Dissoziation und das »numbing« als Symptom der PTSD. Compartmentalization bezeichnet demgegenüber das Auseinanderbrechen integrativer Funktionen in voneinander abgegrenzte Funktionseinheiten. Wünschenswert ist ein vertieftes Verständnis des Verhältnisses beider Dissoziationsformen zueinander.

Van der Hart et al. (1998) unterscheiden drei »levels of dissociation« (S. 255). Diese dürfen nicht mit den ebenfalls drei Ausprägungsformen der strukturellen Dissoziation verwechselt werden (▶ **Kap. 3.7.3**) – die Theorie spiegelt einerseits die Zersplitterung ihres Gegenstandsbereichs zurück, entwickelt sich aber auch fort! Bei den hier darzustellenden »levels« ist Folgendes gemeint: Bei der primären Dissoziation werden sensorische und affektive Erlebensfragmente nicht als Gesamt ins Gedächtnis integriert. Anders formuliert: Wahrnehmungsreste aus verschiedenen Sinnesbereichen und unterschiedliche Gefühlszustände werden als Bruchstücke abgespeichert, und zwar sinneskanalspezifisch – was gehört wurde, kommt ins auditive Gedächtnis, was gesehen wurde, ins visuelle usw. Es kann kein zusammenhängender Bericht abgegeben werden von dem traumatischen Geschehen; die Erfahrung ist in isolierte, somatosensorische Elemente zersplittert. Statt eines sprachlichen Berichts können sich aber – quasi als psychosomatische Sprache – »Zustände«, sensomotorische states einstellen, wenn man etwa mit der traumatisierten Person über das Geschehnis sprechen will.

Befindet sich eine Person einmal in diesem veränderten Bewusstseinszustand, kann deren Erleben weiter desintegrieren. Es kann nämlich so sein, dass etwa der Schmerz oder ein anderer Affekt, mit dem jemand in einem sensomotorischen state in Berührung kommt, nicht aushaltbar sind. Dann wird aus dem erlebenden Ich ein beobachtendes. Später wird dann etwa berichtet: »Ich bin dann aus meinem Körper raus, schwebte über der Szene und fragte mich, was machen die da unten.« Das Erlebte wird also aus der Distanz betrachtet. Dieser hier spontan ablaufende Vorgang lässt sich übrigens therapeutisch nutzen, wie in ▶ **Kapitel 6.4** gezeigt werden wird. Diese therapeutische Nutzungsmöglichkeit spontaner dissoziativer Prozesse ist im Übrigen ein Grund für die genaue nachfolgende Darstellung entsprechender Krankheitsbilder, die dem Selbstschutz dienen. Während also die primäre Dissoziation eine Einschränkung des kognitiv-perzeptiven Bezugs zum Traumaereignis mit sich bringt und somit die Betroffenen in die Lage versetzt, zunächst weiter so zu funktionieren, als ob nichts geschehen wäre, trennt die sekundäre Dissoziation die Betroffenen von den schwer aushaltbaren Affekten, die mit der Traumatisierung verknüpft sind. Sie ist also eine Art Betäubungsmittel. Mittlerweile werden die Begriffe der sekundären und peritraumatischen Dissoziation synonym benutzt (► Kap. 1.2.1).

Die nächste Stufe, die der tertiären Dissoziation, treibt die Distanzierung von Unaushaltbarem noch weiter. Hier entwickeln sich unterschiedliche Ich-Zustände, die jeweils verschiedene traumatische oder auch nicht-traumatische Erinnerungseinheiten beinhalten. Diese bestehen aus komplexen Identitäten mit unterschiedlichen kognitiven, affektiven und verhaltensbezogenen Mustern. Einige dieser states, dieser Ich-Zustände, repräsentieren spezifische Aspekte der Traumatisierung, etwa organisiert um Angst, Schmerz oder Aggression. Andere wiederum haben keinen Zugang zu traumatischen Situationen und den damit verbundenen Affekten und ermöglichen die weitgehend unbeeinträchtigte Ausführung routinemäßiger Funktionen des täglichen Lebens (Van der Hart et al. 1998, S. 255–256).

Auf eine Darstellung der Geschichte der Erforschung dissoziativer Phänomene wird hier verzichtet (s. dazu Ellenberger 1973 a, b, insbesondere Band 1, und etwa Putnam 1999).

Dissoziative Erkrankungen kann es sowohl auf psychischer Symptomebene geben als auch auf körperlicher, und sie lassen sich auch im Rahmen einer strukturellen Theorie der Persönlichkeit konzeptualisieren. Dieser Logik folgen die nächsten drei Unterkapitel.

3.7.1 Dissoziative Störungen in ICD-10 und DSM-IV

Zwischen den beiden Systemen DSM-IV und ICD-10 bestehen hinsichtlich der Kategorisierung und damit auch hinsichtlich des Verständnisses der dissoziativen Störungen ziemliche Unterschiede. Dies betrifft insbesondere die Zuordnung von Konversionsstörungen, also Erkrankungen mit einer körperlichen Symptomatik, die häufig wie eine neurologische Erkrankung aussehen. In der ICD-10 werden auch sie als dissoziative Störungen verstanden, im DSM-IV den somatoformen Störungen zugerechnet. Ihre Zuordnung im DSM-V und in der ICD-11 ist gegenwärtig noch offen.

Das DSM-IV sieht also dissoziative Erkrankungen eher als Bewusstseinsstörungen; dissoziative Störungen treten eher mit einer psychischen Symptomatik in Erscheinung, während die ICD-10 auch dissoziative Störungen in den neurophysiologischen Systemen von Motorik, Sensibilität und Sensorik beschreibt. Allerdings ist seit den Arbeiten der französischen Psychiater des vorletzten Jahrhunderts – etwa Moreau de Tours, Briquet und Janet – bekannt, dass es sich dabei nicht um alternative Erkrankungsmuster handelt; Menschen mit Konversionssymptomen

Tab. 9: Dissoziative Störungen im DSM-IV

300.12	Dissoziative Amnesie
300.13	Dissoziative Fugue
300.11	Konversionsstörungen
300.14	Dissoziative Identitätsstörung
300.15	Nicht Näher Bezeichnete Dissoziative Störungen
300.60	Depersonalisationsstörung

Tab. 10: Dissoziative Störungen in der ICD-10

F44.0	Dissoziative Amnesie
F44.1	Dissoziative Fugue
F44.2	Dissoziativer Stupor
F44.3	Trance- und Besessenheitszustände
F44.4	Dissoziative Bewegungsstörungen
F44.5	Dissoziative Krampfanfälle
F44.6	Dissoziative Sensibilitäts- und Empfindungsstörungen
F44.7	Dissoziative Störungen, gemischt
F44.80	Ganser-Syndrom (Vorbeiantworten)
F44.81	Multiple Persönlichkeitsstörung
F44.88	sonstige näher bezeichnete dissoziative Störungen (Konversionsstörungen)
F44.9	nicht näher bezeichnete dissoziative Störung (Konversionsstörung)
F48.1	Depersonalisations-, Derealisationssyndrom(-störung)

haben nicht selten auch dissoziative Bewusstseinsstörungen. Insgesamt ist die ICD-10 sicherlich näher an der »klassischen« Sichtweise dran als das nordamerikanische DSM-IV.

Bewusstseinsstörungen nach DSM-IV sind die Dissoziative Amnesie (300.12), die Dissoziative Fugue (300.13), die Dissoziative Identitätsstörung (300.14), die Depersonalisationsstörung (300.6) und die Nicht Näher Bezeichnete Dissoziative Störung (300.15). ICD-10 kennt als Bewusstseinsstörungen noch den Dissoziativen Stupor (F44.2), Trance- und Besessenheitszustände (F44.3) und das Ganser-Syndrom (F44.80)

Dissoziative Amnesien (DSM-IV 300.12) können sich auf unterschiedliche Inhalte beziehen und unterschiedliche Zeitspannen umfassen. Bei einer *lokalisierten Amnesie* kann jemand sich nicht an zeitlich umschriebene Ereignisse erinnern. Bei einer *Teilamnesie* sind bestimmte Teile eines Ereignisses nicht erinnerlich, und bei einer *selektiven Amnesie* bestehen Erinnerungslücken, die einige, aber nicht alle Ereignisse in einem umschriebenen Zeitraum betreffen. Bei der *systematischen Amnesie* können bestimmte Kategorien von Erinnerungen, etwa solche an die Familie oder an eine bestimmte Person, nicht erinnert werden. Es gibt aber auch sehr kurzzeitige Filmrisse, die mit Amnesie einhergehen. Diese sind kaum beschrieben und sollten *Absencen- oder Sekunden-Amnesien* genannt werden. *Peritraumatische Amnesien* sind häufig zu beobachten.

139

Bei der Erstvisite einer neu auf der Station aufgenommenen Patientin wurde diese gefragt, was sie am letzten Wochenende gemacht habe. Sie schien etwas abwesend, hielt aber den Blickkontakt, wobei sie etwas unbezogen-freundlich lächelte. Es wurde ihr die Handhabung von Wochenendregelungen erklärt. Sicherheitshalber fragte der Oberarzt, ob sie alles verstanden habe, und ob sie die Regelungen noch einmal wiederholen könne. – Die Patientin schreckte zusammen, sagte, sie sei »etwas abwesend gewesen« und habe nichts behalten können, obwohl sie alles gehört habe.

Es stellte sich später heraus, dass es sich um eine Frau mit einer Dissoziativen Identitätsstörung handelte, die jeweils am Wochenende immer noch Kontakt zu einer satanischen Sekte pflegte.

Differenzialdiagnostisch ließe sich das beschriebene Phänomen als Intrusion verstehen. Es gab aber immer wieder belastungsbezogene Amnesien in ihrem aktuellen Tagesablauf, die ohne krankhaften neurologischen Befund die Zeitspanne von Abwesenheitszuständen umfassten und weder als Intrusion früherer Amnesien aufgefasst werden konnten noch als inhaltlich gefüllte Intrusionen. Deshalb scheint hier eine neue Bezeichnung angemessen.

Klinisch und gutachterlich ist das Phänomen der »Amnesie für die Amnesie« von einer gewissen Wichtigkeit. Weil die Patienten und Patientinnen »vergessen« haben, de facto nicht wahrgenommen haben, dass sie Einiges vergessen haben, neigen sie dazu, ihre Erinnerungslücken aufzufüllen, auch um nicht als »unzurechnungsfähig« dazustehen. Das Konstrukt der »Amnesie für die Amnesie« geht im übrigen auf Spiegel (1997) zurück und meint, dass die Betroffenen nicht merken, dass sie keine Erinnerung haben an das, was sich in einer bestimmten Zeitspanne abgespielt hat, oder an Details davon.

Für die *Dissoziative Fugue* (DSM-IV 300.13) ist ein plötzliches, unerwartetes Sich-Entfernen vom eigenen Wohnsitz oder dem Arbeitsplatz charakteristisch, in Verbindung mit allen Kennzeichen einer Dissoziativen Amnesie. Die betroffene Person vermag Teile oder die Gesamtheit ihrer individuellen Vergangenheit nicht zu erinnern. Die Ortsveränderung erscheint zielgerichtet, und die betreffende Person verhält sich äußerlich geordnet. Häufig, aber nicht zwingend wird die Annahme einer neuen Identität betrieben. Gegenüber ihrer Umwelt wirken die Betroffenen unauffällig, und die Durchführung alltäglicher Handlungen ist ihnen in der Regel möglich.

Die *Dissoziative Identitätsstörung* (dissociative identity disorder, DID) (DSM-IV 300.14) oder die *Multiple Persönlichkeitsstörung* (multiple personality disorder, MPD) (ICD-10 F44.81) ist ein mit sehr viel Leid verbundenes Krankheitsbild, das nicht selten beim erstmaligen Gewahrwerden für die Therapeutin oder den Therapeuten so ängstigend ist, dass dessen Realität nicht wahrgenommen werden mag. Ist ein vertrauensvoller Kontakt entstanden, wird ein Einblick in die Mehr-Personen-Identität meist zunehmend besser möglich. Dabei ist es nicht selten der Fall, dass auch die Betroffenen erschrecken, wenn sie die Vielfalt ihrer Identität immer deutlicher erkennen.

Charakteristisch ist die Anwesenheit von zwei oder mehreren verschiedenen Identitäten oder Persönlichkeitszuständen, wobei jeweils nur eine in Erscheinung tritt. Jeder Teil hat sein eigenes, relativ überdauerndes Wahrnehmungsmuster seiner Umgebung und seiner (Teil-)Person, sein eigenes Gedächtnis mit einer jeweils eigenen Biografie, die zu dem Zeitpunkt beginnt, als sich dieser Persönlichkeitsteil abspaltete. Damit ist dann auch eine relative Datierung möglich, wann die Herausbildung dieses Teils notwendig war. Jeder Teil übernimmt jeweils unterschiedlich lange die volle Kontrolle über das Verhalten der Betroffenen. Meistens wissen die verschiedenen Persönlichkeitsanteile nicht voneinander, es gibt aber auch »Ko-Bewusstheit« und geteiltes Wissen sowie verbindende Erfahrungen.

Die *Depersonalisationsstörung* (DSM-IV 300.6) oder das *Depersonalisations-, Derealisationssyndrom*(-störung) (ICD-10 F48.1) sind, wie andere dissoziative Störungsbilder auch, schon seit Langem bekannt, und wurden sowohl als eigenständige Krankheitsbilder beschrieben (Mayer-Gross 1935) wie auch als Begleitsymptomatik anderer Störungen (Meyer 1968). Es ist unzulässig, lediglich aus dem Vorliegen von Depersonalisation und/oder Derealisation auf eine Traumatisierung im Verständnis der modernen Psychotraumatologie zu schließen. Hauptmerkmale der Depersonalisation sind Episoden eines veränderten Selbsterlebens als fremd, verändert und unwirklich, etwa wie im Traum. Allerdings bleibt die Realitätsprüfung intakt. Bei der Derealisation wird die Umgebung als fremd und unwirklich erlebt.

Die Diagnose *Nicht Näher Bezeichnete Dissoziative Störung* (Dissociative Disorder not otherwise specified, DDNOS) (DSM-IV 300.15) ist keine Verlegenheitsdiagnose! Ihre Verwendung ist auch nicht ein Hinweis auf diagnostisches Unvermögen der Untersucherin oder des Untersuchers! Diese Kategorie ist, wie es im DSM-IV heißt, gedacht zur Identifizierung von Störungen, »bei denen das vorherrschende Merkmal ein dissoziatives Symptom ist [...], das nicht die Kriterien für irgendeine spezifische Dissoziative Störung erfüllt.« Das kann zum Beispiel dann der Fall sein, wenn das Symptombild dem der Dissoziativen Identitätsstörung ähnelt, aber keine eindeutig abgrenzbaren Teilpersönlichkeiten nachweisbar sind, oder bei denen Amnesien für wichtige persönliche Informationen fehlen. Auch bei einer Derealisation ohne begleitende Depersonalisation kann diese Diagnose vergeben werden. Insgesamt trägt sie dem überaus bunten Erscheinungsbild dissoziativer Störungen Rechnung.

Lediglich in der ICD-10 sind die folgenden drei Formen dissoziativer Bewusstseinsstörungen beschrieben:

Der *Dissoziative Stupor* (ICD-10 F44.2) ist durch eine beträchtliche Verringerung oder ein vollständiges Fehlen willkürlicher Bewegungen, der Sprache und der normalen Reaktionen auf Licht, Geräusche oder Berührungen gekennzeichnet. Muskeltonus, aufrechte Haltung und Atmung sind erhalten. *Trance- und Besessenheitszustände* (ICD-10 F44.3) sind durch einen vorübergehenden Verlust der persönlichen Identität gekennzeichnet. Es kommt zu tranceartigen Zuständen von Bewusstseinsveränderungen und Einschränkungen von Bewegungen und Gesprochenem. Besessenheitszustände würden heute als Ausdruck der Wirkung von Introjekten verstanden werden; die Betroffenen sind überzeugt, von jemand anderem beherrscht zu werden. Das *Ganser-Syndrom* (Vorbeiantworten) (ICD-10 F44.80) wurde erstmals im Jahre 1898 von Ganser beschrieben, und zwar an Strafgefangenen, und auch heute wird es in einer psychotherapeutischen Praxis wohl kaum gesehen werden. Charakteristisch ist ein präzises »Vorbeiantworten«. Wichtig ist die faktische Wirkung: Ohne Kenntnis dieses Krankheitsbildes kann den Betroffenen entweder eine Täuschungsabsicht unterstellt werden, oder aber sie werden für »ver-rückt« oder dumm gehalten. »Nichts-mehr-Verstehen« ist auch eine Möglichkeit der Distanzierung, der Herstellung einer Entfernung zum erlebenden und damit auch leidenden Selbst, und das ist die basale Funktion aller dissoziativen Prozesse.

Die *Dissoziativen Nicht-Bewusstseinsstörungen* werden in ICD-10 und DSM-IV unterschiedlich zugeordnet. Das DSM-IV bezeichnet auch Störungen, die in der ICD-10 als dissoziative Störungen verstanden werden, als Konversionsstörungen und subsumiert sie den somatoformen Störungen. Das DSM-IV fordert den Diagnostiker dabei lediglich auf, verschiedene Typen des Symptoms zu bestimmen. Die ICD-10 differenziert drei dissoziative Störungsbereiche außerhalb der Bewusstseinsstörungen. Die *Dissoziativen Bewegungsstörungen* (ICD-10 F44.4) sind durch einen kompletten oder teilweisen Verlust der Bewegungsfähigkeit der Willkürmotorik gekennzeichnet. Es kann auch zu A- bzw. Dysphonien kommen oder zur Unfähigkeit, ohne fremde Hilfe zu gehen oder zu stehen.

Dissoziative Krampfanfälle (ICD-10 F44.5) ähneln epileptischen Anfällen. Auch den klassischen »arc de cercle« rechnet man hierzu. Anders als bei epileptischen Anfällen finden sich bei dissoziativen Anfällen keine lichtstarren Pupillen und kein Zungenbiss sowie kein Einnässen oder Einkoten.

Führend für *Dissoziative Sensibilitäts- und Empfindungsstörungen* (ICD-10 F44.6) ist ein teilweiser oder vollständiger Verlust von Hautempfindungen, nur an bestimmten Körperteilen oder am ganzen Körper, der alle oder nur einige Qualitäten betreffen kann. Auch Störungen des Visus bis zur Blindheit sowie Hörstörungen bis zur Taubheit und der Riechverlust werden unter diese Diagnose subsumiert. Die Sensibilitätsstörungen folgen in ihrer Ausdehnung in der Regel nicht den anatomisch-physiologischen Strukturen, sondern eher laienhaften Vorstellungen (»die ganze Hand ist taub«). Ist mehr als ein System betroffen, liegt also etwa eine motorische und eine sensible Hemisymptomatik vor, sollte eine *Dissoziative Störung, gemischt* (ICD-10 F44.7) diagnostiziert werden.

3.7.2 Dissoziative somatoforme Störungen

Das Konstrukt »somatoform« ist – wie das aktuellere Konstrukt »psychoform« – für viele sprachsensible Menschen problematisch, wie alle griechisch-lateinischen Neubildungen. Aber auch wer die Welt unter einer psychoanalytischen Perspektive ordnet, tut und tat sich schwer mit den »somatoformen Störungen«. Aus dieser Sicht sind es entweder konversionsneurotische, also »hysterische« Störungen, wobei sich der zugrunde liegende Konflikt der Ausdruckskraft und Symbolik des Körpers bedient, oder sie sind der Niederschlag nicht symbolisierungsfähiger Folgen von Gewalterfahrung, die in der Physiologie der betroffenen Person ihre Wirkung entfalten. Wer mit den Ideen und Gedanken der französischen Psychiatrie des vorletzten Jahrhunderts vertraut ist, dem mag eine Verbindung von Traumatisierung und organmedizinisch nicht begründbaren Körpersymptomen ohnehin naheliegend sein.

Ganz so einfach und eindeutig sind die Verhältnisse allerdings nicht. Klinische Diagnostik und wissenschaftliche Befunderhebung folgen einer gegenläufigen Logik. Klinisch wird versucht, Evidenz zu maximieren; alles was für eine bestimmte Annahme spricht, wird berücksichtigt und bestätigt die Vermutung. Wissenschaftlich dagegen wird gegenläufig geprüft unter der Frage, ob alles nicht auch ganz anders sein könne. Ein Schmerz, der für eine Blinddarmentzündung spricht, kann eine solche anzeigen, insbesondere wenn weitere typische Befunde den Verdacht zu bestätigen scheinen; es kann sich auch um etwas ganz anderes handeln.

Die ICD-10 kennt die Somatisierungsstörung (F45), die undifferenzierte Somatisierungsstörung (F45.2), die somatoforme autonome Funktionsstörung (F45.3), die anhaltende somatoforme Schmerzstörung (F45.4), sonstige somatoforme Störungen (F45.8) und die nicht näher bezeichnete somatoforme Störung (F45.9). Unternummerierungen verweisen auf Organsysteme. Die hypochondrische Störung (F45.2) sei nur der Vollständigkeit halber erwähnt. Auch die Hypochondrie (300.7) aus dem DSM-IV wird nur der Vollständigkeit halber genannt, ebenso wie die Körperdysmorphe Störung (300.7). Für die hier zu diskutierende Fragestellung sind aus dem DSM-IV folgende Störungen zu nennen: die Somatisierungsstörung (300.81), die Undifferenzierte Somatoforme Störung (300.81), die Konversionsstörung (300.11) und die Schmerzstörung, deren Nummer durch die Auswahl von Subtypen festgelegt wird.

Nijenhuis (1999 b) schlägt vor, einige von diesen als »somatoforme dissoziative Störungen« zu verstehen und sie den oben genannten »psychoformen dissoziativen Störungen« gegenüberzustellen (S. 28). Als »somatoforme Dissoziation« versteht Nijenhuis »dissoziative Symptome«, »die den Körper betreffen« (S. 27). In seinem Verständnis gibt es »negative und positive somatoforme Manifestationen einer gestörten mentalen Synthese« (S. 28) – also nicht nur den Verlust von etwas, wie etwa eine fehlende Wahrnehmung, sondern auch eine Plus-Symptomatik, z. B. einen Schmerz oder unkontrollierte Bewegungen.

In eigenen Studien und unter Rückgriff auf die vorliegende Forschungsliteratur zeigt Nijenhuis signifikante Zusammenhänge zwischen »Somatisierung, Somatisierungsstörung (Briquet-Syndrom)/Dissoziation und Mißbrauch« (S. 159/160), außerdem »hohe Interkorrelationen zwischen PTBS, Dissoziation, Somatisierung und Affekt-Dysregulation« (S. 160). Wichtig allerdings ist ihm der Hinweis, dass es auch somatoforme Störungsformen gibt, die sich nicht als dissoziative verstehen lassen. Insgesamt berichten mehr Patienten und Patientinnen mit psychoformen dissoziativen Symptomen über somatoforme dissoziative Störungen als solche mit anderen Symptomen. Dabei sind die Symptomkluster Anästhesie/Analgesie, Erstarren und Essstörungen von besonderer Wichtigkeit; unabhängig voneinander lassen sie psychoforme dissoziative Störungen erwarten. Besonders solche somatoformen Symptome, die dem Verteidigungsverhalten von Tieren entsprechen und die Reaktionen auf Bedrohung sind, sind im Verständnis von Nijenhuis am ehesten als somatoforme dissoziative Symptome zu verstehen (S. 170). Viele andere Symptome, etwa urogenitale Schmerzen, ließen sich als Erinnerungen verstehen (▶ Kap. 3.4), und »... erlebte körperliche Gewaltakte und sexuelle Belästigungen [erwiesen sich] als beste Prädiktoren für somatoforme Dissoziation« (S. 184). Jedoch ließe sich ein umfassendes Spektrum charakteristischer Symptome noch nicht nennen (S. 201). Allerdings, so Nijenhuis scheine es von dem state abzuhängen, in dem sich jemand gerade befindet, ob sich ein positives oder ein negatives Symptom manifestiere, anders gesagt, welche Traumaspur gerade getriggert sei. Unmittelbar klinisch relevant ist es, Somatisierungsstörungen immer daraufhin zu prüfen, inwieweit sie Schutzversuche des Subjekts sind gegen Trauma-Schmerzen. Die dissoziative somatoforme Symptomatik war übrigens dann besonders ausgeprägt, wenn lebensgeschichtlich früh begonnene Typ-II-Traumatisierungen vorlagen.

Nach gegenwärtigem Informationsstand wird dieses Konzept jedoch noch nicht in die neuen Auflagen der diagnostischen Kataloge aufgenommen werden, sodass bei entsprechender Symptomatik weiterhin eine Somatisierungsstörung oder eine Dissoziative Störung als Hauptdiagnose oder komorbid zur PTSD zu vergeben sein wird.

3.7.3 Persönlichkeitsstrukturelle Dissoziationsformen

Jeder, insbesondere aber jeder Traumatisierte, kann psychoforme und/oder somatoforme Symptome aufweisen. Das sind dann definitionsgemäß »komorbide« Störungen, die mit anderen Krankheitsbildern einhergehen. Nun gibt es aber einen Ansatz, der Dissoziation als Ausdruck einer traumabedingten persönlichkeitsstrukturellen Störung verstehen lässt (van der Hart et al. 2006 b). Hier geht es nicht um die Addition einer weiteren Störung, sondern um ein intrinsisches Verständnis dissoziativer Prozesse in einer traumatisierten Person mit der zentralen Aussage, »dass die Essenz des Traumas die *strukturelle Dissoziation der Persönlichkeit* ist« (S. 8, Hervorhebung im Original). In Anlehnung an einen Militärarzt des Ersten Weltkrieges (Myers 1915, 1940) beschreiben sie »die Koexistenz eines(r) sogenannten *anscheinend normalen Persönlichkeit(santeils) (apparently normal part – ANP) und einer(s) sogenannten emotionalen Persönlichkeit(santeil) (EP)*« (S. 20, Hervorhebung und Schreibweise so im Original). Im Folgenden werden nur noch die Abkürzungen ANP und EP verwendet. Der ANP bedient Handlungssysteme des Alltags, die das Überleben sichern. Der EP ist auf die Systeme beschränkt, die zur Zeit der Traumatisierung aktiviert waren: Abwehr, Sexualität, Flucht, Kampf. Beide Systeme sind starr gegeneinander abgegrenzt. So gibt es etwa im EP-System Wutausbrüche, die nur destruktiv sind und zu völligem Kontrollverlust führen können. Das Ausmaß des Formenspektrums der strukturellen Dissoziation kann ausgesprochen umfassend sein.

Die einfachste Spaltung erzeugt einen einzelnen ANP und einen einzelnen EP. Diese Konfiguration heißt *»primäre strukturelle Dissoziation«* (S. 21) (Hervorhebung im Original). Den Hauptteil der Person macht der ANP aus. Bei längerem Druck durch traumatisierende Ereignisse teilt sich der EP erneut; der ANP bleibt davon unberührt. Hier handelt es sich dann um eine *»sekundäre strukturelle Dissoziation«* (S. 22, Hervorhebung im Original). Der EP ist dann durch sehr verschiedene Kombinationen von Affekten, Kognitionen und motorischen Handlungsbereitschaften gekennzeichnet. So kann ein EP vor Entsetzen starr sein, ein anderer um sich schlagen und wieder ein ander um Hilfe nachsuchen. Unter besonderen Belastungen kann es auch zu Spaltungen des ANP kommen. Diese *»tertiäre strukturelle Dissoziation«* (S. 22, Hervorhebung im Original) entwickelt sich, wenn Trigger im Alltagsleben den ANP infrage stellen. Dann können sich mehrere ANPs bilden.

Psychoanalytiker könnten meinen, im EP das ihnen vertraute »Es« wiederzuentdecken. Allerdings wird im psychodynamischen Modell von Freud intrapsychisch Ängstigendes »nach unten« verdrängt. Beim EP geht es aber nicht um Triebimpulse, sondern um »parallel« zum ANP wirkende Trauma-states, die die Erregung und die Angst mit umfassen. In der »Gegenübertragung« – die im strengen Sinne keine ist, da es sich hier eher um eine Affektansteckung handelt – kann der Kontakt mit dem EP einer Person als extrem energetisierend erlebt werden. Der ANP ist der stille Haushalter, was aber nicht heißt, dass er symptomfrei ist: Negative dissoziative Symptome kann er durchaus haben, etwa Amnesien, Numbing, Verlust seiner kritischen Funktionen, Verlust von Wünschen, Bedürfnissen und Fantasien oder Anästhesien. Positive, laute, lärmende Symptome wie etwa Intrusionen bringt der EP zum Ausdruck.

Von der Logik her wären hier Darstellungen zur *Dissoziativen Identitätsstörung* (dissociative identity disorder, DID) (DSM-IV 300.14) oder zur *Multiplen Persönlichkeitsstörung* (multiple personality disorder, MPD) (ICD-10 F44.81) naheliegend. Diese wurden allerdings schon dargestellt, darüber hinaus gibt es zahlreiche gute Monografien zu diesem Thema, auf die hier verwiesen wird (etwa Huber 1995; Schneider 1997; Haddock 2001).

Die Therapie von Menschen mit dissoziativen Störungen ist sehr schwierig. Darauf wird in ▶ **Kapitel 6.5.11** eingegangen.

3.8 Komplizierte (traumatische) Trauer

Der Begriff der »traumatischen Trauer« erscheint angemessener für die Kombination aus Trauma und Verlust. Allerdings scheint sich die Bezeichnung der »komplizierten Trauer« durchzusetzen. Zu klären ist, ob der Begriff der komplizierten Trauer nicht breiter angelegt ist und damit der spezifischere der traumatischen Trauer in ihm untergehen könnte. Das Störungsbild ist klar von einer Depression zu unterscheiden und wird deshalb hier vorgestellt.

Keine der beiden Diagnosen wurde bislang ins DSM-IV oder in die ICD-10 aufgenommen. Es erscheint möglich, dass die Diagnose unter der Bezeichnung der Prolongierten Trauer in das DSM-V aufgenommen wird.

Das Konzept der Komplizierten Trauer geht auf Horowitz (1978) und Horowitz et al. (1997) zurück, das der Traumatischen Trauer auf Prigerson et al. (1999). Beide Ansätze wurden als »Prolongierte Trauer« in einem diagnostischen Kriterienkatalog zusammengefasst (Prigerson et al. 2009).

Als Ereigniskriterium ist die Kunde vom Tod einer nahestehenden Person definiert. Der Hinterbliebene muss nicht unmittelbar Zeuge des Todes gewesen sein. Das Vermeidungsverhalten bezieht sich auf die Ablösung von der verstorbenen Person; tauchen Erinnerungen auf, werden diese vermieden, oder es schießen Intrusionen ein, die in ihrer Zeitlosigkeit das Zustandekommen eines Trauerprozesses verhindern.

Traumatische Trauer und Depression treten häufig komorbid auf. Das Verhältnis von Traumatischer Trauer und Verbitterungsstörung untersuchen Vollath und Seidler (2009). Über empirische Befunde zu den Ergebnissen unterschiedlicher Behandlungsverfahren informieren Rosner und Wagner (2011). Klinisch kann als Grundregel gelten, dass zunächst auf die Behandlung der PTSD im engeren Sinne fokussiert werden muss, die mit den Intrusionen und dem Vermeidungsverhalten das Zustandekommen eines Trauerprozesses verhindert, fokussiert werden muss, um diesen zu ermöglichen. Für Therapeutinnen und Therapeuten, die ihre Aufgabe darin sehen, Leid zu lindern, ist es mitunter schwer zu akzeptieren, dass die therapeutische Aufgabe hier gerade darin besteht, den Schmerz des Trauerprozesses erst möglich zu machen.

3.9 Häufig gemeinsam vorkommende Krankheitsbilder nach Traumatisierungen – »Komorbiditäten«

Als Komorbidität wird das zeitgleiche Auftreten von mindestens zwei diagnostisch unterscheidbaren Erkrankungen bei einem Patienten bezeichnet, wobei eine ursächliche Beziehung zwischen den Krankheiten bestehen kann, aber nicht muss.

Eine Diskussion der Sinnhaftigkeit des Konzeptes der Komorbidität berührt Grundfragen von Krankheitslehre und Entitätenbildung und soll hier nicht geführt werden. Allenfalls könnte man darüber nachdenken, ob der Begriff einer komplexen Morbidität nicht angebrachter wäre. Angemerkt werden darf aber, dass das Komorbiditätskonzept logisch über weite Strecken absurd ist. Es reflektiert eine Gläubigkeit an ICD- und DSM-Nummern, die von vielen Kolleginnen und Kollegen mittlerweile nicht mehr kritisch hinterfragt wird, weil sie seit Beginn ihrer Ausbildung darin sozialisiert wurden. So wird offenbar bereitwillig davon ausgegangen, dass ein Gehirn, ein Mensch, eine Person Schicksalsschläge lehrbuchgemäß verarbeiten. Lehrbücher aber spiegeln lediglich Machtverhältnisse, »herrschende Lehrmeinungen« wieder und stabilisieren diese – hier etwa durch ihre Forderung nach manualkonformer Sehweise.

Wenn beispielsweise eine Mutter bei einem Autounfall ihre Kinder verloren hat, selbst aber überlebte und in der Folge eine PTSD entwickelt und schwer depressiv wird, kann nur ein in Krankheitsentitäten denkender Mensch darin zwei Krankheitsbilder sehen – de facto ist ihr Leben zerstört, sie ist verzweifelt (dafür gibt es keine Diagnose!) und möchte wahrscheinlich am liebsten tot sein, was dann wiederum pathologisiert werden kann als krankhafter Todeswunsch.

Empirisch wurde etwa gezeigt, dass komorbide Störungen bei Traumatisierten pathogenetisch mit dem Trauma verbunden sind und keine unabhängigen Störungen darstellen (Sutker et al. 1994). Allenfalls ergibt die Frage nach der Häufung von typischen Kombinationen von Störungen einen Sinn, wenn damit spezifische Konsequenzen für die Therapie verbunden sind – das ist in der Praxis aber nur selten der Fall. Die Problematik der Komorbiditätslehre ist nicht spezifisch für die

Psychotraumatologie. Ihre Wichtigkeit für die Psychotraumatologie ergibt sich daraus, dass auf massive Schicksalsschläge in der Regel nicht nur mit einem Krankheitsbild reagiert wird.

Kessler et al. (1995) konnten zeigen, dass depressive Störungen, Angststörungen, Somatisierung, Sucht und Dissoziation die Störungsbilder sind, die am häufigsten mit einer Posttraumatischen Belastungsstörung vergesellschaftet sind. Maercker (2009 b) nennt darüber hinaus auch Somatisierungsstörungen und Herz-Kreislauf-Erkrankungen. Dauer, Häufigkeit und Intensität traumatischer Erleidnisse bestimmen dabei weitgehend die Häufigkeit, den Schweregrad und die Behandelbarkeit psychischer Störungen.

3.10 Der komplizierte Zusammenhang von Trauma und Sucht, Depression und Psychose

Die Komorbidität von PTSD und Sucht sowie Depression wurde oben schon erwähnt. Aufgrund ihrer Häufigkeit verdient die Komorbidität mit diesen beiden Störungsgruppen besondere Beachtung und wird deshalb in diesem Kapitel etwas genauer thematisiert. Darüber hinaus wird der Zusammenhang von Trauma und Psychose diskutiert.

Schäfer und Reddemann (2005) zeigen sehr überzeugend, dass Suchterkrankungen bei Traumatisierten nicht so sehr unter dem Aspekt der Komorbidität zu betrachten seien, sondern auch als eigenständige Traumafolgen angesehen werden müssen. Besonders weisen sie darauf hin, dass gerade auch bei Patienten mit scheinbar »primären« Suchterkrankungen die Bedeutung von Traumatisierungen immer deutlicher erkannt wird. Immerhin entwickelt nach sexueller oder anderer körperlicher Gewalt in der Kindheit ungefähr ein Drittel der Betroffenen im Verlauf ihres Lebens eine substanzbezogene Störung gegenüber ca. 10 % der Menschen ohne eine solche Vorerfahrung (s. etwa Mullen et al. 1993; Shin et al. 2009). Nach einer Übersicht von Simpson und Miller (2002) über 47 Studien haben 45 % aller Patientinnen mit substanzbezogenen Störungen in ihrer Kindheit sexuelle Gewalt erlebt. Der Suchtmittelgebrauch hat im Wesentlichen zum Ziel, das Hyperarousal herunterzuregeln. Außerdem wird immer wieder berichtet, dass die quälenden Intrusionen vorübergehend zurückgehen, allerdings auch, dass zu Beginn eines Alkoholexzesses die Hyperarousal-Symptomatik zunehme und dann so lange getrunken würde oder andere Drogen konsumiert würden, bis dass »das Licht ausgine«. Dass die Betroffenen in solchen Zuständen ganz besonders gefährdet sind, erneut Gewaltopfer zu werden, liegt auf der Hand.

Eine amerikanische Irak-Soldatin war in ihrem Panzerfahrzeug von einer Gruppe Jugendlicher angegriffen worden. Ihre Kameraden lagen tot im Ausstiegstunnel des Fahrzeuges. Sie hatte überlebt, sprang aus dem Fahrzeug und brach – nach eigenen Angaben – dreien der Angreifer das Genick. Das Geräusch des Genickbruchs ließ sie nicht mehr los – ein häufiger Befund bei Soldaten und Soldatinnen; das am meisten quälende Traumaereignis bezieht sich auf selbst durchgeführte Gewalthandlungen, weniger auf passiv erlittene Gewalt. Erst bei einem Alkoholspiegel von 2,5 Promille kam diese Soldatin etwas zur Ruhe.

Dieses Beispiel mag das Erklärungsmuster der »Selbstmedikationshypothese« veranschaulichen: Selbstregulatorische Fähigkeiten, die Erleben und Erfahrung filtern, koordinieren und organisieren, und die natürlich auch für die Regulation sozialer Beziehungen wichtig sind, wurden traumatogen beschädigt. In Belastungssituationen und bei starkem Symptomdruck wird dann ersatzweise auf eine Droge zurückgegriffen.

Langeland et al. (2005) diskutieren als weiteres Erklärungsmodell das Konzept der »chemical dissociation«, der »chemischen Dissoziation«. Dieses bezieht sich mehr auf die Situation von Menschen mit frühen Gewalterfahrungen; in Deutschland ist es bislang wenig bekannt. Traumatisierte Menschen mit wenig Fähigkeiten zur Dissoziation erreichen deren erleichternden und betäubenden Effekt durch die Anwendung psychoaktiver Substanzen und geraten dadurch in einen Dissoziations-ähnlichen Zustand. Studien zeigten, dass Suchtkranke – überwiegend Männer – nicht gut psychisch dissoziieren können. So wird vermutet, dass gerade von diesen die Möglichkeit der chemischen Dissoziation gehäuft ersatzweise eingesetzt wird, während Frauen, ebenfalls mit Traumatisierungen in der Kindheit, eher die Möglichkeit der psychischen Dissoziation zur Verfügung stehe. Darüber hinaus besteht auch ein Zusammenhang in umgekehrter Richtung: Suchtkranke sind stärker als andere gefährdet, Opfer von Gewalt und somit traumatisiert zu werden. Auf diesem Hintergrund wird eine Spirale von frühen Traumatisierungen, der Entwicklung einer Suchtkrankheit und erneuter Traumatisierung erkennbar. Eine vertiefende Übersicht zum Stand auch der empirischen Forschung sowie therapeutischer Ansätze gibt Schäfer (2011a).

Depressionen gehören zum einen zu den häufigsten komorbiden Erkrankungen einer PTSD (Kessler et al. 1995), können zum anderen nach einem traumatischen Ereignis aber auch unabhängig von einer PTSD auftreten. Zudem kann das Schwanken in den states Traumatisierter mitunter eine Differenzialdiagnostik zu depressiven Erkrankungen nötig machen, um abzuklären, ob die zusätzliche Vergabe der Diagnose einer depressiven Erkrankung gerechtfertigt ist. Es wird diskutiert, ob PTSD und Depression auf eine gemeinsame Vulnerabilität zurückgehen, und ob lediglich dann, wenn sich ausschließlich eine depressive Störung ohne eine PTSD entwickelt, eine depressionsspezifische Anfälligkeit vorliegt, oder ob in jedem Fall unabhängige Vulnerabilitäten angenommen werden müssen. Andere Autoren wiederum gehen davon aus, dass es von der Art des Ereignisses abhinge, welche Störung sich nachfolgend entwickelt. Auch die Frage, ob die Entwicklung einer Depression davon anhängt, ob weitere Belastungsfaktoren außer dem Traumaereignis vorliegen, wird bearbeitet (Mahler und Grabe 2011).

Hinsichtlich der Folgen früher Traumatisierungen vertreten Maercker et al. (2004) einen entwicklungspsychologischen Ansatz. Möglicherweise müssen bestimmte Hirnstrukturen eine bestimmte Ausreifung erreicht haben und das Gehirn insgesamt eine ausreichende Organisation und Integration als Voraussetzung dafür, dass sich eine PTSD entwickeln kann. Dies erfolge aber erst in der Adoleszenz. So sei es wahrscheinlicher, dass sich bei einer kindlichen Traumatisierung eine depressive Störung entwickle, nicht aber eine PTSD. Darüber hinaus scheinen kindliche Traumatisierungen zu einer persistierenden Störung der neurochemischen Stressverarbeitung zu führen mit der Folge einer erhöhten Vulnerabilität für Extrembelastungen im Erwachsenenalter.

Neben der Vergabe der Depressions-Diagnose ist ein psychodynamisches Verständnis dessen, was als »Depression« in Erscheinung tritt, unumgänglich. Sie kann zum Beispiel Ausdruck einer Täteridentifikation sein, dessen Auslöschungshandlung an dem Opfer auf dem Wege der Depression seine Fortsetzung findet: »Du darfst nicht leben!«, »Du bist lebensunwert!« Wenn es therapeutisch gelingt, derartige Kognitionen zu identifizieren und sie ihrem eigentlichen Urheber zuzuordnen (»Wer sagte, dass Sie kein Recht zu leben haben?«), ist schon viel gewonnen. Der Wunsch tot zu sein ist für Traumatisierte ein ständiger Begleiter, ständig präsent, mal mehr, mal weniger im Vordergrund und bedrängend. Gerade deshalb ist eine präzise diagnostische Einschätzung zur aktuellen Gefährdung außerordentlich wichtig. Dazu gehört auch eine Einschätzung des Lebensstils des Betroffenen: Lebt er selbstschädigend, kann er sich selbst bewahren und beschützen, gibt es so etwas wie Selbstfürsorge und die Fähigkeit, auf sich aufmerksam zu machen und die eigene Hilfsbedürftigkeit zum Ausdruck zu bringen?

Die Frage nach dem Zusammenhang von Traumatisierung und Psychose hat mehrere Aspekte: Können Traumaereignisse zu einer Psychose führen oder deren Entstehen begünstigen? Kann eine Psychose als Traumaereignis wirksam werden, und zu welchen Konsequenzen kann das Vorkommen psychoseartiger oder psychotischer Symptome bei Traumatisierten führen? Im DSM-III (American Psychiatric Association 1980 b) gab es noch die »Kurze reaktive Psychose« (298.80), die als kurze psychotische Störung verstanden wurde mit einem Beginn »unmittelbar nach einer erkennbaren psychosozialen Belastung« (S. 210). Diese Diagnose wurde so nicht in das DSM-IV aufgenommen. In den Vordergrund traten stattdessen Fragestellungen und Forschungsprojekte, die die Bedeutung zurückliegender, kindlicher Traumatisierungen als Vulnerabilitätsfaktor für eine ganze Reihe seelischer Erkrankungen aufzeigten, auch für Psychosen. Eine komorbide PTSD wird bei Menschen mit schizophrenen oder affektiven Psychosen diagnostisch oft übersehen, ebenso wie sogar schwere traumatogene dissoziative Störungen (Schäfer 2011 b).

Ein Traumaereignis ist ein Entmächtigungsereignis. Jemand oder etwas war stärker als man selber. Auf diesem Hintergrund verwundert es nicht, dass das Erleiden einer psychotischen Erkrankung, oft auch mit überwältigenden Behandlungserfahrungen, zu einer PTSD führen kann (Shaw et al. 2002). Menschen mit einer PTSD zeigen mitunter psychotische oder psychoseähnliche Symptome. Insbesondere Halluzinationen scheinen nicht selten vorzukommen. Von der Tendenz her sind etwa im Kopf des Betroffenen lokalisierte Stimmen eher als Ausdruck maligner Täterintrojekte zu verstehen, als solche, die »von überall her kommen«. Vor einer vorschnellen diagnostischen Festlegung auf eine psychotische Erkrankung sollte der Verlauf gut beobachtet und die PTDS im Rahmen des Möglichen behandelt werden.

3.11 Trauma und Persönlichkeitsstörungen

Wurde jemand reduziert auf das einzige Anliegen, das einzige »Persönlichkeits-
merkmal« des Überleben-Wollens gegen den Willen Anderer, ist dieser Mensch
danach nicht mehr »so richtig von dieser Welt«. Was sich später als »Persönlichkeit«, als »Charakter« zeigt, mag vom Erscheinungsbild her Ähnlichkeiten haben
mit dem, was sich unter »normalen Umständen« als Persönlichkeitsstörung auch
hätte entwickelt haben können – die innere Funktionsdynamik ist eine andere, und
auch das Selbst-Erleben ist anders. Vergibt man hier die Diagnose einer »spezifischen Persönlichkeitsstörung«, werden spätestens Unzulänglichkeiten der Therapie, vielleicht auch ein scheinbar nicht vorhersehbarer Suizid zeigen, dass bei dem
Betroffenen die Einschätzung einer komplexen Traumafolgestörung angemessener
gewesen wäre als die manualgeleitet korrekte Diagnose einer Persönlichkeitsstörung. Insofern sollte prinzipiell bei Vergabe der Diagnose einer Persönlichkeitsstörung immer auch die Differenzialdiagnose einer komplexen Traumafolgestörung in Erwägung gezogen werden.

Die Folgen schwerer Traumatisierungen haben Auswirkungen auf Merkmale,
die auch in der Diagnostik von Persönlichkeitsstörungen Berücksichtigung finden.
So zerbricht beispielsweise jedes überwältigende Ereignis narzisstische Illusionen
über basale Übereinstimmungen mit anderen Menschen und »der Welt« als ganzer.
Die Fantasie der eigenen Einmaligkeit, Unantastbarkeit und relativen Allmacht im
eigenen Mikrokosmos erweist sich als trügerisch. Reaktiv wird versucht, alles, was
irgendwie kontrollierbar ist, zu kontrollieren und Unberechenbarkeiten zu vermeiden. Damit verbundene Größenfantasien, die der Abwehr der erfahrenen
Ohnmacht gelten, können – etwa in Verbindung mit der Weigerung, sich auf
menschliche Beziehungen einzulassen –, durchaus mit den primären Zügen einer
narzisstischen Persönlichkeit verwechselt werden. Personen, die ohnehin besonders
narzisstisch sind, können sehr anfällig sein, aber auch jene ohne einen derartigen
Hintergrund – denn deren Illusionen von Sicherheiten waren noch selbstverständ-
licher. Ebenso kann etwa eine gebrochene Intentionalität auf dem Hintergrund
einer rezenten traumatischen Erfahrung, ohnehin nicht selbstwirksam planen zu
können, in Verbindung mit Angst vor Nähe, Beziehung und Reizüberflutung, eine
primäre schizoide Persönlichkeit vortäuschen. Neben diesen generellen Anmerkungen werden im Folgenden in herkömmlicher Orientierung einige Zusammenhänge zwischen einigen Typen von Persönlichkeitsstörung und Traumatisierung
aufgezeigt und diskutiert. Dabei wird zur Veranschaulichung die Problematik um
die histrionische Persönlichkeitsstörung sehr ausführlich dargestellt, was auch als
Beitrag zu der immer häufiger gebrauchten Formulierung von der »traumatischen
Hysterie« zu verstehen ist.

Bei der Borderline-Persönlichkeitsstörung ist der Zusammenhang zwischen
Traumatisierung und Persönlichkeitsentwicklung schon seit langem bekannt
und am besten belegt. Weitergehend wird diskutiert, ob die Borderline-Störung
nicht als komplexe Form einer Posttraumatischen Störung angesehen werden
müsse. Wird diese Diagnose gelegentlich in diesem Verständnis gestellt, sollte es

dem Diagnostiker klar sein, dass die Information über das unterlegte Verständnis einer Gewaltätiologie so nicht weitergegeben wird: Seit DSM-III werden die dort beschriebenen Krankheitsbilder nach der Maxime eines möglichst theoriefreien, deskriptiven Ansatzes (American Psychiatric Association 1980 b, S. XVII) konzeptualisiert. Annahmen zur Ätiologie sind Bestandteil einer Theorie und diese wird in der Konzeptualisierung der Persönlichkeitsstörungen außen vor gelassen. Insofern wird auch keine Information über eine angenommene Gewaltätiologie weitergegeben. In der Tat zeigt eine Fülle von Studien, dass nahezu 100 % aller Patienten mit einer Borderline-Störung über traumatische Ereignisse in der Kindheit berichten, von häuslicher Gewalt, sexuellem und anderem körperlichen Missbrauch – häufig Inzest (▶ **Kap. 5.2**) – und Vernachlässigung. Dulz und Jensen (2011) zeigen, dass die Borderline-Persönlichkeitsstörung die seelische Erkrankung ist, die am häufigsten mit sexuellem Missbrauch verknüpft ist. Auch weisen sie darauf hin, dass extreme Schutzlosigkeitserlebnisse mit dem Missbrauch dadurch einhergingen, dass der »Nicht-Täter-Elternteil« in ca. 80 % der untersuchten Patienten von dem Verbrechen wusste, es häufig auch noch duldete oder gar förderte.

Das Konstrukt der Hysterie ist alt, ehrwürdig und schillernd (Seidler 1996). Auch wenn seit dem DSM-III das Neurosekonzept generell – und somit auch das der hysterischen Neurose – nicht mehr offiziell verwendet wird, die Sprache lässt sich nicht durch Manuale regulieren. Im klinischen Kontext wird der Neurosebegriff weiterhin gebraucht. Positiv aufnehmen lässt sich aus dem DSM-III, den Hysteriebegriff – vornehm schein-modifiziert zur »histrionischen Persönlichkeitsstörung« – zunächst deskriptiv zu verwenden, etwa mit den im DSM-IV unter 301.50 genannten Kriterien. Dadurch wird eine vorschnelle Festlegung auf eine neurosenpsychologische Ätiopathogenese vermieden.

Zentral im Verhalten hysterischer Menschen ist ein Bemühen darum, überhaupt wahrgenommen zu werden. Unabhängig von der Art und Weise, wie es geschah, ob konfliktuös in einer ödipalen oder präödipalen Welt, ob durch ein einmaliges Gewaltereignis oder fortgesetzten Missbrauch, ihnen ist das Recht auf eine eigene Personalität mit eigenen Wünschen und einer eigenen Daseinsberechtigung enteignet worden. Nun wollen sie »gesehen«, wahrgenommen werden. Weil diese Berechtigung aber auf diesem Wege nicht wirklich angeeignet und selbstverständliches Recht werden kann, bleibt dieses Bemühen eine Persönlichkeitskonstante, die sich in jeder sich bietenden Gelegenheit manifestiert.

Im Kern jeder Persönlichkeit steht die Geschlechtsidentität mit der Berechtigung zu eigenen sexuellen Wünschen. Der Zugang zu diesen kann sowohl nach einem Missbrauch als auch auf der Grundlage massiver ödipaler Konflikte mit der gesamten Berechtigung zu etwas »Eigenem« verloren gegangen sein. In seinem Bemühen, wahrgenommen zu werden und Interesse auf sich zu ziehen, greift der oder die Betroffene ersatzweise auf Stereotype zurück, auf »Rollen« – auf das zu beschützende asexuelle »kleine Mädchen«, die überbegabte unerlöste Künstlerin, die »Superfrau«, den »harten Macho«. Verbunden damit ist der Auftrag an aktuell wichtige Hoffnungsträger – die allerdings nach dem Nützlichkeitsprinzip so austauschbar sind wie die jeweils gespielte Rolle – den dargestellten leidvollen Zustand zu beenden und der vorauseilenden Belobigung und Belohnung, dann

151

jeweils als Erster oder Erste überhaupt etwas bislang noch nicht Erreichtes geschafft zu haben. Ein Kontakt zu hysterischen Menschen wertet deren Gegenüber narzisstisch auf – einhergehend damit, dass »die Hysterischen« »gemacht«, Produkte von Zuschreibungen werden – häufig von Männerfantasien. Das gilt sowohl für die hysterischen Frauen wie auch für die hysterischen Männer. Meistens werden je nach Gelegenheit und Adressat mehrere Rollen gespielt, je nachdem, welche das existenziell notwendige »Triebziel« des Wahrgenommen-Werdens gerade erreichbar erscheinen lassen. Wird dann aber nur diese angebotene Oberfläche wahrgenommen, wurde der ursprüngliche Wunsch, auch mit der existenziellen Not gesehen zu werden, wieder nicht erfüllt, und das ursprüngliche Bemühen geht weiter. Wer drauf reingefallen ist, wird verachtet. Nimmt jemand diese Not wahr, kann das häufig wegen der dann resultierenden Scham nicht angenommen werden. Auf diesen Hintergrund kann das »Locken/Blocken« zum Teil verständlich gemacht werden: Ein vordergründiges Wahrgenommen-Werden wird nicht wirklich gewollt, ein umfassenderes sehr gefürchtet. Diese dargebotenen Lock-Angebote erwecken meist den Anschein des Unechten, Übertriebenen, Gespielten und langweilen das Gegenüber auf Dauer und/oder machen es ärgerlich. Die Beziehungen ausgeprägt hysterischer Menschen sind häufig durch tätliche Gewalt gekennzeichnet und enden fast regelhaft destruktiv. Dem nicht-hysterischen Partner fehlt nämlich ein wirkliches Gegenüber – er oder sie laufen andauernd »ins Leere«. Insbesondere wenn es darauf ankommt, Verantwortung zu übernehmen für die destruktiven Folgen »eigener« Entscheidungen und Handlungen, steht jemandem mit einer histrionischen Persönlichkeitsstörung keine »Personalität«, keine Subjekthaftigkeit zur Verfügung: Die Umstände sind's gewesen, »es kam über mich« oder »ich bin nun mal so«. Das ist ja auch kein Wunder; wenn einem basal das Recht, eine eigene Person zu sein und zu werden, abgesprochen wurde, ist eben »keiner zu Hause«, wenn jemand anklopft. Der Partner oder die Partnerin eines solchen Menschen fühlt sich dann nicht selten so wenig wahrgenommen wie die Person mit einer histrionischen Persönlichkeitsstörung ihrerseits einst wahrgenommen wurde – es fehlt das Subjekt, das ihn oder sie wirklich »erkennen« könnte. Darüber hinaus ist die »Passung« in der Partnerwahl »Hysterika/Psychopath« bekannt und gut beschrieben (Meloy 1992).

Differenziertere Erläuterungen zur Verlaufsgestalt der Beziehungen hysterischer Menschen mit ihrem erneuten Traumatisierungspotenzial finden sich in Seidler (im Druck). Die Dynamik der Aggressivität hysterischer Menschen wurde kaum untersucht, deren Sexualität fand mehr Interesse. Oder sollte damit das Thema ihrer Aggressivität mit abgehandelt worden sein? Denn in seiner Bedeutung für die häufige Entwicklung von Beziehungen hysterischer Menschen in Gewaltverhältnisse kaum zu überschätzen ist der von ihnen ausgehende »Sog in die Monade« (Seidler 1994a), in symbiotische Verstrickungen, aus denen sich ein Partner oder eine Partnerin mitunter nicht anders zu befreien weiß als durch die Anwendung von Gewalt – Himmel und Hölle sind eng benachbarte Habitate. Hinzu kommen die weiter unten angesprochenen Dynamismen.

Bei allen Patienten, die initial hysterisch anmuten, sollte ebenso wie bei Menschen mit einer zunächst vermuteten Borderline-Persönlichkeitsstörung eine ausführliche Traumadiagnostik stattfinden. Bei Erfüllung der Diagnosekriterien einer Traumafolgestörung im engeren Sinne ist dann auch diese Diagnose zu vergeben, möglicherweise zusätzlich zu der einer histrionischen Persönlichkeitsstörung. Zunächst ist auf die Behandlung der Traumafolgestörung zu zentrieren, erst später lässt sich erkennen, was an weiterem Behandlungsbedarf übrig bleibt. In der Praxis wird offenbar häufig anders verfahren: Selbst wenn bei Betroffenen eine Traumatisierung bekannt ist, heißt es dann, die hysterische Patientin werde herkömmlich konfliktorientiert behandelt, weil sie ein so hohes »interaktionelles Potenzial« habe und eindeutig eine neurotische Vaterproblematik erkennbar sei. Davon ist nachdrücklich abzuraten.

Die systematisch erhobene Datenlage zu Gewaltereignissen in der Vorgeschichte von Menschen mit histrionischer Persönlichkeitsstörung ist nicht allzu umfangreich. Nach Fiedler (1994, S. 248) stammen die Betroffenen überzufällig häufig aus Familien, in denen aufseiten des Vaters eine »antisoziale Persönlichkeitsstörung (Psychopathie)« festgestellt werden konnte, mit Erfahrungen familialer Gewalt und Missbrauch für die späteren Patienten und Patientinnen. Diese zeigen in der Tat später nicht selten ebenfalls einer Psychopathie nahe Merkmale, sind etwa empathiearm, auch wenn sie dafür Ersatzfunktionen entwickeln können. In ihrer existenziellen und für sie lebenswichtigen Gier nach Wahrgenommen-Werden durch ein sie in der jeweils gewünschten Eigenschaft vermeintlich erkennendes Gegenüber zeigen sie ausbeuterische bis süchtige Züge. Mit anderen Menschen können sie mittels »Locken/Blocken« ein böses Katz-und-Maus-Spiel spielen – zu ihrer Ergötzung, aggressiven Befriedigung und um eigenen Leeregefühlen zu entgehen, also etwa über die Produktion von »thrill«. In Beziehungen sind sie – weil sie über keinen selbstverständlichen Identitätskern verfügen – letztlich unerreichbar oder, anders herum, sie können sich nicht wirklich binden, wohl aber verstricken. Als Partner wird ein Mensch mit aus frühen Erfahrungen »vertrauten« Eigenschaften gesucht, der als phantasmatisch ausgestalteter »Unzerstörbarer« den eigenen destruktiven Impulsen standzuhalten verspricht. Derartige Impulse können im Übrigen auch in Gestalt sexueller Wünsche in Erscheinung treten, insbesondere, wenn das Gegenüber nicht »will«. Über die interaktionelle Ausgestaltung von Übertragungen der primären Beziehungspersonen auf aktuell wichtige Menschen und über projektive Identifizierungen kann der Partner oder die Partnerin zu ähnlichen Reaktionen gebracht werden wie jene, die in der Frühgenese erfahren wurden, wenn diese dann nämlich verbal oder tätlich entsprechend handeln. So kann es erneut zu Traumatisierungen kommen, die dann mit den vorhandenen Charaktereigenschaften zunächst dissoziativ, schließlich wieder masochistisch verarbeitet werden: »Er hat mich zwar vergewaltigt, aber eigentlich ist er liebevoll und fürsorglich, und er konnte nicht anders, weil ich ihn dazu gebracht habe. Außerdem war er betrunken.« Dulz und Rönfeldt (2011) weisen unter Berücksichtigung vorliegender Literaturbefunde auf die Häufigkeit von emotionaler Vernachlässigung, Verlusten in der frühen Kindheit und sexuellem Missbrauch in den Biografien von Menschen hin, die sich später als »hysterisch« kennzeichnen lassen.

Klinische Erfahrung sowie Literaturbefunde (etwa Johnson et al. 2001) zeigen, dass in der Vorgeschichte von Menschen mit schizoider Persönlichkeitsstörung neben Traumaereignissen insbesondere emotionale Gewaltformen zu finden sind wie Hass, Abweisungen und Demütigungen.

Als praktische Konsequenz aus dem Wissen um die Bedeutung früher Traumatisierungen in den Vorgeschichten von Menschen mit Persönlichkeitsstörungen ergibt sich also zum einen, dass immer zu prüfen ist, ob die Diagnose einer eigenständigen Traumafolgestörung zu vergeben ist, und zum anderen, dass das Vorliegen ausschließlich einer Persönlichkeitsstörung durchaus mit einer Traumavorgeschichte vereinbar ist. Das Wissen um derartige Zusammenhänge ist in den Therapien angemessen zu berücksichtigen: Geht es um psychodynamisch verstehbare Konflikte oder um eher physiologisch konzeptualisierbare Angsterfahrungen bei widerfahrenen Gewalt- oder Auslöschungsereignissen?

3.12 Trauma und internistische Erkrankungen

Gewalt macht auch körperlich krank – direkt und indirekt. Ein »gewaltsam« angeschlagener Organismus ist anfälliger ist für jedwelche Erkrankung als ein gesunder, und Menschen nach Gewalterfahrungen, also Traumatisierte, neigen vermehrt zu Drogenkonsum und sonstigen selbstschädigenden Lebensweisen als jene, denen Gewalt nicht begegnet ist.

Außerordentlich wichtige Befunde ergaben sich zunächst quasi zufällig im Rahmen einer später zu einer systematischen Studie erweiterten Auswertung biografischer Daten der Mitglieder einer Krankenkasse hinsichtlich ihrer Morbidität und Mortalität. Studienleiter war der Internist Vincent J. Felitti. In die nach ersten Ergebnissen folgende Vertiefungsstudie wurden fast 20 000 Teilnehmer einbezogen. Die Ergebnisse wurden breit publiziert (etwa: Felitti et al. 1998; Anda et al. 1999; Hillis et al. 2000), in Deutschland aber eher zögerlich zur Kenntnis genommen, wobei durchaus auch deutsche Publikationen aus dieser Arbeitsgruppe vorliegen (etwa: Felitti 2002; Felitti et al. 2007). Wegen der Zentrierung der Auswertung der vorliegenden Daten und der späteren Studie auf belastende Kindheitserlebnisse wird hier von der »ACE-Studie« (Adverse Childhood Experiences-Study) gesprochen.

Insgesamt wurden acht Belastungsfaktoren untersucht, drei zu Kindesmissbrauch und fünf zu belastenden Ereignissen in der Herkunftsfamilie: wiederholter körperlicher Missbrauch (»recurrent physical abuse«), wiederholter emotionaler Missbrauch (»recurrent severe emotional abuse«) und direkter sexueller Missbrauch (»contact sexual abuse«). Die anderen Faktoren waren: War ein Mitglied der Herkunftsfamilie im Gefängnis? Wurde der Mutter Gewalt angetan? War jemand Alkoholiker oder hat Drogen genommen? War jemand chronisch depressiv, psychisch krank oder suizidal? Kam es zum Verlust eines Elternteils, unabhängig durch was? Für jeden vorliegenden Faktor gab es einen Punkt, also maximal acht waren zu vergeben (Felitti, persönliche Mitteilung vom 25. Januar 2004 und Felitti et al. 1998).

Beispielhaft werden nachfolgend einige Befunde referiert, um die Bedeutung von Belastungen in der Kindheit für internistische Erkrankungen im Erwachsenenalter zu verdeutlichen. Auch werden einige Ergebnisse der ACE-Studie zu den Folgen von Kindheitsbelastungen in anderen Lebensbereichen erwähnt. Ziel dieses Abschnittes ist, neben der Vermittlung von Kenntnissen, die Bedeutung der sozialen Realität für die Lebensentwicklung von Menschen zu betonen, gegenüber lediglich »intrapsychischen Faktoren«. Deshalb wird immer wieder etwas weiter ausgeholt.

Eine der ersten Publikationen der Arbeitsgruppe um Felitti bezog sich auf den Zusammenhang von ACE-Faktoren und chronisch obstruktiver Lungenerkrankung (Anda et al. 1999). Verglichen mit einem Menschen mit einem ACE-Wert von Null hat jemand mit einem Wert von vier ein um 93 % höheres Risiko, später unter einer derartigen Lungenerkrankung zu leiden!

Es besteht ebenso ein enger Zusammenhang zwischen der Anzahl der ACE-Punkte, also dem ACE-Score und Erkrankungen der Leber im späteren Erwachsenenalter. Das ist insofern nicht weiter verwunderlich, als dass einzelne Risikofaktoren für Lebererkrankungen wie etwa promiskuöses Sexualverhalten – via Hepatitis-Infektionen –, Alkoholmissbrauch und intravenöser Drogengebrauch ihrerseits bei Menschen gehäuft vorkommen, die hohe ACE-Scores aufweisen. Der Befund eines hohen Zusammenhangs von ACE-Punkten und Lebererkrankung bleibt aber bestehen, selbst wenn man diese Risikofaktoren herausrechnet, und zwar korrelativ. Also je höher der ACE-Score, desto größer die Wahrscheinlichkeit einer Lebererkrankung im späteren Leben (Dong et al. 2003).

Von Dong et al. (2004) liegt auch eine Studie vor zum Zusammenhang von Kindheitsbelastungen und Herz-Kreislauferkrankungen. Die Bedeutung von Risikofaktoren wie Rauchen, Diabetes und Bluthochdruck war zwar bekannt, ebenfalls die akuter Belastungsfaktoren wie Depression und anderer negativer Affekte. Nun wurde aber gezeigt, dass die Anzahl der ACE-Faktoren weit mehr an Varianz aufklären konnte. Wer also eine hohe Anzahl der oben genannten Kindheitsbelastungen aufweist, ist als Erwachsener im späteren Leben stark gefährdet, eine koronare Herzkrankheit zu bekommen. Weitere Forschungsergebnisse dieser Arbeitsgruppe betreffen etwa den Zusammenhang von belastenden Kindheitsfaktoren zum Rauchen, zur Arbeitsfähigkeit oder zum Gebrauch von Psychopharmaka.

Anda et al. (1999) zeigen, dass der Beginn des Rauchens im Leben und die gerauchte Menge eindeutig korreliert mit der Anzahl der ACE-Faktoren. Ebenso korrelierten die Wahrscheinlichkeit, zum Untersuchungszeitpunkt im Erwachsenenalter zu rauchen sowie die Wahrscheinlichkeit, eine depressive Erkrankung zu haben, mit der Anzahl belastender Kindheitsfaktoren. Die Arbeitsfähigkeit im Erwachsenenleben, gemessen über die Merkmale Arbeitsstörungen, Abwesenheit vom Arbeitsplatz und finanzielle Probleme aufgrund von Arbeitsunfähigkeit, korrelieren ebenfalls mit dem ACE-Score (Anda et al. 2004), wie auch die Wahrscheinlichkeit, im Erwachsenenalter Psychopharmaka verordnet zu bekommen (Anda et al. 2007.

Vielleicht ist es in unserer deutschen psychotherapeutischen Kultur, die sich überwiegend an »unbewussten Bedeutungen« und fein ziselierten biografischen Anamnesen orientiert, schwer zu akzeptieren, dass wenige »äußere Daten« aus der Herkunftsfamilie das Leben von Menschen zu prädizieren gestatten. Damit sind die »Bedeutungswelten« nicht wertlos; sie finden allerdings ihren Platz lediglich innerhalb eines Rahmens biografischer Determinanten, der etwa in einer Fall-vorstellung oder in einem Antrag auf die Bewilligung psychotherapeutischer Leistungen mit wenigen Worten angegeben werden kann. Diese Faktoren haben somit denselben Prädiktionswert wie das Geschlecht für das Einkommen oder für Aufstiegschancen: Frauen haben es schwerer. Diese soziale Realität wird bei psychotherapeutischen Einschätzungen, etwa zur Bewältigung von »Schwellensituationen«, kaum berücksichtigt, ebenso wenig wie beispielsweise das soziale Herkunftsniveau eines Medizinstudenten, der im Examen scheitert und aus einfachsten sozioökonomischen Verhältnissen kommt. Dass er allein bis zum Examen einen längeren sozialen Weg zurückgelegt hat als die meisten der ihn beurteilenden Fachkräfte, bleibt üblicherweise im Rahmen einer »Punktbeurteilung« unberücksichtigt. Bei einer rein psychodynamischen Perspektive ist dies auch plausibel, wird ihm aber mit seiner traumatogenen Herkunft nicht gerecht.

Bekannt ist darüber hinaus aus der täglichen Praxis, dass sich eine post-traumatische Störung auch in Form einer psychosomatischen Erkrankung äußern kann. Bei einem akuten Beginn mit entsprechender Symptomatik ist deshalb immer nach überwältigenden Ereignissen in der rezenten oder länger zurückliegenden Vorgeschichte zu fragen. Auch das Gewahrwerden eines »Verrats«, eines Treue- oder Loyalitätsbruchs durch wichtige Andere kann durchaus den Stellenwert des A-Kriteriums der PTSD einnehmen, wenn nämlich alles erschüttert wurde, an das jemand bislang geglaubt hatte und das als sicher und tragend eingeschätzt wurde. Darüber hinaus besteht bei ausgeprägten psychosomatischen Beschwerden die Gefahr, diagnostisch eine PTSD zu übersehen. Bei akuten viszeralen Empfindungen, wie etwa Schmerzen im Herzbereich oder Bauchschmerzen, akuten Beschwerden in der Skelettmuskulatur oder bei einem Bandscheibenvorfall sollte also zum einen nach aktuellen Traumaereignissen gefragt und zum anderen diagnostisch geprüft werden, ob eine eigenständige Traumafolgestörung vorliegt. Überwältigende Informationen können auch solchen Menschen »das Kreuz brechen«, die als sehr belastbar gelten.

3.13 Soziale und existenzielle Folgen von psychischer Traumatisierung

Beklagenswert ist die Einengung des Diskurses über menschliches Leiden auf klassifizierbare Krankheitsbilder. Was keine Nummer hat in ICD und DSM, existiert nicht als möglicherweise extrem quälendes Elend und findet keine therapeutische Unterstützung, zumindest nicht im Mainstream von Medizin und Psychologie.

Insbesondere nach Schicksalsschlägen, wie es Traumaereignisse sind, kann es zwar klassifizierbare Krankheitsbilder geben – was hart erkämpft wurde –, darüber hinaus aber viele Folgen, die das tägliche Leben der Betroffenen mindestens so sehr beeinträchtigen können wie krankheitswertige »Störungen«. Diese Folgen werden von der sozialen Gemeinschaft häufig nicht mit dem Traumaereignis in Verbindung gebracht, sondern den Betroffenen stattdessen als persönliches Versagen oder Verharren in einer »Opferrolle« angelastet. Das ist aber eher selten der Fall, denn niemand ist gerne »Opfer«. Selbst Menschen, die vor dem Schicksalsschlag nicht bereit waren, Verantwortung für sich und ihr Leben zu übernehmen, wachen durch ein Traumaereignis eher auf, und es stellen sich – vielleicht erstmals – Maßstäbe ein von dem, was »wirklich« schlimm und was wichtig ist im Leben.

Selbst schwer traumatisierte Menschen können beruflich Höchstleistungen vollbringen: »Traumatisierte sind Workaholics«, wie es im Jargon der Kliniker heißt. Dass trotzdem etwa die Abende, die Wochenenden und der Urlaub für die Betroffenen kaum auszuhalten sind, wird häufig übersehen. Während diese Zeitfenster üblicherweise zur Entspannung, zur Erholung und zum Kontakt mit anderen Menschen genutzt werden, sind gerade beziehungstraumatisierten Menschen diese Erlebensbereiche weitgehend verschlossen. In jeder Anamnese sollte gefragt werden, wie die Person ihren Feierabend, ihre Wochenenden und ihren Urlaub gestaltet! Mitunter wird dann deutlich, dass jemand mit einer PTSD sein gesamtes Leben um die Symptome dieser Krankheit herum organisiert: Bloß alles vermeiden, was wieder zu einem Hyperarousal führen könnte, wieder die schrecklichen Bilder wachrufen würde! Allerdings gibt es gelegentlich auch ein getrieben anmutendes Aufsuchen von Trigger-Situationen, etwa eine erneute Kontaktaufnahme zu einem traumatisierenden ehemaligen Partner oder einer Partnerin. Allerdings wird damit die traumatische Einengung des Lebens und Erlebens nicht verlassen. Insofern handelt es sich auch hier um ein Vermeiden neuer Erfahrungen.

Seidler et al. (2003 a, b) untersuchten Gewaltopfer und gingen dabei der zentralen Frage nach Prädiktoren einer Traumafolgestörung nach. Im Rahmen der Studie wurden auch – über das Erfassen von Krankheitsbildern hinausgehend – Daten zu den Folgen krimineller Gewalt erhoben. Derartige Folgen können etwa sein:

- ein weitgehendes Herausfallen aus sozialen Bezügen,
- der Verlust des Arbeitsplatzes,
- ein Zerbrechen bestehender Partnerschaften,
- ein Erlöschen sexueller Interessen und
- existenzielle Auswirkungen auf das Erleben von Sinn und Bedeutungen.

Über eine massive Entfremdung von anderen Menschen und damit einhergehend ein Herausfallen aus sozialen Bezügen klagten etwas mehr als 50 % aller Studienteilnehmerinnen und -teilnehmer. Sie berichteten, dass andere Menschen sich zurückgezogen hätten oder aber sie sich selbst, dass die eigene Reizbarkeit und Empfindlichkeit höher sei als vorher, generell mehr Misstrauen, mehr Vorsicht, Scham und Angst vorherrsche, aber auch mehr Empörung gegen Ungerechtigkeiten auftauche.

Vordergründig mag ein Erleben im Sinne von »Was ich erlebt habe, kann keiner verstehen!« als Selbstmitleid oder Selbstüberhöhung missverstanden werden. Von den Betroffenen wurde so etwas aber nicht spontan geäußert und klagend/anklagend benutzt, sondern stellte eher ein stilles »Hintergrund-Erleben« dar. Therapeutisch führt es eher weiter, eine solche Selbstwahrnehmung angemessen und behutsam zu bestätigen und sie nicht bagatellisierend zu zerren.

Bei über 40 % der Studienteilnehmer kam es zu Verschlechterungen der beruflichen Situation nach dem Ereignis, wie ausgefallene bzw. verschobene Beförderungen, Verlängerung von Probezeiten, Kündigung durch Arbeitgeber oder Arbeitnehmer, verschobene Universitätsexamina, Arbeitsausfälle im Studium, eine abgebrochene Dissertation und zwei aufgeschobene Examina. Die Probleme am Arbeitsplatz – einer Welt voller Trigger – können aus Konzentrationsstörungen resultieren oder aus anderen unmittelbar aufgabenbezogenen posttraumatischen Unzulänglichkeiten. Häufiger sind aber interaktionelle Schwierigkeiten. Ein Traumaereignis ist ein Entmächtigungsgeschehen; jemand oder etwas war stärker als die traumatisierte Person. Im Alltag eines jeden Menschen gibt es viele relative »Entmächtigungsereignisse«: Andere Menschen stellen Forderungen, beurteilen einen, kritisieren. Das ist üblicherweise nicht weiter problematisch und wird von jedem der Interaktionsteilhaber ausgeführt. Hat jemand aber ein traumatisches, vital bedrohliches Ereignis hinter sich, in dem er vollständig ausgeliefert war und vernichtende Ohnmacht und Hilflosigkeit erlebt hat, dann kann ein Bagatellereignis die traumatische Situation triggern – und völlig unverständlich für ihre Mitmenschen können die Betroffenen dann möglicherweise wild um sich schlagen. Diese Reaktionsweise ist übrigens in der Beschreibung der PTSD im DSM-IV unter 309.81 D, Nr. 2 genannt: »Reizbarkeit oder Wutausbrüche«. Spielen sich derartige affektive Reaktionen in Beziehungskontexten ab, haben sie meist auch zwischenmenschliche Konsequenzen und sind nicht nur Kriterium für die Erstellung einer Krankheitsdiagnose. Finden sie in einer Partnerbeziehung statt, wird diese sehr belastet und kann zerbrechen.

Bei knapp 50 % der Studienteilnehmer ging im Jahr nach dem Ereignis die bestehende Partnerschaft in die Brüche. Wichtig erscheint hier die Thematisierung eines Erlebensbereiches, der offenbar nicht selten tabuisiert wird und auch in den Definitionen von Traumafolgestörungen nicht vorkommt: Sexualität, Liebe und Erotik. Freude, Hingabefähigkeit und begehrende Bindung an andere Menschen sind erschwert oder unmöglich, wenn jemand seiner eigenen Vernichtung, früher oder rezent, nur knapp entkommen ist. In jeder Anamnese eines Traumatisierten und in jeder Traumatherapie sollte diese Thematik aktiv angesprochen werden!

Als »existenzielle Folgen« lassen sich all' die Auswirkungen eines traumatisierenden Gewaltereignisses verstehen, die nicht in erster Linie durch Leid und Schmerz bestimmt sind, sondern die das ganz basale Selbstverständnis eines Menschen in »der« oder besser in »seiner« Welt betreffen. Das betrifft vor allem die Frage, welchen Sinn er (noch) in seinem Leben sehen kann. Führt diese Frage über entsprechende Verneinungen zur Suizidalität, wird daraus wieder eine im weitesten Sinne »medizinische« Frage. Inwiefern das immer angemessen ist, soll hier nicht breit diskutiert werden. Das Thema berührt die Akzeptierbarkeit eines besonnenen Bilanzselbstmords – wobei »Besonnenheit« sicher immer nur relativ sein kann im Verhältnis zu extrem »unbesonnenen« Zuständen! Klar dürfte sein, dass das Erleben von Sinnhaftigkeit sich nicht erzwingen lässt, auch nicht durch psychiatrische Zwangsbehandlungen.

Von Menschen ausgehende Gewalt führt, anders als etwa Naturkatastrophen (▶ **Kap. 5.4**), zu einer extremen Erschütterung des Vertrauens in andere Menschen. War der Täter dem Opfer schon vorher bekannt, ist die Erschütterung noch gravierender, und es kommen Zweifel und Misstrauen in das eigene Urteilsvermögen hinzu. Folgen können sein:

- Zusammenbruch aller Vorstellungen und Grundannahmen über Sicherheit,
- Vorhersagbarkeit und Verlässlichkeit in nahen Beziehungen,
- der Verlust von Selbstachtung und Selbstvertrauen,
- ein überwältigendes Schuld- und Scham-Erleben (▶ **Kap. 2.10 und 2.11**).

Ein Ehepaar war in seinem eigenen Hause nachts überfallen worden. Die Forderung der Täter lautete auf Geldherausgabe. Um der Forderung Nachdruck zu verleihen, waren der Ehefrau schwerste Verbrennungen auf dem Rücken zugefügt worden. Sie lag dabei neben ihrem ebenfalls gefesselten und geknebelten Ehemann auf dem Ehebett und konnte nicht sicher einschätzen, ob dieser noch lebte. Drei Monate nach der Tat wurden die Täter gefasst. Es stellte sich heraus, dass der Grausamste von ihnen im Hause der Opfer gut bekannt war, und zwar als Gehilfe einer Zuliefererfirma. Die Ehefrau hatte ihn sogar bei seinem letzten Besuch im Hause mit Kaffee und Kuchen versorgt und ihm den Weg zur Toilette gezeigt. Die Frau war über diesen Sachverhalt stärker erschüttert als über das Ereignis und die Folter selbst: »Wem kann ich denn eigentlich noch trauen?«, war ihr dauerndes Thema in der Therapie. »Ich hätte nie gedacht, dass ich mich so in jemandem täusche!«

In der oben angeführten Studie von Seidler et al. (2003a, b) antwortete insgesamt ein gutes Drittel der Befragten positiv auf die Frage: »Können Sie sich vorstellen, dass das, was Sie durchgemacht haben, einen Sinn hat?« Von den Frauen gaben – ein Jahr nach der kriminellen Gewalt – 41,3 % der Befragten eine positive Antwort, von den Männern nur 27,8 %. Inhaltliche Differenzierungen zeigten, dass überwiegend ein »Sinn« zugeschrieben wird in der Hoffnung, dass sich dieser irgendwann später offenbaren wird.

Die genannten sozialen und existenziellen Folgen schlagen sich in der Regel in keiner Statistik zu Gewaltfolgen nieder. Ein umschriebenes Krankheitsbild ist therapierbar. Das Ende einer Beziehung, der Abbruch von Ausbildung oder Studium oder der Verlust des Arbeitsplatzes – mit allen Auswirkungen auf die familiäre Situation – und die existenzielle Erschütterung haben aber Folgen für das Leben des Betroffenen, die sich allerdings jeder therapeutischen Einwirkung entziehen und weit über die Zeit der Belastung durch Symptome hinausreichen. Bitter ist es dann mitunter für die Betroffenen zu sehen, dass es für Täter häufig aufwendige Rehabilitationsprogramme gibt, während sie, die Opfer, vergessen werden.

4 Ausgewählte Gruppen speziell Betroffener

Im Hinblick auf den Charakter dieses Buches, das eher die Grundlinien der Psychotraumatologie aufzeigt und deren zentrale Themen darstellt als eine Gesamtübersicht zu geben, werden hier nur einige wenige Gruppen speziell Betroffener vorgestellt, die trotz ihrer Wichtigkeit häufig der Aufmerksamkeit entgehen.

4.1 Altersgruppenspezifische Psychotraumatologie: Traumapädagogik

Das Thema der Traumafolgestörungen bei Kindern und Jugendlichen wird in diesem Lehrbuch nicht erörtert (s. dazu etwa: Streeck-Fischer 2011). Das neue Forschungs- und Versorgungsfeld der Traumapädagogik soll hier aber kurz angesprochen werden, da es zum einen relativ unbekannt, zum anderen von außerordentlicher Bedeutung ist.

Möglich gemacht hat das, was heute als »Traumapädagogik« immer wichtiger wird, eine in vielen Wissensgebieten sichtbar werdende Auflösung starrer Disziplingrenzen zugunsten einer aufgabenbezogenen interdisziplinären Orientierung, auch wenn dazu, vor allem an den Universitäten, noch viel zu tun ist. Dabei ist hier, wie sonst auch gelegentlich, das Anliegen ein altes – wie etwa die Dissoziationslehre von Janet, die viele Jahrzehnte kaum diskutiert wurde –, das aber in seinem ursprünglichen Ansatz kaum breitenwirksam wurde: Schon August Aichhorn (1925) (1878–1949, Analysand von Paul Federn, s. ▶ **Einleitung** und ▶ **Kap. 6.5.7**) hatte kindliche Verhaltensweisen so beschrieben, wie es heute unter psychotraumatologischer Perspektive auch geschehen würde. Und auch er hatte damals, auf dem Hintergrund des damaligen Fächerkanons, eine interdisziplinäre Orientierung in der Versorgung schwer erziehbarer Heimkinder gefordert.

Heute werden in der Versorgung von Kindern und Jugendlichen, die – meist aufgrund eines traumatischen Hintergrunds – nicht in ihren Herkunftsfamilien aufwachsen können, psychotraumatologische und neurobiologische Kenntnisse, etwa über die Hirnreifung im frühesten Lebensalter unter Extremstress, zunehmend mehr berücksichtigt. Dafür steht dann der Begriff der »Traumapädagogik«.

Diagnostisch geht es bei traumatisierten Kindern und Jugendlichen um komplexe Entwicklungsstörungen, Störungen in der Affektregulation, um dissoziative

160

Störungen, die Aufmerksamkeits-Hyperaktivitätsstörung, Angststörungen, Suizidalität und affektive Störungen. Die Problematik körperlich und/oder geistig behinderter Kinder und Jugendlicher mit einem weiteren(!) traumatisierenden Hintergrund im Sinne von Typ-I- oder Typ-II-Traumatisierungen (▶ Kap. 1.2.1) wird dabei offenbar noch kaum wahrgenommen.

Ungefähr 60 000 Kinder und Jugendliche leben in der Bundesrepublik Deutschland in der stationären Jugendhilfe, ungefähr 70 werden jeden Tag »in Obhut« genommen. Trotz dieser Zahlen gibt es kaum deutschsprachige Untersuchungen zu Traumaereignissen und Traumafolgestörungen bei Kindern und Jugendlichen in der Heimerziehung.

Eine deutsche Studie (Jaritz et al. 2008) zeigt erschütternde Zahlen. Befragt wurden die für die jeweiligen Wohngruppen zuständigen Fachdienstmitarbeiter von Jugendhilfeeinrichtungen, also meist psychotherapeutisch ausgebildete Psychologen und Sozialpädagogen. Um eine Retraumatisierung der unmittelbar Betroffenen zu vermeiden, wurde auf deren Befragung verzichtet. Mindestens 61 % der Kinder und Jugendlichen hatten traumatische Ereignisse direkt vor ihrer Aufnahme in die jeweilige Einrichtung erlitten. Nur bei 20 % ließen sich traumatisierende Lebensumstände direkt vor der Aufnahme ausschließen. Dabei wurde das Vorliegen eines Traumaereignisses nur dann angenommen, wenn es belegt war oder mit größter Wahrscheinlichkeit stattgefunden hatte. »Irgendein psychosoziales Trauma ohne Unfälle« konnte bei 75 % der untersuchten Kinder und Jugendlichen nachgewiesen werden, 50 % waren Zeuge von körperlicher und sexueller Gewalt gewesen. Körperliche Misshandlung, schwere Vernachlässigung und emotionale Misshandlung erlebten jeweils über 30 %. Sexueller Missbrauch in der Kindheit lag bei 15 % vor, 5 % der Kinder und Jugendlichen war vergewaltigt worden. Außer beim sexuellen Missbrauch zeigte sich kein Geschlechtsunterschied. 50 % der Kinder hatten traumatische Lebensereignisse in mehreren Bereichen erlitten.

Hinsichtlich der Normalbevölkerung zeigten Essau et al. (1999) in einer repräsentativen Untersuchung an 1035 Jugendlichen, dass 23 % von traumatischen Erfahrungen berichteten. 50 % der Traumatisierten gab »körperliche Gewalt« an, 26 % der Traumatisierten hatten schwere Unfälle erlitten, 24 % waren Zeuge einer Gewalttat gewesen, 6 % Opfer sexuellen Missbrauchs und 3 % gaben an, vergewaltigt worden zu sein.

Insgesamt wird deutlich, dass das Thema der Heimerziehung für die Psychotraumatologie von großer Bedeutung ist. Das gilt für die aktuelle Praxis wie auch ihre »Spätfolgen«, also für die Menschen, die eine Heimerziehung durchgemacht haben, auch wenn auf Letzteres hier nicht eingegangen wurde.

4.2   Gibt es traumatisierte Täter?

Ungefähr 10 000 Menschen sind in Deutschland in Untersuchungshaft, etwas mehr als 50 000 im Strafvollzug. Der Anteil der Frauen liegt bei knapp 5 %. Auch Täter von Straftaten können traumatisiert sein. Sie können

* schon vor der Tat traumatisiert gewesen sein,
* können durch die eigene Tathandlung, die zur Haft oder Unterbringung führte, traumatisiert sein,
* können auch durch die Haft selbst traumatisiert sein.

Meist ist es schwierig, das aktuelle psychopathologische Bild den einzelnen Ereignissen und biografischen Geschehnisformen zuzuordnen.

Im Rahmen einer Begutachtung wurde ein 23-jähriger Mann in einer forensischen Klinik untersucht. Er war Arbeiter bei einem Jahrmarktsbetrieb gewesen, sein biografischer Hintergrund zeigt einen jahrelangen Heimaufenthalt. Beim Aufenthalt in einer kleineren Stadt in Norddeutschland in der Nähe von Hamburg besuchte ihn eine frühere Freundin, die ihm sehr viel bedeutet hatte. Sie hatte ihn nach seinen Angaben aufgefordert, »für eine schnelle Nummer« hinters Zelt zu gehen. Er erwies sich dabei als impotent. »Da habe ich sie einfach plattgemacht«, war seine einzige, tonlos, mit leblosem Blick vorgebrachte Äußerung zu dem Tötungsdelikt. Seit der Tat vor knapp einem Jahr war er in einem schweren Depersonalisations- und Derealisationszustand. In der Klinik selbst war er nach Angaben des Pflegepersonals Mobbingopfer, wobei auf die Darstellung von Einzelheiten an dieser Stelle verzichtet wird.

Der Patient hatte jemanden getötet, das stand außer Frage und darf nicht bagatellisiert werden. Trotzdem geht eine Spaltung der Welt in »nur böse Täter« und »nur gute Opfer« an der Wirklichkeit vorbei (Seidler 2008 a, 2009 d). Die Schwierigkeiten resultieren, insbesondere bei Beziehungstaten, doch gerade daraus, dass die spätere Täterin oder der spätere Täter auch Seiten, Eigenschaften und Persönlichkeitszüge hatten, die überhaupt erst zur Beziehungsaufnahme geführt und diese meist über eine gewisse Zeit lang hatten bestehen lassen. Allerdings erleichtern »Spaltungen«, also etwa die Dämonisierung einer Person, oftmals dem oder der Geschädigten die Orientierung in einer ansonsten unübersichtlich gewordenen Welt und sollten dann therapeutisch – zumindest zunächst – nicht infrage gestellt werden. Im Extrem kann es natürlich auch den Fall geben, dass ein Täter oder eine Täterin nur scheinbar »gute«, soziale Eigenschaften und Fähigkeiten aufweist, und diese da, wo sie vermeintlich zu sehen waren, in den Dienst destruktiver Ziele gestellt hatte. In der somatischen Medizin gibt es unheilbar kranke Menschen, das gilt auch für die Forensik. Dann kann der Ruf nach »Therapie!« Ausdruck eines erneuten Täuschungsmanövers sein und, wird ihm nachgegangen, schlichtweg nur Illusionspflege beinhalten.

Ergebnisse aufwendiger Studien lassen sich mitunter in einem Satz zusammenfassen: Raine et al. (1997) fanden, dass Kinder mit Geburtskomplikationen wesentlicher häufiger straffällig werden, wenn sie außerdem mütterliche Ablehnung erfahren hatten gegenüber solchen, die nur eines der beiden Merkmale aufwiesen. Chevalier et al. (2009) untersuchten Patienten und Patientinnen einer forensischen Klinik auf das Vorliegen von Kindheitstraumatisierungen und Traumafolgestörungen. Jeder der Probanden hatte eine Persönlichkeitsstörung. 87,5 % der Stichprobe hatten mindestens ein Kindheitstrauma erlitten, und knapp ein Drittel zeigte zum Untersuchungszeitpunkt das Vollbild einer komplexen PTSD. Die Lebenszeitprävalenz lag bei 50 %. Eine ganze Reihe von Untersuchungen belegt, dass bei Straftätern häufiger sexuelle Missbrauchserfahrungen in der Kindheit vorliegen als sonst in der Allgemeinbevölkerung. Rossegger et al. (2011) etwa zeigen, dass bei Sexualstraftätern eine deutlich höhere Prävalenz sexueller Missbrauchserfahrungen nachweisbar ist als bei Gewaltstraftätern. Auch innerhalb der Gruppe der Sexualstraftäter ließen sich noch Unterschiede zeigen: Die Prävalenz von sexuellen Missbrauchserfahrungen lag bei Sexualstraftätern, die sexuelle Übergriffe an Kindern begangen hatten, bei 18,9 %, bei Sexualstraftätern mit erwachsenen Opfern bei 6,9 %.

Die Tathandlung selbst kann auch den Täter psychisch traumatisieren. Evans et al. (2007a) untersuchten ca. zwei Jahre nach der Tat 105 Gewalttäter, die eines Mordes oder schwerer Körperverletzung überführt waren. 46 % von ihnen hatten zum Untersuchungszeitpunkt Intrusionen von der Tat, und 6 % hatten aus der Tathandlung das Vollbild einer PTSD entwickelt. In einer weiteren Arbeit (Evans et al. 2007b) zeigten die Autoren, dass die Intrusionen im Wesentlichen den grausamsten Höhepunkt der Tat betrafen. Die Arbeitsgruppe (Evans et al. 2009) untersuchte auch das Vorkommen dissoziativer Amnesie bei diesen Tätern für den Tathergang. In halbstrukturierten Interviews zeigte sich, dass 19 % eine Teilamnesie aufwiesen, nur 1 % eine vollständige Amnesie. Diese war vor allem mit Alkohol vor der Tat verbunden und dem Vorliegen emotionaler Bande zum Opfer. Zahlreiche Untersuchungen, die sich mit der Frage der Prävalenz psychischer Störungen bei Strafgefangenen beschäftigen (etwa: von Schönfeld et al. 2006; Drenkhahn et al. 2010; Kopp et al. 2011), liegen außerhalb der Thematik dieses Kapitels und werden hier nicht diskutiert.

Nachdrücklich muss davor gewarnt werden, davon auszugehen, dass jeder Mensch mit eigenen Gewalterfahrungen zwangsläufig zum Täter wird. Jede Therapeutin, jeder Therapeut kennt Überlebende schwerer Gewalt in ihrer Frühgenese oder später, die sich zu warmherzigen, empathiefähigen, sozial engagierten Menschen entwickelt haben. Auch ein Automatismus, nachgewiesene Gewalterfahrungen in Kindheit und Jugend exkulpativ zu werten, wenn jemand mit einem derartigen Hintergrund zum Täter geworden ist, ist unangemessen.

Baier und Pfeiffer (2011) untersuchen einen Faktor, der verhindert, dass Opfer zu Tätern werden – nämlich Erfahrungen in der Schule. Da bekannt sei, dass Schüler stärker von Klassen- als von Schuleigenschaften beeinflusst würden, fokussierten die Autoren auf Schulklassen. Dabei wurde der Frage nachgegangen, ob dort vorliegende Bedingungen den Zusammenhang von innerfamiliären Gewalterfahrungen und späterer Gewalttäterschaft beeinflussen können. Der methodisch extrem elaborierte Studienablauf soll hier nicht im Einzelnen geschildert werden. Die Ergebnisse zeigen aber, dass Lehrer, die das Verhalten der Schüler kontrollieren und ihnen emotionale Zuwendung entgegenbringen, das Risiko senken, dass Jugendliche zu Gewalttätern werden, unabhängig davon, welche sonstigen Eigenschaften diese Jugendlichen noch haben. Lehrer, die eine engmaschige Verhaltenskontrolle ausüben, können die Wirkung elterlicher Gewalt abschwächen. Wirksam ist dabei vor allem das Kontrollverhalten der Lehrer, nicht deren Zuwendung. Wenn eine Bezugsperson klare Verhaltenserwartungen formuliert und deren Einhaltung, gegebenenfalls auch durch Sanktionen kontrolliert, kann insbesondere der Übergang zur Mehrfachgewalttäterschaft bei Jugendlichen mit häufigen elterlichen Gewalterfahrungen verhindert werden.

4.3 Transgenerationale Traumatisierung

Die Thematik transgenerationaler Traumatisierungen kam als wissenschaftliche Thematik Ende der 60er Jahre des letzten Jahrhunderts auf, als die Belastungen von Kindern von Holocaust-Überlebenden sichtbar wurden (etwa: Rakoff et al. 1966). Mittlerweile geht es um die Transmission traumatischer Belastungen von Holocaust-Überlebenden bis in die dritte Generation und darüber hinaus. Das zeigt aber auch, dass vieles übersehen worden war. Immerhin hat es fast 30 Jahre gedauert, bis dass das Leiden der Kinder überlebender Holocaust-Opfer wahrgenommen wurde. In Deutschland war bis dahin nicht einmal konsequent die Frage psychischer Traumatisierungen bei Kriegsteilnehmern und in der Zivilbevölkerung gestellt worden, geschweige denn die ihrer Nachkommen. Um nur einige wenige weitere Beispiele zu nennen: Die Versklavung der Schwarzen in den USA und anderswo mit ihren Auswirkungen auf deren Nachkommen sowie die Marginalisierung der Urbevölkerungen in Kanada, den USA, Australien und in anderen Ländern mit ihren Auswirkungen über mehrere Generationen hinweg waren ebenfalls zumindest bis dahin völlig unbeachtet geblieben (Krausz 2008). Transgenerational weitergegebene Traumatisierungen lassen sich als solche in den aktuellen Versionen des DSM und der ICD nicht abbilden, und es gibt keine Anhaltspunkte dafür, dass sich dies in der nächsten Auflage ändern wird. Allenfalls mit dem Konstrukt einer »sekundären Traumatisierung« – Gegenstand des folgenden Kapitels – lässt sich die Schädigung von Nachkommen traumatisierter Menschen, wenn auch nahezu unzutreffend, sicherlich aber unzureichend, begrifflich etwas berühren.

Das Thema der intergenerationalen Traumatisierung berührt viele Fragen und ist methodisch und inhaltlich eines der schwierigsten, vielleicht das schwierigste überhaupt in der Psychotraumatologie. Eine dieser Frage betrifft das Verhältnis von individueller und überindividueller Traumatisierung. Meistens wird hier vom »Kollektiv-Trauma« gesprochen, wobei dieses Wort in Ermangelung eines besser geeigneten hier zunächst beibehalten werden soll. Zu bemängeln ist die Entsubjektivierung, die mit diesem Wort verbunden ist; dass es immer einzelne Menschen sind, die betroffen sind, ist nicht mehr erkennbar.

Eine andere Frage betrifft die nach den Transmissionswegen: Leben die Kinder Traumatisierter in einer äußerlich unversehrten Welt, weisen aber psychisch Merkmale von Traumatisierungen auf, ohne selbst entsprechend exponiert gewesen zu sein, stellt sich die Frage: Wie werden derartige Wunden weitergegeben? Beide Fragestellungen werden nachfolgend kurz diskutiert.

Eine Patientin, von Beruf erfolgreiche Journalistin, geboren 1951, hatte 25 Jahre vor der aktuellen EMDR-Therapie eine sehr lange Psychoanalyse durchlaufen. Hauptthema sei damals ihr Verhältnis zu ihrer Mutter gewesen, die sie alleinerziehend unter schwierigsten Umständen großgezogen und ihr ein Studium ermöglicht hatte. Ihre Mutter war in den Flüchtlingswirren des letzten Weltkrieges in den Fliegerangriff auf Swinemünde vom 12. März 1945 geraten und hatte dort ihre erste Tochter verloren. Schon in der Psychoanalyse habe sie geschildert, dass ihre Mutter während ihrer gesamten Kindheit immer wieder angefangen habe, von diesem Bomberangriff zu erzählen, dann aber sehr schnell aufgehört habe zu reden und vor sich hingestarrt habe. Sie, die Patientin, habe dann seltsamerweise immer eine Baumreihe vor Augen gehabt, über der Bomben explodiert seien. Davon habe die Mutter aber nie erzählt (wobei natürlich denkbar ist, dass sie, die Patientin, eine bewusste Erinnerung an entsprechende Informationen im Sinne einer Übernahme dissoziativer Prozesse bei der Mutter ihrerseits dissoziativ »vergessen« hat). In der Analyse sei ihr dann immer gesagt worden: »Da sehen Sie mal, was Sie für eine starke Mutter haben, die ist unverwüstlich.«

Erst in der EMDR-Therapie verschwanden die intrusiven Bilder von den Bombenangriffen. Später teilte die Patientin mit, im Buch von Friedrich (2002) »Der Brand« habe sie von Bomben gelesen, die in Swinemünde zum Einsatz gekommen waren. Und in der Tat seien diese so eingestellt gewesen, dass sie über den Baumkronen von Parkanlagen explodierten, in denen Flüchtlinge lagerten.

Die transgenerationale Weitergabe wirklich individueller Traumatisierungen – etwa einer Vergewaltigung oder eines anderen kriminellen Aktes individueller Gewalt – scheint bislang nicht Gegenstand wissenschaftlicher Untersuchungen geworden zu sein. Ist klinisch davon zu hören, sollte dem größte Aufmerksamkeit geschenkt werden. Mitunter entsteht klinisch der Eindruck, Mütter von Anorektikerinnen und auch von ADHS-Patientinnen und -Patienten wiesen zumindest eine Hyperarousal-Symptomatik auf. Gelegentlich lassen sich auch Traumaereignisse in Erfahrung bringen, denen die Mütter ausgesetzt waren.

Einige Beispiele für kollektive Traumatisierungen mit Auswirkungen auf die nachfolgenden Generationen wurden oben schon genannt. Eine grobe Unterscheidung zwischen den so verschiedenen Gruppen kann durch die Berücksichtigung der äußeren Realität der nachfolgenden Generation und Generationen gegenüber der Index-Generation getroffen werden: Leben diese in äußerer Sicherheit und in Lebensumständen, die auch ohne die Verletzungen der »Trauma-Generation« zu erwarten gewesen wären, oder aber hat das kollektive Trauma die aktuelle Lebensrealität der nachfolgenden Generationen so verändert, dass diese für sich genommen schon wieder traumatogen wirksam ist?

Krausz (2008) etwa zeigt, unter Rückbezug auf Literaturbefunde, dass Jugendliche unter den amerikanischen Aboriginals zu einem hohen Prozentsatz eigenen Gewalterfahrungen ausgesetzt sind. Dazu gehört innerfamiliäre Gewalt ebenso wie Vernachlässigung und sexueller Missbrauch. In der Peergroup und der Gemeinschaft kommen drogenassoziierte Gewalt und Kriminalität hinzu. Die Transferwege von einer Generation auf die nächste sind dann Armut, Marginalisierung und Stigmatisierung, mangelnde Bildung und Ausbildung, zerrissene Sozialstrukturen, das Fehlen von Rollenvorbildern, dysfunktionale Familien mit einer großen Häufigkeit von sexueller Gewalt gegen Kinder und Jugendliche. Die Gruppe als Ganzes ist durch Entmächtigungserleben, Ohnmachts- und Demütigungserfahrungen sowie die Wahrnehmung der eigenen Unwirksamkeit gekennzeichnet. Historische Kontinuitätslinien sind nicht mehr vorhanden. Darüber hinaus sind auch bei diesen Menschen die Transferwege von Bedeutung, die bei jenen wirksam sind, die wenigstens äußerlich in weitgehender Sicherheit leben können. Sie spielen sich im symbolisierten Bereich kultureller Transmissionswege ab sowie im interaktionellen Nahbereich der Familie.

Nach der Tsunami-Katastrophe in Südost-Asien, Weihnachten 2004, waren wir einige Wochen später vor Ort in Sri Lanka. Die Bearbeitung der Frage, welche indigenen Bewältigungsstrategien in einem schon immer katastrophenexponierten Land mit jahrzehntelanger rezenter Bürgerkriegserfahrung vorhanden seien, führte zu folgender Beobachtung: Verschiedene kulturelle Transmissionswege traumatischer Erfahrungen waren zu erkennen, wie Tanzformen, rituelle Veranstaltungen und theaterähnliche Inszenierungen. Diese können allerdings eher als Bewältigungsstrategien denn als die Weitergabe von traumatischer Erfahrung mit ihrerseits wieder traumatogener Wirkung aufgefasst werden. Auch spielt in der dortigen Region die »oral history« eine größere Rolle als in den gegenwärtigen westlichen Industrienationen. Hierzulande ist die Literatur von größerer Bedeutung und hat den in früheren Jahrhunderten wichtigen Tradierungs- und Verarbeitungsmodus der Sagen und Märchen abgelöst. Eine Analyse des Nibelungenlieds unter psychotraumatologischer Perspektive könnte z. B. zeigen, dass zum einen kollektive Traumatisierungen oder zumindest – wenn man an dem historischen Gehalt zweifeln mag – Traumatisierungsbefürchtungen tradiert wurden, aber auch individuelle – etwa im Rahmen von Täuschungen zu der Frage, wer der »wirklich« gemeinte Liebespartner sei –, und dass zum anderen aktuelle Kenntnisse über »Trigger« wohl schon immer Allgemeingut waren. In den Liedzeilen 985 – 986 (Pretzel 1973) wird berichtet, dass sogar die Wunden eines Ermordeten anfangen zu bluten, wenn »man den Mörder wieder vor den Toten treten sieht.« So war es auch hier. Als der Mörder vor die Bahre mit dem Leichnam von Siegfried trat, »floss das Blut so stark aus den Wunden wie damals als der Mord geschah« (eigene Übertragung aus dem Mittelhochdeutschen). Heute würde man darauf verweisen, dass physiologische Parameter im getriggerten Trauma-state denen zum Ereigniszeitpunkt entsprechen.

Auch Musik kann ein Transmissionsmedium traumatischer Erfahrungen sein, wie etwa das »Negro Spiritual«. Im 17. Jahrhundert in den USA entstanden, brachte es das widerfahrene Leid zum Ausdruck, kommunizierte aber später auch Informationen über Aufstände gegen die Sklaverei. All' solche kulturelle Überlieferungsformen stützen Gruppenselbstdefinitionen und -identitäten von Menschen mit einem besonders schweren Schicksal, etwa als »Outlaws« oder »Auserwählte«.

Die bislang genannten kulturellen Tradierungsformen traumatischer Erfahrungen stehen eher im Dienste ihrer Verarbeitung. Eine Antwort auf die schon angesprochene Frage nach dem Verhältnis von individueller und überindividueller Traumatisierung wird in der Literatur meist umgangen. Wie selbstverständlich wird dann davon ausgegangen, dass eine »kollektive Traumatisierung« dann gegeben sei, wenn eine große Anzahl Einzelner – im Extrem alle Einzelnen aus einem »Kollektiv« traumatisiert sind.

Es erscheint notwendig, begrifflich genauer zu bestimmen, was »Einzelne« zu Zugehörigen eines Kollektivs werden lässt, insofern zu fragen, was das Bindeglied oder das Scharnier zwischen beiden Einheiten ist. Daraus ließe sich ableiten, dass dann von einem »kollektiven Trauma« gesprochen könnte, wenn dieses Vermittelnde schwer beschädigt ist.

Dabei liegt es nahe, dieses Bindeglied in der Welt der Werte zu sehen. Individuell, intrapsychisch kann vom »Ich-Ideal« geredet werden, aber diese Welt der Ideale ist eben nicht nur etwas, das in einer – und nur in einer – Person vorkommt, sondern es wird von Anderen geteilt und verbindet untereinander. Dann kann man von »Werten« sprechen, von Sinn und Richtung gebenden Orientierungen oder auch von »Idealen«. Natürlich gibt es Menschen, die außerhalb dieser verbindenden Wertewelt stehen, etwa Psychopathen (Cleckley 1941; Meloy 1988; Blair et al. 2005; Patrick 2006), und es ist eine interessante und offenbar bislang offene Frage, ob diese Menschen »traumatisierbar« sind – nach eigenen klinischen Erfahrungen eher nicht.

Werden dann aber derartige »Ideale« – etwa das der Gerechtigkeit, der Unantastbarkeit der Würde und der Freiheit jeder einzelnen Person, der Selbstbestimmung – verletzt, entstehen viele individuelle Traumatisierungen. Zeitgleich entsteht aber ein kollektives Trauma, das die verbindende Grundlage der Gemeinschaft infrage stellt und vielleicht sogar zerstört. So etwas ist etwa nach Kriegen, vor allem aber nach totalitärer Gewaltherrschaft zu sehen. Dabei wird aus kollektiver Gewalt über die Generationen immer wieder individuelle Gewalt mit individuellen Traumatisierungen, vermittelt etwa über Drogen und Alkohol, Gewalt in Familien, Prostitution und anderes.

Klinisch näher liegen transgenerationale Transmissionen von Traumatisierungen innerhalb von Familien. Zugrunde liegen dem Folgenden Erfahrungen aus Behandlungen von Menschen, deren Eltern oder Großeltern im Dritten Reich ermordet worden sind, überwiegend aber von Menschen mit kriegs- und/oder fluchttraumatisierten Eltern.

Kinder traumatisierter Eltern können diesen als bereitwillige Zuhörer dienen. Sie können nicht entweichen, fühlen sich verantwortlich für die Eltern in Not, profitieren vielleicht auch zunächst scheinbar durch die narzisstische Aufwertung, »die Einzigen zu sein, die wirklich zuhören.« Häufiger dürfte aber eine Transmission über »dissoziative Lücken« des traumatisierten Elternteils in Anwesenheit des Kindes sein.

Die Tochter eines verurteilten SS-Mannes befand sich in stationärer Psychotherapie. Schon bei der Aufnahme waren ihre schreckgeweiteten Augen aufgefallen. Befragt nach Gesprächen mit ihrem Vater und Berichte über seine Tätigkeit in einem Konzentrationslager in Polen meinte sie, ihr Vater habe nie etwas gesagt. Allerdings habe sie noch gut in Erinnerung, wie er gegen Ende der sechziger Jahre, in der Zeit der großen Prozesse gegen Verbrecher des Dritten Reiches, »so merkwürdig« reagiert habe, wenn beim Frühstück irgendwelche Berichte im Radio gekommen seien oder irgendwas in der Zeitung gestanden habe. »Er wurde dann kreidebleich, starrte vor sich hin, murmelte irgendwas, und war nicht mehr für uns zu erreichen. Wenn wir es versuchten, explodierte er, sodass wir uns später einfach nur rausschlichen. Aber wir hatten großes Mitleid mit ihm und dachten, das wäre wegen uns. Erst später verstanden wir, um was es ging.«

167

Auch über Durchbrüche von Gewalt oder heftige Affekte kann weitergegeben werden, dass Vater oder Mutter eine »andere Seite« haben. Für die Kinder ist es dann schwierig zu verstehen, was es damit auf sich hat, und es können sich Schuld- und Schamgefühle einstellen. Außerdem versuchen Menschen immer, sich auf alles »einen Reim zu machen.« Das heißt in derartigen Situationen, es wird nach Erklärungen gesucht, und die Eltern werden phantasmatisch ausgestaltet. Über Austauschvorgänge wie den der projektiven Identifikation wird allerdings von den traumatisierten Eltern meist ein mehr oder weniger deutliches Wissen von dem weitergegeben, was »offiziell« nicht gewusst werden darf. Allerdings entsteht durch die unverstehbaren Affekte und Reaktionen der Eltern das Bild einer uneinsehbaren, rätselhaften und bruchstückhaften Welt. Zugleich verbacken die Zugehörigen einer solchen Familie aber auch sehr untereinander, und die Jugendlichen können sich nur schwer aus ihr lösen. Eigenen Gefühlen stehen Kinder aus solchen Familien oft fremd gegenüber und fühlen sich wie Aliens in ihrem eigenen Körper. Was »wahre« Gefühle sind oder »falsche«, kann oft nicht unterschieden werden. Ebenso besteht eine Unsicherheit hinsichtlich dessen, was inhaltlich wahr ist und stimmt oder was vorgetäuscht ist und sich als Falle und Lüge herausstellen wird.

Ancharoff et al. (1998) unterscheiden noch einige andere intrafamiliäre Transmissionswege. Wenn die Kinder angehalten werden, bestimmte Themen gesprächsweise zu vermeiden, um den traumatisierten Vater oder die traumatisierte Mutter nicht zu beunruhigen, lenkt das Schweigegebot zwangsläufig die Aufmerksamkeit auf diesen Bereich und gibt ebenfalls wieder zu phantasmatischen Ausgestaltungen Anlass. Kinder könnten parentifiziert werden und sich dann verantwortlich fühlen, auf ihre Eltern in deren Trauma-states aufzupassen. Dabei könnten sie durch deren Symptomatik in ähnlicher Weise erschreckt werden, wie es dem ursprünglichen Entsetzen der primär Traumatisierten entsprach. Auf diese Weise könnten sie identifikatorisch deren Symptome übernehmen.

Zu bedenken ist, dass in Deutschland die allermeisten Erwachsenen, die jetzt in ihrer zweiten Lebenshälfte stehen, derartig kriegs- oder fluchttraumatisierte Eltern hatten. Die wenigsten dieser Zugehörigen zur »zweiten Generation« dürften psychotherapeutische Hilfe gesucht haben, und wenn, ist es sehr fraglich, ob deren individuelles Leid unter der Perspektive transgenerationaler Traumatisierung gesehen worden ist. Welche gesellschaftlichen Auswirkungen das Aufwachsen einer ganzen Generation bei derartig traumatisierten Eltern hatte, thematisieren Seidler und Eckart (2005 a) mit ihrem Ansatz der historischen Traumaforschung. Es geht dabei um Spuren in allen möglichen gesellschaftlichen Systemen, angefangen vom Gesundheitssystem über Sicherheits- und Versicherungssysteme bis hin zu Werteorientierungen und Bereitschaften einer ganzen Nation, auch auf internationaler Ebene Verantwortung zu übernehmen.

Das Handbuch von Danieli (1998) stellt zentrale Themen der transgenerationalen Traumatisierung zusammen. Kaum thematisiert werden insgesamt genderrelevante Fragestellungen, etwa Gewalt gegen Frauen über Generationen hinweg. Oder der Sachverhalt, dass es überwiegend alte Männer sind, die junge Männer in den Krieg schicken.

4.4 Sekundäre Traumatisierung beim Einzelnen, im Team und in bestimmten Berufsgruppen

Hinterlässt der Kontakt mit einem traumatisierten Menschen Spuren ähnlicher Symptome wie bei einer unmittelbar, »primär« erlittenen Traumatisierung, spricht man von »sekundärer« Traumatisierung. Gelegentlich wird auch von »Sekundärer Traumatischer Belastungsstörung – STBS«, im Englischen »Secondary Traumatic Stress disorder – STSD« gesprochen.

Die Berechtigung, hier von »sekundär« zu sprechen, hat den Hintergrund, dass der Betroffene keiner eigenen Exposition an ein lebensgefährliches Ereignis ausgesetzt war. Die Weitergabe der »Infektion« verläuft ausschließlich über den unmittelbaren Kontakt mit dem primär Traumatisierten, über dessen Rede und dessen Wirkung im direkten Kontakt mit ihm. In seltenen Ausnahmefällen, etwa bei Supervisoren von Traumatherapien oder bei Wissenschaftlern, die sich mit Berichten über Gräueltaten während des Nationalsozialismus beschäftigen, ist ebenfalls eine indirekte »Ansteckung« möglich. Weitere Berufsgruppen sind unten genannt. Nicht verwechselt werden darf dieser Charakter von »sekundär« mit der unmittelbaren Zeugenschaft der Exposition eines anderen Menschen an eine Situation von Lebensgefahr. Hier liegt gemäß DSM-IV 309.81, Kriterium A1 eine primäre Traumatisierung vor! Nicht verwendet werden sollte der Begriff der sekundären Traumatisierung zur Bezeichnung einer erneuten Traumatisierung eines bereits traumatisierten Menschen. Schon in ▶ **Kapitel 1.2.1** wurde vorgeschlagen, hier von »Re-Traumatisierung« zu sprechen, auch wenn das zweite Ereignis vom ersten unabhängig ist. Aktualisiert und neu belebt wird in jedem Fall das Machtlosigkeitserleben der ersten Traumatisierung bzw. das vorangegangener Traumatisierungen.

Menschen sind ansteckend. Das ist die Grundlage von Verliebtheit und Begeisterung, aber auch von »geteiltem Leid«, etwa in der Trauer. Hier geht es um die Physiologie des Traumatisierten, die auf unterschiedlichen »Infektionswegen« auf jemanden überspringen kann, der oder die einen zu dichten Kontakt zu einem traumatisierten Menschen hatte.

Von den vielfältigen Infektionswegen seien nur einige wenige genannt und diskutiert. Der Vorgang der »projektiven Identifikation« ist im Prinzip normal, auch wenn es krankheitswertige Ausgestaltungen und Modifikationen gibt – und neurosenpsychologisch der wichtigste Austauschmechanismus in länger währenden Beziehungen überhaupt, mit seinen unterschiedlich ausgeprägten Vorstufen und Vorbedingungen der Spaltung und Leugnung, und klinisch Grundlage der Unaushaltbarkeit vieler Trennungen bisheriger Liebespartner. Im Rahmen einer eher pragmatisch orientierten Herangehensweise an relativ kurzdauernde diagnostische und therapeutische Begegnungen mit traumatisierten Patienten und Patientinnen soll dieser hier jedoch nicht fokussiert werden. Zur Lösung projektiv identifikatorischer Verclinchungen und Verschränkungen bietet sich nur an, das introjizierte Teilobjekt ganzpersonal auszugestalten – also um die ungeliebten Schattenseiten zu ergänzen – und sich dann im Rahmen eines Trauerprozesses von diesem abzulösen. Die Trauerprozesse dauern dabei sicherlich mindestens ein bis zwei Jahre, nicht selten erheblich länger.

Eine primäre eigene Traumatisierung kann beim Therapeuten oder bei der Therapeutin durch den Ähnlichkeitsreiz des Traumaberichts vom Patienten getriggert werden –, ebenso weitere vorausgegangene sekundäre Traumatisierungen. Um die Berührungsmöglichkeiten mit eigenen Traumaspuren so weit wie möglich auszuschließen, sollte jede Traumatherapeutin und jeder Traumatherapeut eine gründliche Selbsterfahrung durchlaufen – unabhängig davon, ob das von irgend welchen Ausbildungsrichtlinien gefordert wird oder nicht –, und auch die Wirkung der angewandten Therapiemethode aus eigenem Erleben gut kennen.

Gelegentlich erleben einige Menschen im Kontakt mit Traumatisierten, vielleicht aber auch in anderen Situationen, einen plötzlichen Umschwung ihres »states«, ihrer Stimmung, Affektivität, Handlungsbereitschaft oder eines anderen Merkmals ihrer Verfasstheit. Im Klinikjargon wird dann mitunter gesagt, ein »Introjekt habe einen angesprungen«. Da nicht jeder so reagiert, muss wohl auch hier davon ausgegangen werden, dass aufseiten des »Angesprungenen« eine eigene Bereitschaft getriggert wurde. Dieser Zustand fällt in der Regel in sich zusammen, wenn es gelingt, den aktuellen Ursprung dieser »akuten Intoxikation« zu identifizieren.

Am wichtigsten dürfte der Infektionsweg der Identifikation mit bestimmten Aspekten des Traumatisierten sein.

Therapeuten und Therapeutinnen benötigen für ihre Arbeit das, was auch im Alltag eines jeden Menschen Grundlage und Voraussetzung dafür ist, andere Menschen, also »Fremd-Psychisches«, verstehen zu können: Empathie. Sowohl im Alltag wie aber auch insbesondere in der therapeutischen Situation kann Empathie, kann die Einfühlung in jemand anderen aber auch problematisch werden. Dabei sind in der Tat Therapeutinnen und Therapeuten besonders gefährdet, denn ihr Verständnis ihres Berufsethos schreibt ihnen in der Regel ein besonders hohes Ausmaß dieser Fähigkeit vor, Andere verstehen zu können. Häufig besteht darüber hinaus die subjektive Forderung nach einer möglichst unbegrenzten Belastbarkeit in der Beschäftigung mit den Problemen anderer Menschen. Was ihnen häufig nicht bewusst ist, was auch meist in Aus- und Weiterbildungen nicht gelehrt wird, ist die Notwendigkeit, auch Empathie steuern zu können – d. h., die »Irisblende« der empathischen Wahrnehmung Anderer unterschiedlich weit öffnen und wieder schließen zu können.

Es gibt aber auch notwendige Grenzen in der Nutzung und Anwendung von Empathie, abgehandelt jetzt hier im Hinblick auf die therapeutische Situation – und zwar für beide Seiten der Interaktionsteilhaber.

Mitunter ist es nämlich für den »Eingefühlten«, also für denjenigen, dem die Empathie gilt, ziemlich ängstigend, »zu gut« verstanden zu werden. Das kann dann etwa so erlebt werden, dass nichts Eigenes mehr verbleibt, nichts, das den Blicken und der Wahrnehmung des Therapeuten entgeht, der auf diese Weise übermächtig werden kann. Darüber hinaus gibt es meist ein Wissen davon, dass das implizit damit gegebene Versprechen – »Ich verstehe Dich« – letztlich illusionär und ohnehin von seinem Ausmaß und von der Dauer her begrenzt ist.

Hier im Fokus steht der sekundär Traumatisierte, also etwa ein Therapeut oder eine Therapeutin. Insbesondere für ihn – oder sie – kann eine grenzenlose

Empathiebereitschaft schädlich sein und im Extrem mit dem Verlust der eigenen therapeutischen Handlungsfähigkeit und Wirksamkeit einhergehen.

Eine Therapeutin mit hohem Anspruch an ihre Empathiefähigkeit kann zum Beispiel in Schwierigkeiten kommen, wenn eine Patientin ihr schon in der ersten Stunde eine entsetzliche Traumageschichte erzählt, ohne Punkt und Komma, und sie, die Therapeutin, nur am Mitschreiben ist. Diese »Atemlosigkeit«, Ausdruck der Belastung der Patientin und ihres Hyperarousals, wird die Therapeutin, die alles versucht aufzunehmen und festzuhalten, ohne auf ihren eigenen inneren Takt und auf ihren Kon-Takt zur Patientin zu achten, die darüber hinaus die Achtsamkeit für ihre eigenen Belastbarkeitsgrenzen völlig außer Acht gelassen hat, mit ziemlich hoher Wahrscheinlichkeit nach der Stunde in sich selbst wiederfinden, als Reizbarkeit, Aufgewühltheit, Unruhe, möglicherweise sogar mit inneren Bildern von dem, was der Patientin widerfahren ist.

Gelegentlich intendiert ein Therapeut sogar aktiv, das zu imaginieren, was ihm eine Patientin oder ein Patient erzählt hat. Allein das Bedürfnis zu einem solchen Versuch zu haben dürfte schon Ausdruck davon sein, »zu dicht« herangekommen zu sein. Ein Nutzen für die Therapie entsteht bei Gelingen eines solchen Versuchs nicht. Ein Nicht-Traumatisierter kann sich das Erleben des Traumatisierten ohnehin nicht »vorstellen«, und ein Traumatisierter wird es nicht wollen. Darüber hinaus ist es eher Ausdruck von Illusionspflege aufseiten des Therapeuten oder aber Ausdruck von Anmaßung, wenn Sätze wie »Ich an Ihrer Stelle würde ...« geäußert werden. – Zu wünschen ist der Therapeutin oder dem Therapeuten, dass er oder sie nie an diese Stelle gerät. Insofern ist die Äußerung von Respekt vor dem, was jemand an menschlichem Extremerleben durchzustehen hatte und in der Symptomatik immer noch hat, aber was jemand anders, »auch ich, Ihr Therapeut, nicht, jemals wird voll erfassen können«, sicher angemessener. Das kann durchaus dann einen Kontakt »auf Augenhöhe« etablieren. Die eine Seite hat das Werkzeug zur Arbeit an der Aufgabe, die andere das Problem. Die Werkzeuge lassen sich von Therapeutenseite zur Verfügung stellen, wo es lang gehen soll, bestimmt, wer ein Ziel sucht, also Patient oder Patientin.

Sollten im Übrigen spontan Bilder von den Ereignissituationen entstehen, in denen sich Patient oder Patientin befunden haben, sind eher vorsichtige Distanzierungsversuche von ihnen sinnvoll. Drängen sie sich nicht mehr mit voller Macht auf, kann man sie, wie etwa auch im Rahmen von Trennungen im privaten Bereich, kommen lassen und sie sich ansehen – sie werden dann endgültig verschwinden. Ebenso wie »Übertragung« eine universelle Funktionsbereitschaft von Menschen ist und es sie nicht nur im Bereich der Behandlung neurotischer Patientinnen und Patienten gibt, gilt dieses auch für Verschränkungen und Verwicklungen zwischen Traumatisiertem und seinem möglichen Gegenüber: Derartige Verwicklungen können sich natürlich jederzeit und überall abspielen. Die Beachtung, die hier der Traumabereich findet, ist erfreulich, aber er ist, wie kaum etwas oder jemand sonst in der Welt, sicher nicht einmalig. Allerdings ist der Bereich des Umganges mit sekundärer Traumatisierung mittlerweile ein lukrativer Markt geworden. Deshalb ist eine vorsichtige Prüfung entsprechender Angebote sehr angebracht.

Meinen Therapeut oder Therapeutin, mit ihrer Empathie nicht ausreichend gut genug zu sein, um all die berichteten Scheußlichkeiten verstehen zu können, sollten lieber – etwa im Rahmen einer guten Supervision – die damit spürbar werdenden Insuffizienz- und/oder Schuldgefühle bearbeitet werden. Der Versuch, noch empathischer zu werden, sollte unterbleiben. Das Erleben, Traumapatientinnen und -patienten nicht gerecht werden zu können, stellt sich im Übrigen dieser Klientel gegenüber häufiger ein als bei anderen Patienten und Patientinnen. Es fällt in sich zusammen, wenn aufgegeben wird, ein nicht erreichbares Ziel zu erreichen.

Die zuvor skizzierte »Therapeutin mit hohem Anspruch an ihre Empathiefähigkeit« hätte sicher gut daran getan, ihre Patientin zu unterbrechen und auf weitere Sitzungen zu verweisen. »Ich habe verstanden, dass Ihnen Schreckliches widerfahren ist. Aber ich finde, für heute reicht es. Ich möchte das gerne erst mal verdauen können, was Sie mir heute erzählt haben. Haben wir eigentlich schon einen weiteren Termin?« – Oder: »Und wie kommen Sie jetzt nach Hause? – Was werden Sie heute Abend machen?« – Oder: »Was brauchen Sie, um wieder etwas Abstand zu finden? ... Wenn Sie mögen, kann ich Ihnen dazu eine kleine Übung vorschlagen.« Damit würde nicht nur dem Schutzbedürfnis der Therapeutin Rechnung getragen, auch dem bisher Gesagten würde Gewicht beigemessen werden, und, vor allem, es würden Maßstäbe eingeführt für »Belastung«, für das, was »schlimm« ist. Derartige Maßstäbe sind nämlich Traumatisierten meist verloren gegangen.

In ▶ **Kapitel 3.13** wurde bereits die Fallvignette vorgestellt, in der von einem nächtlichen Überfall auf ein Ehepaar in dessen eigenem Haus die Rede war und davon, dass der Ehefrau schwerste Verbrennungen am Rücken zugefügt worden waren. Die Täter wollten damit ihrer Forderung nach Herausgabe von Geld Nachdruck verleihen.

Der Therapeut hatte die Frau auf deren Drängen hin an einem Vorfeiertags-Nachmittag zu einer weiteren EMDR-Sitzung einbestellt; die bisherigen Sitzungen waren sehr wirksam gewesen. Die Patientin kam erheblich verspätet, der Therapeut, den es nach Hause drängte, verzichtete auf seine sonstige Gepflogenheit, sich über eine Pause von 10 Minuten unmittelbar vor jedem Therapietermin emotional innerlich frei zu machen von irgendwelchen anderen Eindrücken, und begann mit »fliegendem Start« sofort die EMDR-Sitzung. Er ging davon aus, die Patientin ausreichend gut zu kennen und Veranlassung zu haben, von einem erfolgreichen Ausgang auch dieser Sitzung ausgehen zu können.

Es ging ganz zentral um die Folterszene, in der der Patientin massive Verbrennungen auf ihrem Rücken zugefügt worden waren. Sie schilderte und imitierte die Stimme des Täters so deutlich, dass der Therapeut sie geradezu wiederzukennen meinte. Im Hinblick auf die Patientin verlief auch diese Sitzung durchaus erfolgreich.

Allerdings verspürte der Therapeut schon bei seiner Heimfahrt unmittelbar nach dieser Sitzung massive Rückenbeschwerden mit einem »Brennen auf der Haut, von oben nach unten«. Die Beschwerden hielten über die Feiertage an und konnten erst im nachfolgenden Supervisionstermin auf ihren Ursprung zurückgeführt und aufgelöst werden.

Möglicherweise war die Wahl des Behandlungstermins schon Ausdruck eines Überengagements gewesen. Ansonsten fällt das Fehlen von Achtsamkeit beim Therapeuten auf, was etwa in der fehlenden Pause vor der Sitzung zum Ausdruck kommt und mit begründet sein kann in seiner Überzeugung vom Erfolg der Sitzung und seinem Bemühen, schnell fertig zu werden.

Identifikatorisch »überspringen« können sowohl Täter- wie auch Opfermerkmale. Am häufigsten allerdings dürften Therapeutin und Therapeut bei sich ein Hyperarousal feststellen, das seinen Ursprung nicht in ihnen selber hat und das seinen Ausdruck in mannigfachen Symptomen finden kann. So kann jemand etwa reizbarer sein als sonst oder unduldsamer. Definitives Alarmsignal dafür, Hilfe in Anspruch zu nehmen ist, wenn die Therapeutin oder der Therapeut bei sich feststellen oder darauf aufmerksam gemacht werden, dass ihr Alkoholkonsum zugenommen hat.

Weitere Symptome können sein: eine schwer zuzuordnende Traurigkeit, Depression, Angst; Unruhe, Schlafstörungen, Kopfschmerzen, Schmerzmittel- und Schlafmittelabusus; Intrusionen dessen, was Patienten erzählt haben; mangelnde emotionale Schwingungsfähigkeit und -bereitschaft mit möglichen Auswirkungen im privaten und beruflichen Bereich.

Es gibt eine Fülle an Bezeichnungen für das Symptombild, das sich beim Helfer im Kontakt mit einem primär traumatisierten Menschen einstellen kann. Genannt seien nur: Mitgefühlserschöpfung (compassion fatigue), vicarious traumatisation, indirekte Traumatisierung (IT), sekundäre Viktimisierung, Co-Viktimisierung. Den jeweiligen Bedeutungshof dieser Begriffe diskutiert Lemke (2006, S. 35–45), ihre Begriffsgeschichte wird hervorragend dargestellt von Rothschild (2006, S. 12). Ob es wirklich sinnvoll ist, von einem speziellen Störungsbild zu sprechen im Sinne der oben bereits erwähnten »Sekundären Traumatischen Belastungsstörung (STBS)«, im Englischen »Secondary Traumatic Stress Disorder (STSD)«, erscheint fraglich, obwohl das Beschwerdebild durchaus krankheitswertig sein kann. Vielleicht trägt eine spezielle Bezeichnung eher dem Bedürfnis einiger Therapeutinnen und Therapeuten Rechnung, sich von ihren Patientinnen und Patienten zu unterscheiden.

Die »Diagnostik« sollte der betroffenen Person möglichst selbst möglich sein, was durchaus gelingen kann, wenn ihre Fähigkeiten zur Selbstwahrnehmung und Achtsamkeit sich selbst gegenüber nicht oder noch nicht beeinträchtigt sind. Gelegentlich erfolgt sie aber auch durch Fremdwahrnehmung, wenn etwa ein Kollege oder eine Kollegin den Betroffenen behutsam, aber eindeutig auf seine Veränderungen aufmerksam machen.

Natürlich ist es anzustreben, präventiv der Entwicklung von Symptomen zuvorzukommen. Dass es gilt, professionelle Distanz jedem Patienten und jeder Patientin gegenüber einzunehmen und beizubehalten ist bekannt, aber leichter gesagt als getan.

Bewährt hat es sich, nicht passiv-rezeptiv alles aufzunehmen, sondern eine aktiv-handelnde Haltung einzunehmen, sich nicht faszinieren und in den Bann ziehen zu lassen, sondern sich innerlich loszulösen von dem Bericht des Patienten. Jener, so könnte die – natürlich nicht mitgeteilte – Urteilsbildung sein, hatte sicherlich ein schweres Schicksal, wie allerdings viele andere Menschen vor und nach ihm auch. Von zentraler Wichtigkeit ist Achtsamkeit gegenüber dem, was wirksam werden darf von der Gesamtheit der Patientin oder des Patienten, also nicht nur dem mündlichen Bericht gegenüber, sondern allen ihren Gefühlen, ihrer Körperhaltung, ihrer Atemfrequenz, kurz hinsichtlich all' dessen, was wahrnehmbar ist und Identifikation ermöglicht. Es geht also darum, sich eine gut funktionierende »Irisfunktion« in der Informationsaufnahme anzueignen. Man muss nicht jedes Gefühl eines anderen Menschen in sich abbilden können. Gelingt es, ein Lächeln nicht zu erwidern und bei sich zu bleiben, wenn einem nicht zum Lächeln zumute ist? Und wenn zurück gelächelt wird: Ist es reflektorisch oder intendiert? Analoges gilt auch hinsichtlich anderer »Identifizierungsfallen«. Unwillkürlich imitieren

Menschen andere Menschen. Jeder, der etwa gruppentherapeutische Erfahrungen hat oder gelegentlich im Café sitzt, weiß, dass Beine nahezu immer so übergeschlagen werden wie es der Nachbar gerade tut – verändert dieser seine Körperhaltung, folgen die Anderen umgehend. In der Therapie geht es für die Therapeutin darum, nicht unwillkürlich die Körperhaltung eines andern Menschen zu imitieren. Dies bewusst und vorsätzlich zu tun, macht allerdings gelegentlich Sinn: »Ich möchte doch mal wissen wie es sich anfühlt, so zu sitzen, wie Sie es gerade tun!«, und sich dann so hinzusetzen. Eine solche Imitation – einer der Transferwege von Identifikation – sollte dann allerdings eindeutig mit einer klaren Zäsur beendet werden.

Eine gut funktionierende Irisfunktion in der Informationsaufnahme ist aber auch außerhalb von Therapiesitzungen sehr wichtig. Es macht beispielsweise keinen Sinn, jede erhältliche Nachricht von Leid, Elend und Katastrophen zur Kenntnis zu nehmen. Stattdessen gilt es herausfinden, was einem wirklich gut tut, das Lust- und Freude-System zu fördern und Hobbys zu pflegen, ebenso wie den Kontakt zu Menschen, die einem gut tun, und nicht gedeihliche Beziehungen zu beenden.

Machen sich trotz aller Vorsichtsmaßnahmen Symptome bemerkbar, tut Therapeuten das gut, was sie sonst Patienten angedeihen lassen: einige Sitzungen bei einem verschwiegenen Kollegen oder einer Kollegin. EMDR etwa (▶ Kap. 6.5.4) lässt sich darüber hinaus auch sehr wirksam in der Selbstanwendung nutzen. Unbewusste Identifizierungen gilt es zu suchen und zu »löschen«, indem etwa eigenes Erleben an deren Stelle gesetzt wird. Auch kann versucht werden, die traumatisierende Information imaginativ durch eine andere zu ersetzen, die nicht so durchgeschlagen hätte, und die erste damit zu relativieren.

Sekundäre Traumatisierungen sind nicht Ausdruck von Beziehungsverwicklungen, die sich durch Beziehungsklärungen revidieren ließen. Derartige »Verclinchungen« sind charakteristisch für herkömmliche Psychotherapie mit neurotischen Patientinnen und Patienten. Sekundären Traumatisierungen liegt stattdessen eine unmittelbare Schädigung physiologischer Werte zugrunde. Hinzu kommen generelle Veränderungen des Selbst- und Weltverständnisses, jenseits individueller Verwicklungen.

Das hat auch Konsequenzen für die Supervision von Traumatherapien.

Herkömmliche beziehungsorientierte Supervision (Seidler 1998) läuft in gewisser Weise »ins Leere«, weil sich die Zielparameter unterscheiden. Das gilt etwa auch für die Supervisionsform von Balintgruppen (Seidler 1990, 1994c, 1995d). Während diese sehr hilfreich sein können zur Klärung von Beziehungsverwicklungen, zur »Ent-clinchung«, sind sie kaum hilfreich, wenn es um die Behandlung traumatisierter Patientinnen und Patienten geht. Es geht nämlich eher darum, etwa herauszuarbeiten, ob eine eigene Traumatisierung aufseiten der Therapeutin die weitere Entwicklung der Behandlung erschwert, Interventionsmöglichkeiten bei bestimmten Schwierigkeiten der Behandlung aufzuzeigen und darum, hinsichtlich der Beziehung zwischen Therapeut und Patientin darauf zu achten, dass diese weder zu dicht noch zu distanziert wird. Die therapeutische Beziehung selbst ist aber kein zentraler und intendierter Wirkfaktor, etwa über die Nutzung von Übertragungsprozessen oder die Aktualisierung von interaktionellen Konfliktbereitschaften! Trotzdem kann sie als sehr hilfreich erlebt werden.

Trotz aller präventiven und therapeutischen Möglichkeiten, für die Therapeutin und den Therapeuten bleibt der Sachverhalt bestehen, dass es einen hundertprozentigen Schutz vor einer sekundären Traumatisierung nicht gibt.

Hinsichtlich der Zugehörigen zu verschiedenen Berufsgruppen hat sich der Usus herausgebildet, sie als »sekundär Traumatisierte« zu bezeichnen, auch wenn sie nach dem A1-Ereigniskriterium des DSM-IV, 309.81 eindeutig als primär Traumatisierte zu verstehen sind. Im strengen Sinne sind lediglich etwa Sekretärinnen, die Berichte über Traumatisierungen schreiben, etwa Arztbriefe, Wissenschaftler, die an schriftlichen Quellen arbeiten, Supervisoren (!), Mitarbeiter internationaler Hilfsorganisationen, Pflegeheim-Personal, Richter und Anwälte sowie Therapeuten und bei Vorliegen einer entsprechenden Symptomatik wirklich »sekundär« traumatisiert. Das gilt auch für die Angehörigen Traumatisierter, denen das folgende Kapitel gilt.

Derartige »sekundär« genannte Traumatisierungen, die in Wirklichkeit meistens »primäre« sind, gibt es überwiegend bei Einsatzkräften von »emergency respondern«, etwa bei Zugehörigen zu Polizei, Feuerwehr und Rettungsdiensten, auch bei Notärzten, bei Journalisten (Massé 2011) und Lokführern, und bei Mitarbeitern von Kriseninterventionsteams. Bei Letzteren sind auch wirkliche »sekundäre« Traumatisierungen nicht selten, wenn es nämlich keine unmittelbare Zeugenschaft des traumatisierenden Ereignisses gegeben hat. Die hierzu verfügbare Literatur ist sehr umfangreich (etwa: Teegen 2003; Gasch 2007; Hering und Beerlage 2007; Weidmann 2008; Brönnimann und Ehlert 2011) und soll hier nicht im Einzelnen referiert werden.

Im Rahmen von Traumatherapie unter den Bedingungen einer »Traumastation«, aber auch in Behandlungszentren für ambulante Therapien, entfaltet sich die Wirkung eines traumatisierten Menschen auf mehrere andere, das häufig so genannte »therapeutische Team«. Hier wie sonst, wo »Trauma« thematisiert wird, in Vorträgen, Seminaren, in der Presse, in Fort- und Weiterbildungen, entwickeln sich sehr oft »Spaltungsprozesse«. Diese können etwa so aussehen, dass die einen sich sehr für den Standpunkt engagieren, der Traumatisierte möge sich nicht so anstellen, er könne doch mit herkömmlichen Mitteln behandelt werden. Wenn es mehr um eine allgemeine Sicht auf Traumatisierte geht, wird gesagt, solche Menschen, die ohnehin nur Rente wollten, habe es schon immer gegeben, die ganze Psychotraumatologie sei »Scharlatanerie« und »alter Wein in neuen Schläuchen«. Die andere Seite engagiert sich dann extrem stark für den Traumatisierten, möchte ihm Extratermine zukommen lassen und hier und da ist jemand bereit, sich sogar außerhalb der Dienstzeiten mit ihm oder ihr zu treffen. Auf einer mehr allgemeinen Ebene können dann Vorschläge der Art kommen, man solle doch die gesamte Psychopathologie auf eine psychotraumatologische Perspektive umstellen und möge doch im Grunde alle Krankheiten letztlich als Gewaltfolgen betrachten.

Das entscheidende Kriterium dafür, solche Positionen als einen Ausdruck von Spaltung betrachten zu dürfen, liegt nicht in der Möglichkeit einer Extremposition, sondern in der Unversöhnlichkeit, Absolutheit und Ausschließlichkeit, mit der sie vorgetragen wird. Für solche Situationen hat es sich bewährt, derartige Spaltungen umgehend aufzuzeigen und zu thematisieren. Meistens ist dann ein konstruktiver, versöhnlicher Fortgang des jeweiligen Diskurses möglich.

Mit diesen Spaltungen sind noch keine sekundären Traumatisierungen angesprochen, die es natürlich beim Einzelnen auch geben kann, und die dann in ihren
Auswirkungen das gesamte Team betreffen können, wie umgekehrt die Organisationsform der jeweiligen Einrichtung unterschiedlich protektiv sein kann (s. etwa
Pross 2009).

4.5　Angehörige von Traumatisierten

Der Begriff der »secondary traumatization«, der sekundären Traumatisierung,
wurde zunächst verwendet für die »Ansteckung« von Traumasymptomen innerhalb einer Familie (Rosenheck und Nathan 1985) und erst später auf beruflich
Betroffene ausgedehnt. Dennoch fällt auf, dass die Thematik der Angehörigen in
Forschung und Versorgung eher randständig geblieben ist, verglichen mit dem
großen Engagement für die im Rahmen ihrer Berufsausübung Betroffenen. Deren
Traumatisierungsgefahr ist unstrittig. Trotzdem ist ein beruflich begründeter
Kontakt zu Traumatisierten kurzdauernd oder doch auf jeden Fall befristet,
etwa für die Dauer der Durchführung einer Therapie. Angehörige dagegen haben
eine ganz andere Beziehung zum Traumatisierten als professionelle Helfer und sind
von daher weit größeren Gefahren sekundärer Traumatisierung ausgesetzt.

Angehörige können primär oder/und sekundär traumatisiert sein. Wenn sie das
Traumaereignis miterlebt haben, sind sie zunächst primär traumatisiert, danach,
möglicherweise über Jahrzehnte, sekundär Traumatisierte, zusätzlich zu ihrer
häufig von anderen Menschen nicht wahrgenommenen primären Traumatisierung.
Es kann nicht darum gehen abzuwägen, wer mehr leidet – trotzdem sei darauf
aufmerksam gemacht, dass Traumatherapeuten eine solche Doppelbelastung meist
erspart bleibt und sie darüber hinaus jederzeit die Möglichkeit haben, ihren
Behandlungsauftrag zu einem Ende zu führen. Das können bei einem Unfall
weitgehend unversehrt gebliebene Eltern von Kindern, die als Insassen desselben
Unfall-Fahrzeugs schwer behindert überlebt haben, nicht tun. Wenn solchen Eltern
später ein »Verharren in einer Opferrolle« zugeschrieben wird, dann kann dies
etwas unangemessen sein, allerdings vielleicht als eine Abwehr gegen das Gewahrwerden einer derartig schwer aushaltbaren chronischen Lebenssituation verstehbar
zu machen sein.

Eine besondere Konstellation liegt vor, wenn beide Teilhaber einer Beziehung
durch das gleiche Ereignis traumatisiert wurden, etwa durch den Verlust eines
Kindes, oder wenn beide in demselben Unfall verwickelt waren. Dann werden sie
gegenseitig zum Trigger für einander, und es ist noch schwerer als ohnehin, das
Ereignis Vergangenheit werden zu lassen.

Angehörige von Traumatisierten können natürlich auch deren Kinder sein. Hier
liegt dann die theoretische und praktische Brücke zum Konstrukt und zur Realität
der oben ausführlich dargestellten transgenerationalen Traumatisierung. Bedacht
werden müssen – als »Angehörige von Traumatisierten« – auch die Familien-

mitglieder »sekundär Traumatisierter«, also die Angehörigen von Polizeibeamten, Feuerwehrleuten und Rettungskräften. Die persönlichen Beziehungen von Pflegekräften auf Intensivstationen sind nicht nur durch deren Schichtdienst belastet!

Ausgangspunkt der Symptomatik der Angehörigen ist auch hier wieder das Hyperarousal des Traumatisierten, aber es kommt Weiteres hinzu. Das Hyperarousal kann seinen Ausdruck in Wutausbrüchen finden, die die Angehörigen hilflos und verängstigt zurücklassen. Missbrauch von Alkohol und anderen Drogen kann dazu kommen und die Gesamtsituation verschlimmern. Die Möglichkeiten zu lustvollem sexuellem Erleben sind bei Traumatisierten nahezu immer beschädigt oder ganz verloren gegangen. Damit fehlt in solchen Beziehungen meist dieser Intimitätsbereich. Familien mit einem schwer traumatisierten Familienmitglied leben meist sozial isoliert. Zum einen führt das Vermeidungsverhalten des Traumatisierten selbst dazu, zum anderen finden Ausgrenzungen statt. Der Partner des Traumatisierten ist häufig auch sein einziger Gesprächspartner und kann damit überfordert sein, zumal er oder sie häufig keine Möglichkeit hat, die Erlebens- und Verhaltensweisen des Traumatisierten zu verstehen, wenn dieser sich nämlich kaum noch öffnet und anvertraut. So kommt es auch innerhalb solcher Familien zu Isolation und Entfremdung. Auch mit den Affekten Scham und Schuld haben die Angehörigen von Traumatisierten nicht selten zu tun. Die Scham kann sich etwa auf seine Tendenz zum Kontrollverlust beziehen, die nicht öffentlich bekannt werden soll. Lastender ist aber die Scham dafür, den leidenden Angehörigen immer wieder so hilflos zu sehen und ihm nicht besser gerecht werden zu können. Hier können dann quälende Selbstvorwürfe dazukommen, »schuld« am Zustand des Angehörigen zu sein.

Eine Minimalunterstützung für Angehörige von Traumatisierten kann darin bestehen, ihnen während der Therapie des Traumatisierten ein Gespräch anzubieten und Informationen zur Verfügung zu stellen über die Situation des Partners oder der Partnerin. Wenn erforderlich, sollte den Angehörigen auch die Notwendigkeit therapeutischer Unterstützung für sie selbst aufgezeigt werden.

5 Ausgewählte spezifische Ereignisse und ihre Folgen

Dass überwältigende Gewaltereignisse bei der oder dem Betroffenen, vermittelt über die Physiologie des traumatischen Stresses, zu verschiedenen Traumafolgestörungen im engeren und im weiteren Sinne führen können, wurde bereits dargestellt. Der Verzicht auf spezifische Ereignisarten in den Definitionen der PTSD in ICD-10 und DSM-IV, verbunden mit der Angabe spezifischer Folgen, ist insofern gerechtfertigt, als dass unterschiedliche Ereignisse zu weitestgehend identischen Störungsbildern führen. Trotzdem gibt es Unterschiede. Die ganze Breite der »speziellen Psychotraumatologie« kann hier nicht dargestellt werden. Stattdessen werden nur einige ausgewählte Ereignisse und deren Folgen diskutiert.

5.1 Vergewaltigung

An verschiedenen Stellen dieses Buches (etwa in ▶ Kap. 1.1 und 3.5) wurde bereits auf die Bedeutung der Frauenbewegung Ende der 60er Jahre des letzten Jahrhunderts für die Thematisierung von Gewalt gegen Frauen aufmerksam gemacht, des Weiteren, dass deren Bedeutung für die Genese der Psychotraumatologie kaum zur Kenntnis genommen wird.

Die traumatisierende Wirkung sexueller Gewalttaten wurde auch erst in diesem Zusammenhang von einer breiten Öffentlichkeit wahrgenommen. Wegweisend war hierzu das Buch von Susan Brownmiller (1975) »Gegen unseren Willen«. Die Autorin zeigte darin auf, dass Vergewaltigung kein seltenes Ereignis ist, sondern ein alltägliches, das aber auch als Waffe in Kriegszeiten eingesetzt wird zur Demoralisierung des feindlichen Mannes und zur Zerstörung der feindlichen Kultur. Die Alltäglichkeit dieses Ereignisses schlägt sich nicht in den offiziellen Statistiken nieder, sondern wird allenfalls im Rahmen der Dunkelfeldforschung annäherungsweise einschätzbar. So gibt die Polizeiliche Kriminalstatistik (PKS) (Bundeskriminalamt 2010) für das Jahr 2009 »offiziell« 7314 Vergewaltigungen und Fälle sexueller Nötigung (§§ 177 II, III und IV; § 178 StGB) an. Allerdings sind das nur die angezeigten Fälle, in denen es polizeiliche Ermittlungen gab. Es ist bekannt, dass nur 10 % bis 15 % der Sexualdelikte angezeigt werden. Eine allerdings auch nur vage Annäherung an die »wahre Zahl« ermöglichen vertrauliche Befragungen im Rahmen der Dunkelfeldforschung. Fiedler (2004) gibt an, dass nach einer Auswertung durch die Weltgesundheitsorganisation von über 50 Studien, die weltweit in unterschiedlichen Gesellschaftsgruppen durchgeführt wurden, etwa jede vierte Frau in ihrem Leben mindestens einmal Opfer einer Vergewaltigung oder einer sexuellen Nötigung geworden ist (S. 326). Kilpatrick et al. (2007) kommen auf der Grundlage einer Befragung von 5000 Frauen im Alter zwischen 18 und 86 Jahren zu dem Ergebnis, dass 18 % von 112 Millionen der in den USA lebenden Frauen – das sind rund 20 Millionen – im Laufe ihres Lebens Opfer einer Vergewaltigung wurden. Nur 16 % dieser Fälle wurden angezeigt.

Die Differenz zwischen den offiziellen Zahlen der Polizeilichen Kriminalstatistik und denen, die in vertraulichen Befragungen im Rahmen der Dunkelfeldforschung gewonnen wurden, macht deutlich, dass nur ein kleiner Anteil der wirklich stattgefundenen Vergewaltigungen zur Anzeige kommt.

Traumatisch an einer Vergewaltigung – außer der ereignisunspezifischen Todesangst, die zumindest beim Einsatz einer Waffe und/oder bei Todesdrohungen auftritt – ist das nicht gewollte Eindringen einer anderen Person auf einer physischen Ebene in den Körper. Erfolgt dies einvernehmlich, kann es höchste Intimität sein und als beglückende Nähe erlebt werden; verletzt es dagegen die Selbstbestimmung, ist es quasi das »Urmodell« einer Traumatisierung. Der Intimitätsraum wird aufgebrochen und unbarmherzig geöffnet, auf körperlicher und seelischer Ebene. Der – oder auch dem – Vergewaltigten ist damit nicht einmal mehr das Körperinnere, der Körperbinnenraum, zu Eigen. Da Verstehensvorgänge körperbasiert sind, dürfte ein wirkliches Verständnis der Bedeutung einer Vergewaltigung für eine Frau Männern nahezu unzugänglich sein, und umgekehrt; das sollte auch nicht durch Beteuerungen von Verständnis, etwa im therapeutischen Raum, überspielt werden. Allerdings sind die Spuren der Gewalt eindeutig und unübersehbar: Diese Beraubung und Enteignung der »intimsten Innerlichkeit« ist das wirklich Traumatische. Auch durch nachfolgende extreme Duschprozeduren lässt sich die »Meinhaftigkeit« des Körpers nicht wieder aneignen. Allerdings kann der enteignete Körper bei Gewahrwerden des Zurückliegens des Ereignisses langsam erneut zu eigen gemacht werden.

Vergewaltigung ist das Traumaereignis per se: Es geht um Potenz und Macht, und es geht um Ohnmacht und Ausgeliefertsein, um die Zerstörung von Intimitätsräumen und die Perversion von Liebe in Destruktivität. Der Versuch, Ohnmachtserleben und Todesangst durch »Potenz« zu besiegen, dürfte auch bei Kriegsvergewaltigungen (s. dazu etwa: Kuwert und Freyberger 2007a, b; Hauser und Griese 2011) und Vergewaltigungen nach Naturkatastrophen von Bedeutung sein: Ohnmachtserleben aufseiten der Männer wird durch neue Potenzbestätigung bewältigt.

Allerdings: Auch eine Vergewaltigung »ist« Intimität, vielleicht liegt hierin die größte Beschädigung. Der Vergewaltiger nimmt sein Opfer in Besitz, und dieses ist oft für lange an ihn gebunden, innerlich und im Falle gerichtlicher Auseinandersetzungen auch äußerlich mit ihm beschäftigt, wenn auch nicht im Sinne liebevoller Sehnsucht, allerdings nicht selten im Sinne einer Identifikation mit dem Aggressor: »Wenn ich nicht so abweisend gewesen wäre, hätte ich ihn nicht in die Notlage gebracht! – Das muss ich wieder gutmachen. – Eigentlich ist er liebevoll und fürsorglich.« Hier liegt auch eine Begründung für die Folgen von Kriegsvergewaltigungen: Sozial- und Wertestrukturen des »Gegners« werden nachhaltig beschädigt und/oder zerstört, auch wenn keine Kinder aus den Vergewaltigungen hervorgehen.

Das klinische Bild von Vergewaltigungsopfern unmittelbar nach der Tat ist offenbar immer durch Dissoziation gekennzeichnet, ein Unwirklichkeitserleben und eine Erstarrung, mitunter durch mechanisch ablaufende, dem Außenstehenden sinnlos erscheinende Handlungen wie Ordnen und Aufräumen, gelegentlich eine Fugue, ein Aufsuchen des nächsten Bahnhofes in der wirren Vorstellung, dort warte der Retter. Der Gedanke an die Sicherung von Beweismittel spielt meist keine Rolle. Dass es noch so etwas wie eine geordnete Außenwelt mit Gerichtsbarkeit und Polizei gibt, ist im Erlebensraum ebenso wenig repräsentiert wie die Möglichkeit, einen verlässlichen Menschen anzurufen: Nichts ist mehr verlässlich. Das Vergewaltigungsopfer kann überkontrolliert erscheinen, vielleicht auch gelassen; ein Zustand von Aufgewühltsein und Verzweiflung setzt meist erst später ein. Wird – meist frühestens Stunden später – Anzeige erstattet, sind die dann folgenden Stunden gefüllt durch eine Reihe von beweissichernden Prozeduren, in denen die oder der Vergewaltigte meist noch kontrolliert erscheinen.

Ereignisunspezifisch ist, dass es häufig, vom klinischen Eindruck her eher nahezu regelhaft, innerhalb der ersten Tage nach dem jeweiligen Ereignis zu einer Art scheinbarer Beruhigung der Betroffenen kommt, die klinisch wohl eher Ausdruck einer funktionell hilfreichen Dissoziation ist – entsprechend dem »Pfeifen im Wald«, wenn dort lauernde Gefahren befürchtet werden. Dies lässt sich bei Bankangestellten nach Überfällen beobachten, bei Feuerwehrleuten nach Extrembelastungen, es wird auch von Soldatinnen und Soldaten berichtet, und es gilt auch für Vergewaltigungsopfer. Der Dienst, die Arbeit, die Beschäftigung, der Ehe- oder Beziehungsalltag werden wieder aufgenommen, mitunter so, als sei nichts geschehen. Auch vormalige soziale Einbindungen können vorübergehend scheinbar unbeeinträchtigt aufrecht erhalten werden. Das Wissen um das traumatische Geschehen wird als »inneres Geheimnis« vom Rest des Lebens und Erlebens abgekapselt.

Es sind dann wohl äußere Ereignisse, die den »Einbruch der Realität« bewirken und damit den Zusammenbruch der Dissoziation oder Leugnung: Das Ereignis wird auf irgendeinem Wege in der sozialen Realität des oder der Betroffenen bekannt – dann kann auch die innere Abspaltung nicht mehr aufrechterhalten werden, oder es kommt im Falle einer Anzeige zu weiteren Vernehmungen – was von der Wirkung her ebenfalls »Öffentlichkeit« mit sich bringt, ebenso Auseinandersetzungen mit anderen Instanzen in der Außenwelt wie Arbeitgebern, Versicherungen oder Unfallgegnern.

Die Wahrnehmung der nach einer Vergewaltigung auftretenden Symptome sollte nicht auf die der Posttraumatischen Belastungsstörung eingeengt werden. Allerdings ist diese sehr häufig und von großer Wichtigkeit. Sogar 15 Jahre nach dem Ereignis fanden Foa und Rothbaum (1998, S. 17) noch bei 16,5 % der Betroffenen das Vollbild einer PTSD. Darves-Bornoz (1997) fand bei 85 % vergewaltigter Frauen einen Monat nach dem Ereignis eine PTSD, nach drei Monaten noch bei 74 % und nach sechs Monaten bei 71 %. Später als sechs Monate nach dem Ereignis entwickelten 18 % die PTSD. – Dieser Befund ist klinisch insofern von großer Bedeutung, als dass bei nicht zuzuordnenden Symp-

tomen einer Patientin immer auch an die Möglichkeit einer Vergewaltigung im
»sozialen Nahraum«, der häufig eher ein »psychischer Distanzraum« ist, gedacht
werden sollte. Die Betroffenen haben mögliche Zusammenhänge zwischen ihrem
aktuellen Befinden und Gewaltereignissen in der Vorgeschichte häufig völlig
»vergessen«, dissoziiert.

Schlafstörungen können zu Alkoholmissbrauch führen (Nishith et al. 2001).
Dass traumatisierende Ereignisse zu einer PTSD führen können und dass dieses
gerade nach Vergewaltigungen häufig der Fall ist, zeigen zahllose weitere Studien.
Meistens werden allerdings die Erhebungen auf die Frage nach der Häufigkeit der
Herausbildung einer PTSD beschränkt, in der Regel aus dem forschungslogisch
plausiblen Grund, methodischen Gütekriterien genügen zu können. Dem erlebten
Leiden und der meist desolaten psychosozialen Gesamtsituation eines Vergewal-
tigungsopfers wird das aber in keiner Weise gerecht. Bei einer Vergewaltigung
durch einen bislang nahestehenden Menschen kommen die Trauer um den Verlust
eines vermeintlichen Partners hinzu, dem vertraut wurde sowie der Zusammenbruch aller Vorstellungen und Grundannahmen über Sicherheit, Vorhersagbarkeit
und Verlässlichkeit in nahen Beziehungen. Ein Verlust von Selbstachtung und
Selbstvertrauen – etwa auch in die Fähigkeit, sich ein angemessenes Bild von einem
anderen Menschen machen zu können – und ein überwältigendes Schamerleben
sind jeweils für sich schon schwer aushaltbar. Sie können aber darüber hinaus zu
einem massiven sozialen Rückzug führen, eine berechtigte Angst um den Verlust
der Arbeitsfähigkeit und des Arbeitsplatzes auslösen und die Aufnahme einer
erneuten engen Bindung verhindern oder zumindest extrem erschweren.

Hinzu kommt, dass zwar Traumatisierte generell in der Gefahr stehen, sozial
marginalisiert und ausgegrenzt zu werden, dass diese Ausgrenzungsprozesse
Vergewaltigten gegenüber aber offenbar eine ganz besonders unbarmherzige
Qualität haben. Hier sind tief verwurzelte soziale, bei Männern und Frauen
vorhandene Stereotypien und Vorurteile wirksam. Über die Zuweisung einer
Mitschuld an das Vergewaltigungsopfer werden die Täter entlastet.

»Frauen wird so eine subjektive Sicherheit und die Annahme suggeriert, sie hätten die
Möglichkeit, die Kontrolle zu behalten (›Mir kann so etwas nicht passieren‹); Männern
ermöglicht diese Sicht der Dinge, eine positive männliche Identität zu wahren« (Gasch und
Kress 2011 b, S. 429).

Dass negative soziale Reaktionen mit der Schwere der Symptomatik einer PTSD bei
Opfern sexueller Gewalt verknüpft sind, in Verbindung mit erlebter Lebensbedrohung und geringerer Bildung, zeigen etwa Ullman und Filipas (2001).

5.2 Misshandlung, Missbrauch und Inzest

Die in der Überschrift genannten Traumatisierungsereignisse sind als solche in der
Psychotraumatologie bekannt. Darüber hinaus existieren zahlreiche Felder, die

kaum thematisiert werden, die hier aber immerhin als solche benannt werden sollen.

Dazu gehören etwa:

- Menschenhandel, der im Wesentlichen ein Frauenhandel ist und
- Prostitution und Pornografie.

Nahezu tabuisiert sind folgende Bereiche: Wer fragt etwa nach dem Lebensschicksal

- von Menschen, die aus Vergewaltigungen hervorgegangen sind, im sogenannten zivilen Leben oder im Rahmen von Kriegsvergewaltigungen?
- von Menschen, die von Prostituierten geboren wurden?
- von verwaisten Kindern nach großen Naturkatastrophen?
- von Eltern, deren Kinder Opfer eines Verbrechens wurden oder vermisst sind?
- von abgeschobenen Asylantinnen und Asylanten, unabhängig davon, ob in deren Abschiebeland gefoltert wird oder nicht?
- von Zwangsprostituierten?

Wissenschaft ist eben nicht weniger blind als Justitia und will vieles gar nicht wissen (s. auch Devereux 1967).

Meistens wird zwischen körperlicher Misshandlung, Vernachlässigung, seelischer Gewalt und sexuellem Missbrauch unterschieden (Deegener 2005). Blum-Maurice et al. (2000) definieren Kindesmisshandlung als eine »nicht zufällige, gewaltsame psychische und/oder physische Beeinträchtigung oder Vernachlässigung des Kindes durch Eltern/Erziehungsberechtigte oder Dritte, die das Kind schädigt, verletzt, in seiner Entwicklung hemmt oder zu Tode bringt« (S. 2). Der § 176 StGB definiert in Absatz 1, was unter sexuellem Missbrauch zu verstehen sei: »Wer sexuelle Handlungen an einer Person unter vierzehn Jahren (Kind) vornimmt oder an sich von dem Kind vornehmen lässt, wird mit Freiheitsstrafe von sechs Monaten bis zu zehn Jahren bestraft.« Weitere Absätze beschreiben die Strafbarkeit der Veranlassung solcher Handlungen durch ein Kind an Dritten, Tathandlungen ohne Körperkontakt und das Vornehmen sexueller Handlungen vor einem Kind sowie weitere Differenzierungen.

Im Rahmen eines psychotraumatologischen Diskurses ist es unerlässlich, das Verhältnis von seelischer Misshandlung sowie Missbrauch und Trauma konzeptuell und auf seiner Realitätsebene zu bestimmen und ins Verhältnis zu setzen.

Als ein roter Faden zieht sich die Kritik an einer Übergeneralisierung des A-Kriteriums der PTSD aus dem DSM-IV (309.81, A1) für die Bestimmung aller traumatisch wirkenden Ereignisse durch dieses Buch. Wird nämlich die Formulierung des A1-Kriteriums (»die Person erlebte, beobachtete oder war mit einem oder mehreren Ereignissen konfrontiert, die tatsächlichen oder drohenden Tod oder ernsthafte Verletzung oder eine Gefahr der körperlichen Unversehrtheit der eigenen Person oder anderer Personen beinhalteten«) wörtlich genommen, so ist das Ereigniskriterium für seelischen Missbrauch nicht erfüllt. Die tägliche klinische Praxis zeigt, dass es durchaus Vorgänge sexuellen Missbrauchs gibt, die bei einem derartig engen Verständnis des Ereigniskriteriums nicht als Traumata verstanden werden dürften, auch wenn das klinische Bild der Betroffenen das zwingend nahelegt. Analoges gilt ebenso für Inzest. Häufig, vielleicht meistens ist das A1-Kriterium erfüllt, aber nicht immer, und trotzdem kann dann das jeweilige klinische Bild nahelegen, von einer Traumatisierung auszugehen.

Auch auf diesem Hintergrund wird in diesem Buch vielfach vorgeschlagen, Traumaereignisse nicht durch eine Übergeneralisierung des A1-Kriteriums der PTSD zu bestimmen, sondern solche Ereignisse als traumatische zu verstehen, in denen Menschen zur Sache gemacht werden, ihnen ihre Daseinsberechtigung implizit abgesprochen wird und sie existenziell ausgelöscht werden. Das kann »drohenden Tod oder ernsthafte Verletzung oder eine Gefahr der körperlichen Unversehrtheit der eigenen Person oder anderer Personen« bedeuten, es kann sich aber auch ausschließlich auf einer psychischen Ebene abspielen.

Von Shengold (1975, 1989) stammt der Begriff »soul murder«, Seelenmord. Insbesondere mit seinem Buch, das seit 1995 auch in deutscher Übersetzung vorliegt, hat er sehr dazu beigetragen, dass die Folgen seelischer Kindesmisshandlung wahrgenommen wurden und werden. Auch er hat damit zur Genese der Psychotraumatologie beigetragen.

Das Handbuch von Deegener und Körner (2005 a) »Kindesmißhandlung und Vernachlässigung« gibt eine Übersicht über den aktuellen Stand des Wissens.

Zahlen zur Häufigkeit von Vernachlässigung im Kindesalter liegen für Deutschland aus einer Untersuchung von Häuser et al. (2011) vor. Danach berichteten 15,0 % der Personen der Gesamtstichprobe über emotionalen Missbrauch, 12,0 % über körperlichen und 12,6 % über sexuellen Missbrauch sowie 49,5 % über emotionale und 48,4 % über körperliche Vernachlässigung in Kindheit und Jugend. Über schweren emotionalen Missbrauch berichteten 1,6 %, über schweren körperlichen Missbrauch 2,8 %, über schweren sexuellen Missbrauch 1,9 % sowie 6,6 % über schwere emotionale und 10,8 % über schwere körperliche Vernachlässigung in der Kindheit. Alle Formen des Missbrauchs waren signifikant miteinander korreliert. Die stärksten Korrelationen zeigten sich zwischen emotionalem und körperlichem Missbrauch und emotionaler und körperlicher Vernachlässigung.

Vernachlässigung hat viele Formen. Dazu gehört etwa auch die emotionale Unverfügbarkeit eines Elternteiles, wenn dieses etwa mit der Trauer um einen verlorenen Lebenspartner oder ein verstorbenes Kind beschäftigt ist. Ein derartiges Schicksal hatten viele Nachkriegskinder, deren Väter im Krieg gefallen waren und die als Halbwaisen aufwuchsen. André Green (1983) hat die emotional »tote Mutter« eindrucksvoll beschrieben. Aber auch im sogenannten zivilen Leben kann es sein, dass etwa der Vater nach dem Tod seiner ersten Frau ein zweites Mal geheiratet hat und emotional die Kinder seiner zweiten Frau nicht wahrnehmen kann. Hier von »Trauma« zu reden bei derartig in ihrer Frühgenese übersehenen Menschen ist im Rahmen des in diesem Buche vorgeschlagenen Ereigniskriteriums plausibel. Als Kinder waren sie damit zwar keiner physischen Lebensgefahr ausgesetzt, wurden aber in ihrer individuellen Existenz, Individualität und Daseinsberechtigung durch »Nicht-Wahrnehmung« ausgelöscht. Eine Alkoholkrankheit oder eine schwere Depression von Mutter oder Vater können eine ähnlich verheerende Wirkung haben. Auch verbale Gewalt, mitunter auch seelische Gewalt genannt, ist eine Form der Traumatisierung (Evans 2012): »Du kriegst nichts auf die Reihe!«, »Du bist mir nur im Wege!«, »Ohne Dich wäre mein Leben leichter!«, »Du bist ja nur ein Mädchen!« – Auch so kann jemand ausgelöscht, seiner Daseinsberechtigung beraubt werden.

Die Folgen von Misshandlung, Vernachlässigung und seelischer Gewalt sind vielfältig und tiefgreifend, aber relativ unspezifisch. Der Selbstwert, das erlebte Recht auf ein eigenes, selbstbestimmtes Leben sind beeinträchtigt. Anders als häufig behauptet muss das Bindungssystem nicht beschädigt sein – diese Sicht der Dinge macht nur Sinn, wenn »Bindung« implizit normativ als »gute Bindung« verstanden wird. Die Bindungsfähigkeit beziehungstraumatisierter Menschen kann durchaus ausgeprägt sein; sie ist allerdings häufig dadurch gekennzeichnet, dass nahezu süchtig Bindungspartner gesucht und auch gefunden werden, die ihrerseits ausbeuterisches und destruktives Verhalten zeigen und somit der ohnehin traumatisierten Person ein Weiterleben in einer ihr »vertrauten« Umgebung ermöglichen. Derartige »Partner« oder »Partnerinnen« können dann oftmals kaum oder gar nicht verlassen werden. Hier sollte von »traumatischer Bindung« gesprochen werden.

Weitere Krankheitsfolgen liegen in der gestörten Affektregulation begründet. Das kann zu psychosomatischen Erkrankungen führen, zu Belastungen im täglichen sozialen Alltag, im Beruf und in persönlichen Beziehungen und auch Auswirkungen auf die soziale Situation der Betroffenen haben, bis hin zu den Einkommenverhältnissen und der Zugehörigkeit zur sozialen Schicht.

Zur Missbrauchshäufigkeit liegen Daten der WHO vor (Krug et al. 2002). Danach wurden weltweit etwa 20 % aller Frauen und 5 – 10 % aller Männer als Kinder sexuell missbraucht (S. 22). Zu den Folgen sexuellen Missbrauchs in der Kindheit liegt mittlerweile eine große Anzahl von Studien vor. Hier seien nur die Befunde von Davis et al. (2001) erwähnt, die die negativen Auswirkungen entsprechender Widerfahrnisse auf die zwischenmenschlichen Beziehungen von Missbrauchsopfern herausgearbeitet haben und deren Angst vor Intimität. Auch auf die Studie von Banyard et al. (2011) sei verwiesen, in der gezeigt wird, dass Missbrauchsopfer in ihrem weiteren Leben eine erhöhte Wahrscheinlichkeit erneuter Traumatisierungen haben. Psychoanalytiker und Psychoanalytikerinnen haben die reale Bedeutung von Inzest offenbar erst spät erkannt, wenn überhaupt. Mosher (1987) nennt in seinem klassischen Referenzwerk »Title key word and author index to psychoanalytic journals, 1920 – 1990« nur 19 Artikel zum Thema Inzest und Verführung, die zwischen 1920 und 1986 in psychoanalytischen Zeitschriften erschienen seien.

Die Genese der Psychotraumatologie in ihrem aktuellen Selbstverständnis begann in den 60er und 70er Jahren des letzten Jahrhunderts in den USA, von »Vorboten« abgesehen, wie im ▶ Kapitel 1.1 dargestellt. Einer der Meilensteine ihrer Genese ist die (▶ Kap. 3.5) schon erwähnte »incest study« von Diana E. H. Russel (1986), veröffentlicht in ihrem Buch »The secret trauma. Incest in the lives of girls and women«. Diese Studie gilt als die erste repräsentative Feldstudie zur Frage der Prävalenz und der Folgen inzestuöser Ereignisse. »Feldstudie« heißt: Es wurden nicht nur Inzestüberlebende untersucht, die therapeutische Hilfe suchten, sondern auch solche Opfer einbezogen, die keine Behandlung eingefordert hatten. Die Studie wurde mit einer annähernd repräsentativen Zufallsstichprobe von 930 Frauen durchgeführt. Dabei zeigte sich eine größere Häufigkeit inzestuöser Ereignisse als in klinischen Stichproben. So fand Russel bei den zum Untersuchungszeitpunkt zwischen 18 und 36 Jahre alten Frauen eine Häufigkeit von Inzest in deren Kindheit von 16–19 %. Auch fand sie eine Vervierfachung inzestuöser Ereignisse von 1900 bis 1973. Bei 2 % der von ihr untersuchten Frauen war Anzeige erstattet worden, die bei 1 % zur Verurteilung eines Täters geführt hatte. Inzest fand häufiger in der gehobenen Mittelschicht statt und war gleich häufig in der Mittelschicht und der Unterschicht anzutreffen. Inzest durch den Stiefvater war siebenmal höher als durch den biologischen Vater. Fünf Prozent der Inzesttäter waren weiblich. Bei 43 % der untersuchten Inzestopfer fand das Ereignis nur einmal statt.

Zu den Folgen zählten etwa: Inzestopfer wurden in jüngerem Alter Mutter, sie hatten eine größere Wahrscheinlichkeit, geschieden zu werden und später erneut traumatisiert zu werden. Je mehr Gewalt mit dem Inzest verbunden war, desto größer war die Wahrscheinlichkeit eines niedrigeren sozioökonomischen Status, einen Partner zu finden und eine Familie zu gründen, und im Falle einer Ehe geschieden zu werden. Allerdings gibt es auch Inzestopfer ohne Schädigungen.

Russels Buch (1986) hatte sich gegen große Widerstände durchzusetzen. Viele der heute tätigen Kolleginnen und Kollegen, die in den 70er Jahren des letzten Jahrhunderts studiert haben, werden Psychiatrie aus dem Lehrbuch von Freedman et al. (1975) gelernt haben. Dort wird eine Häufigkeit von Inzest von eins zu einer Million angegeben.

Insgesamt betrachtet beschrieben schon die ersten Autorinnen und Autoren in den 70er und 80er Jahren des letzten Jahrhunderts das klinische Bild, das sich bei Inzestopfern zeigen kann, so, wie es auch heute nicht besser beschrieben werden könnte. Einige wenige seien nachfolgend erwähnt.

Goodwin (1982) etwa konzeptualisierte die Folgen als ein posttraumatisches Syndrom, das durch dissoziative states und Ich-Fragmentation gekennzeichnet sei, durch affektive Störungen und Angststörungen, Wiederholungstendenzen und Reviktimisierungsgefahren, Somatisierung und chronische Suizidalität. Gelinas (1983) betonte die »disguised presentation of incest« (S. 312) der Symptomatik von Inzest-Opfern und beschrieb ein ähnliches Symptombild wie Goodwin, wobei sie ergänzend auf die Häufigkeit von Drogenmissbrauch, Impulsivität und selbstverletzendem Verhalten hinwies. Shengold (1989, S. 16) beschreibt in seinem schon oben erwähnten Buch die lebenslangen Bindungen, die an den Täter etabliert werden und die, so könnte man hinzufügen, ihren Ausdruck finden in den meist lebenslangen nachfolgenden Traumatisierungen, die denen widerfahren, die den Inzest überlebt haben. Das dürfte unter anderem begründet sein in den Spaltungen der inneren Bilder von den Eltern, die nicht miteinander verschmelzen dürfen, um das illusionäre Bild »guter Eltern« aufrechtzuerhalten. Diese – in der »Inzest-Zeit« überlebensnotwendige – Selbsttäuschung verhindert dann allerdings nachfolgend auch eine angemessene Einschätzung anderer Menschen, etwa auch die möglicher Beziehungspartner. Deren destruktive Seiten können daher übersehen werden und in der Folge kann es dann möglicherweise zu weiteren Traumatisierungen kommen.

Kluft (1990 b) hat weitere Befunde von Autoren und Autorinnen dieser Pionier-generation über Missbrauch und Inzest in einer Arbeit über sexuelle Reviktimi-sierung von Inzestopfern in Psychotherapien zusammengestellt. Er spricht vom »sitting duck syndrome«, um die Voraussetzungsbedingungen von Inzestopfern für weitere nachfolgende Traumatisierungen, auch im Rahmen von Psychotherapien, zu veranschaulichen. Diese Konstellation sei gekennzeichnet durch:

- schwere Symptome und pathologische Charakterzüge;
- eine dysfunktionale intrapsychische Dynamik, etwa den Wiederholungszwang und/oder masochistische Züge;
- pathologische Objektbeziehungen, etwa im Sinne von »Angst-Bindungen« mit einer extremen Bereitschaft, eigene Wünsche und Bedürfnisse zu opfern, um bloß nicht wichtige Andere zu verlieren, und eine ebenfalls pathologische Familiendynamik, etwa indem das Inzestopfer parentifiziert wird, und
- Beeinträchtigungen von Ich-Funktionen (S. 278–283).

Diese Konfiguration sei zwar nicht spezifisch für Inzestopfer, ihr Gewahrwerden, etwa im Rahmen der Inanspruchnahme psychotherapeutischer Hilfe, sollte aber Veranlassung sein, die Möglichkeit einer Inzest-Vorgeschichte oder die anderer Formen von »Seelen-Mord« (s. o.) in Betracht zu ziehen. Hingewiesen sei auch auf Herman (1981, 1993).

Die so oft gefundene Wiederholungstendenz als Ausdruck einer Bindung an den jeweiligen Täter trifft oft auf Skepsis, Unverständnis und Ablehnung. In der Tat bestreiten ja die Frauen, denen die scheinbar endgültige Flucht vor einem gewalt-tätigen Ehemann gelungen ist, noch irgendwie an ihn gebunden zu sein oder Interesse an ihm zu haben, ganz im Gegenteil stattdessen froh zu sein, ihn endlich los zu sein. Ebenso bezeichnen Inzestopfer häufig, nicht immer, den Täter als »Monster« oder »Teufel« oder »Es« und wollen ihn – subjektiv sehr ehrlich gemeint – nie wiedersehen. Die Bindung kann aber auch darin bestehen, dass das Opfer an der Definition, die ihm der Täter gegeben hat, festhält: »Du bist nichts wert. Du hast kein Glück verdient. Du gehörst mir und bist mein Eigentum.« Wenn so etwas in einem affektiven Klima von Bestätigung – »Ich ziehe Dich Deinen Geschwistern vor, und wir teilen ein Geheimnis!« – und lebensgefährlicher Bedrohung implantiert wurde, können wirklich nahezu unlösbare innere Bindun-gen entstehen. Diese zeigen sich dann etwa daran, dass die Destruktivität des ehemaligen Täters scheinbar von seinem einstmaligen Opfer fortgesetzt wird, in Wirklichkeit von dem Introjekt dieses Täters, das im Opfer weiter wirksam ist und sorgsam geschützt wird.

Während Ende der 1960er, Anfang der 1970er Jahre erst einmal auf die Realität von Missbrauch, Vernachlässigung und Inzest aufmerksam gemacht wurde, sind heute neurobiologische Zusammenhänge zu deren pathogenen Wirkungen be-kannt. Dazu sei auf das ▶ **Kapitel 2.8** verwiesen. Erschreckende Hintergründe und Zusammenhänge, die bei der Vertuschung von Kindesmissbrauch im weitesten Sinne und bei der Verhinderung von Aufklärung angezeigter Straftaten wirksam sind, beleuchtet Schalleck (2006).

5.3 Gewaltverbrechen und ihre Folgen

Die Polizeiliche Kriminalstatistik (PKS) (Bundeskriminalamt 2010) erfasst für das Jahr 2009 insgesamt 6 054 330 Delikte, von denen 3 368 879 aufgeklärt wurden. Der Anteil von Gewaltkriminalität lag bei ca. 3 % aller Delikte, was 208 446 Straftaten entspricht. Für die USA gibt Carnes (1997) folgende Zahlen an (ohne Bezugsjahr): 30 % der ermordeten Frauen wurden von ihrem aktuellen Ehemann oder Freund getötet, und geschätzte 53 % aller weiblichen Mordopfer tötete ihr gegenwärtiger oder früherer Freund. 58 % aller weiblichen Vergewaltigungsopfer älter als 30 Jahre wurden im Kontext einer Partnerschaft vergewaltigt (S. 81).

Studien mit vergleichsweise repräsentativen Stichproben, die sich mit unmittelbar auftretenden psychischen Folgen von Gewaltkriminalität und deren weiterem Verlauf auseinandersetzen, sind eher selten. Leider existieren nur wenige empirische Studien, die systematisch spätere psychosoziale Funktionseinschränkungen in verschiedenen Lebensbereichen untersuchen, wie etwa die von Seidler et al. (2003 a). Dort wird gezeigt, dass sich ein angemessenes Bild der Lebenssituation von Opfern krimineller Gewalt nur dann ergibt, wenn nicht nur nach klassifizierbaren Störungsbildern gefragt wird, sondern auch andere Bereiche der aktuellen Lebenssituation einbezogen werden. Die Ergebnisse sind in ▶ **Kapitel 3.13** dargestellt.

Hanson et al (2010) fokussieren auf die Lebensqualität von Kriminalitätsopfern. Dabei untersuchten sie die Auswirkungen krimineller Gewalt auf verschiedene Lebensbereiche, wie die Fähigkeit, elterliche Funktionen weiter ausüben zu können, sexuelle Befriedigung zu erleben, beruflich integriert zu bleiben und im Freizeitbereich Erholung und Entspannung finden zu können. Sie fanden gravierende Beeinträchtigungen.

Kilpatrick und Acierno (2003) haben untersucht, von welchen Determinanten es abhängt, ob sich nach einem Gewaltverbrechen eine PTSD entwickelt und/oder andere Störungsbilder. Als Prädiktoren fanden sie das Geschlecht des Gewaltopfers, sein Alter und objektive sowie subjektive Tatmerkmale, nämlich das Ausmaß der Gewalt und das Ausmaß der wahrgenommenen Lebensgefahr. Generell wurden Prädiktoren oben (▶ **Kap. 2.3**) schon diskutiert, deshalb seien hier nur die für Gewaltopfer spezifischen erwähnt. Frauen hatten eine zehnmal größere Wahrscheinlichkeit, nach körperlicher Gewalt eine PTSD zu entwickeln als Männer. Ältere Menschen entwickelten erheblich seltener eine PTSD als jüngere. Vorangegangene Erfahrungen als Gewaltopfer erhöhen die Wahrscheinlichkeit enorm, nach einer erneuten Gewalttat eine PTSD zu entwickeln. Ähnliche Befunde erhoben Breslau et al. (1999 a, b). Die Wahrscheinlichkeit der Entwicklung einer PTSD stieg mit der Schwere der Gewalt, die zur Anwendung kam, und dem Ausmaß der wahrgenommenen Lebensgefahr.

Die Wahrscheinlichkeit, mit der bei einem Opfer nach einem Gewaltereignis eine Traumafolgestörung auftritt, ist mittlerweile gut bekannt. In der führenden amerikanischen Studie (Kessler et al. 1995) wird die Lebenszeitprävalenz für PTSD nach Vergewaltigung mit 55,5 % angegeben, in einer Münchener Untersuchung an 14- bis 24-Jährigen mit 50 % (Perkonigg et al. 2000). Rothbaum et al. (1992)

fanden bei 90 % von Vergewaltigungsopfern innerhalb von zwei Wochen nach der Tat die Symptome einer PTSD, 50 % wiesen die Symptomatik noch drei Monate später auf. Kilpatrick et al. (1987) zeigten, dass die Symptomatik 17 Jahre nach dem Ereignis noch bei 16,5 % der untersuchten Vergewaltigungsopfer nachweisbar war. Andere Arbeitsgruppen fanden fast ähnliche hohe Prozentzahlen für das Vorliegen von PTSD bei Angehörigen und Freunden von Mordopfern. Eine PTSD geht nahezu regelhaft mit komorbiden Störungen einher (▶ Kap. 3.9), auch wenn die hier nicht genannt wurden.

Zu den Folgen krimineller Gewalt kann auch gehören, dass aus ehemaligen Opfern Täter werden können. Widom und Ames (1994) zeigten, dass sexueller Missbrauch in der Kindheit mit einem nahezu fünffach höheren Risiko für die Opfer einhergeht, später selbst Sexualstraftäter zu werden. Eine Übersicht über Traumatisierungen in den Vorgeschichten späterer Straftäter geben Dudeck und Bernheim (2011).

5.4 Folgen von Naturkatastrophen und von Menschen verursachten Katastrophen

Eine Zweiteilung in Naturkatastrophen und von Menschen verursachten Katastrophen wird immer problematischer. Viele der zunehmend häufigeren Stürme etwa und Überschwemmungen gehen auf das Konto der vom Menschen gemachten Klimakatastrophe (s. etwa Welzer 2008, Dyer 2010). Naturkatastrophen – etwa ausgedehnte und lang anhaltende Dürreperioden – ziehen »humanitäre Katastrophen« nach sich, und Hunger und Verelendung können wieder zu kriegsähnlichen oder kriegerischen Auseinandersetzungen führen. Erlebt werden aber nicht Hintergründe und Ursachen oder die Ergebnisse wissenschaftlicher Analysen. Im Erleben der Menschen ist ein Sturm eine Naturkatastrophe, ein Erdbeben und ein Tsunami sind es ohnehin, und Naturkatastrophen werden als etwas ganz anderes wahrgenommen als etwa ein terroristischer Anschlag, ein Krieg oder ein großer technischer Unfall. Hier gibt es auch wieder Unterschiede: Ein vorsätzlich intendiert herbeigeführtes Großschadensereignis wird anders verarbeitet als eine zufällig entstandene technische Katastrophe. »Großschadensereignis« bezeichnet »ein Ereignis mit einer so großen Anzahl von *Verletzten* oder *Erkrankten* sowie anderen Geschädigten oder *Betroffenen*, dass es mit der vorhandenen und einsetzbaren Vorhaltung des *Rettungsdienstes* aus dem Rettungsdienstbereich nicht bewältigt werden kann« (DIN 13 050:2002–09; Ständige Konferenz für Katastrophenvorsorge und Katastrophenschutz 2006, S. 34; Hervorhebung im Original). Mit dem Tōhoku-Erdbeben und dem Tsunami vom 11. März 2011 und der Nuklearkatastrophe von Fukushima ereigneten sich ein großer technischer Unfall sowie eine Naturkatastrophe zeitgleich. Das Erdbeben kostete knapp 16 000 Menschen das Leben; weitere ungefähr 3500 wurden als vermisst gemeldet,

210 000 Menschen wurden evakuiert. Wegen der Nuklearkatastrophe mussten 100 000 bis 150 000 Einwohner das Gebiet vorübergehend oder dauerhaft verlassen. Hunderttausende in landwirtschaftlichen Betrieben zurückgelassene Tiere verhungerten. Im Erleben der Menschen wurden und werden beide Ereignisse aber unterschiedlich verarbeitet und führten zu unterschiedlichen Reaktionen und psychosozialen Folgen.

Eine Nuklearkatastrophe ist von ihren Folgen her wieder zu unterscheiden etwa von einem Großbrand oder einer Explosion. Handelt es sich hier in der Regel um Ereignisse mit definiertem Anfang und eindeutigem Endzeitpunkt sowie entweder eindeutig vorhandener oder nicht vorhandener materieller, physischer oder psychischer Schädigung, so ist gerade eine Nuklearkatastrophe besonders ängstigend dadurch, dass das schädigende Agens nicht unmittelbar sinnlich wahrnehmbar ist und außer durch räumliche Entfernung kein sicherer Schutz möglich ist. Allerdings gibt es grenzwertig Vergleichbares auch bei anderen Großschadensfällen, wie etwa bei dem Anschlag auf das World Trade Center vom 11. September 2001, als fünf Monate später der Tod einer Frau ursächlich auf das Einatmen giftiger Substanzen resultierend aus dem Einsturz der Gebäude zurückgeführt wurde.

Darüber hinaus gibt es Mischformen von Naturkatastrophe und technischem Unfall, wenn etwa das Dach einer großen Halle unter ihrer Schneelast einstürzt und der Einsturz mit einem Konstruktionsfehler des Dachs zusammenhing. Denkbar ist auch, dass sich das Wissen um die Ursache einer Katastrophe im Verlauf von Ermittlungen verändert, also etwa ein Flugzeugabsturz, der zunächst als technischer Unfall verstanden wurde, später als Folge eines terroristischen Anschlages erkennbar wird. Auch dies spiegelt sich in der Verarbeitung des Geschehnisses wider, etwa im Sinne eines Zweifelns, was denn eigentlich überhaupt noch glaubhaft sei.

Aus methodologischen Gründen ist es sehr schwierig, nach Großkatastrophen miteinander vergleichbare Studien durchzuführen. Hinzu kommt, dass die Merkmale der Ereignisse sehr unterschiedlich sind. Ein großer Eisenbahnunfall ist hinsichtlich seines Ereigniskriteriums kaum zu vergleichen mit einer Giftgas- oder Nuklearkatastrophe. Entsprechend schwanken die Angaben zur Häufigkeit von PTSD nach derartigen Ereignissen stark, und es werden häufig neue Bezeichnungen zur Kennzeichnung der Folgen der jeweiligen Katastrophe entwickelt. Das kann aber auch als Ausdruck einer Unzulänglichkeit der Wahl von lediglich PTSD als Indikatorkriterium für individuelle Folgen großer Katastrophen verstanden werden. Selbst eine Erweiterung der Zielkriterien auf Panikstörungen und depressive Erkrankungen verbleibt mit ihrer Einengung auf medizinisch-psychiatrische Kategorien unter den Erfordernissen, den Folgen vernichtender Großkatastrophen allein auf einer individuellen Ebene gerecht zu werden. Eine Reduktion des Umganges mit individuellen Folgen von Gewalterfahrungen insbesondere nach Goßschadensereignissen auf die krankenkassenfinanzierte Therapie von Störungsbildern, die nach DSM und ICD klassifizierbar sind, ist unangemessen. Zu Recht wird auf der einen Seite von »unfassbarem Leid« und »sprachlosem Entsetzen« geredet, auf der anderen Seite wird die Illusion vermittelt, dieses Leid in Form von herkömmlichen Krankheitsdiagnosen fassbar machen zu können – beides passt nicht zusammen. Auch ist es unangemessen, ein »kollektives Ereignis« mit Leid in allen Lebensbereichen auf ein individuelles »Therapiebedürftigkeitssyndrom« zu reduzieren und zur Therapieindikation in jeder neuen DSM-Auflage immer mehr Diagnosen zu entwickeln.

An der Sektion Psychotraumatologie (Leitung: Prof. Dr. G. H. Seidler) wurde in einem vom Bundesamt für Bevölkerungsschutz und Katastrophenhilfe sowie dem Bundesministerium des Innern geförderten wissenschaftlichen Projekt untersucht, inwieweit die Viktimisierung durch einen terroristischen Anschlag ein Ereignis ist, das sich – im Sinne der psychosozialen Folgen für die Betroffenen – von anderen Ereignissen (wie Natur- und Technikkatastrophen und individueller Gewalt) unterscheidet. Übergeordnete Fragestellung war die nach Handlungsempfehlungen für die psychosoziale Versorgung der Bevölkerung der BRD im Falle eines terroristischen Anschlags. Zur Beantwortung dieser Frage wurde zunächst eine umfassende Literaturrecherche durchgeführt. Im Ergebnis zeigt diese auf, dass die Frage der psychosozialen Folgen in der wissenschaftlichen Literatur mehr oder weniger auf das klinische Konzept der Traumatisierung begrenzt ist und die Frage nach den differenziellen psychosozialen Folgen insofern nicht beantwortet. Im Verlauf des Projekts wurde deutlich, dass es auch nicht ausreichen würde, allein die Frage nach den psychosozialen Folgen zu beantworten. Um den Bedarf an spezifischer psychosozialer Unterstützung im Falle eines Anschlags zu ermitteln, ist es notwendig, die Bedürfnislage der Betroffenen zu kennen. Im zweiten Projektabschnitt erfolgte daher eine Schwerpunktsetzung auf die Fragestellung der Bedürfnislagen Betroffener. Außer einer Erweiterung der Literaturquellen um im Internet veröffentlichte Erfahrungsberichte Betroffener wurde eine Expertenbefragung durchgeführt. Dabei ließ sich eine Spezifität in dem Sinne, dass bestimmte Bedürfnisse ausschließlich bei einem bestimmten Ereignis auftreten, aus den vorliegenden Daten nicht ableiten. Es wurde aber deutlich, dass eine Forschung, die sich an krankheitswertigen Folgen in der Bevölkerung nach einem terroristischen Anschlag orientiert, wenig Empfehlungen geben kann zu den Versorgungsnotwendigkeiten in der betroffenen Bevölkerung.

Vollath und Seidler (2006) und Vollath (2008) haben sich in der bundesweit einzigen Studie mit der psychosozialen Versorgung und Erlebnisverarbeitung der deutschen Touristen beschäftigt, die nach der Tsunami-Katastrophe vom 26.12.2004 aus den Katastrophengebieten zurückkehrten. Zunächst konnte die Kombination einer traumatischen Erfahrung mit körperlichen Verletzungen als weiterer Risikofaktor für die Herausbildung einer PTSD belegt werden. Dieses Ergebnis kann vor dem Hintergrund, dass die erlittenen Verletzungen als »sichtbare Zeugen« des Erlebten dienen können, die den Betroffenen wiederholt zu triggern imstande sind, betrachtet werden. Darüber hinaus scheint die zunächst notwendige körperliche Behandlung eine den psychologischen Prozess der Ereignisverarbeitung aufschiebende Wirkung haben zu können. In herkömmlichen psychotraumatologischen Untersuchungen zu Folgen von Großschadenslagen wird die Bedeutung körperlicher Verletzungen bei den Opfern kaum gewürdigt.

Zusätzlich zur Möglichkeit, aus einer Katastrophe psychisch bzw. körperlich verletzt hervorzugehen, bergen Großschadensereignisse das Potenzial, signifikante Bezugspersonen zu verlieren. Die Folge können traumatische bzw. verzögerte Trauerverläufe sein, die neben der eigenen Traumatisierung durch das Erlebte dann erschwerend auf die Bewältigung einwirken. In der vorliegenden Stichprobe gaben 42 % der Befragten an, Angehörige, vor allem (Ehe-)Partner, Eltern, aber auch Geschwister verloren zu haben. Diese Personengruppe ist potenziell einem höheren Risiko ausgesetzt, psychische Beeinträchtigungen in Form von komplizierten Trauerverläufen oder einer chronifizierten Traumafolgestörung zu entwickeln. Die psychotoxische Wirkung von peritraumatischen Risikofaktoren, wie Nähe zum Ereignis bzw. Schwere der Exponiertheit sowie der Verlust von Angehörigen, Todesangst und Trauer, auf das Ausmaß und die Dauer von PTSD-Symptomen, gilt für Naturkatastrophen als belegt.

Insgesamt wurde deutlich, dass einzelne Gruppen von Betroffenen – hier wurden als Beispiele nur die Gruppe der auch körperlich Verletzen und die mit verlorenen Angehörigen genannt – jeweils gesonderter, spezifischer Versorgungsmaßnahmen bedürfen. Hinsichtlich der Frage nach hilfreichen Faktoren im späteren Verlauf der Erlebnisverarbeitung zeigen die Ergebnisse, dass die Anwesenheit anderer von der Katastrophe Betroffener bzw. deren Angehörige eine emotional aufwühlende Wirkung hat, die sich in Form einer erhöhter Hyperarousal-Symptomatik zeigt. Dies könnte dadurch zu erklären sein, dass in Angehörigentreffen auch ein Austausch von Informationen über den Verlauf des Ereignisses stattfindet und durch die detaillierte Schilderung der Betroffenen eine psychotoxische Wirkung entsteht. Diese unterminiert den potenziell stützenden Effekt solcher Gruppen, indem sich beispielsweise Betroffene unwillentlich mit ihren Ereignisschilderungen gegenseitig triggern.

Hiermit vereinbar ist das Ergebnis, dass zeitnahe, soziale Unterstützung durch sonstige nicht-betroffene Personen und Institutionen mit einer signifikant niedrigeren Rate an Übererregung einherging. Daraus kann geschlossen werden, dass »emotional neutrale« Hilfeleistung durch Institutionen und Nicht-Betroffene in der direkten Akutphase als wichtiger, protektiver Faktor vor einer Symptombelastung schützen kann. Die Mehrzahl der Betroffenen (46 %) empfanden die Medienberichte als wenig hilfreich und als belastend, während 32 % diese als außerordentlich und ziemlich hilfreich einstuften. Weitere 22 % fanden sich im mittleren Bereich angesiedelt. Tendenziell wird die Medienberichterstattung also eher als negativ für die eigene Bewältigung wahrgenommen und weniger als sozial unterstützend. Den Informationsfluss im Krisengebiet bewerteten 55 % der Stichprobe als sehr schlecht. Es wird deutlich, dass die Presseberichterstattung über Großschadensereignisse, insbesondere über das Befinden der Betroffenen, trotz eines Informationsanspruchs der Öffentlichkeit viel stärker als allgemein üblich den Schutz der Betroffenen zu berücksichtigen hat. Eine verstärkte Aufklärung und das Bereithalten von Angeboten und Informationen über die aktuelle Gefahrenlage, über Rettungsmaßnahmen, mögliche Folgen der Ereignisse für die Gesundheit und über Hilfsmöglichkeiten insbesondere im Rahmen von Großschadensereignissen sind von größter Wichtigkeit.

Forschungen zu Unterschieden in der Erlebnisverarbeitung machen deutlich, dass bei technischen Unfällen überwiegend der Glaube an die Beherrschbarkeit der Technik und an die Machbarkeit aller Dinge erschüttert wird. Bei Naturkatastrophen gerät das Vertrauen gegenüber der Welt ins Wanken und bei terroristischen Anschlägen das Vertrauen anderen Menschen gegenüber – dies alles hat Konse-

6 Traumatherapie – Prinzipien und Methoden

In diesem Kapitel werden zunächst Orientierungen und mögliche Vorgehensweisen in der Akutsituation nach einem traumatisierenden Ereignis diskutiert. Anschließend wird auf die Frühintervention eingegangen, die schon etwas näher an der Therapie ist als die Akuthilfe. Großschadensfälle haben wieder andere Charakteristika und Dynamismen als es bei einer individuellen Traumatisierung der Fall ist. Dieser Thematik ist deshalb ein weiteres Kapitel gewidmet.

Unterschiede zwischen der herkömmlichen psychodynamischen Neurosenpsychologie und der Traumapsychologie wurden schon im ▶ **Einführungskapitel** unter **1.2.2.** diskutiert. Hier werden – in ▶ **Kapitel 6.4** – zunächst grundsätzliche Koordinaten herausgearbeitet, die zur Orientierung in der Psychotherapie traumatisierter Menschen, kurz »Traumatherapie« genannt, hilfreich sein können, bevor dann verschiedene einzelne Verfahren kurz vorgestellt werden. Auch dabei handelt es sich um eine Auswahl der wahrscheinlich am häufigsten zur Anwendung kommenden Therapiemethoden. Ist eine Therapieform nicht genannt, ist dies kein Urteil über deren Güte.

6.1 Hilfe in der Akutsituation

Hilfe in einer Akutsituation nach individueller Traumatisierung oder bei einem Großschadensereignis sollte nicht mit Therapie verwechselt werden. Eine solche kann sich allerdings an Hilfe in der unmittelbaren Akutsituation anschließen.

Es lässt sich kaum physikalisch definieren, was unter »Akutsituation« verstanden werden soll: die Anzahl der Stunden oder Tagen nach dem jeweiligen Ereignis? Das macht wenig Sinn, da die Ereignisumstände außerordentlich unterschiedlich sein können. Es ist ein Unterschied, ob jemand in einer sehr entfernten Urlaubsregion individuell einen schweren Unfall erleidet mit Tod des Partners oder der Partnerin und selber körperlich schwer verletzt wird, ob jemand mit Hunderten oder Tausenden in eine riesige Naturkatastrophe hineingerät, an seinem Wohnort einen Autounfall erleidet oder seinen Lebenspartner in der eigenen Wohnung suizidiert vorfindet. All' derartigen Unterschieden können standardisierte Vorschläge und Anregungen – wie etwa Leitlinien – nur schwer gerecht werden. Sie können allenfalls für den fiktiven Standardfall einer außernormalen Situation in einer hoch technisierten Region der Welt mit relativ ausgesprochen guter diesbezüglicher Infrastruktur einige Orientierungen bieten. Darum wird die »S2-Leitlinie Diagnostik und Behandlung von akuten Folgen psychischer Traumatisierung« (Flatten et al. 2011a) unten berücksichtigt.

Auf diesem Hintergrund macht eine Definition von »Akutsituation« unter einer Prozessperspektive mehr Sinn statt in Zeiteinheiten: Sie beginnt mit dem Ereignis und klingt dann aus, wenn der oder die Betroffene basale lebenspraktische Probleme seines »üblichen« Alltags weitgehend selbstständig bewältigen kann oder aber, etwa bei körperlichen Verletzungen, in einer sicheren Umgebung die eigene Versorgung professionellen und privaten Helfern übertragen kann, also etwa Angehörigen. Wenn es eine psychotraumatologische Versorgungsstruktur gibt, kann das mit der Aufnahme und dem Beginn einer psychotraumatologischen Therapie zusammenfallen, die zunächst als »Frühintervention« geführt werden wird (▶ Kap. 6.2). Allerdings erscheint es nicht angemessen, als Kriterium für das Ende der Akutphase den Zeitpunkt der Aufnahme einer derartigen Therapie festzusetzen, da dieses von »äußerlichen« Faktoren wie etwa dem Vorhandensein einer entsprechenden Versorgungsstruktur abhängt. Praktisch dürfte diese Fähigkeit innerhalb der ersten drei Monate wieder angeeignet worden sein, wobei bei der extrem großen Streuung von Qualität und Intensität von Traumaereignissen in Verbindung mit der großen Unterschiedlichkeit in der Resilienz der Betroffenen hier große Schwankungen vorliegen. Diese Fähigkeit kann wenige Stunden nach einem Traumaereignis wieder vorhanden sein, es kann jemand aber auch derartig verstört sein, dass er oder sie auch nach drei Monaten noch nicht selbstständig überlebensfähig ist.

Existiert eine entsprechende Versorgungsstruktur, beginnt die psychotraumatologische Hilfe bereits in der Akutsituation. In Deutschland gibt es ein hervorragend ausgebautes Notarztsystem; die Notwendigkeit einer psychosozialen Notfallversorgung wurde vom medizinischen Versorgungssystem jedoch nicht erkannt und entsprechend nicht aufgebaut. Stattdessen haben sich Kriseninterventionsteams gebildet, regional in unterschiedlicher Trägerschaft und unterschiedlich organisiert, mit in der Regel ehrenamtlich tätigen Mitarbeitern aus verschiedenen Berufen. Deren Einbeziehung in Notfallsituationen erfolgt meist über dieselben Einsatzleitstellen, die auch die notfallmedizinischen Einsätze koordinieren.

Als »Vorgehen in der Versorgung akut traumatisierter Menschen« schlagen Flatten et al. (2011a, S. 219) in der S2-Leitlinie Diagnostik und Behandlung von akuten Folgen psychischer Traumatisierung folgendes vor:

* »Emotionale und soziale Unterstützung
* Befriedigung basaler Bedürfnisse
* Non-direktive, unterstützende Kontaktaufnahme
* Dosierte Informationsvermittlung
* Unterstützung von äußerer und innerer Sicherheit«.

Als »Unspezifische Interventionsstrategien« werden genannt:

* »Psychoedukation
* Screening bzgl. Risikofaktoren

- Monitoring bzgl. Symptomentwicklung
- Psychopharmakologische Intervention
- Unterstützung sozialer Vernetzung, praktische und soziale Unterstützung
- Indikationsstellung zu weiterführender Versorgung
- Mitversorgung von wichtigen Bezugspersonen.«

Die einzelnen Punkte lassen erkennen, dass es nicht darum geht, eine Trauma-therapie zu beginnen, sondern den Betroffenen handlungs- und entscheidungsfähig zu machen. In der Regel ist das Bewusstseinsfeld akut traumatisierter Menschen eingeengt, sie »stehen unter Schock«. Deshalb geht es um so ganz praktische Fragen wie: Haben Sie Geld dabei, um nach Hause zu kommen? Wer muss informiert werden? Wer holt die Kinder aus dem Kindergarten oder von der Schule ab? Haben Sie die nächsten Stunden Unterstützung, wen können sie ggf. anrufen, wenn Sie nicht mehr weiter wissen und Hilfe benötigen?

Auf die Frage der Pharmakotherapie im posttraumatischen Akutzeitraum wird im nächsten Kapitel kurz eingegangen.

6.2 Frühintervention bei Traumatisierten

Das Beschwerdebild, das in Intensität und Ausmaß der Symptomatik neben dem Leidensdruck der Betroffenen und ihrer Motivation sowie den überhaupt verfügbaren Interventionsmöglichkeiten die Indikationsstellung zu einer Frühintervention leitet, ist sehr vielgestaltig. Es sollte aber trotzdem sorgfältig erhoben werden, zum einen, um die Selbstaufmerksamkeit der Betroffenen auf ihre eigene Funktionsfähigkeit zu lenken und Selbstfürsorge und Achtsamkeit anzuregen, zum anderen, um Kriterien für die Indikationsstellung zu haben und mögliche Veränderungen einschätzen zu können. Einen Automatismus im dem Sinne, dass jeder nach einem traumatisierenden Ereignis zwangsläufig frühinterventionsbedürftig sei, sollte es nicht geben. Die Notwendigkeit dazu sollte aber, wenn irgend möglich, bei jedem und jeder Traumatisierten von einem psychotraumatologisch versierten Therapeuten oder einer Therapeutin geprüft werden.

Im Einzelnen treten insbesondere dissoziative Symptome auf, wie etwa Veränderungen der Selbst-, Realitäts- und Zeitwahrnehmung im Rahmen von Derealisation und Depersonalisation, dissoziative Wahrnehmungseinschränkungen des Bewusstseinsfelds (Jemand »bekommt nicht mehr alles mit«), extreme emotionale Reaktionen wie inadäquates Lachen und/oder Weinen, Angstzustände, intensive Stimmungsschwankungen oder aggressives Verhalten, alles möglicherweise im Wechsel mit emotionaler Taubheit, und Übererregungssymptome. Bei den dissoziativen Symptomen ist deren Schutzfunktion zu respektieren und zu würdigen.

Vonseiten zu vergebender Diagnosen wird es innerhalb der ersten 48 Stunden um die Akute Belastungsreaktion (ICD-10 F43.0) gehen, danach um die PTSD

(ICD-10 F43.1), gelegentlich um die Anpassungsstörung (ICD-10 F43.2). Auch die Vergabe der Diagnosen »sonstige Reaktionen auf schwere Belastung« (ICD-10 F43.8) oder »nicht näher bezeichnete Reaktion auf schwere Belastung« (ICD-10 F43.9) kann in Erwägung gezogen werden. Darüber hinaus können Angststörungen und depressive Störungen sowie gelegentlich auch »akute vorübergehende psychotische Störungen« (ICD-10 F23.XX, insbesondere F23.8) erkennbar werden.

Als »Spezifische Interventionsstrategien in der Frühintervention« nennen Flatten et al. (2011a, S. 219) in der »S2-Leitlinie Diagnostik und Behandlung von akuten Folgen psychischer Traumatisierung« die Kognitive Verhaltenstherapie, EMDR, Psychodynamische Methoden (z.B. PITT, MPTT) sowie hypnotherapeutisch-imaginative Techniken.

Als »Pharmakotherapie im posttraumatischen Akutzeitraum« wird bei Unruhezuständen und Schlafstörungen die Gabe sedierender Antidepressiva vorgeschlagen, bei psychotischer Dekompensation werden Antipsychotika empfohlen. Ausdrücklich macht die Leitlinie darauf aufmerksam, dass Benzodiazepine zu einer Verschlechterung der Symptomatik führen und einer Chronifizierung des Symptombildes Vorschub leisten können. Sie sollten nur bei spezifischer Indikationsstellung, etwa bei akuter Suizidalität, kurzdauernd gegeben werden. Eine stationäre Therapie könne angezeigt sein.

Wenn ein Betroffener oder eine Betroffene dazu imstande sind, kann die Lektüre etwa des Buches von Fischer (2003) »Neue Wege aus dem Trauma. Erste Hilfe bei schweren Belastungen« wertvolle Anregungen geben.

6.3 Akuthilfe im Großschadensfall

Hinsichtlich der Definition von »Großschadensereignis« wird auf ▶ Kapitel 5.4 verwiesen. Dabei ist die Bestimmung, die Anzahl der Verletzten oder Erkrankten könne mit den vorhandenen Mitteln des vorgehaltenen Rettungsdienstes nicht bewältigt werden, eher minimalistisch. Wenn etwa an große Naturkatastrophen gedacht wird, reicht häufig nicht einmal internationale Hilfe. Das Problem kann dann nämlich gerade darin bestehen, dass die Situation überhaupt nicht zu bewältigen ist. Die Zeltlager der Erdbebenopfer stehen noch Jahre danach und werden vergessen. Die Definition von Katastrophe als »ein Geschehen, das Leben oder Gesundheit zahlreicher Menschen, die Umwelt, erhebliche Sachwerte oder die lebensnotwendige Versorgung der Bevölkerung in ungewöhnlichem Maß gefährdet oder schädigt« (Ständige Konferenz für Katastrophenvorsorge und Katastrophenschutz 2006, S. 42), ist unter psychotraumatologischer Perspektive auch nicht wirklich weiterführend.

In Deutschland hat sich nach verschiedenen großen Schadensfällen auf nationaler und internationaler Ebene ein neues Praxisfeld von Anbietern teils sehr heterogener psychosozialer Hilfen entwickelt. Auf diesem Hintergrund hat das

Bundesamt für Bevölkerungsschutz und Katastrophenhilfe (BBK) im Jahre 2007 einen Konsensusprozess initiiert, der Ende 2010 abgeschlossen wurde. Zu verschiedenen Themenbereichen der Psychosozialen Notfallversorgung (PSNV) wurden Leitlinien entwickelt (Beerlage und Helmerichs 2011). Danach gilt für die Psychosoziale Notfallversorgung (PSNV) die Grundannahme, dass zur Bewältigung von Krisensituationen zunächst die persönlichen Ressourcen der Betroffenen zu aktivieren sind. Maßnahmen der PSNV stehen erst an zweiter Stelle. Diese Hilfen sollen in Abhängigkeit von den Veränderungen von Bedürfnissen und Bedarf der unterschiedlichen Zielgruppen im Zeitverlauf gegeben werden. Nicht-therapeutische Hilfen werden für die erste Zeit nach einem entsprechenden Ereignis für zentraler erachtet als therapeutische, wobei aber bei Bedarf entsprechende Vermittlungstätigkeiten geleistet werden sollen.

Hobfoll et al. (2007) haben fünf Interventionsprinzipien für die Situation von Großschadensereignissen zusammengestellt: Sicherheit vermitteln, beruhigen, das Erleben von Selbstwirksamkeit ermöglichen, ein Gefühl der Verbundenheit mit anderen Menschen herstellen und Hoffnung vermitteln. Dies gelte sowohl im Hinblick auf einzelne Individuen wie auch hinsichtlich größerer sozialer Gruppen, von Familien bis hin zur Gesamtheit der Betroffenen. Bei dem ersten Prinzip, der Vermittlung von Sicherheit, geht es etwa darum, Übergeneralisierungen entgegenzutreten. Nicht die »ganze Welt« sei gefährlich, sondern dieses eine kritische Ereignis sei gefährlich gewesen. Ziel ist dabei unter anderem, die Betroffenen zu befähigen, wirklich vorhandene zukünftige Gefahren angemessen einschätzen zu können. Auch Informationen zur Verfügung zu stellen über das Schicksal von Angehörigen und Freunden sei eine Möglichkeit, das Erleben von Sicherheit zu erhöhen. Beruhigung diene dazu, das Hyperarousal der Betroffenen abzusenken, auch hier mit dem Ziel, präventiv der Entwicklung von Traumafolgestörungen vorzubeugen und ihnen eine realistische Bewältigung von Alltagsaufgaben zu ermöglichen. Auf individueller wie auch auf Gruppenebene könne eine Förderung der Möglichkeit, sich als selbstwirksam zu erleben, angestoßen werden. Sowohl für die Lösung praktischer Probleme im Alltag wie auch für die seelische Verarbeitung der erlittenen Traumatisierungen sei es anzustreben, zwischenmenschliche Verbundenheit zu fördern. Hinsichtlich der Vermittlung von Hoffnung wird auf die Ausführungen zu dem salutogenetischen Ansatz von Antonovsky in ▶ Kapitel 1.2.1 verwiesen. Die sich an die Akutsituation bei gegebenen Versorgungsmöglichkeiten anschließende Frühintervention und – bei entsprechender Indikation – Traumatherapie entsprechen der herkömmlichen Vorgehensweise bei individuellen Traumatisierungen. Prinzipielle kritische Einwände dagegen werden weiter unten diskutiert.

In den 70er und 80er Jahren des letzten Jahrhunderts haben der damalige Berufsfeuerwehrmann Mitschell und der Psychologe Everly das entwickelt, was später als »Critical Incident Stress Management – CISM« bekannt wurde (Mitchell und Everly 1993; Everly und Mitchell 1997, 2002). Ursprünglich zur Unterstützung primär und sekundär traumatisierter Helfer bei Großschadenslagen eingesetzt, wurde das CISM später auch bei Nichthelfern angewandt. Am Anfang der Entwicklung stand das »Debriefing« im Vordergrund, das »CISD«. Das Wort »debriefing« ist der Militärsprache entlehnt und meinte ursprünglich die Abgabe eines kurzen Berichts nach einem Einsatz. Im Laufe der Zeit wurde daraus »management« – ein Programm von ineinandergreifenden und aufeinander aufbauenden Methoden der Krisenintervention nach kritischen Ereignissen. Es beinhaltet Maßnahmen zur Vorbereitung auf solche Ereignisse wie auch Einzel-, Gruppen- und Großgruppeninterventionen für die Zeit danach und solche zur Betreuung von Angehörigen, Familien, Kommunen, Schulen und Organisationen.

Insbesondere das Debriefing, also lediglich ein Element des ganzen Ansatzes, wurde kritisch gesehen, und diese Kritik wurde dann häufig auf den gesamten Interventionsansatz ausgedehnt. Die »S2-Leitlinie Diagnostik und Behandlung von akuten Folgen psychischer Traumatisierung« (Flatten et al. 2011 a) etwa meint, dass die vorliegenden Studienergebnisse zum Debriefing keine Empfehlung zu einem standardmäßigen Einsatz zulassen. Hobfoll et al. (2007) begründen diese Kritik am Debriefing damit, dass nach derartigen Interventionen unmittelbar nach einem traumatisierenden Ereignis das Hyperarousal ansteige und nicht zurückgehe, und dass es keinen präventiven Effekt auf die Entstehung von Traumafolgestörungen gebe. Bering et al. (2004; 2006) machen geltend, dass eine solche Einschätzung zu wenig den jeweiligen kulturellen Hintergrund der Betroffenen berücksichtige und dass kulturelle Unterschiede zwischen den Anwendern von Debriefing und der Zielgruppe den Erfolg der Intervention beeinflussen. Unter Berücksichtigung dieser Kritik hat die Arbeitsgruppe ein Kriseninterventionsprogramm zunächst für Opfer von Terroranschlägen entwickelt, das im Sinne einer zielgruppenorientierten Intervention an die spezifische Situationstypologie and Prozessdynamik dieser Gruppe von Betroffenen angepasst wurde.

Seeley (2008) beschäftigt sich in ihrem Buch »Therapy after terror. 9/11, psychotherapists, and mental health« sehr kritisch mit der psychotherapeutischen Versorgung der Anschlagsopfer. Sie orientiert sich in erster Linie nicht an Evaluationsergebnissen durchgeführter Interventionen, sondern analysiert unter einer soziologischen Perspektive die Struktur der Versorgung und fragt nach Interessen, die ein Engagement für Betroffene leiten können. So macht sie auf ein großes Ausmaß an induzierter Hilflosigkeit und scheinbarer Therapiebedürftigkeit aufmerksam. Obwohl sie die Notwendigkeit sieht, den Langzeitverlauf der Geschädigten zu beachten, seien unzählige Langzeittherapien auf den Weg gebracht worden, was der Situation der Anschlagsopfer nicht gerecht werde – im übrigen ein Befund, der auch heute noch in der BRD immer wieder erhoben werden kann, wenn es um die Opfer individueller Gewalt geht. Darüber hinaus sei es prinzipiell fraglich, ob die Folgen eines politischen Ereignisses überhaupt angemessen in psychiatrischen Krankheitskategorien erfasst werden könnten. Die Betroffenen seien nicht nur Träger einer individuellen Biografie, sondern auch Subjekte der politischen Geschichte der angegriffenen Nation einschließlich der Hintergründe, die dazu geführt hätten, dass ausgerechnet die USA Ziel eines solchen Anschlags geworden seien. Um solche Zusammenhänge in Therapien zu berücksichtigen, bedürfe es mehr als herkömmlicher psychotherapeutischer Fähigkeiten. Diese Medizinalisierung des Leids, also die Reduktion auf klassifizierbare Symptome und Störungsbilder sowie die auf individuelle Biografien sei auch im Regierungsinteresse gewesen, weil so das Gewahrwerden seiner politischen Dimension ausgeschlossen werden konnte.

6.4 Grundsätzliche Orientierungen in der Traumatherapie

Der *Begriff der Traumatherapie* bedarf einiger Erläuterungen. Warum spricht man nicht von »Psychotherapie traumatisierter Menschen«, wie es Luise Reddemann in einem Interview (Maercker 2008 b, S. 246) anregte, als sie von sich sagte: »Ich bin Psychotherapeutin, die traumatisierte Menschen behandelt, nicht Traumatherapeutin.«?

Zum einen, weil der Begriff sich eingebürgert hat, und Korrekturen an Sprachgewohnheiten – mögen sie auch noch so vernünftig sein – kaum möglich sind. Das gilt etwa auch für den seit dem DSM-III offiziell nicht mehr vorhandenen Neurosebegriff, und auch der Begriff der »posttraumatischen« Störung ist problematisch; das Ereignis ist vergangen, die Wunde – das »Trauma« – nicht, und ist auch sie verheilt, ist es keine Störung mehr. Trotzdem wird die Bezeichnung bleiben. Der Begriff der Traumatherapie ist jedoch inhaltlich sinnvoll, auch wenn man nicht von »Angsttherapie« spricht, von »Suchttherapie« allerdings schon. Zur herkömmlichen Psychotherapie gibt es nämlich wesentliche Unterschiede.

Eine störungsspezifische Psychotherapie ist für die Behandlung bestimmter Störungen spezifisch. Im Unterschied dazu ist Traumatherapie ätiologiespezifisch. Sie ist nicht störungsspezifisch, aber in dem Sinne ätiologiespezifisch, dass in und mit ihr Menschen behandelt werden, deren Krankheitsbilder ätiologisch Gewaltereignisse im weitesten Sinne zugrunde liegen, insgesamt Ereignisse, die geeignet waren, den jetzt aktuellen Patienten oder die Patientin existenziell zu vernichten. Die Patienten und Patientinnen haben also Auslöschungserfahrungen hinter sich. In welchen Krankheitsbildern sich das niedergeschlagen hat (s. u. zur Indikation) ist zunächst einmal zweitrangig. Dabei kann es sich um Traumafolgestörungen im engeren und im weiteren Sinne handeln. Diese Unterscheidung wurde in ▶ Kapitel 1.2.1 erläutert.

Traumatisierte sind in Todesnähe gewesen oder haben die Auslöschung ihrer Bedeutung als Mensch mit einer eigenen Daseinsberechtigung erlebt. Ihre durchstandene Vernichtungsangst hat bei ihnen zu einem bis in die Physiologie reichenden »Wissen« um die eigene, nicht steuerbare und von außen kommende bestimmte Endlichkeit geführt. Diese Erfahrung von Todesnähe hat eine andere Qualität als etwa die Todessehnsucht oder die Suizidalität eines depressiven Menschen, auch wenn sie sekundär dazu führen kann. Ein Depressiver ist ja gerade dabei, selbst zu steuern und aktiv »Hand an sich zu legen«. Das vernichtende Traumaereignis hingegen kam überraschend, plötzlich und unerwartet und ging mit vollständigem Kontrollverlust einher. Die von außen widerfahrene Gewalt als Ursache der Leidenszustände der Betroffenen führt bei ihnen meistens zu einem anderen Selbstverständnis als »Patient« oder »Patientin« als bei Menschen mit einer »von innen« kommenden Krankheitsursache. Traumatisierte sind »von harten Schicksalsschlägen getroffen« und erleben sich entweder als beschädigt – dieses betrifft eher komplex Traumatisierten – oder als gebrochen oder stark belastet durch die Vergewaltigung, den Überfall oder den Kampfeinsatz, nicht aber als

199

»krank«. Insbesondere Zugehörige zu den »helfenden Berufen« – etwa Polizeibeamte, die einen Kollegen im Dienst verloren haben oder selber beschossen wurden – sehen sich nicht als Kranke, als »Patienten«, die an einer Krankheit litten, sondern »werden mit einem bestimmten Ereignis nicht fertig«. Das mag als Ausdruck ihres ereignisbedingten Kontrollbedürfnisses interpretierbar sein. Trotzdem muss diesem Selbstverständnis in der therapeutischen Beziehung Rechnung getragen werden. Sie können allerdings Angst haben »verrückt zu werden«, was wohl den widerfahrenen Kontrollverlust reflektiert, oder für verrückt gehalten zu werden, wenn sie ihre Intrusionssymptome erzählen.

Qualität der therapeutischen Beziehung

Nicht nur dieses Selbstverständnis der Betroffenen verändert die Qualität der therapeutischen Beziehung gegenüber der in herkömmlichen Psychotherapien. Geht es etwa um die Behandlung eines Menschen, dessen Krankheitsbild der Therapeut oder die Therapeutin hypothetisch auf »innere Konflikte« meint zurückführen zu können, kann diese Krankheitstheorie mit einem bestimmten Selbstverständnis des Therapeuten oder der Therapeutin einhergehen, das Auswirkungen auf seine Haltung der Patientin oder dem Patienten gegenüber hat. Der Therapeut dürfte nämlich überzeugt sein, seine eigenen Konflikte in seiner Lehrtherapie nicht nur kennengelernt zu haben, sondern diese auch handhaben zu können, ihnen jedenfalls nicht mehr ausgeliefert zu sein, während sie, die Patientin, noch nicht einmal wüsste, dass sie überhaupt derartige Konflikte hätte. Ein solches therapeutisches Selbstverständnis kann mit einem gewissen Überlegenheitsgefühl dem Patienten oder der Patientin gegenüber einhergehen. Gegen eine professionelle, fachliche Überlegenheit ist im Übrigen nichts einzuwenden; es geht um das interaktionell wirksame Selbstverständnis der beiden Interaktionsteilhaber.

In einer Psychotraumatherapie ist ein vergleichbares Überlegenheitserleben schwer möglich, geht es doch um Folgen der ubiquitären Gefährdung auf dieser Welt, die jeden treffen kann und nun den getroffen hat, der dem Therapeuten gegenübersitzt. Dieses Wissen um die weitgehende Beliebigkeit und Zufallsabhängigkeit des Eintretens schwerer Schicksalsschläge führt zu einer anderen Qualität der therapeutischen Situation als in herkömmlichen Psychotherapien. Die Begegnung dieser zwei Menschen, von denen jeder im Prinzip Patient sein kann, ist von der Grundkonstellation her dichter und existenzieller, als wenn einer der beiden Interaktionsteilhaber Veranlassung hat, sich überlegen zu wähnen. In der traumatherapeutischen Situation entsteht eher ein Verhältnis »auf Augenhöhe«. Der eine hat eine extreme Leiderfahrung hinter sich, der andere verfügt über einige »Werkzeuge«, die den Selbstheilungsprozess beim Betroffenen beschleunigen oder überhaupt erst in Gang bringen können. Aber er weiß um seine eigene Gefährdung.

Um die Traumatherapie ist ein Schulen- und Methodenstreit nicht angezeigt. Stattdessen ist ein integrativer Ansatz erforderlich; Therapeutin und Therapeut sollten orientiert an den Erfordernissen des jeweiligen Patienten entscheiden können, ob sie etwa mit EMDR arbeiten wollen oder, etwa wenn es um Regression geht, mit Innerer-Kind-Arbeit im Rahmen der Ego-state-Therapie. Die Fähigkeit zu einer klaren Grundhaltung in der Verhaltenstherapie oder psychodynamischen Therapie ist nicht nur aus formalen Gründen unumgänglich, sondern erleichtert es der Therapeutin oder dem Therapeuten, sich konzeptuell zu orientieren. Dabei geht es nicht um »richtig« oder »falsch«, sondern darum, insbesondere in Zeiten krisenhafter Zuspitzungen des therapeutischen Prozesses den notwendigen Abstand zu den ansonsten überwältigenden Affekten der Patientin oder des Patienten einhalten zu können und sich nicht selber zu verwickeln.

Indikation

Die Indikation zu einer traumaadaptierten bzw. -orientierten Therapie, kurz zu einer Traumatherapie, ist gegeben bei allen Traumafolgestörungen im engeren und weiteren Sinne (diese Unterscheidung wurde in ▶ **Kapitel 1.2.1** erläutert). Entscheidend ist, dass eine existenzielle Auslöschungserfahrung ätiologisch mit der manifesten Symptomatik verknüpft ist. Es kann also auch die Indikation zu einer traumatherapeutischen Behandlung einer Angststörung, einer Depression oder einer Phobie gegeben sein. Lassen sich solche Störungsbilder konflikttheoretisch eher plausibel machen und sind keine Traumaereignisse in Erfahrung zu bringen, ist eine herkömmliche psychodynamisch orientierte Psychotherapie angezeigt. Allerdings ist sicher Hüther et al. (2010, S. 19/20) zuzustimmen, wenn sie schreiben:

»Aus der neurobiologischen Perspektive ist ... vorhersagbar, dass die bei depressiven,// aggressiv-impulsiven, schwer neurotischen, psychotischen, obsessiven oder suchtbedingten psychiatrischen Erkrankungen traditionell eingesetzten therapeutischen Maßnahmen bei traumatisierten Patienten meist wirkungslos bleiben oder deren Zustand gar verschlechtern.«

Beim gegenwärtigen Stand der Therapieentwicklung sind Psychosen als Kontraindikation anzusehen. Für die Behandlung von Menschen mit Suchterkrankungen und Traumafolgestörungen sind Kompetenzen hinsichtlich beider Bereiche unabdingbar. Suizidalität ist keine Kontraindikation, bedarf aber spezieller Behandlungsarrangements. Bei Vorliegen einer seelischen Erkrankung, von der der Therapeut oder die Therapeutin meinen, sie habe keine traumatische Genese, und einer weiteren wirklich vorhandenen Traumafolgestörung sollte nach dem Prinzip »Trauma first!« (Reddemann und Sachsse 1999) verfahren werden. Unter dem Aspekt der Behandlungsplanung wird dies weiter unten genauer diskutiert. Liegen, etwa nach einem Unfall oder nach einer Gewalttat, bei einem Traumatisierten außer den seelischen auch körperliche Verletzungen vor, wird ohnehin meistens erst nach einer Traumatherapie nachgefragt, wenn die Behandlung der körperlichen Verletzungen nicht mehr im stationären Rahmen erfolgt. Ergibt sich schon früher die Möglichkeit einer psychotraumatologischen Mitbehandlung, wird vorgegangen, wie in ▶ **Kapitel 6.2** zur »Frühintervention« diskutiert.

Die Indikation zur Behandlung Traumatisierter auf einer Station folgt im Prinzip denselben Kriterien wie bei anderen Psychotherapie-Patienten und -Patientinnen auch (Seidler 1999 a): Stationäre Therapie ist dann angezeigt, wenn ambulante Therapie noch nicht oder nicht mehr ausreichend bzw. überhaupt nicht mehr möglich ist. Das kann bei Selbst- oder Fremdgefährdung der Fall sein, bei der Notwendigkeit zu fortwährender Interventionsbereitschaft aus dem Bereich der

Organmedizin, bei chronifizierten und bei sehr komplexen Störungsbildern, die Interventionen mit verschiedenen Methoden erfordern. Obsolet und realitätsblind ist es, Patientinnen und Patienten nach schweren Traumatisierungen nicht aufzunehmen, wenn ein Rentenverfahren läuft oder eine Gerichtsverhandlung bevorsteht. Zum einen sind derartige Vorgänge nach akuten Traumatisierungen fast die Regel, zum anderen können sie sich über Jahre hinziehen. Gerade in solchen »sekundären« Belastungssituationen bedürfen die Betroffenen besonderer Unterstützung. Traumatisierte leben oft in Situationen, in denen sie keine Kontrolle über ihr Leben haben. Trotzdem können sie lernen, eine etwas genauere Vorstellung davon zu entwickeln, was abläuft, und können ihre eigenen Reaktionen darauf planen (van der Kolk et al. 1996a, S. 312).

Keine Indikation zu einer Traumatherapie besteht, wenn die Patientin dem Therapeuten das Anliegen anträgt, sie wolle herausfinden, »ob da was war«, und damit auf einen von ihr für möglich gehaltenen Missbrauch anspielt. Hier gilt: Traumatherapie ist keine Methode zur Wahrheitsfindung! Es kann nicht darum gehen herauszufinden, ob ein bestimmtes Ereignis stattgefunden habe oder nicht – wie an verschiedenen Stellen schon ausgeführt (▶ Kap. 1.2, 3.3.3 und 3.4): Traumatherapeutinnen und -therapeuten sind keine Ermittlungsbeamte! Die Indikation zur Behandlung ergibt sich aus dem Leiden an Symptomen, von Beziehungsverzerrungen bis hin zu PTSD-Symptomen. Entsprechend geht es auch nicht darum, »alles« an Traumaereignissen »aufzuarbeiten« – unabhängig davon, dass dies ohnehin illusorisch ist, sondern es gilt, mit den Belastungen in der Gegenwart anzufangen und dann das »aufzuarbeiten«, was aktuell das gegenwärtige Leben erschwert.

Zu den für die Durchführung einer Traumatherapie notwendigen Voraussetzungen aufseiten des Therapeuten schreiben Flatten et al. (2011a, S. 217) in der »S2-Leitlinie Diagnostik und Behandlung von akuten Folgen psychischer Traumatisierung«:

»Die fachpsychotraumatologische Versorgung wird durch entsprechend qualifizierte ärztliche und psychologische Psychotherapeuten sichergestellt (Traumaambulanzen, Traumapsychotherapeuten, traumaspezifische stationäre/teilstationäre Behandlungseinrichtungen« (Hervorhebung im Original).

Die Betonung liegt dabei auf der Forderung nach einer Spezialqualifikation. Im Interesse beider Interaktionsteilhaber ist diese unabdingbar.

Die Haltung in einer traumatherapeutischen Situation

Die Haltung in einer traumatherapeutischen Situation ist zu unterscheiden von der in einer herkömmlichen psychoanalytischen und psychodynamisch orientierten Therapiesituation. Leitendes Gestaltungsprinzip einer psychoanalytischen Sitzung – leicht modifiziert auch das in Sitzungen psychodynamischer Therapien – ist das der »minimalstrukturierten Situation«: Therapeut oder Therapeutin halten sich mit Fragen, die über ihren Informationsgehalt die Situation strukturieren würden, sehr zurück, und überlassen dem Patienten oder der Patientin die Gestaltung der »Szene«. Mit dieser »szenischen Gestaltung« der Situation wird eine dritte

Informationsquelle erschlossen, zusätzlich zu den manifesten Äußerungen des Patienten und der Gegenübertragung des Therapeuten.

Für die therapeutische Seite gelten die drei Verhaltensvorgaben des Abstinenzprinzips, des Neutralitätsprinzips und des Anonymitätsprinzips mit den bekannten Inhalten, die Patienten nicht für eigene Zwecke und Interessen zu verwenden, neutral zu sein gegenüber den unterschiedlichsten Gefühlsäußerungen der Patienten und ihnen gegenüber undurchsichtig und nicht erkennbar zu sein hinsichtlich eigener Werte und Affekte.

Annelise Heigl-Evers und Franz Heigl (1987, 1988), denen dieses Buch gewidmet ist, haben schon für den Rahmen psychoanalytisch-interaktioneller Therapie eine rigide Handhabung des Anonymitätsprinzips kritisiert und vorgeschlagen, der Therapeut oder die Therapeutin möge ihre antwortenden Affekte dem Patienten hilfsweise zur Verfügung stellen, um ihm so, über das Gewahrwerden der affektiven Antwort, im interaktionellen Außen das zu ermöglichen, was im Rahmen einer Psychoanalyse über die Deutung an erweitertem Selbstverständnis erreicht werden könne.

Eine konsequente Befolgung des Neutralitätsprinzips Traumatisierten gegenüber betrachten Fischer und Riedesser (2009, S. 211) als Ausdruck einer psychosozialen Abwehrstrategie gegen das Gewahrwerden der Realität wirklicher Traumatisierung:

»Wer sich in einer Täter-Opfer-Konstellation ›neutral‹ verhält, ist natürlich nicht neutral, sondern nimmt Partei für den Täter und gegen das Opfer.«

Dagegen sei eine konsequente Einhaltung des Abstinenzprinzips durchaus mit einer solidarischen Haltung dem Opfer gegenüber vereinbar:

»Abstinenz ... ist – im Unterschied zu ›Neutralität‹ – mit einer klaren Stellungnahme der Therapeutin zur traumatischen Situation und einer grundsätzlich solidarischen Haltung vereinbar. ... Die abstinente Therapeutin lässt in jedem Fall den Patienten/Betroffenen seinen eigenen Weg finden und hält sich mit Bewertungen grundsätzlich zurück. Die traumatische Erfahrung durchzuarbeiten, ist in einer entwicklungsfördernden Therapiekonzeption Sache der Betroffenen. Beitrag der Traumahelferin oder Therapeutin ist es, sie zu unterstützen und den Weg zu erleichtern, nicht aber ihn für die andere und statt ihrer zu beschreiten« (S. 215).

Diese klaren Ausführungen betonen die Bedeutung und die Wichtigkeit der therapeutischen Haltung, die, mehr als die jeweils angewandte Therapiemethode dazu beitragen kann, dass die verletzte oder zerstörte Person ihre eigene Subjekthaftigkeit zurückgewinnen kann.

Therapeutische Beziehung

Eine therapeutische Haltung konkretisiert sich in der therapeutischen Beziehung. Für Psychoanalytiker und Psychoanalytikerinnen heißt »Beziehung« im therapeutischen Kontext einer Psychoanalyse in der Regel »Übertragungsbeziehung«. Um sich davon abzugrenzen, weisen traumaadaptiert arbeitende Therapeuten den Begriff der therapeutischen Beziehung für ihre Traumatherapien mitunter von sich und behaupten, sie arbeiteten »außerhalb der Beziehung«, und die »therapeutische Beziehung« sei bedeutungslos. Gemeint ist allerdings in der Regel Folgendes: Die von ihnen realisierte »therapeutische Beziehung« dient nicht der Entwicklung von Übertragungsprozessen und wird auch nicht genutzt zur Aktualisierung von Konflikten zwischen beiden Interaktionsteilhabern, sondern ist eine reine Arbeitsbeziehung. Die herkömmliche »therapeutische Beziehung« wird in den Patienten hinein verlagert, was unter dem Stichwort der »Interventionsinstrumente« (s. u.) genauer beschrieben wird. Die so gestaltete therapeutische Beziehung wird von der Arbeitsbeziehung zwischen Therapeut und Patient begleitet, bzw. von ihr getragen.

Therapieziele

Wichtig ist ein Verständnis der Therapieziele. Diese sollten, wenn und sobald der Zustand des Patienten dies erlaubt, explizit besprochen werden, allein schon, um unrealistischen Heilserwartungen zu begegnen. In Verbindung mit spezifischen Merkmalen des Patienten sowie seiner Symptomatik und der Kompetenz des Therapeuten bestimmen sie auch die Wahl der Therapiemethode. Bei Durchsicht der Literatur fällt auf, dass die jeweils genannten Therapieziele nahezu ausschließlich von der therapeutischen Seite formuliert werden. Dabei ist es naheliegend, zunächst den Betroffenen nach seinen Zielvorstellungen zu fragen.

Der am häufigsten genannte Wunsch Traumatisierter scheint zu sein: »Es soll aufhören!«, meist sinngemäß in Verbindung mit einer Formulierung wie: »Warum sieht das denn keiner?«, oder: »Warum hilft mir denn keiner?« Weiteres Nachfragen zeigt dann, dass die Betroffenen in der zeitlosen Einsamkeit der Todesangstszene hängen geblieben sind. Das nachträgliche Wahrgenommen-Werden als »traumatisiert«, als jemand, der »von Gott und der Welt verlassen« war, lässt die Einsamkeit der Todesangstszene teilen, bindet sie in die soziale Zeit anderer Menschen ein und beendet damit den Stillstand der Zeit (s. dazu auch ▶ **Kap. 3.4**).

Aus therapeutischer Sicht geht es hinsichtlich der Therapieziele um eine Symptomreduktion, um die Vermittlung von »Techniken« zum Umgang mit einer verbleibenden Restsymptomatik und um die Integration der überwältigenden Erfahrung in die Biografie. Dabei greift eine Zentrierung auf die Beseitigung der Symptome sicherlich zu kurz. Gerade bei Traumatisierten ist dies problematisch, weil das Ereignis einen Bruch in der Biografie darstellt. Wie schon in ▶ **Kapitel 2.5** ausgeführt wurde, stellt die traumatische Situation nicht selten den Beginn einer neuen Zeitrechnung dar: »Vor dem Überfall ...«, »Seit diesem Termin bei Dir...«, »Vor Deiner Krankheit ...«. Insbesondere Psychoanalytikern ist die mögliche Bedeutung und »Ladung« einzelner Ereignisse nicht so vertraut; sie organisieren die Welt von Bedeutungen eher »langwelliger«, auf dem hypothetischen Hintergrund vermeintlich unbewusster Zusammenhänge aus der Biografie der Betroffenen. Das kann durchaus sinnvoll sein. Es kann aber auch so sein, dass ein einzelnes Ereignis vollständig aus dem bisherigen Erwartungs- und Erfahrungshintergrund eines Menschen herausfällt, dadurch »traumatisch« wird und als »Organisator« (Spitz 1954) von dessen gesamter Erlebniswelt wirkt. Dann gilt es, dieses überdeutliche Datum in die Biografie des Betroffenen einzuarbeiten, die dadurch, in einem erweiterten Verständnis von »Selbst« und »Welt«, zu einem neuen Selbstinterpretament wird. Naheliegenderweise ist die erzählte Biografie nie ein Bericht über das, was war, sondern ein Bericht darüber, wie jemand sich sieht, mit anderen Worten: Ausdruck seiner aktuellen, als »Biografie« formulierten und formatierten Psychodynamik (s. ausführlicher dazu Seidler 1995 b). Allerdings ist es wichtig, die sprachlich nicht integrierbare Traumaspur des Hyperarousals nicht aus den Augen zu verlieren. Diese wird auch nach einer neu »verfassten« Biografie weiterbestehen, weil sie in die Physiologie des Betroffenen eingeschrieben ist.

Einige Autorinnen und Autoren (etwa Foa und Rothbaum 1998, S. 49) weisen darauf hin, dass es mitunter nicht gelänge, alle Symptome zum Verschwinden zu bringen. Für solche Situationen können »self-management skills« vermittelt werden (etwa Johnson 2009, S. 185).

Die Integration einer traumatischen Erfahrung in die Biografie ist eine lebenslange Aufgabe. Die wichtigste und schwierigste Arbeit dürfte dabei darin bestehen, das »Außerweltliche«, bislang jenseits des bestehenden Erwartungshorizonts angesiedelte Fremde in den Erwartungshorizont einzubeziehen: »Ja, so ist es. Das, was ich für sicher hielt, war nicht sicher. Die, der ich vertraut habe, hat versucht, mich zu zerstören.« Gelingt diese schwierige Aufgabe, verfügen die Betroffenen über ein gegenüber Nicht-Traumatisierten erweitertes Wissen von sich und der Welt. Diese ist nämlich für bislang Nicht-Traumatisierte objektiv genau so unsicher wie für die, die es »erwischt« hat, was wahrzunehmen jenen aber erspart blieb.

Eine Dichotomisierung in Fokussierung auf die Symptomatik einerseits und eine Beachtung der Biografie andrerseits ist allenfalls im Hinblick auf die jeweils zu wählende Therapiemethode und aus didaktischen Gründen sinnvoll. Hinsichtlich des übergeordneten Therapieziels, den Betroffenen wieder ein im Rahmen des Möglichen selbstbestimmtes Leben zu ermöglichen, handelt es sich um zwei Aspekte desselben Heilungsvorgangs. Der äußeren Fremdheit des traumatischen Ereignisses entsprechen nachfolgend auf der körperlichen und/oder seelischen Symptomebene nicht integrierte Erinnerungsbruchstücke, sei es als Intrusion oder somatoforme Störung. Therapeutisch gilt es dann, aus diesen Fragmenten Erinnerung (Reddemann und Sachsse 1997, S. 119) und persönliche Biografie werden zu lassen. Außerordentlich wichtig ist es darüber hinaus, dass beziehungstraumatisierte Menschen lernen, Wiederholungsschleifen in späteren Beziehungen in Form erneuter traumatischer Bindungen rechtzeitig zu erkennen und zu verändern. Dieses kommt in der Therapie von komplex Traumatisierten oft zu kurz.

Den erfolgreichen Effekt einer Traumatherapie kann man am besten daran erkennen, dass die Betroffenen die Fähigkeit erlangt haben, von ihren Traumatisierungen ohne zu dissoziieren oder von Affekten überschwemmt zu werden zu sprechen – oder aber sich auch entscheiden können, es nicht zu tun.

Therapieplanung

Die Therapieplanung sollte, etwa wenn der Eindruck besteht, es lägen noch weitere, nicht traumatisch bedingte psychische Störungen vor, der Logik einer vorrangigen Behandlung der Traumafolgestörung folgen (Reddemann und Sachsse 1999). Auf die Erstellung eines Gesamtbehandlungsplans unter Berücksichtigung der Therapie vermeintlicher oder wirklich vorhandener weiterer Störungen sollte vor Abschluss der Traumatherapie verzichtet werden. Es ist oft genug zu sehen, dass sich nach der Behandlung etwa einer PTSD das gesamte seelische Gefüge derart verändert hat, dass die vermeintlich schwere Persönlichkeitsstörung keine Behandlungsbedürftigkeit mehr aufweist.

Für die Durchführung einer Traumatherapie hat sich hinsichtich der konzeptuellen Strukturierung eine *Einteilung in drei Stadien* (oder Phasen) bewährt: Stabilisierung, Exposition und Integration in die Biografie. Um was es sich im Einzelnen bei der Stabilisierung handelt, ist ausführlicher in ▶ Kapitel 6.5.2 beschrieben, ebenfalls die Wahl des Zeitpunkts zur Exposition und besondere Kautelen. Einige Methoden zur Exposition an die belastenden Erinnerungsbruchstücke werden in dort nachfolgenden Kapiteln vorgestellt. Die Integration in die Biografie, also die Thematik der Sinnfindung und Neuorientierung, kann mit herkömmlichen Methoden der Psychotherapie realisiert werden. Hier geht es um Fragen wie »Warum gerade ich?«, und das Trauern um vergangene und/oder nie vorhandene Möglichkeiten im Leben, etwa erfüllende Partnerschaften zu leben, und um eine Neuorientierung. Der »hunger of meaning« (Stone 1992, S. 134), der »Hunger nach Sinn« ist häufig zentral: Dem Widerfahrnis einen Sinn geben heißt auch es einzubinden in die Biografie.

Diese Stadieneinteilung sollte aber nicht mechanisch als sequenzielle Abfolge verstanden werden, auch wenn eine entsprechende Akzentuierung über den Zeitverlauf häufig naheliegt. Fortwährend ist die Notwendigkeit zur Stabilisierung zu berücksichtigen, und, wie oben ausgeführt wurde: Die Kontextualisierung von Erinnerungsbruchstücken, also etwa die Umwandlung von Intrusionen zu Erinnerung, ist bereits ein Schritt in Richtung »Integration in die Biografie«.

Beim Ablauf einer Traumatherapie sind zahlreiche Prozessmerkmale von Bedeutung, von denen einige im Folgenden thematisiert werden.

Auch wenn Traumatisierte unter dem Druck ihres Leidens häufig dazu neigen, den Therapeuten oder die Therapeutin zu drängen, umgehend mit »dem vollen Programm« anzufangen, sollte eine Therapie niemals überstürzt begonnen werden. Eine Bereitschaft, bei nicht vorhandenen Therapieplätzen zusätzliche Kapazität zu schaffen, ist verständlich, sollte aber sehr kritisch hinterfragt werden auf ein schon zu Beginn der Therapie induziertes Überengagement. Psychotherapeuten sollten auch »Anwälte« der Realität sein mit ihren Härten und Unzulänglichkeiten, nicht aber Illusionen pflegen. Vonseiten der Patientin oder des Patienten kann im Prinzip unmittelbar nach einem Ereignis mit der Behandlung begonnen werden, wobei die erste Zeit dann, wie in den ▶ Kapiteln 6.1 und 6.2 ausgeführt, als Akuthilfe und Frühintervention zu konzeptualisieren ist.

Mitunter ist es unvermeidlich, einen Termin zu verändern, vielleicht auch den Ort der verabredeten Sitzung. Traumatisierten gegenüber ist dies jedoch wenn irgend möglich zu vermeiden! So etwas wird meist als Willkürhandlung verstanden; die gerade übersichtlich gewordene Welt wird erneut in ihrer Vorhersehbarkeit und Verlässlichkeit erschüttert. Und das Ereignis selbst war auch unvorhergesehen gekommen.

Widerstand

Kein Mensch kommt gerne freiwillig mit Schmerz in Berührung. Die Berührung mit Erinnerungsbruchstücken aus der traumatisierenden Situation im Rahmen einer Traumaexposition – in der ja nicht real an das traumatisierende Ereignis exponiert wird, das längst Vergangenheit geworden ist, sondern an die als präsentisch erlebten Erinnerungsbruchstücke davon – ist schmerzhaft, in erster Linie für die unmittelbar Betroffenen, aber durchaus auch für diejenigen, die deren Erleben begleiten. So ist es durchaus verständlich, wenn die Betroffenen zögern, sich auf die Exposition einzulassen, und dieses Zögern kann, unmittelbar oder induziert, auch auf therapeutischer Seite erlebbar sein. Wichtig ist, dass dieser Widerstand als solcher erkannt und identifiziert werden kann, und nicht etwa seinen Ausdruck findet in zu langen Bemühungen um ein Verständnis der Biografie der Patienten und Patientinnen, deren Konflikte oder in endlosen Stabilisierungsaktivitäten. Ist ein Widerstand als solcher identifiziert, muss er ernst genommen und bearbeitet werden. Das kann zum Beispiel auch mit EMDR – eine Methode, die in ▶ **Kapitel 6.5.4** vorgestellt wird – geschehen, etwa mit der Frage. »Was befürchten Sie, womit könnten Sie in Berührung kommen, wenn Sie sich mit den schlimmen Erinnerungen beschäftigen?«

Im Prinzip kann alles zum Widerstand gegen das jeweilige Ziel werden, auch ein Wunsch nach einer Reduzierung der Sitzungsfrequenz kann Ausdruck eines Widerstands gegen eine als zu belastend erlebte Traumatherapie sein. Allerdings kann sich als Ergebnis der Prüfung eines derartigen Anliegens auch herausstellen, dass der Patient oder die Patientin ihre eigenen Belastbarkeitsgrenzen ganz gut und sehr angemessen einschätzen. Obwohl sie bereit sind, sich einer Exposition zu stellen, haben sie haben sie gemerkt, dass sie ausreichend Zeit brauchen, um die damit einhergehenden Belastungen zu verarbeiten. Erlauben die Praxisorganisation und der Terminkalender des Therapeuten oder der Therapeutin, die Steuerung der Sitzungsfrequenz den Patienten zu überlassen, kann das von großem Vorteil sein.

Sekundärer Krankheitsgewinn

Bei der Diskussion um die Frage nach dem sekundären Krankheitsgewinn – »Die wollen doch nur eine Rente!« – ist gelegentlich zu beobachten, dass kein sicheres Verständnis in der Unterscheidung von primärem und sekundärem Krankheitsgewinn vorliegt. So scheinen van der Kolk und McFarlane (1996, S. 7) den primärem Krankheitsgewinn zu meinen, wenn sie schreiben:

»... the core issue in PTSD is that the primary symptoms are nor symbolic, defensive, or driven by secondary gain. The core issue is the inability to integrate the reality of particular experiences, and the resulting repetitive replaying of the trauma in images, behaviors, feelings, physiological states, and interpersonal relationships.«

Das Konstrukt des Krankheitsgewinns kommt aus der Neurosenlehre. Der »primäre Krankheitsgewinn« besteht in der Vermeidung von Angst und/oder anderen Unlustaffekten, wenn im Rahmen eines Konflikts deren Erleben durch die Bildung

207

von Symptomen vermieden werden kann. Es ergibt also durchaus Sinn, darauf hinzuweisen, dass PTSD-Symptome nicht mit einem primären (!) Krankheits-gewinn einhergehen. »Sekundärer Krankheitsgewinn« wird quasi durch die Sekundärverwertung einer Symptomatik gewonnen: »Sehen Sie, ich habe eine hysterische Beinlähmung und kann nicht gehen, bitte tragen Sie mich die Treppe hoch.« In dem Zitat oben wird zu Recht darauf hingewiesen, dass die Symptome einer PTSD keinen – dann allerdings primären – Krankheitsgewinn mit sich bringen, weil sie nicht aus Konflikten hervorgegangen sind. Richtig ist allerdings, dass Traumatisierten viel zu häufig ein Rentenbegehren unterstellt wird. Die Symptomatik, die erlebte Entmächtigung und Selbstunwirksamkeit werden als so quälend erlebt, dass keiner freiwillig daran festhält, auch nicht um den »sekundären Krankheitsgewinn« einer Rente. Die Unterstellung von Rentenwün-schen an Traumatisierte begleitet allerdings die Geschichte der Psychotraumato-logie seit ihren Anfängen, wie in ▶ **Kapitel 1.1** zur Geschichte der Psychotrauma-tologie ausgeführt wurde.

Umgang mit Regression

Der Umgang mit Regression ist ein großes Thema in der psychodynamischen Psychotherapie, und auch in der Traumatherapie ist er von grundlegender Bedeu-tung.

Herkömmlicherweise entfaltet sich, wie oben kurz angesprochen, die therapeu-tische Beziehung zwischen den beiden Interaktionsteilhabern »Patient« und »The-rapeut«. In einer derartigen therapeutischen Situation regrediert ein Patient auf ein Funktionsniveau, das dem seiner unbewussten Beziehungsfantasie entspricht. Das ist in der Regel die Ebene, auf der die für ihn relevanten Fixierungspunkte seiner Konflikte wirksam sind.

Komplex Traumatisierte haben ein Pendant zu solchen »Fixierungspunkten«, auch wenn dort keine unbewussten Konfliktpole verankert sind. Es gibt aber verwundete Persönlichkeitsanteile, die in einem sonst durchaus arbeitsfähigen Erwachsenen schlummern, einem Erwachsenen, der sich in seinem »Erwachsenen-Alltag« als durchaus handlungs- und entscheidungsfähig zeigt. Das sind Merkmale, die dieser verwundete Persönlichkeitsanteil nicht aufweist. Deshalb geht es in der Traumatherapie darum, diesen handlungsfähigen Erwachsenen-Anteil als Gegen-über, als Partner für den Therapeuten in der therapeutischen Arbeitsbeziehung zu erhalten, ihn wenn möglich sogar noch zu stärken, und sich dann gemeinsam mit diesem erwachsenen Anteil im Patienten mit dem verwundeten, dem »regredierten« Anteil zu befassen. Dieser verwundete Anteil ist allerdings nicht wirklich »regre-diert« – er ist auf dem Niveau seiner Verwundung hängen geblieben, und es wäre fatal, wenn die gesamte Persönlichkeit des Patienten auf dieses Funktionsniveau geraten würde.

Angestrebt wird deshalb, dass sich der handlungsfähige Teil im Patienten dieses verwundeten Anteiles annehmen kann, in Begleitung durch den Therapeuten. Wie das in den einzelnen Methoden erreicht wird, ist in den nachfolgenden Kapiteln erläutert.

Übertragung

Gelegentlich taucht die Frage nach den Nutzungs- und Anwendungsmöglichkeiten sowie entsprechend dann nach der Handhabungsweise von Übertragung im Rahmen traumatherapeutischer Prozesse auf.

Das Übertragungsparadigma ist in seiner Geschichte und Ausdifferenzierung derartig vielschichtig, dass jede kurze Skizzierung weit mehr kritische als akzeptierende Stimmen finden dürfte. Auf dem Hintergrund dieser Annahme sei formuliert, dass mit »Übertragung« im Kontext psychoanalytischer Psychotherapie gängigerweise die Bündelung von alten biografischen Mustern von Erwartungen, Wünschen, Hoffnungen, Konfliktbereitschaften, Befürchtungen und dergleichen gegenüber der Person des Therapeuten bezeichnet wird. Die Fähigkeit des Patienten zur »therapeutischen Ich-Spaltung« (nicht begrifflich so eingeführt, aber konzeptuell zurückgehend auf Sterba 1929, 1936), also das Vermögen, sich seinem Erleben oszillierend überlassen und sich reflektierend zurücknehmen zu können, verhindert dabei eine nicht zu korrigierende Wahrnehmungsverzerrung des Analytikers.

Das Spektrum der Traumafolgestörungen ist groß. Im Kern einer jeden Traumafolgestörung – die dadurch definiert ist – steht ein Ereignis oder eine Beziehungskonstellation von einer solch überwältigenden Fremdheit, dass diese Erfahrung nicht in die Biografie des Betroffenen eingebunden werden konnte. Sie konnte nicht biografisch kontextualisiert werden, also nicht mit Raum- und Zeitkoordinaten in die Biografie eingebunden werden, sondern geistert als Introjekt, intrusives Erinnerungsbruchstück, somatoformes Symptom oder aktualisierbarer »Trauma-state« quasi ahistorisch im Subjekt herum. Würde auf diesem Hintergrund eine Bereitschaft zu einer Täterübertragung labilisiert werden, würde die Patientin mit größter Wahrscheinlichkeit in einen »Trauma-state« geraten oder in einen dissoziativen Zustand verfallen, ohne dass sich eine eigentliche Täterübertragung herausbilden könnte. Die fehlende Zeitstruktur der bruchstückhaften repräsentationalen Abbildung der Ereigniszusammenhänge in der Biografie und im biografischen Gedächtnis sowie die fehlende Verknüpfung mit dem Selbstbild der Patientin und dem Verständnis von der eigenen Person würden dem entgegenstehen.

Analoges gilt bei Labilisierung einer positiven Übertragung insgesamt, bei Aspekten positiv besetzter Täteranteile insbesondere. Es sei daran erinnert, dass »Täter« nicht nur schlechte Menschen sind, sondern in der Regel auch positive Erfahrungen ermöglicht haben, was in ▶ **Kapitel 1.2.2** diskutiert wurde. Dann wird ebenso der »Trauma-state« getriggert; gerade die Tatsache, dass jemand, dem Vertrauen geschenkt worden war, dieses missbraucht hat, ist so belastend. Eine solche Konstellation entspricht der einer *negativen therapeutischen Situation*: Die Patientin oder der Patient hat nach den Maßstäben des Prozesses psychoanalytischer Psychotherapie Fortschritte gemacht, es resultiert aber eine Verschlechterung des Befindens (Seidler 2007).

Zusammenfassend ist ein interpretierendes Vorgehen, das Symptomen einer PTSD gegenüber mit Sinnzuschreibungen arbeitet und in der Regel auf die Unterlegung von Motivationsstrukturen zurückgreift, hier fehl am Platz. PTSD-

Symptome haben keine »unbewusste Bedeutung«. Eine sinnzuschreibende Intervention wie: »Die [sc.: in optischen Intrusionen wahrgenommene abgetrennt im Straßengraben liegende] Hand will mit Ihnen Kontakt aufnehmen« ist obsolet und schädlich. Diese ist dazu geeignet, die Symptomatik zu verstärken, ebenfalls ein ohnehin meist vorhandenes Schulderleben, da – über einen unterstellten Wunschansatz – dem Patienten quasi die Urheberschaft für das, was da an Destruktivem wahrgenommen wird, unterschoben wird. Ähnlich äußern sich etwa auch Drees (1996, S. 72), Reddemann und Sachsse (1997, S. 114; 1998, S. 292–293 und S. 289) und Venzlaff et al. (2004, S. 18–19).

Deutung

Das klassische *Interventionsinstrument* in der psychoanalytischen Psychotherapie ist das der Deutung. Allerdings haben bereits Annelise Heigl-Evers und Franz Heigl (Heigl-Evers und Heigl 1988; Heigl-Evers und Nitzschke 1991) vorgeschlagen, sowohl im Einzel- wie auch im Gruppensetting stattdessen die Interventionsform der »Antwort« zu verwenden, wenn es gelten sollte, auf niedrigem Strukturniveau organisierte Patientinnen und Patienten (Heigl 1969) zu erreichen. Das wurde oben unter dem Gesichtspunkt der Haltung schon angesprochen. Diese Interventionsform nutzt die affektiven »Antworten«, die korrespondierenden gefühlsnahen und kognitiven Reaktionen auf Äußerungen von Patienten, indem sie diese in Worte fasst und den Patienten und Patientinnen im Sinne eines Hilfs-Ich zur Verfügung stellt. Damit wird eine gelegentlich als übergriffig und ängstigend erlebte Interpretation des Patienten durch die »deutende« Therapeutin vermieden. Eine Deutung wird nämlich mitunter so erlebt, als wüsste jemand anderes über die eigene Person besser Bescheid als diese selbst. Damit ist auch das Kontrollthema berührt, das für Traumatisierte prinzipiell von großer Bedeutung ist: Als eine Folge der stattgefundenen Entmächtigung versuchen sie »alles im Griff zu behalten« und anderen Menschen keine Kontrolle über sie zu erlauben. Deshalb scheidet die Interventionsform der Deutung Traumatisierten gegenüber aus.

Allerdings ist auch die Interventionsform der Antwort für ein Traumatherapie-Setting nicht ausreichend geeignet. Sie, die »Antwort«, wird realisiert in einer Situation therapeutisch gewollter Konfliktaktualisierung. Eine solche tut Traumatisierten ebenfalls nicht gut: Konfliktaktualisierungen würden ebenfalls wieder den Trauma-state triggern. Die resultierende Symptomatik beschreibt das DSM-IV in 309.81, D2: »Reizbarkeit oder Wutausbrüche«. Hintergrund ist das Merkmal einer Traumasituation als Entmächtigungssituation: Jemand oder etwas war stärker als das nachfolgende Opfer. Wird eine Mini-Situation von Überlegenheit wiederholt, besteht die Möglichkeit, dass der oder die Betroffene um sich schlägt oder aber dissoziiert. Der Alltag Betroffener ist voll von derartigen Situationen, die in der Regel unvermeidbar sind – was die hohe Zahl von zerbrochenen Partnerschaften und verlorenen Arbeitsplätzen mit plausibel macht. Aber die Rahmenbedingungen und das Setting einer therapeutischen Situation können und sollten auf die Erfordernisse bestimmter Patienten und Patientinnen hin gestaltet werden. Das setzt allerdings voraus, dass Therapeutinnen und Therapeuten nicht versuchen, Patientinnen und Patienten ihrem üblichen Setting anzupassen, sondern dazu bereit sind, umgekehrt vorzugehen. Und hier geht es um Traumatisierte und deren Grenzen und Möglichkeiten.

Vom Prinzip her ist die Konsequenz aus den genannten Problemfeldern, dass die eigentliche »therapeutische Beziehung« in der Traumatherapie in den Patienten hinein verlegt wird, und der Therapeut von außen, auf dem Boden einer verlässlichen Arbeitsbeziehung, diese therapeutische »Figur« begleitet: Der erwachsene Teil im Patienten beschäftigt sich mit dem verwundeten, verletzten, und die Therapeutin gibt Anregungen zu deren Beziehungsgestaltung. Luise Reddemann (1998) spricht hier von der »Psychotherapie auf der inneren Bühne«. Die therapeutischen Interventionen entstammen der Arbeitsbeziehung; sie sind Ausdruck einer gemeinsamen Arbeit von Therapeut und dem erwachsenen, arbeitsfähigen Teil des Patienten an dessen verwundeten Persönlichkeitsanteilen.

Bei all diesen Veränderungen in der Traumatherapie gegenüber herkömmlicher Psychotherapie nimmt es nicht wunder, dass auch die *Supervision* einer anderen Logik folgt. Dies wurde allerdings schon in ▶ **Kapitel 1.2.2** dargestellt und wird hier nicht wiederholt.

6.5 Einzelne therapeutische Methoden

Im Folgenden werden einige therapeutische Methoden vorgestellt, die sich in der Traumatherapie bewährt haben. Die Auswahl ist willkürlich und entspricht keiner Gewichtung. Hätte mehr Platz zur Verfügung gestanden, hätten auch der körpertherapeutische Ansatz von Levine (1997, 2010) sowie hypnotherapeutische Verfahren (Phillips und Frederick 1995) ihre Darstellung gefunden. Weitere therapeutische Methoden sind etwa beschrieben in Seidler et al. (2011).

Die Auswahl der Methode, die in der Behandlung zur Anwendung kommt, sollte allerdings nicht willkürlich sein. Sie sollte getroffen werden in Abhängigkeit von den im Vordergrund stehenden Therapiezielen und spezifischen Merkmalen der Patientin, unter Berücksichtigung der jeweiligen Kompetenz des Therapeuten und seiner besonderen Erfahrung mit einer Methode. Die »Hohe Schule« der Traumatherapie besteht darin, in der Behandlung einer Patientin oder eines Patientin verschiedene Methoden miteinander kombinieren zu können, also etwa in eine Sequenz von Ego-state-Therapie (▶ **Kap. 6.5.7**) eine EMDR-Sitzung (▶ **Kap. 6.5.4**) einzuweben, und nachfolgend zum Beispiel mit imaginativen Methoden (▶ **Kap. 6.5.3**) weiterzuarbeiten. Wer so arbeitet, wird bald merken, dass die Methoden Werkzeuge darstellen und die Therapie mehr von der Haltung des Therapeuten getragen wird als von den Methoden, mit denen diese umgesetzt wird. Das mag Psychotherapieforschern problematisch erscheinen. Der Goldstandard traumatherapeutischer Praxis ist aber nicht die Manualtreue der angewandten Verfahren, sondern der Heilungsprozess des Patienten, und für diesen können im Verlauf des therapeutischen Prozesses unterschiedliche Methoden hilfreich sein.

6.5.1 Information über die Situation – »Psychoedukation«

Das schreckliche Wort der »Psychoedukation«, ein griechisch-lateinisches Analogon zu dem deutschen Wort der »Leibeserziehung«, lässt sich auch durch »Information zur Situation« ersetzen. Es hat sich aber eingebürgert, ist emphatisch übersetzt und wird seinen Platz im Diskurs behalten. Im Kontakt zu Patienten lässt es sich leicht umschreiben.

Psychoedukation lässt sich definieren als umsichtige Information Betroffener mit dem Ziel, diese durch die Erweiterung ihrer Kenntnisse über mögliche Folgen nach einem Traumaereignis auf entsprechende Entwicklungen und Hilfsmöglichkeiten aufmerksam zu machen, und allein schon durch diese Information Sicherheit zu vermitteln. Entsprechend adaptiert kommt Psychoedukation auch bei Patienten und Patientinnen mit anderen Erkrankungen zur Anwendung.

Indikation: Psychoedukation ist bei Eröffnung einer jeden individuellen Frühintervention sowie Traumatherapie angezeigt. Sie wird auch Gruppen von Menschen gegenüber angewandt, sowohl vor Tätigkeiten mit Traumatisierungspotenzial wie auch nach Expositionen an potenziell traumatisierende Ereignisse, gelegentlich auch nur gegenüber denen, die Symptome entwickeln.

Die *Ziele* bestehen darin, über die Weitergabe von Informationen zu möglichen Folgen den Erwartungshorizont dahingehend zu verändern, dass entsprechende Symptome als normale Reaktionen erlebt werden können. Darüber hinaus gilt es, auf Hilfsmöglichkeiten hinzuweisen und die Aufmerksamkeit auf mögliche protektive Faktoren zu lenken.

Die Modalitäten – das *»Wie« der Informationsweitergabe* – können sehr unterschiedlich gehandhabt werden. In Klinik und Praxis wird Psychoedukation gesprächsweise erfolgen; vielleicht wird gelegentlich von einem Informationsblatt Gebrauch gemacht. Da Traumatisierte ohnehin aufgrund ihrer Symptomatik meistens Schwierigkeiten haben, neue Informationen aufzunehmen, ist eine begleitende schriftliche Form sinnvoll. Einsatzkräfte werden meistens in Gruppen und über Informationsblätter informiert.

Die *Inhalte der Psychoedukation* für Traumatisierte liegen zunächst nahe. Es gibt aber auch wichtige Informationen, die gelegentlich vergessen werden. Die folgenden Angaben beziehen sich auf die für die Leserinnen und Leser dieses Buches wahrscheinlichste Situation der Information eines Patienten oder einer Patientin in einer Praxis oder einer Klinik. Zunächst geht es retrospektiv um das Erleben der Betroffenen nach dem Ereignis. Hier kann auf mögliche Verwirrtheitszustände und auf Gedächtnisstörungen aufmerksam gemacht werden, immer mit der Erläuterung, dass es sich dabei um normale Reaktionen in einer außergewöhnlichen Situation handele und keine Veranlassung bestünde, von einer beginnenden Verrücktheit auszugehen. Für die nachfolgende Zeit kann auf die Möglichkeit aufmerksam gemacht werden, dass jemand mit starker Wut, Angst, Ekel, Scham und Schuldgefühlen, Depressionen, Selbsthass, Schlafproblemen und anderen Schwierigkeiten in Berührung kommen kann. Auch auf den Drang, sich mit Alkohol zu betäuben, sollte hingewiesen werden, mit Verständnis, aber mit einer Information darüber, dass sich der Alkoholgebrauch schnell verselbstständigen könne und dann ein weiteres Problem bestünde. Alltagssprachlich sollten dann die Symptome einer PTSD erläutert werden sowie in groben Zügen die anderer möglicher Traumafolgestörungen. Diese Information sollte immer mit Angaben zu den Wahrscheinlichkeiten ihres Auftretens verbunden werden, damit deutlich wird, dass hier keine Zwangsläufigkeit besteht und im Falle einer Erkrankung gute Behandlungsmöglichkeiten gegeben sind. Die Behandlungsmöglichkeiten sind zu erläutern. Bei einer zu engen »medizinischen« Blickweise mit einer Einengung des Fokus auf Symptome und Krankheitsbilder besteht die Gefahr, mögliche soziale Folgen sowie existenzielle Sinnkrisen nicht zu erwähnen.

Es sollte erläutert werden, dass Situationen am Arbeitsplatz und mit anderen Menschen überhaupt dazu führen könnten, dass sich jemand »in die Enge getrieben fühlt« und dann möglicherweise mit »Reizbarkeit und Wutausbrüchen« reagiere. Mitunter ergibt der Vorschlag Sinn, Arbeitskollegen und Vorgesetzte entsprechend über das Ereignis und eine eingeschränkte Belastbarkeit zu informieren. Gelegentlich ist es auch hilfreich, wenn der Therapeut Angehörige mit einbestellt und ihnen in Anwesenheit des Patienten dessen psychophysiologische Situation erläutert. Behutsam kann bei einer solchen Gelegenheit dann auch das Thema der Sexualität mit den zu erwartenden Einschränkungen angesprochen werden. Auch die Möglichkeit von Suizidimpulsen beim Betroffenen sollte thematisiert werden, verbunden mit Anregungen, was dann zu tun sei.

In Abhängigkeit vom Zeitverlauf des traumatischen Prozesses, sicher nicht unmittelbar nach einer akuten Traumatisierung, sollte auch die Möglichkeit thematisiert werden, dass Menschen aus dem sozialen Umfeld der Betroffenen gelegentlich die Tendenz haben können, jemanden in seinem »Traumadasein« festzuhalten und ihm so eine positive Veränderung erschweren. Hier können dann Anregungen hilfreich sein, wie insgesamt mit der Information über das Ereignis und über mögliche Folgen umgegangen werden könne.

Als *Wirkfaktor* ist den Inhalten der Information sicherlich mindestens äquivalent die Intervention als solche anzusehen, selbst wenn die Patientin oder der Patient deren Inhalte vergisst: Es wird wahrgenommen, dass die zu erwartenden Abläufe eine gewisse Regelhaftigkeit haben, nicht auf Unzulänglichkeiten des aktuellen Patienten beruhen und dass sich der Therapeut, die Therapeutin damit auskennt.

Empirisch geprüfte *Wirkungsnachweise* von Psychoedukation liegen kaum vor. Wessely et al. (2008) diskutieren anhand der vorliegenden Forschungsliteratur die Möglichkeit, dass die vor einem Ereignis gegebenen Informationen über mögliche Folgen diese erst evozieren könnten. Dabei beziehen sie sich allerdings auf Psychoedukation, die im Militär und in Hilfsorganisationen vor belastenden Einsätzen gegeben wird. Creamer und O'Donnell (2008) kommentieren diesen Artikel mit der Forderung nach mehr Forschungsaktivitäten auf diesem Feld, insbesondere zur Prüfung der Hypothesen, dass Psychoedukation vor der Entwicklung von Traumafolgestörungen schütze, und dass akute Auswirkungen von Ereignisexpositionen bessere Heilungsbedingungen hätten.

Belastbare Untersuchungen zu den Effekten von Psychoedukation im Setting von Praxis und Klinik scheinen nicht vorzuliegen. Liedl et al. (2010) haben ein Manual vorgelegt zur Durchführung von Psychoedukation bei Traumatisierten im Einzel- und Gruppensetting.

6.5.2   Ressourcenaktivierung, Stabilisierung und Exposition

Ressourcenaktivierung und Stabilisierung sind keine Bezeichnungen für Therapiemethoden, sondern für Aktivitäten im Sinne von Interventionen. Deren Ziel ist es, die Betroffenen an ihre eigenen Kraftquellen heranzuführen und sie im Hinblick auf weitere Belastungen in Therapie und Alltag mit mehr Resilienz und Selbststeuerungsfähigkeiten, insbesondere hinsichtlich ihrer Affektregulation auszustatten. Logisch ließe sich die Ressourcenaktivierung der Stabilisierung als dem übergeordnetem Ziel unterordnen als eine Möglichkeit, mehr Stabilität zu erreichen. Zur Erreichung der Ziele stehen verschiedene Methoden zur Verfügung.

Jede neue psychotherapeutische Orientierung – wie jetzt hier die Psychotraumatologie – erfindet dem Anspruch nach die Welt neu. Dass die Psychotraumatologie wesentliche neue Ordnungsgesichtspunkte eingebracht hat, steht außer Frage. Allerdings gilt dies nicht hinsichtlich dessen, was aktuell als »Ressourcenaktivierung und Stabilisierung« häufig wie eine neue Entdeckung propagiert wird. Von »stützender Psychotherapie« wurde schon längst gesprochen (Ermann 2007), die Wurzeln gehen auf Anna Freud (1936) zurück, die die Respektierung und Nutzung von »Abwehrmechanismen« zum Schutze der Betroffenen forderte. Neu sind allenfalls die Methoden, mit denen in der Traumatherapie das Ziel der Stabilität angesteuert wird. Neu ist allerdings auch die konzeptuelle Grundorientierung: Das Denken bewegt sich nicht mehr in Konstrukten von Trieb und Abwehr, sondern ist an »states« orientiert. Was es damit auf sich hat, wurde und wird hier an verschiedenen Stellen erläutert. Andere Schulen und Orientierungen hatten andere Bezeichnungen für dasselbe Anliegen.

Prinzipiell lassen sich bei der Stabilisierung drei Bereiche unterscheiden. Es geht darum, dass die Betroffenen körperlich, sozial und psychisch für ihren Alltag und bei entsprechender Indikation für den nächsten Abschnitt der Traumatherapie, die »Traumaexposition«, ausreichende Möglichkeiten der Selbststeuerung und Belastbarkeit aufweisen.

Die körperliche Stabilisierung wird, außer gelegentlich im klinischen Setting, etwa in einer psychosomatischen Klinik, kaum in das Aufgabengebiet eines Psychotraumatologen fallen. Ein Unfall- oder Überfallopfer, jemand, der von einer technischen Katastrophe oder Naturkatastrophe betroffen ist oder, im Bereich der komplex Traumatisierten, ein Missbrauchsopfer mit einer Anorexie oder einer anderen internistischen Erkrankung, sie alle müssen so stabil sein, dass vonseiten der körperlichen Symptomatik keine Gefährdung mehr ausgeht. Die sozialen Verhältnisse müssen so weit stabil sein, dass keine existenzielle Bedrohung mehr aus diesem Feld droht. Das kann sich auf Mobbingverhältnisse beziehen, auf den drohenden Verlust der Wohnmöglichkeit oder auf reale Bedrohungen durch Täter, sei es aus der Zeit des Missbrauchs oder, nicht selten, von denen, die den Überfall verübten und sich auf freiem Fuß befinden. In klinischen Einrichtungen ist hier die Hilfe einer Sozialarbeiterin oder eines Sozialarbeiters von großem Wert, in der ambulanten Praxis ist häufig unklar, wer solche Aufgaben übernehmen kann.

Im Folgenden wird auf die psychische Stabilisierung zentriert. Die Ausführungen dazu werden mit der Thematisierung der Traumaexposition verbunden.

Psychische Stabilisierung ist im klinischen Alltag im derzeitigen Verständnis bei Traumatisierten einerseits ein Ziel für sich, andrerseits eine vorbereitende und begleitende Maßnahme für den Therapieabschnitt »Exposition«. Die Exposition an Erinnerungsbruchstücke aus der traumatischen Situation – meist »Traumaexposition« genannt – hat als übergeordnetes Ziel, deren Kontextualisierung in die Biografie der Betroffenen zu ermöglichen, aus diesen Bruchstücken also biografische Erinnerung werden zu lassen. Damit einhergehend wird angestrebt, der Übergeneralisierung entgegenzuwirken, das Vermeidungsverhalten zu verringern und das Hyperarousal zu erniedrigen.

Auch mit dem Wort der Traumaexposition wird keine Therapiemethode bezeichnet, sondern eine ganz bestimmte Interventionsstrategie im Rahmen eines umfassenderen Gesamtkonzepts. Sie kann mit verschiedenen Methoden realisiert werden.

Legt die Trauma-, insbesondere die PTSD-Symptomatik eine Exposition nahe, sind einige allgemeine und spezifische Indikationskriterien zu überprüfen. Wichtig ist, dass der Patient oder die Patientin die Fähigkeit besitzen, spontan auftretende Unruhe-, Intrusions- und dissoziative Zustände selber zu beenden. Ist diese Fähigkeit gegeben, ist diese Bedingung als erfüllt anzusehen. Eine darüber hinaus gehende weitere Verzögerung, mit Traumaexposition anzufangen, wirft die Frage nach diesbezüglichen Widerständen auf Therapeutenseite auf. Eine akute Suchtgefahr sollte nicht bestehen; liegt neben einer Traumafolgestörung auch eine Suchterkrankung vor, sind spezielle Kenntnisse und Kompetenzen in beiden Bereichen unabdingbar. Analoges gilt für ausgeprägte dissoziative Störungsbilder. Eine psychotische Erkrankung ist als Kontraindikation anzusehen. Sorge sollte für die Gestaltung des Tages nach einer Expositionssitzung getragen werden. Es hat sich für ein klinisches Setting bewährt, dem Patienten oder der Patientin die Möglichkeit einzuräumen, sämtliche weitere Therapietermine nach der Expositionssitzung abzusagen. Im ambulanten Feld sollten für die Patienten keine wichtigen Termine und belastende Verpflichtungen an dem Tage mehr bevorstehen. Stattdessen kann angeregt werden, etwas Wohltuendes zu planen. Auch sollte in den folgenden Stunden eine verlässliche Person für den Patienten oder die Patientin erreichbar sein. Bewährt hat es sich, den Betroffenen nahezulegen, dem Therapeuten am Folgetag wenn möglich eine kurze E-Mail zu schicken und darin das Befinden nach der Sitzung mitzuteilen.

Besondere Aufmerksamkeit sollte der Frage gelten, ob zum Behandlungszeitpunkt noch Täterkontakt besteht. Während des Therapieabschnitts der Exposition sind die Patienten nämlich häufig insofern ziemlich ungeschützt, als dass ihre bisherigen – überwiegend dissoziativen – Schutzmöglichkeiten nicht mehr wie bisher wirksam sind, und neue, etwa nachdrückliche Selbstbehauptungs- und Abgrenzungsfähigkeiten, noch nicht zur Verfügung stehen. Begegnen die Betroffenen in so einer Verfasstheit dem vormaligen Täter, können sie massiv getriggert werden und stehen möglichen erneuten Attacken noch schutzloser gegenüber als ohnehin. Die missbrauchte Tochter sollte nach einer Expositionsbehandlung also nicht am nächsten Abend auf einem lange geplanten Familientreffen ihren Täter-Vater treffen müssen, und in den Tagen vor einer Gerichtsverhandlung in einem Verfahren wegen Vergewaltigung sollte das Opfer, das als Nebenklägerin im

Gerichtssaal dem Vergewaltiger begegnen wird, nicht einer Traumaexposition ausgesetzt worden sein. Ideologisch, puristisch und wirklichkeitsfremd muten jedoch gelegentlich anzutreffende Forderungen nach einem generellen Ausschluss von »Täterkontakt« an. Die Welt ist klein, und wenn Opfer und Täter in derselben Stadt wohnen, kann es durchaus sein, dass beide sich begegnen. Deshalb allerdings auf eine Expositionsbehandlung zu verzichten, dürfte eher geteiltes Widerstandsagieren von Therapeut und Patientin sein. Verhaltensmöglichkeiten für den Fall einer Begegnung sollten freilich gut vorbesprochen sein. Analoges gilt etwa für Opfer von Erdbeben in weiterhin von Beben gefährdeten Regionen. Das Erdbeben hat hier den Stellenwert eines »Täters«. Ein konsequentes Befolgen einer prinzipiellen Forderung nach jeglichem Ausschluss von Täterkontakt würde Traumaexpositionen in weiten Teilen der Welt, in der die Erde immer mal wieder etwas bebt, völlig ausschließen.

Seltsam ist auch, dass in der vorliegenden Literatur »Täterkontakt« mit manifestem Täterkontakt gleichgesetzt wird. Traumatisierte sind stattdessen mehr oder weniger ständig mit ihrem »Täter« innerlich in Kontakt, im Zwiegespräch, in Rachegedanken, in Fluchtbewegungen. Wenn zunächst diese Kontaktform bearbeitet wird, ist ein manifest möglicher »Täterkontakt« zweitrangig.

Wenn nach einer beabsichtigten Expositions-Sitzung von Patienten- oder Therapeutenseite eine längere Unterbrechung der bisherigen Sitzungsfrequenz zu erwarten ist, etwa aufgrund eines anstehenden Urlaubs, kann es sinnvoll sein, die nächste Sitzung bis in die Zeit danach zu verschieben. Aber auch hier ist Augenmaß gefragt: Gelegentlich reisen die Betroffenen von weit her zur Therapie an, bleiben ein paar Tage und fahren dann wieder zurück. Das nächste Treffen ist dann in einigen Monaten. Bei der Alternative: Konventionstreu keine Expositionssitzung durchzuführen oder umsichtig geplant eine unkonventionelle Sitzung, sollte ergebnisoffen entschieden werden!

Auch die Frage nach der Zulässigkeit von Expositionssitzungen vor anstehenden Gerichtsverfahren, in denen die geschädigte Betroffene als Zeugin gehört werden wird, taucht gelegentlich auf. Sie wurde allerdings schon in ▶ Kapitel 3.4 thematisiert und soll hier nicht erneut diskutiert werden.

Die erneute Berührung mit belastenden Erinnerungsbruchstücken in der Traumaexposition geht damit einher, dass Patient oder Patientin vorsichtig getriggert werden und in einer tragfähigen, strukturierten therapeutischen Arbeitsbeziehung gerade eben aushaltbar erneut in den Trauma-state geraten. Dieser sollte auf die jeweilige Sitzung beschränkt sein. Unabhängig davon werden in einer wirksamen Expositionssitzung dissoziative Blockaden gelöst. Dieser Effekt sollte anhalten. Die Betroffenen sprechen mitunter davon, nach so einer Sitzung hätten sie sich wund, »wie frisch operiert« gefühlt, allerdings aber auch klar und ruhig im Kopf.

Der Verlust dieser dissoziativen Einengungen kann damit einhergehen, dass vorübergehend Unruhe- und Intrusionszustände zunehmen. Für diesen Fall müssen die Betroffenen sicher über Möglichkeiten verfügen, solche Zustände selber zu beenden. Entsprechende Fähigkeiten sind ihnen daher vor der Expositionsphase zu vermitteln.

Es gibt auch Patientinnen und Patienten, bei denen eine Indikation zu einer Expositionsbehandlung entfällt. Die Stabilisierung ist dann nicht als vorbereitende oder die Exposition begleitende Interventionslinie anzusehen, sondern quasi »Ziel in sich«. Das ist nichts Minderwertiges oder Zweitrangiges, sondern das »Mittel der Wahl« bei gegebener Indikation. Therapieziel ist hier, die Patienten zu befähigen, spontan auftretende Unruhe-, Intrusions- und Dissoziationszustände selber beenden zu können. Diese treten dann zwar meist weiterhin auf, die Betroffenen sind ihnen aber nicht mehr völlig schutzlos ausgeliefert. Im Kapitel über die Diagnostik – ▶ **Kapitel 3.1** – wurde vorgeschlagen, die Frage nach dem Vorkommen von Intrusionen im Falle einer positiven Antwort zu ergänzen mit jener, was denn aus den Intrusionen würde. So lässt sich in Erfahrung bringen, ob die Betroffenen selber schon Möglichkeiten gefunden haben, derartige Zustände mit nicht selbstschädigenden Mitteln zu beenden. Ist dies nicht der Fall, sollte sich der Diagnostiker vormerken, umgehend derartige Interventionen zur Selbstanwendung durch den Patienten zu vermitteln.

Ob zur Stabilisierung im Sinne eines »Ziels an sich« interveniert wird oder im Sinne einer vorbereitenden und begleitenden Unterstützung von Exposition: Es gilt, keine Illusionen von einer »Stabilität« anzusteuern, die es so nicht gibt, und die als von der Therapeutin oder dem Therapeuten eingebrachtes Ziel eher die Angst des Patienten oder der Patientin vor einer Exposition erhöhen kann. Jeder Mensch wird unter Belastung unruhig, und Traumatisierte haben weit mehr überstanden als Expositionssitzungen in einem Therapeutenzimmer, nicht nur das Traumaereignis selbst, sondern zahllose Stunden, insbesondere nachts, in quälenden Erinnerungszuständen. Wird eine solche Einschätzung respektvoll vermittelt und damit auch ein Wissen um nahezu unaushaltbare Belastungszustände geteilt, kann dies »stabilisierender« wirken als so manche perfekt angewandte »Stabi-Übung«.

Gar nicht so selten ist es sogar sinnvoll, ohne Stabilisierung mit Exposition anzufangen, um den immer wieder auftretenden Unruhe- und intrusiven Zuständen quasi »das Wasser abzugraben«. Allerdings erfordert ein solches Vorgehen sehr viel klinische Erfahrung und Kompetenzen darin, während einer Sitzung auftretende Unruhe- oder dissoziative Zustände schon in ihrem Entstehen erkennen und beenden zu können. In jeder Behandlung laufen stabilisierende Interventionen ohnehin immer mit. Therapeut und Therapeutin müssen immer bereit sein, in einen »stabilisierenden Handlungsmodus« zu wechseln.

Therapeutische Methoden, die zur Stabilisierung verwendet werden können, gibt es viele. Infrage kommen Imaginationsverfahren, die im nächsten Kapitel genauer vorgestellt werden, Arbeit mit dem »Inneren Kind«, Entspannungstechniken, etwa Qi Gong oder Autogenes Training, und Techniken zur Reorientierung bei Dissoziation. Sehr bewährt hat sich die Ressourcenaktivierung mit EMDR, Thema des ▶ **Kapitels 6.5.4.** Gerade mit diesem Vorgehen lassen sich ganze Behandlungen führen.

Neuner (2008) hat sich engagiert und kritisch mit der immer wieder geforderten Stabilisierung beschäftigt. Da seine Positionierung in das Zentrum der gegenwärtigen Auseinandersetzung um die Notwendigkeit von Stabilisierung führt, wird sie hier etwas ausführlicher vorgestellt.

»Es gibt [...] keinen Beleg dafür, dass Expositionsverfahren gefährlicher sind als stabilisierende Verfahren oder von den Patienten schlechter akzeptiert und toleriert werden. Die Datenlage spricht auch nicht für die Notwendigkeit einer Stabilisierungsphase für komplex traumatisierte Patienten, wie erwachsene Patienten nach sexuellem Missbrauch in der Kindheit. Entgegen der häufig vertretenen Lehrmeinung ist eine Stabilisierungsphase in der Traumatherapie nicht notwendig und negative Effekte der Stabilisierung können nicht ausgeschlossen werden« (S. 109).

»Während in fast allen Abhandlungen über Traumatherapie auf mögliche Gefahren der konfrontativen Verfahren hingewiesen wird, findet sich an keiner Stelle der Verweis auf mögliche Gefahren einer ausgedehnten Stabilisierungsphase. Doch die bewusste Vermeidung, in der Therapie über die traumatischen Erlebnisse zu reden, birgt unabschätzbare Risiken. Für die Zeitdauer der Stabilisierung wird einem Patienten letztlich eine nachweislich effektive, evidenzbasierte Therapie verwehrt. Es gibt derzeit zu wenig Studien, die den Symptomverlauf während einer Stabilisierungsphase im Vergleich zu einer unbehandelten Stichprobe untersuchen, insofern ist, im Unterschied zu den traumafokussierten Verfahren, wenig bekannt über Verbesserungen und Verschlechterungen, die hier zu erwarten sind. In der Ankündigung einer ausführlichen Stabilisierungsphase steckt auch die direkte oder indirekte Botschaft an den Patienten, dass es gefährlich sei, sich mit dem Trauma auseinanderzusetzen, beziehungsweise dass der Patient zum gegenwärtigen Zeitpunkt seine eigenen Erinnerungen nicht verkraften könne. Stattdessen wird der Patient häufig angeleitet, ausgefeilte Vermeidungstechniken einzuüben. So kann die Angst vor einer Konfrontation steigen, irrationale Befürchtungen auf Seiten des Patienten können hervorgerufen, bestätigt oder verstärkt werden. Die Erinnerung an das Trauma bleibt unaussprechlich und bedrohlich, und der Therapeut vermittelt möglicherweise den Eindruck, dass er selbst das schreckliche Erlebnis nicht hören möchte« (S. 116).

»Dagegen entsteht durch die anhaltende Verweigerung, über das Trauma zu reden, die Gefahr, auch von therapeutischer Seite in die ›Verschwörung des Schweigens‹ einzutreten. Häufig beginnt die Kultur des Schweigens mit der impliziten oder expliziten Abmachung zwischen Opfer und Täter, das Geschehene geheim zu halten. Abwehrende Haltungen von Eltern, Familienmitgliedern und Freunden, genauso wie eine gesellschaftliche Tabuisierung, setzen dieses fatale Bündnis fort und verstärken auf Seiten des Opfers das Vermeidungsverhalten, bis die Sprachlosigkeit zu Selbstabwertung und zu Selbsthass führen kann« (S. 116).

Ebenso engagiert hat Sachsse (2010, S. IX) gegen diese Position von Neuner Stellung bezogen:

»Die Tendenz dieses Artikels ist für Menschen mit komplexen Traumafolgestörungen potenziell schädlich. Allen Klinikern, die komplex traumatisierte Patienten behandelt haben, sind katastrophal verlaufende Einzelfälle bekannt, bei denen eine zu rasche Traumaexposition zu deutlichen Verschlechterungen geführt hat. Ohne Stabilisierung, ohne Ressourcenaktivierung werden Traumaexpositionsbehandlungen zu Retraumatisierungen.«

Nun sind Einzelfälle von irgendetwas immer jemandem bekannt, und die Prinzipien klinischer Evidenzmaximierung laufen denen der wissenschaftlichen genau entgegen: Klinisch gilt es, so viel an Belegen anzusammeln wie irgend möglich, um etwa den Schmerz im rechten Mittelbauch als Blinddarmentzündung ausweisen zu können. Unter einer wissenschaftlichen Perspektive wäre zu prüfen, was alles gegen diese Annahme spräche. Zwischenzeitlich kann der Blinddarm rupturiert sein, das ist das Dilemma.

Teilweise, sogar weitgehend, ist Neuner zuzustimmen. Es scheint Therapeutinnen und Therapeuten zu geben, die einer Illusion von »Sicherheit« und Stabilität nachhängen, die effektive therapeutische Arbeit kaum möglich macht. Hier ist mitunter zu überlegen, ob nicht eine zwischen Therapeutin und Patient geteilte Abwehr gegen die erneute Berührung mit Erinnerungsbruchstücken aus der traumatischen Situation und insofern ein Abwehragieren eine Rolle spielen.

Es fehlen gegenwärtig empirische Daten, die anzeigen könnten, bei wem ausschließlich Stabilisierung angezeigt ist und bei welchen Betroffenen eine Mischung aus Stabilisierung und Exposition hilfreicher ist. Angesichts des relativ jungen Alters der Psychotraumatologie ist dies für sie nicht diskreditierend. Sinnvoll dürfte ein Pendeln zwischen Stabilisierung und Exposition sein. Trotzdem darf – auf der Grundlage der auch von Neuner zitierten Studien und auf dem Hintergrund klinischer Erfahrung – gesagt werden: Im Zweifel sollte mit der Exposition nicht zu lange gezögert werden. Die Betroffenen werden im Alltag ohnehin dauernd getriggert und haben mehr hinter sich als den Therapeuten meist vorstellbar ist. Kriterium für eine erfolgreiche Sitzung ist: Den Patienten muss es nach einer Sitzung besser gehen als vorher, anders als dies – häufig etwas zynisch anmutend – in zahlreichen anderen herkömmlichen Orientierungen gelegentlich gesehen wird. Das heißt aber nicht, dass die Patienten nicht etwa trauriger sein können als zuvor. Die Betroffenen sollten jedoch zuversichtlicher sein und gefasster, also »stabiler«, ob nun nach einer Stabilisierungs- oder einer Expositionssitzung.

6.5.3 Imaginative Therapie

Nächtliche Träume lassen sich ebenso wie Tagträume und »zielloses« bildhaftes Gestalten als spontanes Imaginieren von Individuen verstehen. In ihnen drückt sich ein Sinn aus, sie verarbeiten Informationen und es lässt sich ein Sinn in derartige Imaginationen nachträglich hineinlegen. Mythen, Rituale, Sagen und Märchen lassen sich demgegenüber als meist sprachlich gefasste, ursprünglich häufig als Gesang vorgetragene und musikalisch »untermalte« überindividuelle Imaginationen verstehen. Sowohl die individuellen als auch die überindividuellen Imaginationen wurden schon früh zu Heilungszwecken verwandt oder dienten diesen zumindest: Der Traum im Asklepios-Heiligtum in Epidauros gab heilsamen Rat, in Mythen und Sagen wurden kollektive Traumatisierungen durch Naturkatastrophen, Hungersnöte und Kriege verarbeitet.

In der Zeit der modernen Psychotherapie wurden Möglichkeiten zur therapeutischen Nutzung von Imaginationen in verschiedenen Therapieschulen ausgearbeitet. In Deutschland ist diese Tradition vor allem mit dem Namen von Hanscarl Leuner (1919–1996) verbunden, der seit Ende der 40er Jahr des letzten Jahrhunderts in Göttingen die Therapieform des Katathymen Bilderlebens entwickelte (Leuner 1985). Nachfolgende Autorinnen und Autoren haben diesen Ansatz dann auch für die Psychotraumatologie fruchtbar gemacht (etwa in Bahrke und Rosendahl 2001, Steiner 2010). Dabei arbeitet Sachsse (2008) Unterschiede zwischen konfliktzentrierter psychodynamischer Therapie mit Imaginationen und der Verwendung von Imaginationen zur Stabilisierung heraus. Während bei neurotischen Patienten und Patientinnen Imaginationen angeregt werden, damit sie sich von der Psychodynamik getragen selbst entfalten und inszenieren können, besteht bei komplex Traumatisierten eine Kontraindikation für ein solches Vorgehen: Katastrophische innere Bilderwelten wären die Folge, weil die Patienten ihre Imaginationen nicht mehr unter Kontrolle hätten und diese zu Intrusionen und Flashbacks würden. Stattdessen werden stabilisierende

Imaginationen dazu verwendet, den Betroffenen zu mehr Kontrolle über ihre innere Welt zu verhelfen. Sachsse (2008) nennt Indikationen für einzelne Stabilisierungsübungen, die im Einzelnen etwa beschrieben werden in Sachsse (2004) und Reddemann (2011 a).

Luise Reddemann (2001, 2006, 2011 a, b, Reddemann und Wöller 2011) hat die Anwendung einzelner Stabilisierungsübungen mit einer psychodynamischen Beziehungsorientierung verbunden und zu einem Ansatz weiter ausgearbeitet, der die drei genannten Phasen der Stabilisierung, Exposition und Integration umfasst – die »Psychodynamisch imaginative Traumatherapie – PITT«. Der Schwerpunkt dieser Therapieform liegt auf Ressourcenorientierung und Stabilisierung in einer resilienz- und progressionsorientierten Grundhaltung. Im praktischen Vorgehen werden Elemente von Imagination, Meditation, Rollenspiel und Trainingselemente in ein psychodynamisches Konzept von Therapieführung und Beziehungsgestaltung integriert. Darüber hinaus steht ein Konzept der Selbstbegegnung zur Verfügung, das mit dem oben angesprochenen Bild der »inneren Bühne« arbeitet. Ein Instrument zur Selbstberuhigung ist die Arbeit mit verletzten Anteilen der Betroffenen nach dem Ego-state-Modell. Insgesamt ist es ein zentrales Anliegen der Psychodynamisch imaginativen Traumatherapie – PITT, Fähigkeiten zur Selbstberuhigung, Selbsttröstung und Selbstakzeptanz zu entwickeln und zu fördern. Dabei wird durch die Verbindung von Imaginationsübungen, der Arbeit an »inneren verletzten Anteilen« sowie an verletzenden Anteilen im Sinne von Täterintrojekten und der Einbeziehung von Einsicht, Deutung und Übungen eine verbesserte innere Kommunikation und Kooperation verschiedener Anteile angestrebt und die Nachreifung dysfunktionaler Anteile gefördert.

Entwickelt wurde PITT ursprünglich in der Arbeit mit Traumatisierten im stationären Rahmen, und dort zunächst für die Behandlung von komplex traumatisierten Patientinnen und Patienten. Nach wie vor liegt hier ihre wichtigste Indikation. Allerdings wird sie aktuell wahrscheinlich häufiger im ambulanten Bereich durchgeführt, und zwar nicht nur bei Patientinnen und Patienten mit komplexen posttraumatischen Störungsbildern, sondern auch bei Betroffenen mit somatoformer Schmerzstörung, mit PTSD und mit Borderline-Persönlichkeitsstörung. Im ambulanten Rahmen kann die Behandlungsdauer durchaus 200 bis 300 Stunden erfordern, gelegentlich auch mehr. In ihrem Manual hat Reddemann (2011 a) ihr praktisches Vorgehen erläutert.

Lampe et al. (2008) haben die therapeutischen Wirkungen von PITT im stationären Setting unter Berücksichtigung der Schwere der jeweiligen Traumatisierungen evaluiert. 84 Patienten und Patientinnen wurden über sechs Wochen mit PITT behandelt und mit einer ambulanten Kontrollgruppe (N = 43), in der psychiatrische und/oder psychotherapeutische Therapien zur Anwendung kamen, verglichen. In der PITT-Behandlungsgruppe zeigten sich signifikante Verbesserungen, und dieses hinsichtlich der meisten Merkmale auch noch sechs Monate nach Therapieende. Krüger und Reddemann (2007) haben ein Manual vorgelegt zur Behandlung von Kindern und Jugendlichen mit PITT: »Psychodynamisch imaginative Traumatherapie für Kinder und Jugendliche – PITT-KID«. Zu den Grundsätzen zählen hier die Berücksichtigung aller altersentsprechenden Entwicklungsphasen, die Betonung altersspezifischer Ressourcen sowie die Einbeziehung des jeweiligen sozialen Umfelds.

Insgesamt zeigt sich, dass »imaginative Traumatherapie« mehr ist als lediglich die Anwendung imaginativer »Übungen«. Sie ist eher eine Haltung, eine Bereitschaft, hier und da etwas von den Patientenäußerungen aufzugreifen und dies dann »sinnlich«, häufig, aber längst nicht immer, auf dem optischen Kanal, zu vertiefen, um in den entsprechenden Körper-state zu führen. Den kann man dann zum Beispiel verankern, um ihn leichter abrufbar zu machen.

6.5.4 EMDR

EMDR – Eye Movement Desensitization and Reprocessing – ist eine von Francine Shapiro (1995) entwickelte Methode zur Behandlung Traumatisierter mit dem zentralen Indikationsgebiet der PTSD. Diese Störung ist durch bruchstückhafte, nicht kontextualisierte Gedächtnisinhalte gekennzeichnet, durch Vermeidungsverhalten und eine Hyperarousal-Symptomatik. Die Arbeit mit EMDR wirkt sich auf alle diese drei Bereiche aus. Die Erinnerungsbruchstücke, die als Intrusionen in das Erleben der Betroffenen hineindrängen, werden zu üblicher Erinnerung und dadurch »Besitz« des Subjekts, und das Vermeidungsverhalten geht zurück in allen Bereichen, in denen es sich manifestiert hat: Die Bandbreite der erlebbaren Gefühle nimmt zu, der mögliche Handlungsspielraum wird erweitert, die Gedanken sind nicht mehr eingeengt, die »Welt« wird wieder zugänglich, und die Hyperarousal-Symptomatik geht zurück. Deutlich ist dies häufig daran abzulesen, dass sich der Schlaf normalisiert.

Gegenläufig zur chaotischen Erlebenswelt all dessen, was die Traumatisierung an Spuren hinterlassen hat, ist das therapeutische Vorgehen sehr strukturiert. Das »Standardprotokoll« umfasst acht Schritte, von der Anamneseerhebung bis zur Überprüfung des bislang Erreichten in der Folgesitzung (Hofmann 1999; Grand 2011a; Shapiro 1995, 2001; Schubbe 2004; Schubbe und Gruyters 2011). Von zentraler Bedeutung im therapeutischen Vorgehen ist der EMDR-typische Teil der Desensibilisierung und Durcharbeitung. Zunächst wird der Patient durch Fragen nach dem aktuell zu bearbeitenden Traumaereignis vorsichtig mit seinem Trauma-state in Berührung gebracht. Dann provoziert die Therapeutin beim Patienten durch – in der Regel horizontale – Fingerbewegungen, denen er mit seinem Blick folgen soll, Augenbewegungen in beide Richtungen. Andere Provokationsmethoden können akustischer oder taktiler Natur sein, etwa indem im Rechts-Links-Wechsel akustische Signale auf die Ohren des Patienten gegeben werden oder dieser mit seinem Einverständnis im Rechts-Links-Wechsel etwa auf seinen Handinnenflächen berührt wird. Wichtig ist bei diesen Provokationen, die gelegentlich auch Stimulationen genannt werden – was zu bizarren Formulierungen führen kann (»... dann stimuliere ich Sie digital ...«) –, dass das Gehirn im Trauma-state der Person aus der Körperperipherie bilaterale Signale bekommt, optische, akustische oder taktile. Nach einer Provokationssequenz orientiert sich die Therapeutin, ob ein Prozess in Gang gekommen ist und in welche Richtung sich die Assoziationen des Patienten bewegen. Dann fährt sie fort, ohne inhaltlich die erhaltenen Informationen im Gespräch zu vertiefen. Die kurze Unterbrechung dient im Übrigen auch dazu, es dem Patienten zu ermöglichen, in seinem Erleben etwas Abstand aus der Dichte des angeregten assoziativen Prozesses zu gewinnen.

Die unmittelbar während der Sitzung wahrnehmbare Wirkung der EMDR-Behandlung kann sehr unterschiedlich sein. Am häufigsten sind starke emotionale Reaktionen der Patienten im Sinne eines Erlebens von Affekten, die in der traumatischen Situation nicht hatten erlebt werden können, aber aus ihr stammen. Häufig werden, damit einhergehend, Details der Traumasituation erinnerlich, die bislang der Erinnerung nicht zugänglich waren. Es kann auch einfach so sein, dass ohne sichtbare affektive Reaktionen die Erinnerungen an die traumatischen Ereignisse verblassen und in den Hintergrund treten, meist einhergehend mit dem Erleben »innerlich wird's ruhiger«. Einige Patienten berichten auch von kognitiven und/oder bildhaften Assoziationsketten, die während der Provokationen sehr schnell abgelaufen seien.

Diese Sitzungen dauern unterschiedlich lang. Meist werden gegenüber einer herkömmlichen Therapiesitzung von 50 Minuten Doppelsitzungen vereinbart. Auch die Anzahl der erforderlichen Sitzungen ist schwer vorhersehbar, ebenso wie der Verlauf einer einzelnen Sitzung. Man unterscheidet komplette von inkompletten Sitzungen. In einer »kompletten« Sitzung kann eine Ausgangssituation vollständig durchgearbeitet werden, gemessen an einer Einschätzungsskala, auf der der Patient oder die Patientin das noch verbliebene Ausmaß von Belastungserleben angibt. Bei einer »inkompletten« Sitzung gelingt das nicht; dann wird in der Regel in der nächsten Sitzung an der Szene der letzten Sitzung weitergearbeitet. Zur Beendigung beider Ablaufmöglichkeiten gibt es ein jeweils bewährtes Prozedere.

Zur Erklärung der Wirksamkeit von EMDR hat Francine Shapiro eine Arbeitshypothese vorgeschlagen, die sie in der ersten Auflage (Shapiro 1995) das »Accelerated Information Processing«-Modell, in der der zweiten Auflage (Shapiro 2001) »Adaptive Information Processing«-Modell nannte – jeweils »AIP-Modell«. Die bei einer Traumatisierung entstandenen Blockierungen der Informationsverarbeitung würden durch EMDR gelöst; die isoliert im »Traumanetzwerk« abgelegten, sinneskanalspezifisch gespeicherten Erinnerungsbruchstücke würden mit dem Wissen über verfügbare Ressourcen sowie mit dem gesamten Wissensbestand verknüpft und somit integriert werden. Trotz einer Fülle theoretischer Ansätze, den Wirkmechanismus von EMDR aufzuklären, ist dieses bislang nicht wirklich schlüssig gelungen.

Der ursprüngliche und weiterhin »offiziell« einzige Indikationsbereich von EMDR sind die Posttraumatische Belastungsstörung sowie Teilsyndrome der PTSD. Hier kann die Behandlung ausschließlich nach dem EMDR-Standardprotokoll durchgeführt werden. Ist eine PTSD komorbid mit anderen Störungen, wie Depressionen, somatoformen oder dissoziativen Störungen oder Suchterkrankungen sowie mit einer komplexen Traumafolgestörung verbunden, sollte die Behandlung mit EMDR in den Behandlungsplan eines der Richtlinienverfahren (tiefenpsychologische Psychotherapie, Verhaltenstherapie, psychoanalytische Psychotherapie) eingebettet sein. Bei der Indikationsstellung muss sowohl der PTSD wie auch den anderen psychischen Störungen Rechnung getragen werden.

Seit Beginn der Anwendung von EMDR wurde dessen Wirkung auch bei anderen Krankheitsbildern als der PTSD ausgelotet (s. etwa Lamprecht 2006; Manfield 1998; Shapiro und Forrest 1997). Für verschiede Anwendungsfelder liegen spezielle Manuale vor (s. etwa Hofmann 1999).

Als absolute Kontraindikation für die Anwendung von EMDR gelten psychotische Erkrankungen, als relative Kontraindikation für die Anwendung des EMDR-Standardprotokolls komorbide schwere dissoziative Symptome, komorbide schwere Persönlichkeitsstörungen, organisch bedingte Anfallsleiden und verschiedene körperliche Erkrankungen, wie etwa schwere Herzrhythmusstörungen. Wird hier eine Indikation zu einer EMDR-Behandlung gestellt, müssen Modifikationen am Standardprotokoll vorgenommen werden (s. etwa Hofmann 1999; Schubbe 2004).

Die Wirksamkeit von EMDR ist mittlerweile gut untersucht und gut belegt. Die bislang vorhandenen Metaanalysen stützen den Befund von Seidler und Wagner (2006 a), dass sich in den jeweils untersuchten Studien sowohl EMDR als auch traumaadaptierte kognitiv-behaviorale Verhaltenstherapie in der Behandlung von erwachsenen Patienten mit einer PTSD anderen Therapieformen überlegen zeigen, EMDR aber mit einer geringeren Anzahl von Sitzungen auskommt. Die Studien von Wagner (2004) und Seidler und Wagner (2006 a) waren Grundlage des »Antrages auf wissenschaftliche Anerkennung von Eye Movement Desensitization and Reprocessing (EMDR) als Methode zur Behandlung der Posttraumatischen Belastungsstörung«, den Seidler 2005 im Auftrag von EMDRIA Deutschland e. V. an den »Wissenschaftlichen Beirat Psychotherapie« gestellt hatte. Am 6. Juli 2006 wurde daraufhin EMDR als wissenschaftliche Methode zur Behandlung der Posttraumatischen Belastungsstörung bei traumatisierten Erwachsenen anerkannt.

Problematisch ist bei der Anwendung von EMDR für viele Therapeutinnen und Therapeuten die von der Fachgesellschaft EMDRIA Deutschland e. V. geforderte Manualtreue. Zwar gibt es Studien, die die Überlegenheit von manualtreu durchgeführten EMDR-Behandlungen zeigen (s. etwa Maxfield und Hyer 2002). Allerdings führt die konsequente Einhaltung des Standardprotokolls durchaus nicht immer zum gewünschten Therapieergebnis. Das ist auch gar nicht anders zu erwarten, da jede Therapiemethode an die Spezifika des jeweiligen Patienten angepasst werden muss – grundsätzliche Erkenntnisse der Psychotherapieforschung über die Hauptwirkfaktoren einer jeden Psychotherapie belegen das (Grawe 1998). Jeder, der in anderen Bereichen der Medizin tätig ist, kennt Vergleichbares. Darüber hinaus wird die Chance der Weiterentwicklung – »aus der Praxis, für die Praxis« – dieser prinzipiell kreativen Therapieform verschenkt. Auch angesichts der kurzen bisherigen Geschichte von EMDR dürfte sich eine derartige Abschottung gegen neue Erfahrungen und Impulse verbieten. Unstrittig ist, dass jeder Therapeutin und jedem Therapeuten, die mit EMDR arbeiten, das Standardprotokoll sicher verfügbar sein muss.

6.5.5   Psychodynamisch begründete Verfahren

Bedeutende erste richtungsweisende Ansätze aus der frühen »PTSD-Zeit« der Psychotraumatologie, psychoanalytisches Denken an notwendige Behandlungsbedingungen der einfachen und komplexen PTSD zu adaptieren, stammen etwa von Brett (1993), Horowitz (1978), Lindy (1993) und Wilson und Lindy (1994). Damit ist durchaus nicht gesagt, dass sich nicht bereits vorher Psychoanalytikerinnen und Psychoanalytiker mit psychisch traumatisierten Menschen beschäftigt hätten. Nur konnten Notwendigkeiten einer veränderten Behandlungsführung von ihnen noch nicht so deutlich gesehen werden wie um die Zeit, als die PTSD in das DSM-III aufgenommen wurde (American Psychiatric Association 1980a). Unverzichtbare theoretische Vorarbeiten lagen jedoch bereits vor von früheren Psychoanalytikern, so etwa von Ferenczi (1933, S. 303). Schon damals sprach er sich – im Rahmen einer ausdrücklichen Traumaorientierung! – für eine stärkere Betonung »des exogenen Moments« in der »Pathogenese der Neurosen« aus und kritisierte, »... dass man vorzeitig zu Erklärungen mittels Disposition und Konstitution greift«. Auch heute noch wird hier und da lieber von »Vulnerabilität« gesprochen, selbst wenn eine Gewaltätiologie erkennbar ist. Zudem beschrieb er ausführlich Introjektionsvorgänge und Identifizierungen bei Traumatisierten sowie deren verzerrte Selbstbilder und typische Unzulänglichkeiten im Analytiker, traumatisierten Patienten gerecht werden zu können – eine auch heute nicht selten als Gegenübertragung verstandene Erlebensweise von Therapeuten gegenüber Traumatisierten, die allerdings auch eine zutreffende Erkenntnis reflektieren kann. Eine vertiefende Darstellung der psychoanalytischen Traumatheorie gibt Bohleber (2011).

Herkömmliche psychodynamisch orientierte therapeutische Ansätze müssen für die Therapie von Traumatisierten modifiziert werden (Fischer et al. 2003; Reddemann und Wöller 2011; ► Kap. 1.2.2). Fischer et al. (2003) haben Vorschläge zusammengestellt, die gewährleisten sollen, dass die Essentials der tiefenpsychologischen und analytischen Psychotherapie als eigenständiger Psychotherapieformen erhalten bleiben, den Erkenntnissen der Psychotraumatologie aber dennoch Rechnung getragen wird. In Deutschland sind zwei traumaadaptierte Modifikationen psychodynamischer Therapie verbreitet, die »Psychodynamisch imaginative Traumatherapie (PITT)« (Reddemann 2004) und die »Mehrdimensionale psychodynamische Traumatherapie (MPTT)« (Fischer 2000b, 2000c). Weitere Ansätze sind etwa zu finden in Fischer und Schay (2008). Die von Luise Reddemann entwickelte Therapieform »PITT« wurde schon im ► Kapitel 6.5.3 über die imaginativen Therapieformen vorgestellt.

Fischer nimmt mit seiner MPTT zentrale Anregungen von Horowitz (1978), Lindy (1993) und Wilson und Lindy (1994) auf und verändert in manualisierter Form klassische Prinzipien einer psychodynamischen und psychoanalytischen Behandlungsführung so, dass Menschen mit akuten und chronifizierten Traumafolgestörungen angemessen behandelt werden können. Eine »Standardversion« umfasst in der Akuttherapie durchschnittlich zehn therapeutische Sitzungen; Modifikationen der MPTT berücksichtigen insbesondere die Dauer des traumatischen Prozesses und die Komplexität der traumatischen Reaktion mit dem nachfolgenden Verlauf. Ziel der Interventionen ist es, automatisierte Kontrollmechanismen des traumakompensatorischen Schemas, das in ▶ **Kapitel 1.2.2** erläutert wurde, vor allem den persönlichkeitstypischen Kontrollstil und präventive sowie reparative Teilkomponenten, in geplante und planbare Handlungen zu überführen, wobei damit das traumakompensatorische Schema gestärkt und differenziert werden soll. Dabei werden nicht nur neue positive Beziehungserfahrungen ermöglicht, sondern immer auch negative Vorerfahrungen dekonstruiert.

In der ersten Hälfte der »Standardversion« der MPTT geht es mit Interventionen kognitiver Restrukturierung um die »Gestaltbildung« der traumatischen Situation (Fischer 2000 b S. 67). Der räumliche und zeitliche Kontext der traumatischen Erfahrung soll hergestellt werden, der in der Übergeneralisierung aufgegangen ist. Damit wird es ermöglicht, das traumatisierende Ereignis räumlich und zeitlich zuzuordnen – im Übrigen ein Wirkfaktor aller wirksamen Traumatherapien und damit dem Konzept von Übertragung und einer erneuten Aktualisierung entgegengesetzt. In jener Orientierung wird nämlich die Vergangenheit immer wieder aktiv therapeutisch in die Gegenwart gezogen – alte Muster sollen sich in der Gegenwart erneut entfalten; alte Konfliktmuster sollen erneut zu aktuellen werden, um erst dann die Verhaftung des Subjektes in seiner Vergangenheit aufzeigen zu können. Psychotraumatologisch hingegen ist man bemüht, spontan in die Gegenwart einbrechende »Vergangenheitssplitter« – Intrusionen – umgehend zurückzuverweisen. – Weitere Phasen gelten etwa »Dosierungstechniken« (Fischer 2000 b S. 32) im Umgang mit traumatischen Erinnerungen und Rekonstruktionen zur Integration der traumatischen Erfahrung in die Lebensgeschichte und den weiteren Lebensentwurf.

Die Wirksamkeit von MPTT entsprach in einer kontrollierten Studie mit Opfern krimineller Gewalt der von EMDR (Fischer 2001): Die »Standardversion« des Verfahrens zeigte bei einer Behandlungsdauer von durchschnittlich zehn Sitzungen bei den Probanden die gleichen therapeutischen und katamnestischen Effekte wie eine mit EMDR behandelte Vergleichsgruppe, und zwar in der Reduktion von Vermeidung, Intrusion, Trauma-Symptomatik und Depression.

6.5.6 Verhaltenstherapie

Der Begriff der Verhaltenstherapie ist mittlerweile zu einem Sammeltopf geworden, wobei habituelle Gegner »Verhaltenstherapie« in toto ablehnen und Kundige über die mangelnde interne Differenzierung dieses umfassenden Begriffs den Kopf schütteln. Allerdings geht es auch hier nicht darum, die verschiedenen Wellen in der Entwicklung der Verhaltenstherapie nachzuzeichnen.

Für die Psychotraumatologie relevant sind die *Expositionstherapie* und das *Angstbewältigungstraining* als die ersten kognitiv-verhaltenstherapeutischen Verfahren, die seit Beginn der 1980er Jahre zur Behandlung von Traumatisierten mit einer PTSD zur Anwendung kamen. Wichtig sind auch die *kognitive Umstrukturierung*, so z. B. die »Cognitive Processing Therapy« (Resick und Schnicke 1992) und die *kognitive Therapie*, wie etwa die »Cognitive Therapy for PTSD« von Ehlers et al. (2005). Darüber hinaus gibt es eine Fülle von Differenzierungen. Für Menschen, die in Kindheit und Jugend Opfer sexuellen Missbrauchs wurden, liegen eher weniger spezielle Therapieverfahren aus der Verhaltenstherapie vor. Eine Übersicht zu diesem Thema bieten etwa Wenninger und Boos (2009) sowie Iverson und Resick (2009).

Insgesamt wird in den kognitiven Verhaltenstherapien (KVT) Angst als eine kognitive Struktur betrachtet, die Repräsentationen der gefürchteten Reize, der Reaktionen auf Furcht und der mit diesen Reizen und Reaktionen verbundenen Bedeutung enthält. Auf diesem Hintergrund müssen im Wesentlichen zwei Bedingungen erfüllt sein, um die traumatische Angst therapeutisch reduzieren zu können: Die Erinnerung an die Angst während der Traumatisierung muss aktiviert sein, und es müssen neue Informationen zur Verfügung gestellt werden, die als konträr zu denen bereits in der Furchtstruktur enthaltenen erlebt werden, damit eine neue Erinnerung gebildet werden kann. Diese Bedingungen erfüllen *Expositionsverfahren*: Sie aktivieren die Furchtstruktur und bieten korrigierende Informationen. Gelingt dies, kommt es zu einer Abnahme der Symptomatik. Dann rufen Situationen, die ursprünglich starke Angst evozierten, keine Angst mehr hervor, und auch viele andere Reize, die durch Übergeneralisierung mit den traumatischen Reizen verknüpft waren, sind entschärft. Dabei verändern sich nicht nur diese Verknüpfungen, sondern auch die Organisationsform der Erinnerung: Traumatypische bruchstückhafte Erinnerungen werden kohärenter und können leichter in bereits bestehende Schemata integriert werden. Während der Expositionsbehandlung werden die Betroffenen gewöhnlich mehrmals imaginativ mit ihren Erinnerungsbruchstücken an die traumatisierenden Ereignisse konfrontiert. Darüber hinaus wird üblicherweise eine »Exposition in vivo« durchgeführt: Es werden Situationen, Orte oder Personen in der Realität aufgesucht, die die Betroffenen wegen ihrer traumabezogenen Ängste bislang spontan vermieden hatten. Beide Formen der Exposition können getrennt voneinander oder aber kombiniert zur Anwendung kommen.

Prolonged exposure ist ein umfassend untersuchtes expositionsbasiertes Therapieprogramm zur Behandlung von Menschen mit einer PTSD. Ausführlich haben diese Methode Foa et al. (2007) beschrieben. Meist finden ungefähr insgesamt zehn Sitzungen statt, eine pro Woche, mitunter auch in zweiwöchentlichem Abstand. Die ersten beiden Sitzungen werden für die Vorstellung des therapeutischen Ansatzes und die Erstellung eines Therapieplans verwendet. Auch wird eine Hierarchie gefürchteter Situationen für die Exposition in vivo erarbeitet. Danach erhalten die Betroffenen in jeder Sitzung die Aufgabe, ihre traumatische Situation imaginativ erneut zu durchleben und diese laut zu beschreiben, als spiele sich alles gerade in der Gegenwart ab. Diese »Exposition in sensu« dauert jeweils etwa 45 Minuten und wird auf Tonband aufgenommen. Die Betroffenen erhalten dann die Hausaufgabe, sich zwischen den Sitzungen das Band anzuhören. Auch werden sie angehalten, eigenständig zu üben, sich in der Realität gefürchteten Situationen oder Objekten zu nähern, die realistisch betrachtet gefahrlos sind, bei ihnen aber angstauslösend wirken. Prolonged Exposure sollte nicht angewandt werden bei Menschen mit Psychosen, hirnorganischer Störung, geistigen Behinderungen, Alkoholabhängigkeit, akuter Suizidgefahr sowie aktuell bestehender missbräuchlicher Beziehung (Neuner 2008, S. 113).

Im Rahmen des *Angstbewältigungstrainings* lernen Betroffene, starke Ängste mit bestimmten Fertigkeiten zu kontrollieren und zu reduzieren. Sehr bekannt geworden ist das »Stressimpfungstraining« (Stress Inoculation Training- SIT), das auf Meichenbaum (1985) zurückgeht und nachfolgend speziell für die Anwendung bei Vergewaltigungsopfern angepasst wurde. Auch hier das Vorgehen wieder sehr strukturiert. Zunächst wird eine Anamnese zum Ereignis und zur Vorgeschichte der Betroffenen insgesamt erhoben. Mit einer Atemübung wird der aktuellen Beunruhigung entgegengewirkt. In den weiteren Sitzungen werden das Therapieprinzip erklärt und Bewältigungstechniken vermittelt. Dazu zählen etwa Entspannungsübungen, Methoden des Gedankenstopps, Antizipationen auf Belastungsfaktoren und Rollenspiele.

Therapieprogramme zur kognitiven Umstrukturierung oder *kognitiven Therapie* folgen einer anderen Logik als Expositionstherapien und Angstbewältigungstrainings. Hier geht es darum, die Betroffenen dazu zu befähigen, irrationale Gedanken und Überzeugungen, die mit übermäßig starken negativen Gefühlen verknüpft sind, zu erkennen und zu verändern. Besondere Aufmerksamkeit gilt dabei den mit dem Auftreten von Traumasymptomen, etwa Intrusionen, verknüpften persönlichen negativen Bedeutungen, wenn diese etwa als Beleg dafür gesehen würden, verrückt zu werden. Entsprechend ist das Ziel einer kognitiven Behandlung von Menschen mit PTSD, die individuell unterschiedlichen Bedeutungen zu verändern, die den Traumafolgen durch die Betroffenen zugeschrieben werden.

Theoretische Begründung für die Arbeit an diesen subjektiven Interpretationen der Traumasymptomatik ist das durch Befunde gestützte Postulat, dass die der Symptomatik zugeschriebene Bedeutung stärker zu deren Ausprägung beitrage als die Schwere des Ereignisses – vermittelt beispielsweise über ein ausgeprägteres Vermeidungsverhalten, das seinerseits wieder zur Chronifizierung der Symptomatik beiträgt. Kritisch darf angemerkt werden, dass die Determinanten der Interpretationen, also der subjektiven Bedeutungszuweisungen, offenbar ungeklärt bleiben. Zunächst werden die Verknüpfungen zwischen intrusiven Traumaerinnerungen, damit verbundenen Kognitionen und Gefühlen und der Reaktion der Betroffenen auf diese Kognitionen und Gefühle herausgearbeitet. Dann wird kognitiv daran gearbeitet, die negativen Interpretationen der Symptomatik zu verändern und die Verhaltensweisen zu reduzieren, die diese aufrechterhalten. Ehlers et al. (2005) haben diese allgemeinen Techniken kognitiver Therapie für die Anwendung bei PTSD-Betroffenen ergänzt durch eine Reihe spezieller Interventionen, die sich auf Besonderheiten des Traumagedächtnisses beziehen.

Die bisher skizzierten Ansätze galten der Anwendung bei akut Traumatisierten. Verhaltenstherapeutische Ansätze zur Behandlung komplex Traumatisierter werden weiter unten diskutiert.

Die *Wirksamkeit* der verschiedenen Ansätze der kognitiven Verhaltenstherapie ist im Sinne der gängigen Logik von Wirksamkeitsstudien gut belegt. Eine Übersicht bieten Hembree et al. (2009). Zu bedenken ist allerdings eine Kritik von Gottfried Fischer, die immer wieder geltend gemacht wurde – etwa in Fischer et al. (2003) – und die für die meisten Wirksamkeitsstudien zur Verhaltenstherapie gilt, aber auch für Studien zur Wirksamkeit anderer therapeutischer Verfahren:

Bemängelt wird, dass »placebokontrollierte Studien« (Fischer et al. 2003, S. 208) als höherwertiger eingeschätzt würden »als klinische Feldstudien oder systematische Fallstudien: Ein Postulat, das bei akut traumatisierten Patienten nur schwer zu überwindende ethische Probleme aufwirft und sich bei chronifizierter Traumatisierung methodologisch stringent kaum verwirklichen lässt. [...] Dagegen leuchtet ein, dass placebokontrollierte Studien – wegen ihrer restriktiven Rahmenbedingungen – für den klinischen Bereich eine nur begrenzte ›ökologische Validität‹ aufweisen und nach dem ›intermethodalen Konvergenzprinzip‹ (Fäh und Fischer 1998) durch klinische Feldstudien und systematische Fallstudien ergänzt werden müssen, wenn ihnen Gültigkeit für die klinische Praxis zugesprochen werden soll. Ein weiterer Nachteil der placebokontrollierten Studie besteht darin, dass sie bei Angabe statistischer Durchschnittswerte keine Aussage über therapeutische Fehlschläge in Einzelfällen erlaubt. Nach dem Konvergenzprinzip müssen demnach Resultate aus den drei wichtigsten, wissenschaftlich anerkannten Studientypen – Kontrollgruppendesign, klinische Feldstudie und systematische Fallstudie – gegenseitig abgeglichen werden. Wird nur ein einzelner Studientypus berücksichtigt, so können, aus forschungslogischen Gründen, methodenbedingte Artefakte nicht ausgeschlossen werden, und die Übertragbarkeit der Ergebnisse auf die klinische Praxis bleibt fraglich. Gesicherte Ergebnisse liegen daher erst vor, wenn mindestens zwei unterschiedliche Methodentypen in ihrem Ergebnis ›konvergieren‹«.

Wenninger und Boos (2009) haben die verhaltenstherapeutischen Prinzipien sowie verschiedene Therapieverfahren in der Behandlung erwachsener Opfer sexuellen Kindesmissbrauchs beschrieben. Iverson und Resick (2009) beschäftigen sich mit den Vorgehensweisen der »Kognitiven Verarbeitungstherapie« bei Opfern sexuellen Missbrauchs.

Wenninger und Boos (2009) beschreiben als Ziele der Behandlung von Opfern sexueller Traumatisierung die »Integration des traumatischen Materials in die kognitive Repräsentation der Erfahrungswelt der Patientin«, der Patientin zu einem »Verständnis der Bedeutung des Traumas und seiner Auswirkungen« zu verhelfen, ihr eine »Kontrolle über symptomatisches Verhalten« zu ermöglichen und »alternative Bewältigungsstrategien« zu vermitteln (S. 371). Die im Therapieverlauf üblicherweise eingesetzten kognitiv-behavioralen Therapieverfahren werden von Wenninger und Boos (2009) als »zum großen Teil nicht spezifisch für die Behandlung von Opfern sexuellen Kindesmissbrauchs« gekennzeichnet (S. 372). Zur Anwendung kämen etwa Kommunikations-, Selbstsicherheits- und Problemlösetrainings, aber auch Methoden der Konfrontation und der kognitiven Umstrukturierung. Das Angstbewältigungstraining behandeln die Autoren im Kontext konfrontativer Verfahren. Dieses wurde oben schon beschrieben, ebenso wie das Stressimpfungstraining, das in kaum veränderter Form für die Therapie von Opfern sexuellen Kindesmissbrauchs übernommen wurde. Auch die zur Anwendung kommenden Konfrontationsverfahren entsprechen dem bislang Skizzierten. Als Ziel gilt hier »zum einen die angstauslösende Wirkung objektiv ungefährlicher konditionierter Reize abzubauen, und zum anderen der Patientin zu ermöglichen, sich an den Missbrauch zu erinnern, ohne von intensiven Gefühlen der Angst und Hilflosigkeit überwältigt zu werden« (ibid. S. 373).

Die Anwendung kognitiver Methoden zielt auf Veränderungen in den Bereichen Selbstbeschuldigung und Selbstwert sowie Sicherheitserleben, Vertrauen und Kompetenz. Die von Iverson und Resick (2009) beschriebene »Kognitive Verarbeitungstherapie für Opfer sexuellen Missbrauchs« zielt darauf ab, »negative Gefühle zu reduzieren, die mit dem Trauma verbunden sind, ein Gefühl von

Sicherheit und Kontrolle im eigenen Umfeld wieder herzustellen und ein aus-
gewogeneres Überzeugungssystem zu sich selbst und der Welt zu fördern« (S. 386).
Bei dieser Thearpie werden zwischen den 12 vorstrukturierten Sitzungen den
Betroffenen Hausaufgaben zur Bearbeitung gegeben. Vorhandene Studien belegen
die Wirksamkeit, wobei gerade hier noch einmal auf die oben geltend gemachte
Kritik an der Logik üblicher Wirksamkeitsstudien aufmerksam gemacht werden
muss.

6.5.7 Ego-state-Therapie

Die Wichtigkeit von Stabilisierung wurde in ▶ **Kapitel 6.5.2** betont und kritisch
diskutiert. In zahlreichen Therapiemethoden gilt die Exposition als das wesentliche
und wirksamste Element der traumatherapeutischen Interventionen. Insbesondere
im Hinblick auf komplex Traumatisierte gilt es aber, auf einen »dritten Weg«
aufmerksam zu machen, der in den letzten Jahren immer häufiger beschritten wird
und etwa aus der Therapie von Menschen mit ausgeprägter Dissoziation der
Persönlichkeit nicht mehr wegzudenken ist: die Arbeit mit Persönlichkeitsanteilen,
wie sie in der der Ego-state-Therapie von John G. und Helen H. Watkins (Watkins
und Watkins 1997 b) entwickelt wurde.

Schon in der Einleitung zu diesem Buch wurde Paul Federn (1871–1950)
erwähnt, ein Psychoanalytiker aus Wien, in New York verstorben durch Suizid,
einer der ersten Schüler Freuds, Lehranalytiker etwa von Wilhelm Reich. Federn
und Reich waren sowohl politisch wie auch biologisch interessiert, und sie gingen
unkonventionelle Wege und bahnten diese für Nachfolgende. In dem Buch
»Ichpsychologie und die Psychosen« (Federn 1953) sind für seinen Ansatz zentrale
Artikel und Vorträge versammelt.

Das Ich ist in seinem Verständnis ein dynamisches Gebilde mit verschiebbaren
Grenzen. Es wird in »Ich-Zuständen« erlebt. Diese »states«, wie wir heute sagen
würden, können ebenso verdrängt werden wie seelische Inhalte – für heute keine
umwerfende Position, für die psychoanalytische Szene der 30er Jahre des letzten
Jahrhunderts, in der die meisten dieser Schriften entstanden, eine enorme Ab-
weichung von der Sicht des Ichs durch Freud, und vor allem eine Abweichung vom
Verständnis dessen, was verdrängt werden kann, auch wenn wir heute hier von
»Dissoziation« reden würden. Paul Federns Beobachtungen über den Verlust der
Ich-Besetzung und über das körperliche und seelische Ich in der Psychose, beim
Einschlafen und in der Narkose erlauben ihm Einsichten in Zustände extremer
Hilflosigkeit, die heute in der Psychotraumatologie thematisiert werden. In seinem
Verständnis dienen Gefühle von Entfremdung, Depersonalisation und Derealisa-
tion dazu, Panikreaktionen zu entgehen – auch dies eine Erkenntnis, die aus der
aktuellen Psychotraumatologie stammen könnte (s. dazu etwa ▶ **Kap. 5.1**).

Insbesondere das Energiemodell von Federn, mit dem er unterscheidbare Ich-
Zustände innerhalb des Ichs konzeptualisierte, wurde von Watkins und Watkins
(1997 b) aufgegriffen und mit postmodernen Vorstellungen zur Person verknüpft.
Diese besteht demnach aus verschiedenen Ich-Anteilen (Ego-states). Der klassische

Monopsychismus wurde durch den aktuellen Polypsychismus oder durch Konzepte zur Multiplizität des Selbst ersetzt.

Watkins und Watkins (1997b, S. 45) definieren »Ich-Zustand« wie folgt:

»*Ein Ich-Zustand kann definiert werden als organisiertes Verhaltens- und Erfahrungssystem, dessen Elemente durch ein gemeinsames Prinzip zusammengehalten werden und das von anderen Ich-Zuständen durch eine mehr oder weniger durchlässige Grenze getrennt ist*« (kursiv im Original).

Jeder wird so etwas mehr oder weniger von sich kennen: Bei der Arbeit sind Menschen in einem anderen »Zustand«, sind insofern »jemand anders« als bei sportlichen Tätigkeiten, bei einer Beerdigung oder beim zärtlichen Zusammensein mit einem geliebten Menschen. Die Stimmung ist jeweils eine andere, Gesichtsausdruck, Muskeltonus, Körperhaltung, aber auch die jeweilige Selbstdefinition, die Auffassungen über den Sinn oder Unsinn der Welt unterscheiden sich, jeweils andere Erfahrungen stehen zur Verfügung (oder werden vermisst ...), und beim Wechsel in anderes Lebens- und Erlebensfeld »gleitet« jemand wieder in einen anderen »Zustand«, theoretisch gesprochen, die »states« sind nicht starr voneinander dissoziiert, sondern die Grenzmembranen sind durchlässig. Derartige »Ich-Zustände«, »Ego-states« sind biografisch gewachsen, also in einem bestimmten Lebensalter in einer bestimmten Beziehungskonfiguration entstanden.

»Oder das Individuum kann dieses Muster entwickelt haben, um mit einer bestimmten Situation fertig zu werden, und von daher seinen spezifischen Charakter erhalten haben. Der Ich-Zustand besteht auf jeden Fall aus einer Ansammlung von Ich- und Objektelementen, die auf irgendeine Weise zusammengehören und eine mehr oder weniger durchlässige gemeinsame Grenze haben« (Watkins und Watkins 1997b, S. 45–46).

Peichl (2011a, S. 614–615) hat diesen Ansatz mit Befunden der Neurobiologie verknüpft, wenn er schreibt:

»Ergänzend zu dieser klassischen Definition verstehen wir heute ein Ego-State als ein neuronales Netzwerk, welches den Zustand des neuronalen Systems zu einem bestimmten Zeitpunkt in der Lebensentwicklung eines Menschen repräsentiert (Schulkind-Ego-State usw.) oder welches ein Reaktions- und Antwortmuster umfasst, welches ein Mensch auf eine bestimmte Herausforderung im Leben zur Überlebenssicherung entwickelt hat.«

Zusammenfassend und etwas theoretischer formuliert entwickeln sich Ich-Zustände nach Watkins und Watkins (1997b, S. 51) »... aufgrund eines oder mehrerer der drei folgenden Prozesse: normale Differenzierung, Introjektion bedeutsamer anderer und Reaktionen auf ein Trauma.«

Die Indikation zur Ego-state-Therapie ergibt sich aus deren Menschenbild, wenn nämlich die – als solche nicht pathologische – Multiplizität mit Leiden verbunden ist und krankheitswertig geworden ist. Damit geht es um Menschen, die an ihrer »inneren Zerrissenheit« leiden oder an ihrem widersprüchlichen Erleben, um komplex Traumatisierte, die wohl immer abgrenzbare Teilpersönlichkeiten ausgebildet haben, und um Menschen mit ausgeprägten dissoziativen Merkmalen. Um deren Therapie im theoretischen Verständnis wie auch im praktischen Vorgehen hat Michaela Huber sich sehr verdient gemacht (Huber 1995, 2003a, 2003b). Diese Therapieform ist weder geeignet zur Behandlung von Menschen mit Psychosen noch zur Anwendung bei akut Traumatisierten.

Bekannt geworden ist die Ego-state-Therapie insbesondere über den Begriff der »Innere-Kind-Arbeit.« Zwar geht sie weit darüber hinaus (s. etwa: Peichl 2007), zur Veranschaulichung soll aber die Arbeit an diesem, besser: an derartigen Ego-states etwas erläutert werden. Die »Innere-Kind-Arbeit« – oder die Arbeit mit »verletzten ›kindlichen Anteilen‹« (Reddemann 2011a, S. 164) – kommt nicht einmal primär und ausschließlich aus der Ego-state-Therapie, sondern ist Metapher, Denkfigur in zahlreichen Ansätzen, so etwa der Schematherapie (Young et al. 2005), einer Therapieform aus der sogenannten »dritten Welle« der kognitiv-verhaltenstherapeutischen Therapien, die auch Elemente psychodynamischer Konzepte aufnimmt, der oben dargestellten Psychodynamisch imaginativen Traumatherapie – PITT (Reddemann (2001, 2006, 2011a, b), der Transaktionsanalyse (Berne 2006) und anderen Ansätzen, kann aber gut zur Veranschaulichung der Ergo-state-Therapie genutzt werden. Schulenübergreifend kam die Redeweise vom »Inneren Kind« in die Diskussion durch das Buch »Aussöhnung mit dem inneren Kind« von Erika Chopich und Margaret Paul (1990). Mittlerweile ist zu erkennen, dass dieses Konstrukt eine große, verschiedene Ansätze integrierende Kraft besitzt.

In der Arbeit mit verletzten kindlichen Anteilen geht es darum, aus der unbedingt beizubehaltenden Erwachsenenperspektive heraus einen fühlenden, empathischen Kontakt aufzunehmen zu – häufig trotzig abgekapselten – Erlebensinseln von »Zuständen«, in denen frühere Verletzungen als Ensemble von Gefühlen, Haltungen, Aktivitäts- bzw. Passivitätsmustern organisiert sind.

Eine 25-jährige Patientin wurde stationär psychotherapeutisch behandelt. In der Montagssitzung berichtete sie von ihrem Wochenende, das sie zu Hause verbracht hatte: »Ich habe die ganze Zeit nur auf dem Sofa gelegen. Ich merkte gar nicht, wie die Zeit verging. Ich starrte nur an die Decke. Ich hatte keinen Hunger und keinen Durst. Ob ich geschlafen habe, weiß ich nicht. Wie eine Maschine habe ich mich dann irgendwann angezogen und bin wieder hierher gefahren.« – Der Therapeut fragte: »Wie alt war denn die Frau, die da auf dem Sofa lag?« – Die Patientin, ohne zu zögern: »12 Jahre.«

Die Patientin war bereits mit dem Konzept des »Inneren Kindes« vertraut. Sie als Erwachsene konnte sich auch gut von dieser Zwölfjährigen unterscheiden. So konnte sie innerlich in Kontakt, in Beziehung treten zu diesem Kind – zunächst über imaginierten Blickkontakt, den aufzunehmen beide bereit waren, dann über Nachfragen nach dessen Bedürftigkeit und hilfreiches Trösten. Abschließend trafen die beiden Vereinbarungen über erneute Begegnungen – mit dem Ziel und in der Absicht, einen unvorhergesehenen »Besuch« der Zwölfjährigen wie an dem erwähnten Wochenende zu vermeiden.

In einer schönen Arbeit plausibilisiert Peichl (2009b) die Redeweise vom »Inneren Kind« als Metapher und verknüpft dieses Konstrukt mit neurobiologischen Zusammenhängen. Therapeutisches Ziel sei es, die Betroffenen dazu zu befähigen, die im Prinzip löschungsresistenten Angstkonditionierungen durch ihre Lokalisation gegenüber »höheren« Hirnzentren kontrollierbar zu machen. Um die traumagenerierten instinkthaften limbischen Reaktionen und Notfallbewertungen handhabbar zu machen, benötige man eine bildhafte Vorstellung, in der die körperlichen neurophysiologischen Reaktionsmuster sowie die sensorische und emotionale Erfahrung der traumatischen Geschehnisse zusammengefasst repräsentiert seien. Eine derart verdichtete Visualisierung sei etwa die Redeweise vom

»Inneren Kind.« In Fortführung des Vorschlags von Peichl lässt sich auch sagen, diese Redeweise eröffne einen Projektionsraum, um dort das – aus Sicht der Gegenwart, aber biografisch zurückprojiziert! – zu versammeln, was sich anders nicht ausdrücken ließe, insbesondere dann, wenn keine expliziten Erinnerungen zur Verfügung stehen.

Die Metapher des »Inneren Kindes« beschreibt also bildlich ein traumakonditioniertes Netzwerk und ermöglicht es so, an emotionalen Erinnerungsspuren zu arbeiten. Im Rahmen dieser Arbeit werden Erinnerungsreste kontextualisiert, also mit Raum- und Zeitkoordinaten versehen und »auf die Reihe gebracht«, also als Sequenz von Ereignissen angeordnet. Der aktuelle Erwachsene, in unserem Beispiel die 25-jährige Patientin, ist an einem sicheren Ort und kann die heutigen Erinnerungen, die sich als explizite in diesem Prozess erst herausbilden, handhaben und als Abbilder von Vergangenem erkennen. In der therapeutischen Praxis »verschwindet« dann häufig dieses »Innere Kind«, mit dem gearbeitet wurde, und in der Figur eines anderen »Inneren Kindes« können dann weitere Verletzungen bearbeitet werden. Das aktuelle therapeutische Vorgehen in der Ego-state-Therapie wird, über das ursprüngliche Buch von Watkins und Watkins (1997 b) hinausgehend, etwa von Fritzsche und Hartman (2010) und von Peichl (2011 a) beschrieben.

In ▶ Kapitel 6.4 wurde auf die drei Phasen von Traumatherapie eingegangen: Stabilisierung, Exposition und Integration in die Biografie. Phillips und Frederick (1995, S. 65–75) haben mit ihrem SARI-Modell noch eine vierte hinzugefügt: S = Safety and Stabilisation (Sicherheit und Stabilisierung), A = Accessing (Schaffung eines sicheren Zugangs zu den traumatischen Erinnerungsbruchstücken), R = Resolving and Restabilization (Durcharbeiten traumatisierender Erinnerungen und Restabilisierung), I = Integration and Identity (Integration in die Persönlichkeit).

Zur Stabilisierung wurde in ▶ Kapitel 6.5.2 schon Einiges ausgeführt. Unter Nutzung der theoretischen Orientierung der Ego-state-Therapie kann die Arbeit mit Stabilisierungsübungen hier ergänzt werden durch die imaginative Kontaktaufnahme zu »inneren Helfern«, also states, in denen die Betroffenen selbst kompetent genug waren, sich selber beizustehen, oder aber dazu imstande waren, von außen angetragene Unterstützungen anzunehmen und zu nutzen.

Es ist von Holocaust-Überlebenden bekannt, dass »Trauer« erst möglich wird, wenn jemand in Sicherheit ist. Das ist auch im Alltag der psychotherapeutischen Praxis immer wieder zu sehen: Eine Auseinandersetzung mit schrecklichen Widerfahrnissen und eine innere Ablösung von »Tätern«, etwa von einem vergewaltigenden Ehemann, sind erst möglich, wenn keine Gerichtsverfahren mehr anstehen, die unterhalts- und sorgerechtlichen Fragen geklärt sind und die Betroffenen wieder »festen Boden unter den Füßen« haben. In konsequenter Weiterführung dieser Realität sieht Phase 2 des SARI-Schemas vor, einen Ressourcen-state vor der Beschäftigung mit einem traumatisierten Ego-state verfügbar zu machen. Das kann zum Beispiel ein Ego-state innerer Stärke sein, der über eine »Altersregression« gewonnen wurde oder aber aus einer fiktiven »Altersprogression«, wenn ein state imaginiert wird, in dem das zur Verfügung steht, was an Kraft gebraucht wird, um sich den belastenden Erinnerungsbruchstücken – etwa dem verletzten »Inneren Kind« – zu stellen. Wichtig ist darauf zu achten, einen traumatisierten state erst dann die Bühne betreten zu lassen, wenn ein ressourcenvoller state schon da ist.

In der dritten SARI-Phase geht es um das Durcharbeiten traumatisierender Erinnerungsbruchstücke und deren Neuorganisation zu wirklicher »Erinnerung.« In diesem Ziel konvergieren letztendlich alle Therapieformen, die zur Behandlung Traumatisierter entwickelt oder adaptiert wurden. Therapieformen, die kein Konzept zum Umgang mit dissoziativ »zerbrochenen« Erinnerungen haben, wie etwa die klassische Psychoanalyse oder eine nicht modifizierte tiefenpsychologische Therapie, sind für die Behandlung Traumatisierter ungeeignet. Um die Integration des Erlittenen in die Biografie des Betroffenen geht es in der vierten Phase. »Ich bin jemand, der ist das und das passiert, vieles war mir nicht möglich, Beziehungen sind gescheitert – aber ich bin mehr als mein Trauma, ich bin die und die, die ist stolz darauf, überlebt zu haben«: So etwa könnte eine Neudefinition nach einer erfolgreichen Integration verwundeter Selbstanteile aussehen, nach Überwindung der Identität – »Mein Leben ist kaputt«.

Wie sieht es mit der Wirksamkeit aus? Es ist natürlich leichter, für manualisierte Kurzzeittherapien Wirksamkeitsstudien durchzuführen als für eine Therapieform, deren Anwendung viel Erfahrung benötigt und deren Durchführung lange dauert. Kontrollgruppendesigns sind kaum vorstellbar. Deshalb sollte das offenkundige Fehlen randomisierter Wirksamkeitsstudien nicht gegen diese Therapieform verwendet werden. Einzelfallstudien müssten machbar sein, wurden aber nicht aufgefunden. Die klinische Evidenz für die Wirksamkeit dieser Methode ist schwer infrage zu stellen.

6.5.8 Internet-Therapie

Traumatisierte haben offenbar ein anderes Verhältnis zum Internet als Patientinnen und Patienten mit anderen Störungsbildern. Sie machen sich meist über das Internet kundig über ambulante und stationäre Therapieplätze und sind nicht selten in Foren miteinander vernetzt. Interessant ist auch der Befund, dass sich die moderne Psychotraumatologie parallel zur Verbreitung des Internets entwickelt hat – des Weiteren zeitlich parallel mit der Wellness-Orientierung, der ökologischen Denkweise und der neurobiologischen Betonung von Netzwerken. Selbst wenn es keine intrinsischen Zusammenhänge geben sollte, hat das Internet die Psychotraumatologie so sehr im Bewusstsein der Allgemeinheit verankert, dass psychotraumatologische Therapie und Versorgung gesellschaftlich eingefordert werden. Nachrichten über größere Unfälle, in der nicht auch auf die »Versorgung der Opfer und Hinterbliebenen« hingewiesen wird, sind nicht mehr akzeptabel. Vielleicht stellt diese Verankerung der Psychotraumatologie im »öffentlichen Bewusstsein« ihren sichersten Bestandsschutz dar.

Insofern ist es nicht weiter verwunderlich, dass es auch Ansätze gibt, das Internet für die Therapie von Traumatisierten zu nutzen. Die folgenden Ausführungen stützen sich überwiegend auf Knaevelsrud und Kuwert (2011), Knaevelsrud und Lange (2006) sowie Maercker und Nietlisbach (2007).

Obgleich keine eigenen Erfahrungen in der Anwendung von Internet-Therapie vorliegen, sicherlich auch weil – selbstkritisch muss gesagt werden: unhinterfragt und ungeprüft – die persönliche Beziehung als unverzichtbare Bedingung jedwelcher Therapie angesehen wird, ist es unabdingbar, diese Interventionsform vorzustellen. Als kostengünstige und auch in Krisenregionen verfügbare Alternative zu herkömmlicher »persönlicher« Psychotherapie wird sie fraglos an Bedeutung gewinnen. Der der Literatur entnommene Begriff »Internet-Therapie« scheint allerdings problematisch; es ist keine neue Therapieform, sondern eine neue Setting-Variante, und gerade im Bereich der noch neuen und durchaus umstrittenen Psychotraumatologie sollte sprachliche Präzision oberstes Gebot sein. Um aber die Verbindung zu den vorliegenden Arbeiten zu gewährleisten, wurde dieser Begriff hier mit Vorbehalt übernommen. Die auch gelegentlich in der Literatur gefundene Bezeichnung »Online-Therapie« würde die »Setting-Form« stärker betonen und wäre deshalb besser geeignet.

Es leuchtet ein, dass es Patientinnen und Patienten gibt, für die eine Therapie zu Hause am PC-Monitor eher akzeptabel ist als im Rahmen einer Face-to-Face-Situation. Abgesehen davon gibt es auch Regionen, in denen weder eine Therapeutin noch ein Therapeut mit Erfahrung in der Behandlung Traumatisierter erreichbar ist.

Weltweit gibt es mehrere Gruppen, die sich mit der Entwicklung internetgestützter Therapieangebote für PTSD-Betroffene beschäftigen. Dabei beruhen alle bisher veröffentlichten Programme auf einer primär kognitiv-verhaltenstherapeutischen Orientierung; sie unterscheiden sich aber in Art und Intensität des Kontakts zu einem Psychotherapeuten oder einer Psychotherapeutin. Von den verschiedenen Ansätzen wird im Folgenden Interapy® (www.interapy.nl) vorgestellt. Das internetgestützte Behandlungsprogramm zur Therapie von Menschen mit Posttraumatischen Belastungsstörungen wurde seit Ende der 90er Jahres des letzten Jahrhunderts von einer Arbeitsgruppe um Lange (Lange et al. 2003) in Amsterdam entwickelt und ist in den Niederlanden patentiert. Es wurde von Maercker ins Deutsche übertragen und für die Therapie von Menschen mit komplizierter Trauer, die hier in ▶ Kapitel 3.8 diskutiert wurde, modifiziert (Maercker und Nietlisbach 2007, S. 86).

Die Anmeldung zur Therapie, die in den Niederlanden in das reguläre Versorgungssystem integriert ist und von den dortigen Krankenkassen vergütet wird (Knaevelsrud und Kuwert 2011, S. 679), erfolgt über das Internet. Auf der Grundlage einer kurzen Beschreibung des traumatischen Ereignisses erfolgt ein Online-Screening. Für die Annahme zur Therapie müssen die Betroffenen über 18 Jahre alt sein und es muss ein traumatisches Ereignis vorliegen, das vor mindestens drei Monaten stattfand und immer noch Leiden verursacht. Von der Behandlung ausgeschlossen werden Interessierte, die schwer depressiv oder suizidal sind, stark dissoziieren oder psychotisch sind, Drogen- oder Alkohol konsumieren oder gleichzeitig anderswo in psychotherapeutischer Behandlung sind. Wer ausgeschlossen wird, wird über die Gründe und über andere Behandlungsmöglichkeiten informiert.

Die Behandlung selbst besteht aus zehn strukturierten Schreibaufgaben von jeweils 45-minütiger Dauer, verteilt auf fünf Wochen. Die ersten vier »Essays«

gelten der Selbstkonfrontation des Betroffenen, die zweiten vier der kognitiven Umstrukturierung und die letzten zwei dem »Social Sharing«, dem Teilhabenlassen Anderer. In den ersten vier Berichten werden die Betroffenen gebeten, das traumatische Ereignis im Präsens und in der ersten Person einschließlich aller sensorischen Einzelheiten detailliert zu beschreiben. In den nachfolgenden vier Schreibaufgaben geht es darum, den Patientinnen und Patienten eine neue Einschätzung in Bezug auf die traumatische Erfahrung zu ermöglichen. Die Betroffenen werden etwa aufgefordert, einen unterstützenden Brief an einen fiktiven Freund zu schreiben, der Ähnliches erlebt habe. Es geht dabei darum, automatisierte Gedanken infrage zu stellen und zu einer kognitiven Neubewertung des Erlittenen zu kommen. Die letzten beiden Berichte, die in der fünften Behandlungswoche geschrieben werden, dienen dazu, in einem rituell gemeinten Brief an eine nahestehende Person von dem Erlittenen Abschied zu nehmen. Die Therapeuten und Theerapeutinnen, die für die einzelnen Patientinnen und Patienten immer dieselben bleiben, antworten innerhalb eines Werktages.

Ein gegenüber dem Vorgehen bei PTSD-Betroffenen modifiziertes Manual wurde auch für Menschen mit traumatischer Trauer, die hier »komplizierte Trauer« genannt wird, entwickelt. Dies ist analog aufgebaut unter Berücksichtigung der unterschiedlichen Symptomatik der Betroffenen.

Die Wirksamkeit von Interapy® wurde nachgewiesen. Es zeigte sich eine deutliche Verbesserung der PTSD-Symptomatik, der Ängstlichkeit, Depression und Somatisierung (Knaevelsrud und Lange 2006, S. 121–122; Maercker und Nietlisbach 2007, S. 92). Da, wie bereits angesprochen, eine ohne den persönlichen Kontakt zwischen Therapeut und Patient durchgeführte Behandlung zunächst skeptisch betrachtet wird, widmeten die Befürwortern der Online-Therapie der Untersuchung der therapeutischen Beziehung große Aufmerksamkeit. Dabei konnte gezeigt werden, dass eine ablehnende skeptische Haltung gegenüber der Qualität der therapeutischen Beziehung unter den Bedingungen räumlicher Distanz, fehlender wechselseitiger Sichtbarkeit und zeitversetzter therapeutischer Antwort nicht angemessen ist. Es wird allerdings eingeräumt, dass hier noch ein großer Forschungsbedarf besteht (Knaevelsrud und Kuwert 2011).

6.5.9 Gruppentherapie

Die Anwendung herkömmlicher, nicht modifizierter – im weitesten Sinne – psychoanalytisch orientierter Gruppenpsychotherapie ist für psychisch Traumatisierte problematisch. Bei der Thematisierung erlittener Traumatisierungen durch eine Teilnehmerin oder einen Teilnehmer werden nämlich nahezu regelhaft andere Teilnehmer getriggert und geraten dann in einen Hyperarousal-, dissoziativen oder intrusiven state. Es gibt allerdings auch Autoren, die die Anwendung einer übertragungsaktivierenden psychodynamischen Gruppentherapie bei Traumatisierten propagieren (etwa Hirsch 2003; Knauss 2010). Dabei entsteht jedoch der Eindruck eines relativ breit gefassten Traumabegriffs sowie der eines sehr breiten Verständnisses von Traumafolgestörungen.

235

In den letzten Jahren wurden allerdings verschiedene Modifikationen erarbeitet, die es möglich machen, die vielen positiven Erfahrungsmöglichkeiten, die die Teilnahme an einer Gruppenpsychotherapie grundsätzlich bietet, auch Traumatisierten zugänglich zu machen. Dezidiert für die Behandlung von Menschen mit komplexen Traumafolgestörungen entwickelte Reddemann (2010) verschiedene Formen der Gruppenpsychotherapie: psychoedukative, tiefenpsychologisch fundierte ressourcenorientierte Gruppen und Mischformen. Derart differenzierte Behandlungsangebote könnten das Potenzial, das die Gruppenarbeit gerade traumatisierten Patienten bieten kann, am besten nutzbar machen. In der genannten Arbeit sowie in Hefftler und Mehler (2010) werden die zentralen Prinzipien der modifizierten und an die Möglichkeiten und Erfordernisse Traumatisierter angepassten Modifikationen erläutert. Der Gruppenprozess übernimmt jeweils eine wichtige Funktion hinsichtlich Psychoedukation, Stabilisierung, Ressourcenaktivierung und Emotionsregulation; die eigentliche Arbeit an den traumatischen Erinnerungsbruchstücken bleibt der Einzeltherapie vorbehalten. Allerdings kann in den Sitzungen der tiefenpsychologisch ressourcenorientierten Gruppe etwa von den imaginativen Auseinandersetzungen mit verletzten Anteilen im Einzelsetting berichtet werden. Die Kompetenz aller Gruppenmitglieder wird einbezogen zur wechselseitigen Unterstützung beim Prozess des Resilienzaufbaus.

Auch in der Verhaltenstherapie wird die Notwendigkeit differenzierter Behandlungsangebote gesehen. Es gibt psychoedukative Ansätze, Gruppenkonzepte mit dem Schwerpunkt auf Skillstraining und Emotionsregulation und traumafokussierte kognitiv-behaviorale Gruppentherapie. Mitunter verschwimmt die Unterscheidungsmöglichkeit zwischen den Gruppenformen der Verhaltenstherapie mit psychoedukativem Ansatz (etwa: Liedl et al. 2010; Lubin und Johnson 1997) und jenen, die mit psychoedukativer Zielsetzung auf psychodynamischer Grundlage entwickelt wurden – ein Phänomen, das für weite, nicht alle Bereiche traumatherapeutischer Ansätze gilt. Positiv hervorzuheben ist an diesen beiden Ansätzen die Erweiterung der Perspektive um Informationen über die Symptome einer PTSD hinaus. Die Psychoedukation wird jeweils mit Ressourcenaktivierung verbunden. In Gruppenkonzepten, deren Schwerpunkt auf Skillstraining und Emotionsregulation liegt, stehen die Vermittlung der Fähigkeit zur Achtsamkeit sowie der zum Umgang mit Gefühlen im Mittelpunkt. Es geht um deren Identifizierung, Modulation und Regulation, etwa über die Vermittlung von Selbsttröstungstechniken.

In der traumafokussierten kognitiv-behavioralen Gruppentherapie wird auf die Veränderung von maladaptiven Kognitionen bezüglich des traumatisierenden Ereignisses zentriert, etwa auf die Überzeugung eines jeden Traumatisierten, schuld zu sein an dem Ereignis – in ▶ Kapitel 2.11 wurde eine andere Interventionsstrategie zum Umgang mit Schuldgefühlen bei Traumatisierten beschrieben. In einigen Ansätzen (etwa in dem von Resick und Schnicke 1992) werden Gruppensitzungen zum Austausch der Teilnehmer über deren individuelle Expositionssitzungen genutzt. Zur Wirksamkeit gruppentherapeutischer Ansätze in der Therapie Traumatisierter gibt es einige Belege. Foy et al. (2000) zeigten günstige Effekte nicht nur auf die PTSD-Symptomatik der Betroffenen, sondern auch auf andere Symptombereiche auf, unabhängig von der theoretischen Orientierung des jeweiligen Ansatzes. Zahlreiche Studien beziehen sich auf Messungen von Veränderungen, die im stationären Setting erarbeitet wurden und hinsichtlich derer nicht unterschieden werden kann, welches Element die Wirkung erzielte – wobei ja aber aber für die Wirkungsforschung in der Psychotherapie insgesamt gilt, dass etwa Einflussfaktoren aus dem nicht-therapeutischen Raum im Einzelfall weder hinsichtlich ihrer positiven noch ihrer negativen Wirkung kaum angemessen eingeschätzt werden können. Hier sei noch einmal an die Kritik von Fischer et al. (2003, S. 208) in ▶ **Kapitel 6.5.6** erinnert. Die insgesamt geringe Anzahl methodisch anspruchsvoller Studien zur Wirksamkeit von Gruppenpsychotherapie bei Traumatisierten diskutieren Liedl und Knaevelsrud (2011) sowie – kritisch und anregend hinsichtlich weiterer Forschungen – Wöller (2010).

Seidler et al. (2003 b) erarbeiteten im Rahmen eines Forschungsprojekts (Seidler et al. 2003 a) modellhaft eine Modifikation herkömmlicher Gruppenpsychotherapie (Ambulante Ressourcengruppe ARG®) für akut Traumatisierte, deren Grundkonzeption im ambulanten und stationären Bereich breit übernommen wurde. Ursprünglich diente die Teilnahme an den zehn vorgesehenen Sitzungen der Stabilisierung akut traumatisierter Patientinnen und Patienten im Hinblick auf eine sich dann anschließende EMDR-Therapie. In dem Forschungsprojekt wurde die Kombination dieser Gruppentherapieform mit nachfolgendem EMDR in der Einzelanwendung auf klinische Praktikabilität und Effektivität geprüft. Die Verknüpfung ist aber ebenso wenig zwingend wie die Limitierung der Sitzungszahl auf zehn Sitzungen oder die Leitung durch zwei Therapeuten. Teilnehmen können erwachsene Patientinnen und Patienten mit einer vollständigen oder inkompletten PTSD, wenn sich das Ereignis innerhalb des letzten Jahres ereignet hat. Diese relative Homogenisierung erfolgt, damit sich die Teilnehmer untereinander als Schicksalsgefährten erleben können.

Bei den vier Bausteinen Psychoedukation, Stabilisierungsübungen, Ressourcenaktivierung sowie interaktionelle Interventionen liegt der Schwerpunkt auf der Stabilisierung und Ressourcenaktivierung. Die interaktionellen Interventionen werden mit der Ressourcenaktivierung über die im Vorgespräch benannte Grundregel verknüpft, es ginge darum, sich über das zu verständigen, was in letzter Zeit gut gelungen sei und wo Hilfe benötigt werde. Angestrebt wird damit, die Patienten wieder in Kontakt zu bringen mit »nicht-trauma-infizierten« Lebensbereichen. Die Gruppe wird als »halb offene« geführt, das heißt, wenn ein Teilnehmer von maximal zwölf ausscheidet, kommt ein neuer hinzu. Als Stabilisierungsübung kommen der Sichere Ort, die Tresorübung, die Screen-Technik, die Lichtstromtechnik, die Baumübung oder auch das Innere Team in Frage (Reddemann 2001). Die Auswahl in der jeweiligen Gruppensitzung erfolgt indikationsgeleitet nach den Bedürfnissen der Teilnehmer. Kommen neue Patienten hinzu, wird mit dem »Sicheren Ort« als Übung begonnen. Alle Teilnehmer erhalten in der ersten Sitzung eine CD oder Kassette mit den Übungen: Sicherer Ort, Tresorübung und Screen-Technik, um die Übungen auch zuhause durchführen zu können. Die Gruppe wird von einem Therapeuten und einem Co-Therapeuten geleitet, möglich ist aber auch eine Leitung durch nur einen Therapeuten.

Das Rahmenkonzept der Ambulanten Ressourcengruppe mit den vier Bausteinen Psychoedukation, Stabilisierungsübungen, Ressourcenaktivierung und interaktionellen Interventionen ist aus der Abgrenzung zum Konzept des Debriefing entstanden, das in ▸ Kapitel 6.3 kritisch diskutiert wurde und dessen positive Effekte fraglich sind. In der Ambulanten Ressourcengruppe wird demgegenüber das Ziel verfolgt, positive Netzwerke zu triggern, etwa durch die Stabilisierungsübungen, aber auch durch die Fokussierung auf das, was in der letzten Zeit/Woche gut gelungen ist. Statt permanent die Aufmerksamkeit auf traumatische Bereiche und deren negative Folgewirkungen zu lenken, werden gemeinsam Alternativen und Lösungsansätze gesucht. Nur vorsichtig dosiert wird über die traumatischen Ereignisse berichtet, sodass die anderen Gruppenteilnehmer vor Retraumatisierungen geschützt sind und nicht noch mehr getriggert werden.

6.5.10 Pharmakotherapie

Zur Pharmakotherapie von Menschen mit PTSD liegen gute deutschsprachige Übersichtsarbeiten vor (etwa Bering et al. 2005; Kapfhammer 2011; Leopold et al. 2009; Passameras 2006; Wirtz und Frommberger 2011).

Es ist sinnvoll, die Gabe möglicher Medikamente sequenziell nach Zeitfenstern, dem Ereignis folgend, und nach Stoffklassen differenziert zu diskutieren. In den ersten Stunden und Tagen nach einem traumatisierenden Ereignis geht es medikamentös nicht nur um »Therapie« im Sinne der Einwirkung auf schon vorhandene Symptome, sondern auch um die Prävention hinsichtlich der Entwicklung einer PTSD.

In der *Frühintervention* wurden dazu Benzodiazepine und Betablocker verabreicht. Der Betablocker Propanolol, sechs bis 12 Stunden nach dem Ereignis für eine Woche gegeben, reduzierte konditionierte Reaktionen. Die Applikation von Risperidon führte, fünf Tage nach dem Trauma gegeben, zu einer Linderung von Schlafstörungen, Alpträumen und Übererregbarkeit. Gegenläufig war allerdings die Wirkung von Benzodiazepin als Frühintervention: Die Probanden wiesen im weiteren Verlauf häufiger PTSD und Depressionen auf als die der Kontrollgruppe. Auch für die ersten vier Wochen nach einem traumatisierenden Ereignis liegen medikamentöse Einwirkungsversuche vor. Nach Shalev (2009) sind diese allerdings wenig empirisch geprüft. Erfolgreiche Therapieversuche wurden mit Paroxetin durchgeführt.

Für die *medikamentöse Behandlung einer PTSD* liegen zahlreiche Studien vor. Es sind aber auch viele Fragen offen, so etwa die nach der Differenzialindikation »psychotherapeutische Traumatherapie« vs. »Pharmakotherpie« oder die nach dem Zeitpunkt einer möglicherweise ausschließlich medikamentösen Therapie oder einer Kombinationstherapie. Es gibt auch keine Evidenzkriterien für die Wahl einer bestimmten psychotherapeutischen Methode. Erfahrene Experten für bestimmte Methoden wissen um die Grenzen ihrer Möglichkeiten. Medikamente aus der Gruppe der SSRI haben offenbar eine positive Wirkung auf alle drei Symptomcluster – intrusives Wiedererinnern, Vermeidungsverhalten und autonomes Hyperarousal. Auch Trizyklika wurden auf ihre Wirkung hin untersucht. Sie scheinen in der Behandlung einer PTSD weniger wirksam als MAO-Hemmer zu sein (Demartino et al. 1995). Auch Moodstabilizer werden eingesetzt. Von ihnen wird eine positive Wirkung auf Depression, Panikattacken, Aggressivität, Ärger und insgesamt auf eine gestörte Impulskontrolle berichtet.

Kapfhammer (2011) erwähnt eine Reihe placebokontrollierter Studien mit neuen Antipsychotika, die in der Behandlung von PTSD-Patienten einen positiven Effekt zeigten, insbesondere auf Aggressivität, Intrusionen und dissoziative Zustände, aber auch auf Alpträume und Schlafstörungen. Gewarnt wird vor der Möglichkeit ernster Nebenwirkungen bei der Kombination serotonerger Antidepressiva mit Antipsychotika.

Wie Braun et al. (1990) gezeigt haben, bessern Benzodiazepine weder die Symptome einer Akuten Belastungsstörung noch die einer PTSD. Zur Behandlung von Schlafstörungen scheinen Zolpidem, Zopiclone und Zaleplon gegenüber den Benzodiazepinen Vorteile zu haben. Wobei jedem klar sein dürfte: Wenn man loslässt und einschläft, bleibt üblicherweise das Wissen um den Fortbestand der Welt. Dieses Wissen ist Traumatisierten abhandengekommen. Ob Chemikalien wirklich helfen können diese Lücke zu schließen darf fraglich bleiben.

Eine zusammenfassende Wirksamkeitsbewertung lässt die SSRI als Medikamente der ersten Wahl erkennen. Gegenüber den MAO-Hemmern haben die SSRI ein günstigeres Nebenwirkungsspektrum, gegenüber den Trizyklika ein breiteres therapeutisches Wirkungsspektrum. Allerdings besteht nach Absetzen der Medikation weiterhin ein hohes Rückfallrisiko; offenbar kommt ihnen lediglich ein symptomsuppressiver Effekt zu. Positive Effekte von Antipsychotika zeichnen sich ab, müssen aber noch untersucht werden. Dasselbe gilt für Moodstabilisatoren. Die notwendige Dauer einer medikamentösen Behandlung einer akuten PTSD wird meist unterschätzt; sie sollte nicht unter sechs Monaten liegen, nach Davidson (2006) sogar mindestens ein Jahr betragen.

6.5.11 Traumatherapie im Setting einer Station

Hinsichtlich einer generellen Definition von stationärer Psychotherapie kann immer noch Schepank (1987, S. 364) gefolgt werden: »*Die im Einvernehmen geplante Anwendung verschiedenartiger umschriebener psychologischer Interventionstechniken in einem hierfür in besonderer Weise organisierten Krankenhaussetting zwecks intensiver(!) Behandlung einer überwiegend psychogenen Erkrankung mit dem Ziel von Besserung oder Heilung*« (kursiv im Original). Zur Konzeptualisierung herkömmlicher stationärer Psychotherapie liegt ein umfangreicher Literaturkorpus vor; eine Übersicht findet sich etwa bei Seidler (1999a). Das am häufigsten umgesetzte Prinzip herkömmlicher psychodynamisch orientierter Psychotherapie besteht in der Realisierung zweier virtueller »Räume«, dem »Therapieraum« und dem »Realitätsraum«, wobei das Instrument einer Hausordnung im »Realitätsraum« auch dazu dienen soll und kann, Konflikte erlebbar zu machen, die dann im »Therapieraum« thematisiert werden können. Ein solcher Ansatz trägt der Psychodynamik sowie den Persönlichkeitsmerkmalen neurotischer Patientinnen und Patienten Rechnung. Innere, mit der jeweiligen Symptomatik verbundene Konflikte werden aktualisiert und so einer Veränderung zugänglich. Der Nachweis des Zusammenhangs von strukturellen Veränderungen und solchen im Symptombereich bei derartigen Patientinnen und Patienten ist auch in der erwähnten Monografie von Seidler (1999 a) geführt.

An mehreren Stellen wurde in diesem Buch (etwa in ▶ Kap. 1.2.2 und ▶ Kap. 6.4) gezeigt, dass die herkömmliche Psychodynamik zwar gut geeignet ist, etwa Verarbeitungsprozesse von Symptomen bei Traumatisierten zu verstehen, dass aber die Symptomatik selbst besser stressphysiologisch oder traumadynamisch plausibilisiert werden kann. Wie auch einzeltherapeutische Therapiemethoden traumaadaptiert konzeptualisiert werden müssen, so muss auch die stationäre Psychotherapie in ihrem Vorgehen auf die besonderen Merkmale dieser Patienten und Patientinnen ausgerichtet werden. Nur um die Richtung aufzuzeigen, seien einige dieser Merkmale und die aus ihnen folgenden Behandlungsprinzipien genannt.

Traumatisierte »stehen schnell mit dem Rücken an der Wand«, fühlen sich entmächtigt in Konflikten, weil das Gegenüber als überlegen erlebt wird, und reagieren darauf nicht selten mit Dissoziation oder »Reizbarkeit und Wutausbrüchen« (DSM-IV 309.81 D2). Letztere sind häufig gegen die eigene Person gerichtet, wobei mitunter auch versucht wird, dissoziative Zustände durch Selbstverletzungen zu beenden. Auf einer Station, die mit dem Instrumentarium der Konfliktaktualisierung arbeitet, kann es auf diesem Hintergrund schnell zur Einschätzung einer solchen Patientin als »unbehandelbar« kommen. Nicht alle Konflikte im täglichen Leben lassen sich vermeiden, das gilt auch für Spezialstationen für Traumatisierte. Es sollen auch keine illusionäre Schein-Welten von Harmonie geschaffen werden – umso schmerzhafter wäre der unvermeidliche Absturz, spätestens bei der Entlassung. Es geht aber darum, ein Wissen davon zu haben, wie Traumatisierte in unvermeidbaren Konflikten reagieren, und es geht darum, nicht etwa in therapeutisch gut gemeinter Absicht Konflikte aktualisieren zu wollen. Stattdessen ist anzustreben, »Sicherheitsräume« zu schaffen und Stabilität zu vermitteln. Insofern hat an die Stelle der Aufforderung – etwa bei Konflikten einer Traumapatientintin mit einem Mitpatienten: »Lösen Sie das mal selbst, lernen Sie endlich, sich auseinanderzusetzen« – die Möglichkeit zum Modell-Lernen zu treten; es muss ein »Lernen am Vorbild« möglich gemacht werden.

Traumatisierte sind leicht triggerbar. Auch hier ist es so, dass selbst noch so erfahrene und empathische Traumatherapeutinnen und -therapeuten nicht alle möglichen Trigger-Reize für einen bestimmten Patienten kennen können – noch weit weniger für eine Mehrzahl von ihnen auf einer Traumastation. Aber es gilt, relativ generelle und vorhersehbare Trigger-Reize aus dem Behandlungssetting herauszunehmen: Alkoholausdünstungen von Mitpatienten können nicht geduldet werden, ebenso wenig Blutspuren durch selbstverletzendes Verhalten Anderer. Gewalttätigkeiten sind nicht tolerierbar, ebenso wenig das uneingeschränkte Reden zwischen Mitpatientinnen über Gewalterfahrungen und Symptome.

Traumatisierte haben – noch mehr als andere Menschen – Angst davor, eingeschlossen zu sein, nicht flüchten zu können und fremdbestimmt zu werden. Dieses ausgeprägte »Kontrollbedürfnis« ist ein Versuch, die eigene Welt wieder in den Griff zu bekommen; es sollte nicht neurosenpsychologisch als Ausdruck von Zwanghaftigkeit missverstanden werden. Für die Gestaltung der Behandlungsrealität auf einer Traumastation muss dieses Merkmal etwa die Konsequenz haben, die Patientinnen und Patienten so weit wie möglich in das Wissen und die Planung von Veränderungen auf der Station mit einzubeziehen, die sie selbst betreffen, wie Neuaufnahmen, Veränderungen von Zimmerbelegungen, Urlaubszeiten der Stationsmitarbeiter und dergleichen. Wichtig ist es, sie nicht mit Veränderungen zu überfallen, denn dies kann wieder eine Symptomatik provozieren, die dann möglicherweise dazu führt, dass Patient oder Patientin als »nicht gemeinschaftsfähig« entlassen werden. Auf diesem Hintergrund dürfte deutlich sein, dass eine Stationsordnung bei Traumatisierten eine andere Funktion hat als bei Patienten, deren Psychodynamik durch eine Konfliktpathologie gekennzeichnet ist. »Klassisch« geht es darum, mit der Stationsordnung den Pol des Realitätsraumes spürbar zu machen – und dessen Erleben dann therapeutisch zu nutzen. Psychotraumatologisch geht es darum, Koordinaten eines »Sicherheitsraums« darzustellen.

Diese unterschiedlichen Erfordernisse an das jeweilige Therapieregime zeigen die Schwierigkeiten einer gleichzeitigen Behandlung von herkömmlichen Patienten und Traumapatienten auf derselben Station auf. Dabei liegen in verschiedenen Einrichtungen offenbar unterschiedliche Erfahrungen vor – von der Wahrnehmung völliger Unvereinbarkeit bis zur bedingten und eingeschränkten Realisierbarkeit. Es gilt immerhin, dass gegenüber beiden Patienten-Gruppen andere Handlungsbereitschaften und Handlungsmuster sowie andere Stationsvorgaben und diagnostische Perspektiven gefordert sind (Klups und Sachsse 2004, S. 362). Wird nicht bewusst durch ein beide Seiten berücksichtigendes Aufnahmeverhalten gegenreguliert, führt diese relative Unvereinbarkeit beider Therapieregimes meist dazu, dass im Laufe der Zeit eine Seite herausfällt und erst gar nicht zur Aufnahme kommt bzw. nicht mehr zugewiesen wird. Es ist in der Tat schon schwierig genug, sowohl akut wie auch komplex Traumatisierte auf ein und derselben Station zu behandeln.

Stationäre Traumatherapie ist bei akut und komplex schwer Traumatisierten indiziert, wenn eine ambulante Therapie noch nicht oder nicht mehr möglich ist. Das heißt aber auch, dass die »Setting-Norm« für Traumatherapie dieselbe ist wie für jede andere Art von Psychotherapie: Diese hat so weit und so lange wie irgend möglich ambulant stattzufinden, unter den Realitätsbedingungen des Alltags des jeweiligen Patienten. Die Indikation zur stationären Therapie wird etwa dann als gegeben gesehen, wenn die Gefahr einer schweren Dekompensation droht und/oder die Gefahren der Selbst- und/oder Fremdschädigung bestehen. Dabei korreliert die Schwere der Symptomatik nicht mit der Heftigkeit und der Art des Ereignisses. Melbeck (2007, S. 25) hat die Variablen, die zur Indikationsstellung für eine stationäre Traumatherapie maßgeblich sind, in verschiedene Gruppen eingeteilt. Unter den Patientenvariablen werden deren hohes Angstniveau, eine ausgeprägte Komorbidität, fehlende soziale Unterstützung und ausgeprägtes Rückzugsverhalten genannt. Allerdings muss kritisch angemerkt werden, dass gerade für wirklich Schwerkranke eine stationäre Therapie nicht immer die der ersten Wahl ist. Das gilt insbesondere für Patientinnen und Patienten mit ausgeprägter dissoziativer Symptomatik (s. u.). Anders als in der »Organmedizin« oder auch in der Psychiatrie ist hier eine kompetente ambulant arbeitende Traumatherapeutin häufig hilfreicher als eine Station mit ihren multiplen sozialen Beziehungen. Dies gilt insbesondere dann, wenn das Team der Stationszugehörigen konzeptuell nicht gut integriert ist und die Patienten von unterschiedlichen Mitarbeitern möglicherweise gegenläufige Orientierungen erhalten. Ist die Gefahr der Reizüberflutung der limitierende Faktor, wenn sich Patienten beispielsweise – psychisch schwer verwundet – auf eine Vita minima zurückgezogen haben, kann es sein, dass einer der ersten Abschnitte einer ambulanten Therapie der Aufgabe gewidmet sein muss, diese zur Aufnahme und Durchführung einer stationären Therapie zu befähigen.

Klups und Sachsse (2004, S. 359) formulieren die Indikationskriterien etwas präziser und auch enger als Melbeck (2007, S. 25, s. o.). Unter der Bedingung, dass ambulante Therapie nicht ausreiche, sei die Indikation zu stellen für eine Krisenintervention, zur Schulung selbstfürsorglichen Verhaltens und zur Expositionsbehandlung, wenn der soziale Rahmen dafür ambulant nicht stabil genug ist.

Als *Kontraindikationen* für eine stationäre Traumatherapie nennen Jacob et al. (2007, S. 28–29) in den »Empfehlungen von Qualitätsstandards für stationäre Traumatherapie« (Frommberger und Keller 2007) »akute psychotische Episoden, akute Suizidalität und nicht kontrollierbares Suchtverhalten«. Die gegenwärtigen Versorgungsstrukturen im Bereich der stationären Traumatherapie sprechen für die Richtigkeit dieser Angabe. Allerdings ist zu fordern, dass eine »Traumastation«, die diesen Namen wirklich verdient, die Möglichkeit hat, eben gerade auch desolate Patientinnen und Patienten aufzunehmen, ohne dass eine Verlegungsnotwendigkeit im Falle krisenhafter Zuspitzungen entsteht, und dafür Konzepte und Kompetenzen bereithält.

An Erfordernissen vonseiten der Station nennen Jacob et al. (2007, S. 31–34) in ihrer oben schon erwähnten Arbeit unter anderem die Möglichkeit zur Unterbringung in Einzelzimmern sowie eine gute Schulung und Unterstützung des Personals, um Burn-out-Entwicklungen vorzubeugen. Angesichts des intensiven Pflegebedarfs müssen genügend personelle Ressourcen zur Verfügung stehen. Die ärztlichen und psychologischen Mitarbeiterinnen und Mitarbeiter sollten ihre Therapieausbildung möglichst abgeschlossen haben, über fundierte Kenntnisse in Psychotraumatologie verfügen und ausreichend sicher in der Anwendung traumaspezifischer Therapieverfahren sein. Die Zugehörigen des Pflegeteams müssen geschult sein im Erkennen und im Umgang mit Traumafolgeerscheinungen wie etwa intrusiven und dissoziativen Zuständen.

Einzelzimmer scheinen für Traumatisierte nicht nur als Rückzugsmöglichkeit unabdingbar, sondern insbesondere auch zur Reduktion von vermeidbaren Konfliktfeldern. Wenn es demgegenüber bei neurotischen Patienten und Patientinnen um interpersonelle Konfliktaktualisierungen geht, die dann im »Therapieraum« thematisiert und nutzbar gemacht werden können, kann sogar eine Zweibett-Zimmer-Situation von Vorteil sein.

Anzumerken ist: Die Durchführung von Intervalltherapie, also die bei der ersten Aufnahme getroffenen Verabredung zu einem mehrmaligen stationären Aufenthalt in derselben Einrichtung in mehr oder wenigen festgelegten Zeitintervallen, hat sich sehr bewährt.

Die Therapieziele beinhalten in der gegenwärtig breit akzeptierten Orientierung nicht nur das der Reduktion von PTSD-Symptomen, sondern auch das des Rückganges suizidaler sowie selbstbeschädigender Impulse, die Verbesserung problematischer Persönlichkeitszüge sowie die interpersoneller Schwierigkeiten.

Während anfangs überwiegend mit gruppentherapeutischen Ansätzen sowie mit traumaadaptierter Einzeltherapie behandelt wurde, gelegentlich unter Hinzuziehung von rehabilitativen Therapieelementen sowie von Familien- und Milieutherapie, wurden in der letzten Zeit umfassendere Therapiekonzepte erarbeitet. Diese beziehen Aspekte der prätraumatisierten Persönlichkeit mit ein und berücksichtigen stärker die protektiven Faktoren, die den jeweiligen Patientinnen und Patienten bislang zur Verfügung standen. Auf diesem Hintergrund wird ein regressionsfördernder Ansatz mit Betonung auf »Abreaktion« und Wiederbelebung der traumatisierenden Erlebensweisen unter Missachtung von Aspekten von Stabilisierung und aktueller Stabilität in den Alltagsfunktionen als wenig hilfreich verworfen und kann eher als erster Vorläufer der gegenwärtigen Orientierung angesehen werden. Der nächste Schritt bestand darin, auch Aspekte des Krankheitsgeschehens zu berücksichtigen, die über die unmittelbaren Trauma-Symptome hinausgingen. Das gegenwärtig – wahrscheinlich weltweit – präferierte Modell ist an den posttraumatischen Phasen des Verarbeitungsprozesses orientiert, in denen sich der jeweilige Patient gerade befindet, und betont Aspekte der Stabilisierung, der Psychoedukation und des Selbstmanagements.

Die Orientierung der Therapieangebote im stationären Rahmen ist weitgehend schulenübergreifend und multimodal, insofern mehrere Interventionsformen genutzt werden. Auch wenn die jeweilige basale Orientierung in der Regel psychodynamisch oder kognitiv-behavioral ist, kommen auch Therapiemethoden aus anderen Orientierungen zur Anwendung, etwa EMDR, psychoedukative Interventionen im Einzel- oder Gruppensetting, imaginative Techniken und das oben beschriebene »prolonged-exposure«-Verfahren.

Wie auch im ambulanten Rahmen ist es auch bei stationären Behandlungen sehr wünschenswert, zumindest einmalig die Angehörigen des jeweiligen Patienten oder der Patientin einzubeziehen, und zwar im Sinne einer Information über die Symptomatik und die Reaktionsweisen Traumatisierter.

Besonderheiten gelten für die Frage der Behandlung von Menschen mit ausgeprägter dissoziativer Symptomatik. Hier ist nämlich die Indikation zur stationären Therapie noch enger zu stellen. Insbesondere wenn keine stationären Einrichtungen mit gut strukturierten Therapieprogrammen für Menschen mit dissoziativer Symptomatik zur Verfügung stehen gilt: Je ausgeprägter die dissoziative Symptomatik, desto eher ist eine niederfrequente, aber lange andauernde ambulante Behandlung vorzuziehen.

Chancen und Möglichkeiten, aber auch Grenzen teilstationärer Behandlungen von Menschen mit dissoziativer Identitätsstörung (ICD-10 F44.81 bzw. DSM-IV 30.14) nennt Kelly (1993). Die Möglichkeit von Übernachtungen in der Einrichtung muss gegeben sein, und eine Krankenschwester muss die Möglichkeit haben, die Patienten in Notsituationen am Wochenende auch zu Hause aufsuchen zu können. Ein gut strukturiertes Therapieprogramm muss Grundlage der Behandlung sein.

Möglichkeiten von deren vollstationärer Behandlung thematisiert Kluft (1996). An der Situation in den USA beklagt er, dass zwar hoch spezialisierte »Dissociative Disorders Units (DDUs)« vorhanden seien, diese allerdings aufgrund der hohen Behandlungskosten häufig gerade denen nicht zugänglich seien, die ohnehin schutz- und trostlos aufgewachsen seien (S. 276). Etwas ironisch beschreibt er als Aufgabe der stationären Therapie dieser Patienten und Patientinnen »... to build a better outpatient«, sie also zu ambulant behandlungsfähigen Menschen zu machen. Ausführlich geht er auf die Schwierigkeiten ein, die in der Behandlung von Menschen mit dissoziativer Identitätsstörung zu bewältigen sind, und auf die Voraussetzungen, die vonseiten der behandelnden Einrichtung erfüllt sein müssen. Diese Arbeit ist, ähnlich wie die von Ross (1996), sehr speziell auf Behandlungsmöglichkeiten in den USA bezogen. In dem von Reddemann et al. (2004) herausgegebenen Sammelband – der auch eine Anschriftenliste mit Behandlungs- und Beratungsangeboten enthält – wird eher auf die Behandlung von Menschen mit dissoziativen Störungen im deutschsprachigen Raum eingegangen.

Noch mehr als bei anderen Patientinnen und Patienten gehört zur stationären Therapie eine sorgfältige Entlassungsplanung einschließlich der Suche nach ambulanten, weiterführenden Therapiemöglichkeiten im Sinne einer Rückfallprophylaxe mit guter Übergabe an die weiterbehandelnde Therapeutin, möglichst in Anwesenheit der Patientin. Diese große Bedeutung, die der vorbereitenden Planung der Entlassung zukommt und den Bemühungen, ambulante Fortsetzungsmöglichkeiten für das im stationären Rahmen Begonnene zu finden, hängt mit der ausgeprägten Scheu Traumatisierter zusammen, sich erneut jemandem anzuvertrauen und erneut »alles von vorne zu erzählen«.

Die Wirksamkeit stationärer Traumatherapie wurde in den USA intensiver untersucht als in Deutschland. Courtois und Bloom (2000a), die Autorinnen der amerikanischen Leitlinien zum Thema, können nämlich für den Bereich der USA auf eine immerhin mehr als 20-jährige Tradition stationärer Psychotherapie zur Behandlung von Patienten und Patientinnen mit PTSD zurückblicken. Auch hier gibt es entweder ganze Einheiten, die entsprechend konzeptualisiert wurden, oder modulartig implantierte Therapiekonzepte für Psychotraumatisierte innerhalb allgemeiner psychiatrischer Stationen. Zwei psychotraumatisierte Patientengruppen stehen im Mittelpunkt der therapeutischen Bemühungen: ehemalige Soldaten (»Veterans«) und Erwachsene mit Missbrauchsgeschehnissen in ihrer Kindheit.

In den meisten der von ihnen gesichteten Studien wurde versucht, die Wirksamkeit des jeweils ganzen Therapieprogramms gegen Programmkomponenten zu prüfen. Die verfügbaren Studien wurden in zwei Gruppen eingeteilt: die, in denen die Wirksamkeit der stationären Therapie für das Klientel ehemaliger, psychotraumatisierter Soldaten geprüft wurde, und jene, die den Behandlungsergebnissen von in der Kindheit Traumatisierten galten. Insgesamt standen 18 Studien zur Verfügung – 13 betrafen die Behandlungsergebnisse bei ehemaligen Soldaten, fünf die der zweiten genannten Gruppe. Die Ergebnisse legen die Anwendung spezialisierter, traumaadaptierter Therapieprogramme für eine Dauer von zwei bis zwölf Wochen nahe »as the inpatient option of choice for the treatment of chronic PTSD« (S. 218). Dabei wird aufgrund der Ergebnisse der empirischen Studien ein Vorgehen befürwortet, das als ersten Schritt in der stationären Behandlung eine Stabilisierung des Patienten ansteuert, während die Anwendung von Traumaexpositions-Techniken ohne vorangegangene Stabilisierung als »potentially harmful« (S. 218) angesehen wird. Die Beschränkung auf die angegebene Therapiedauer (zwei bis zwölf Wochen) erwies sich als vorteilhaft. Einerseits wurde regressiven Prozessen vorgebeugt, andererseits stand trotzdem genügend Zeit zur Verfügung, um nicht nur auf die PTSD-spezifischen Symptome zu zentrieren zu können, sondern auch dysfunktionale Persönlichkeitsmerkmale therapeutisch verändern zu können. Wird nur eine Stabilisierung des Patienten angestrebt, kann bei einer entsprechenden Klientel auch eine Aufenthaltsdauer von wenigen Tagen bis zu zwei Wochen ausreichend sein.

In ihren Therapieempfehlungen fassen Courtois und Bloom (2000 b) die Ergebnisse ihrer Literaturanalyse noch einmal zusammen, indem sie schreiben, dass stationäre Therapie für Psychotraumatisierte sich zwar als effektiv erwiesen habe im Hinblick auf die Reduktion der PTSD-Symptome und anderer psychiatrischer Symptome, dass die Stabilität der Symptomreduktion allerdings zu wünschen übrig ließe. Allerdings sollte ein Therapieerfolg nicht lediglich über den Rückgang in der Symptomatik beurteilt werden. So sei ein therapeutischer Ansatz im stationären Rahmen vorzuziehen, der bei einer Dauer von zwei bis zwölf Wochen auch die Möglichkeit biete, dysfunktionale Aspekte der Persönlichkeit im Hinblick auf die Bewältigung des Alltags therapeutisch mit einzubeziehen.

Leichsenring et al. (2004) untersuchten in einer naturalistischen Outcome-Studie die Wirksamkeit traumazentrierter stationärer Psychotherapie auf einer Schwerpunkt-Station für PTSD-Patienten mit schweren komplexen Traumatisierungen. Als Vergleichsgruppe diente eine Wartegruppe ohne PTSD-spezifische Behandlung. Die Häufigkeit selbstverletzenden Verhaltens von über sechs Mal pro Monat und die stationäre Behandlungsbedürftigkeit von jeweils mehr als durchschnittlich 67 Tagen pro Jahr in den beiden Jahren vor der Aufnahme charakterisieren die Gruppe als »previously therapy resistent«. Das Behandlungsprogramm mit durchschnittlich 157 Tagen erbrachte im Vergleich zur Warteliste-Kontrollgruppe signifikante Verbesserungen mit mittleren Effektstärken bezüglich der PTSD (d = 0.52 bis 0.77). In der Nachuntersuchung nach einem Jahr zeigte sich eine Konstanz der Therapieergebnisse. Das selbstverletzende Verhalten sank auf weniger als einmal im Monat, die stationären Behandlungstage auf weniger als zehn innerhalb eines Jahres. Eine weitere Übersicht über Wirksamkeitsstudien zur stationären Traumatherapie bieten etwa Keller et al. (2007).

6.6 Fallstricke und Probleme in Diagnostik und Therapie von Traumatisierten mit Lösungsanregungen

Die Diagnostik traumatisierter Menschen ist schwierig, deren Therapie noch schwieriger. Einige dieser Schwierigkeiten werden hier angesprochen.

In der Diagnostik muss erkannt werden können, ob die geltend gemachte Traumatisierung manipulativ vorgetragen und die Symptomatik vorgetäuscht wird. So einfach wie in der Fallvignette im ▶ Kapitel 3.4 ist das nicht immer.

Aber auch angesichts großen vorgetragenen Leids und Leidens hat es sich bewährt, »immer alles für möglich zu halten und sich auf nichts zu versteifen.« Auf dem Hintergrund wirklich erlittener zwischenmenschlicher Gewalterfahrungen und Besonderheiten der resultierenden Krankheitsbilder weisen Traumatisierte häufig Merkmale auf, deren Handhabung in Diagnostik und Therapie höchst problematisch sein kann. Hier hat es sich bewährt, antizipierbare Schwierigkeiten vor Aufnahme einer Therapie zu besprechen und Vereinbarungen über den Umgang damit zu treffen. Dies lässt sich dann auch schriftlich festhalten und wird von beiden Interaktionsteilhabern unterschrieben. Zu diesen Schwierigkeiten können beispielsweise gehören:

- Unpünktlichkeiten bei der Einhaltung verabredeter Therapietermine oder gar deren »Vergessen«;
- vonseiten des Patienten die vorweggenommene Überzeugung, ohnehin nicht verstanden zu werden;
- die Aufnahme destruktiver Beziehungen während des Behandlungszeitraums;
- eine überstürzte Beendigung der Therapie;
- Phasen von Alkoholmissbrauch;
- Phasen von Suizidalität und selbstverletzendem Verhalten.

Traumatisierte sollten weder idealisiert noch dämonisiert noch bagatellisiert werden. Qua Trauma sind sie nicht zu »nur guten« Menschen geworden. Darüber hinaus gilt für jeden Menschen auf dieser Welt: »Schmerz macht böse«. Sie können also durchaus auch, zumindest so wie jeder andere, zu einer Gefahr für andere Menschen werden. Eine besondere Schwierigkeit ergibt sich daraus, dass es durchaus sinnvoll sein kann, vorübergehende Rache- und Tötungsfantasien zu begleiten und diese nicht voreilig angstvoll zu beenden. Es muss immer unterschieden werden können, ob es sich wirklich um Rachefantasien handelt oder um Handlungsvorbereitungen. Deshalb ist diese Unterscheidungsfähigkeit beim Patienten stets zu beachten. Darüber hinaus gilt es, dessen Impulssteuerungsfähigkeit zu beobachten, die Gefahr und Möglichkeit einer psychotischen Episode nicht zu vergessen, die soziale Gesamtsituation des Betroffenen im Auge zu behalten (Steht er vor dem »Aus«?) und vieles andere mehr – immer auch auf dem Hintergrund der Stabilität und Verlässlichkeit der therapeutischen Arbeitsbeziehung. Aus verständlichen Gründen ist so manch eine über Jahre geschundene Frau vor oder nach ihrer Scheidung eine »tickende Zeitbombe«, vor allem dann, wenn die dissoziative Erstarrung und die depressive Lähmung zurückgehen. Bei aller Empathie mit ihrem durchlittenen Leid sollte das nicht vergessen werden. Für Männer gilt übrigens Analoges.

Von Traumatisierten nur die geschundene und verletzte Seite zu sehen und die andere, die handlungsfähige, eigenverantwortliche zu übersehen, ist eine häufige Haltung diesen Menschen gegenüber. Es gibt aber auch das Gegenteil, wenn etwa nur die Eigenverantwortung betont oder bagatellisierend gemeint wird, jeder habe sein Päckchen zu tragen und der Betroffene solle sich nicht so anstellen. Derartige Einseitigkeiten treten nahezu regelhaft Traumatisierten gegenüber auf und organisieren sich schnell zu »Spaltungen«, gekennzeichnet durch die Unversöhnlichkeit ihrer Extrempositionen. Sie sind nicht nur im direkten Kontakt ihnen gegenüber zu beobachten, sondern manifestieren sich häufig schon dann, wenn bei Vorträgen, in Klinik- oder Teamkonferenzen, ja sogar in der wissenschaftlichen Konzeptbildung auch nur die Rede auf Menschen mit einem solchen Schicksal kommt. Einerseits dienen sie der Abwehr gegen das Gewahrwerden der Möglichkeit ubiquitärer Opfererfahrung, die jeden treffen kann, andrerseits werden sie sicher auch induziert durch die Spaltungsrealitäten, die in Traumatisierten in der Regel wirksam sind. Treten solche Spaltungsphänomene auf, zeigen sie bereits erste Verwicklungen mit der Thematik oder einem Betroffenen an. Meist ist es hilfreich, vorsichtig darauf aufmerksam zu machen; mitunter sind sie unüberwindlich.

Traumatisierte haben häufig eine hohe »interaktionelle Potenz«, vermittelt über Notsignale, die Kenntnis ihres Schicksals, den Einblick in ihre desolate Situation. Bei Therapeutinnen und Therapeuten werden dann nicht selten »Retterfantasien« stimuliert, belohnt mit einem narzisstischen – vermeintlichen – Gewinn, etwa der Erste oder Einzige zu sein, der der Betroffenen helfen könne. Auch für Therapeuten und Therapeutinnen gilt: Qua Beruf werden sie nicht zu »nur guten Menschen«; irgendwann merken die Betroffenen, einen diesbezüglich verführbaren Menschen getroffen zu haben. Dann ist das Elend mindestens so groß wie im privaten persönlichen Bereich, wenn dort nämlich auch Rettungsimpulse Grundlage einer Beziehung waren, was sich gelegentlich ereignet. Eine Gelegenheit zur Vertiefung des Verständnisses von Übertragungs- und Gegenübertragungsverwicklungen Traumatisierten gegenüber bieten Wilson und Lindy (1994) sowie Turner et al. (1996).

Auch unmittelbar oder »primär« können von therapeutischer Seite Probleme in die Behandlung Traumatisierter eingebracht werden. Eine fehlende oder unklare Verständigung auf das Therapieziel vor Aufnahme der Behandlung wird wahrscheinlich im Behandlungsverlauf problematisch werden. Natürlich erwartet jeder Mensch, dass »alles wieder gut wird.« – Grenzen des wahrscheinlich Erreichbaren sollten aber aufgezeigt werden, und Zwischenbilanzen im Sinne der Fragen »An was arbeiten wir eigentlich gerade? – Sind Sie damit zufrieden, wie es so läuft? – Wie stehen Sie gegenwärtig zu ihrer Therapie und deren Fortsetzung?« können dazu beitragen, ggf. in Verbindung mit einer erneuten Verständigung über die Therapieziele, Überraschungen zu vermeiden.

»Was wirkt, hat auch unerwünschte Wirkungen!« Diesen Satz müssten zumindest ärztliche Psychotherapeuten und -therapeutinnen noch aus ihrem Studium kennen. Das gilt auch für jede Art von Psychotherapie. So sollte eingangs auf die Möglichkeit vorübergehender Symptomverstärkungen aufmerksam gemacht werden, auf vielleicht auch ungünstige Auswirkungen auf bestehende Beziehungen, zumindest auf die Möglichkeit deren Veränderung. Für den Fall von Symptomverstärkungen, das Aufkommen suizidaler Impulse oder einen verstärkten Druck zum Konsumieren von Alkohol sollten Absprachen getroffen werden. Treten derartige Reaktionen auf, ist auch das Verhältnis von Stabilisierung und Konfrontation zu überprüfen. Allerdings lassen sich solche Krisen in Therapien mitunter auch bei bester Stabilisierung nicht vermeiden! Zu prüfen ist zudem, ob die Frage des zu vermeidenden Täterkontakts angemessen gehandhabt und Absprachen befolgt wurde.

»Krisen« können ansteckend sein! Wie geht es den Angehörigen? Mitunter ist ein Gespräch mit ihnen sehr sinnvoll zur erweiterten Diagnostik und/oder zu deren Entlastung. Das muss natürlich mit Wissen des Betroffenen geschehen, aber nicht aus einem falsch verstandenen »Offenheitsdenken« heraus zwangsläufig in dessen Anwesenheit! Es ist mitunter überraschend, was alles zur Sprache kommt, wenn die »eigentliche« ärztliche Gesprächsform des »unter-vier-Augen«-Gesprächs gewählt wird!

Traumatisierte sind nicht nur nicht qua Trauma »nur gute Menschen« geworden, sie sind auch trotz häufigen Fehlens entsprechender manifester Wünsche qua Trauma keine asexuellen Wesen geworden! Wie sehen ihre Beziehungswünsche aus, wo bleiben sie mit ihrer Sexualität? Nicht überfallsartig, intrusiv oder bohrend gefragt, sondern anteilnehmend, können Fragen dazu durchaus entlastend sein. Diesen Lebens- und Erlebensbereich auszuklammern, ist ebenso einseitig wie eine fehlende Wahrnehmung aggressiver und destruktiver Seiten beim – sprachlich zum Neutrum erklärten – »Gewaltopfer«.

Im Rahmen stationärer Therapie wird den Patientinnen und Patienten häufig nahe gelegt, sich nicht untereinander über die Gewalterfahrungen und die jeweilige Symptomatik zu verständigen. Mitunter wird diese Schutzmaßnahme als »Redeverbot« ausgesprochen oder zumindest wird Anlass gegeben, sie so zu erleben. Dies kann deletär sein, wenn der damalige Täter ebenfalls ein Redeverbot ausgesprochen hatte, und nun erlebt wird, dass an einem Ort, der mit »Heilung« verbunden wird, ebenso damit umgegangen wird. Sinn und Zweck einer solchen Empfehlung sollten deshalb auf einer Traumastation den Betroffenen sehr genau erläutert werden, zumal dann, wenn auf derselben Station herkömmliche Patienten oder Patientinnen behandelt werden, denen eine solche Empfehlung nicht gegeben wird oder sogar eine entgegengesetzte.

Besondere Schwierigkeiten ergeben sich in der Behandlung von Menschen mit im Vordergrund stehenden dissoziativen Störungen. Allerdings können sich auch bei Patientinnen und Patienten mit einer PTSD, insbesondere bei denen mit einer komplexen Traumafolgestörung, immer wieder manifeste dissoziative Symptome zeigen. Bei diesem Krankheitsbild sind diese ja lediglich der andere Pol der »produktiven« – intrusiven – Symptomatik. Solche Zustandsbilder sind bekannt: In einem dissoziativen Zustand verlieren die Betroffenen die Fähigkeit, Außenreize aufzunehmen und zu verarbeiten – wahrgenommen werden sie trotzdem. Das kann mit Zittern oder Bewegungsstereotypien einhergehen, mit einem abwesenden Blick, oder aber auch mit vollständiger motorischer Ruhe. Obwohl der Zustand nicht lebensgefährlich ist, ist er für die Patienten in der Regel beängstigend, weil wieder einmal ein Kontrollverlust erlebt wurde. Für die Therapeuten ist er insbesondere dann problematisch, wenn die vorhandenen Kenntnisse und Fähigkeiten nicht ausreichen, um die Betroffenen aus ihm wieder herauszuführen. Für die Zugehörigen des Pflegeteams ist er gelegentlich – zu Unrecht – Indikator für Unbehandelbarkeit und für die Mitpatienten auf einer Station ein Triggerreiz. Es gibt eine derart große Fülle an Erfahrungen, wie solche Zustände beendet werden können – auch wenn es mitunter lange dauert –, dass gar nicht erst der Versuch gemacht werden soll, diese hier auch nur ansatzweise darzustellen. Interessierte seinen insbesondere auf die Bücher von Huber (2003 a, b) verwiesen und auf Weiterbildungskurse zu dem Thema. Die Skizzierung des Grundgedankens ist mit der Gefahr von Missverständnissen verbunden, sei aber trotzdem riskiert – ihn in Supervisionen zu vermitteln erlaubt klärendes Nachfragen und ist insofern etwas weniger »störanfällig.« Es geht darum, es dem Betroffenen zu ermöglichen, seine Aufmerksamkeit wieder auf die Außenwelt richten zu können und diese als gegenwärtige wahrzunehmen. Das lässt sich im angedeuteten Sinne in Supervisionen veranschaulichen mit der Anregung, sich so zu verhalten, wie es ein Reiter tun könnte – einige sagen »sollte« – auf einem durchgehenden Pferd: Er könnte die Zügel in die eine Hand nehmen und mit der in der anderen Hand geführten Gerte so heftig und präzise dosiert auf das Pferd einwirken, dass dieses nicht etwa noch mehr erschreckt, aber seine Aufmerksamkeit auf den Reiter wendet und so aus seiner Panikattacke herauskommt. Die Fallstricke liegen in der Möglichkeit der Unter- bzw. Überdosierung. Damit ist auch gesagt: Die häufige Frage, so oder ähnlich gestellt: »Frau Amen, wo sind Sie gerade? – Sagen Sie uns bitte, was Sie gerade erleben!« wird in der Regel nicht weiterführen.

7   Einige Gedanken zum Abschluss

Wie mag es weitergehen mit der Psychotraumatologie? Die Erkenntnis, dass Gewalt krank macht, körperlich und psychisch, ist nicht mehr rückgängig zu machen – es gibt keinen Weg zurück in die Unschuld des Nicht-Wissens. Im Bereich der Therapieentwicklung ist vieles offen und vieles möglich! Wer nach welchem Ereignis welche Traumafolgestörung entwickelt und in welcher Ausprägung ist bei aller Forschung zu wichtigen Teilaspekten letztendlich nicht klar zu beantworten. Auch die Frage nach der Indikation, nämlich, wer sollte wen mit welcher Trauma-folgestörung und mit welcher Methode behandeln, lässt sich gegenwärtig nicht empirisch gestützt beantworten.

Die Situation der Psychotraumatologie weltweit ist: Die Gründergeneration tritt zurück. Deren Zugehörige kommen meist aus anderen Orientierungen, in denen sie zuvor schon kompetent gewesen waren – Psychiater, Psychoanalytiker, klinische Psychologen, Ärzte verschiedener Fachrichtungen. Die Einsicht in die Unzuläng-lichkeiten ihrer bisherigen Orientierung gegenüber bestimmten Patienten hat sie das aufbauen lassen, was heute »Psychotraumatologie« heißt. Die Kollegen und Kolleginnen, die sich jetzt erstmals für die Psychotraumatologie interessieren, finden Strukturen vor, einen Korpus gesicherten Wissens, und immer häufiger etablierte Curricula. Der Kreativitäts- und Bedeutungsverlust der Psychoanalyse begann mit deren Verschulung, ihrer Erhebung zum Mainstream der Psycho-therapie und dem Ausbau ihres Machtimperiums – auch über die Fachgesell-schaften. Zu lernen war: Vor dem Niedergang eines Paradigmas kommen dessen Verschulung und Dogmatisierung. Steht für die Psychotraumatologie auch eine Petrifizierung bevor, eine Erstarrung, mit Machthierarchien in Instituten und Fachgesellschaften und Einschluss- und Ausschlusskriterien für Interessierte in dem Sinne, der vielen Psychoanalytikern noch in den Ohren klingen dürfte: »Ja, ist denn das noch Psychoanalyse?« Hoffen wir, dass jeder seine Lektion gelernt hat! Es gibt aber weitere Entwicklungslinien, die jeder, der in diesem Gebiet arbeitet, gelegentlich überdenken sollte.

Mit der Vergabe der Diagnose einer Gewaltfolgestörung bleibt deren Ursache unangetastet. Der von einer PTSD geheilte Soldat geht wieder an die Front, die Frau mit einer Missbrauchsvorgeschichte und zwei Gewalttehen ist nach der Therapie wieder fähig für die nächste Runde – im Prinzip geht den Psychotraumatologen die Arbeit nicht aus. Pathologische Alltagsrealität wird durch die Pathologisierung von denen, die deren Spuren tragen, normalisiert und bleibt unangetastet. Die diag-nostische Kategorie der PTSD macht strukturelle Gewaltverhältnisse zu vielen einzelnen Behandlungsfällen. Das spricht nicht gegen diese Diagnose und ihre Notwendigkeit, sollte aber ideologiekritisch mitlaufen. Der Satz, die PTSD ist eine

»normale Reaktion auf ein unnormales Ereignis« ist implizit zynisch. Würde er ernst genommen, müsste das Ereignis zum Patienten werden und verdiente Behandlung. Von einem politischen Engagement von Therapeuten und Therapeutinnen ist allerdings eher selten zu hören, vom Beten schon eher. Allerdings ist es schon viel, auf die Realität von Opfer-Dasein aufmerksam zu machen. Machtstrukturen gründen auf Gewalt und wollen von ihren Folgen nichts wissen.

Sollte es einen neuen Krieg geben, der wiederum in Verbindung mit dem Kampf um Ressourcen stünde (Dyer 2010; Welzer 2008), kann es in einer Minute zu mehr Traumatisierten kommen als weltweit jemals überhaupt behandelt worden sind, von den Auswirkungen auf die nächste Generation, so es denn eine gibt, ganz zu schweigen. Der Kampf um Ressourcen ist ein ungleicher Kampf; Bedingungen struktureller Gewalt schließen schon vor dem Kampf ganze Bevölkerungsgruppen alleine schon von ihrer Interessensanmeldung aus. Ziegler (etwa: 2002, 2005) bietet erschütternde Belege. Informationen über das Konstrukt und die Realität struktureller Gewalt (Galtung 1975) müssten in viel größerem Umfang als bisher Bestandteil psychotraumatologischer Curricula werden.

Aber bleiben wir das, was wir sind, tun wir das, was wir gelernt haben. Hier ist noch genug zu tun.

Ein jetzt 54-jähriger türkischer Mann stellt sich in der Traumaambulanz vor. Nach 30-jähriger Tätigkeit in demselben Betrieb, die letzten zehn Jahre als Lagerleiter, war er depressiv geworden und wurde deshalb entlassen. Seine Ehefrau hatte eine ähnliche berufliche Vorgeschichte; nach einem Schlaganfall wurde sie vorzeitig berentet und lebt jetzt zu Hause. Die beiden Kinder, 30 und 28 Jahre alt, wohnen nicht mehr zu Hause. Sie lehnen den Kontakt zu ihren Eltern ab, weil diese »immer alles vergessen«, was angesichts der medikamenten- und krankheitsbedingten Konzentrationsstörungen wohl auch so ist.

Mit 14 Jahren kam der Patient nach Deutschland. Bei der Erstvorstellung ist er bereits seit Monaten krankgeschrieben. Er war zur Kur, dort wurde die Indikation zu einer Traumatherapie mit EMDR gestellt – deshalb stellt er sich jetzt vor. Die Kollegen in der Kurklinik hatten zu Recht eine traumaorientierte Behandlung vorgeschlagen. Der Patient war, nachdem seine Eltern nach Deutschland ausgewandert waren, zwischen seinem achten und 14. Lebensjahr in der Türkei Opfer extremster Gewalterfahrungen geworden. Von der ambulanten Nervenärztin wurde er hoch dosiert mit Antidepressiva behandelt mit dem Effekt, dass er sich wie »Holz« fühlte. Setzte er jedoch die Medikamente ab, waren die Depression und die Angst nicht auszuhalten.

Gerne wollte er wieder arbeiten; gegenwärtig war er krankheitsbedingt noch nicht arbeitslos gemeldet. Das Ende der Krankengeldzahlung rückte immer näher, in seinem Zustand würde er aber ohnehin nicht arbeiten können. Ein ambulanter traumaorientierter Therapieplatz, für ihn erreichbar in Wohnortnähe, war nicht zu finden, eine ambulante tiefenpsychologisch orientierte Therapie bei einer Psychoanalytikerin hatte er vor seiner Kur abgebrochen: »Die hat mit mir nur über meine Mutter gesprochen und gesagt, ich muss selber Verantwortung übernehmen. Aber das habe ich doch getan, seit ich denken kann. Ich musste doch immer alles alleine machen.«

Wäre es nicht schön, wenn wir so jemanden endlich erfolgreich behandeln könnten?

Literatur

Acierno, R., Resnick, H., Kilpatrick, D. G., Saunders, B. & Best, C. L. (1999). Risk factors for rape, physical assault, and posttraumatic stress disorder in women. Examination of differential multivariate relationship. Journal of Anxiety Disorders, 13, 541–563.

Adams, R. E. & Boscarino, J. A. (2006). Predictors of PTSD and delayed PTSD after disaster. The impact of exposure and psychosocial resources. Journal of Nervous and Mental Disease, 194(7), 485–493.

Aichhorn, A. (1925). Verwahrloste Jugend (11. Aufl.). Bern 2005: Huber.

Aldridge-Morris, R. (1989). Multiple Personality. An exercise in deception. Hove: Lawrence Erlbaum Associates.

American Psychiatric Association. (1980a). Diagnostic and statistical manual of mental disorders, 3rd ed. – DSM-III. Washington, DC: Authors.

American Psychiatric Association. (1980b). Diagnostisches und Statistisches Manual Psychischer Störungen – DSM-III. Deutsche Bearbeitung und Einführung von K. Koehler und H. Saß. Weinheim: Beltz 1984.

American Psychiatric Association. (1987). Diagnostic and statistical manual of mental disorders, 3rd ed., revised – DSM-III-R. Washington, DC: Authors.

American Psychiatric Association (1994) Diagnostic and statistical manual of mental disorders, 4th ed. – DSM-IV. 4 Washington, DC: Authors (dt.: Diagnostisches und Statistisches Manual Psychischer Störungen DSM-IV. Deutsche Bearbeitung und Einführung von H. Saß, H.-U. Wittchen und M. Zaudig. Hogrefe: Göttingen 1996).

American Psychiatric Association (2000). Diagnostic and statistical manual of mental disorders, 4th ed. Text Revision. – DSM-IV-TR. 4 Washington, DC: Authors.

Ancharoff, M. R., Munroe, J. F. & Fisher, L. (1998). The legacy of combat trauma: Clinical implications of intergenerational transmission. In: Y. Danieli (Hrsg.), International handbook of multigenerational legacies of trauma (S. 257–276). New York: Plenum Press.

Anda, R. F., Brown, D. W., Felitti, V. J., Bremner, D. J., Dube, S. R. & H., G. W. (2007). The relationship of adverse childhood experiences to rates of prescribed psychotropic medications in adulthood. American Journal of Preventive Medicine, 32, 389–394.

Anda, R. F., Croft, J. B., Felitti, V. J., Nordenberg, D., Giles, W. H., Williamson, D. F. et al. (1999). Adverse childhood experiences and smoking during adolescence and adulthood. Journal of the American Medical Association JAMA, 282, 1652–1658.

Anda, R. F., Fleisher, V. I., Felitti, V. J., Edwards, V. J., Whitfield, C. L., Dube, S. R. et al. (2004). Childhood abuse, household dysfunction and indicators of impaired worker performance in adulthood. The Permanente Journal, 8, 30–38.

Andreatta, M. P. (2006). Erschütterungen des Selbst- und Weltverständnisses durch Traumata. Auswirkungen von primärer und sekundärer Traumaexposition auf kognitive Schemata. Kröning: Asanger.

Andrews, B., Brewin, C. R., Philpott, R. & Stewart, L. (2007). Delayed-onset posttraumatic stress disorder: A systematic review of the evidence. American Journal of Psychiatry, 164, 1319–1326.

Antonovsky, A. (1979). Health, Stress and Coping: New Perspectives on Mental and Physical Well-Being. San Francisco: Jossey-Bass.

Appelbaum, P. S., Uyehara, L. A. & Elin, M. R. (Hrsg.). (1997). Trauma and memory. Clinical and legal controversies. New York: Oxford University Press.

Argelander, H. (1970). Das Erstinterview in der Psychotherapie (6. Aufl.). Darmstadt: Primus.

Asmundson, G. J. G., Stapleton, J. A. & Taylor, S. (2004). Are avoidance and numbing distinct PTSD symptom clusters? Journal of Traumatic Stress, 17(6), 467–475.

Babiak, P. & Hare, R. D. (2006 a). Snakes in suits. When psychopaths go to work. New York 2007: Collins Business.

Babiak, P. & Hare, R. D. (2006 b). Menschenschinder oder Manager. Psychopathen bei der Arbeit. München 2007: Hanser.

Baeyer, v. W. R., Häfner H. & Kisker, K. P. (1964). Psychiatrie der Verfolgten. Psychopathologische und gutachterliche Erfahrungen an Opfern der nationalsozialistischen Verfolgung und vergleichbarer Extrembelastungen. Springer: Berlin.

Bahrke, U. & Rosendahl, W. (Hrsg.). (2001). Psychotraumatologie und Katathym-imaginative Psychotherapie. Lengerich: Pabst.

Baier, D. & Pfeiffer, C. (2011). Wenn Opfer nicht zu Tätern werden. Beeinflussen Bedingungen der Schulklasse den Zusammenhang von innerfamiliären Gewalterfahrungen und eigener Gewalttäterschaft? Trauma & Gewalt, 5, 6–19.

Bandura, A. (1997). Self-Efficacy. The exercise of control (7th ed.). New York 2003: Freeman.

Banyard, V. L., Williams, L. M. & Siegel, J. A. (2001). The long-term mental health consequences of child sexual abuse: An exploratory study of the impact of multiple traumas in a sample of women. Journal of Traumatic Stress, 14(4), 697–715.

Barker, P. (1991). Niemandsland. München 1999: Deutscher Taschenbuch Verlag.

Barker, P. (1993). Das Auge in der Tür. München 1998: Hanser.

Barker, P. (1995). Die Straße der Geister. München 2000: Hanser.

Barrett, K. C., Zahn-Waxler C. & Cole, P. (1993). Avoiders versus amenders: Implications for the investigation of guilt and shame during toddlerhoud? Cognition and Emotion, 7, 481–505.

Baumann, K. & Linden, M. (2011). Verbitterungsemotionen und Posttraumatische Verbitterungsstörung. In: G. H. Seidler, H. J. Freyberger & A. Maercker (Hrsg.), Handbuch der Psychotraumatologie (S. 189–201). Stuttgart: Klett-Cotta.

Beaudreau, S. A. (2007). Are trauma narratives unique and do they predict psychological adjustment? Journal of Traumatic Stress, 20(3), 353–357.

Beerlage, I. & Helmerichs, J. (2011). Bundeseinheitliche Qualitätsstandards und Leitlinien in der Psychosozialen Notfallversorgung. Trauma und Gewalt, 5, 222–235.

Belli, R. F. (Hrsg.). (2012). True and false recovered memories. Toward a reconciliation of the debate. New York, NY: Springer.

Bering, R., Horn, A. & Fischer, G. (2005). Die Psychopharmakatherapie der Posttraumatischen Belastungsstörung aus prozeßorientierter Sicht. Zeitschrift für Psychotraumatologie und Psychologische Medizin (ZPPM), 3(2), 47–58.

Bering, R., Schedlich, C., Zurek, G. & Fischer, G. (2004). Target-Group-Intervention-Program: A new approach in the debriefing controversy. European Trauma Bulletin, 11(1), 12–14.

Bering, R., Schedlich, C., Zurek, G. & Fischer, G. (2006). Zielgruppenorientierte Intervention zur Prävention von psychischen Langzeitfolgen für Opfer von Terroranschlägen (PLOT). Zeitschrift für Psychotraumatologie und Psychologische Medizin (ZPPM), 1, 57–75.

Berne, E. (2006). Die Transaktions-Analyse in der Psychotherapie: Eine systematische Individual- und Sozialpsychiatrie. Paderborn: Junfermann.

Bernstein, E. M. & Putnam, F. W. (1986). Development, reliability, and validity of a dissociation scale. Journal of Nervous and Mental Disease, 174, 727–735.

Birck, A. (2002). Traumatisierte Flüchtlinge. Wie glaubhaft sind ihre Aussagen? Heidelberg: Asanger.

Birck, A. (2004). Erinnern, Vergessen und posttraumatische Störung. In: F. Haenel & M. Wenk-Ansohn (Hrsg.), Begutachtung psychisch reaktiver Traumafolgen in aufenthaltsrechtlichen Verfahren (S. 76–97). Weinheim: Beltz.

Blair, J., Mitchell, D. & Blair, K. (2005). The psychopath. Emotion and the brain. Malden, MA: Blackwell Publishing.

Bleuler, E. (1911). Dementia Praecox oder die Gruppe der Schizophrenien. Leipzig: Deuticke.

254

Blum-Maurice, R., Knoller, E.-C., Nitsch, M. & Kröhnert, A. (2000). Qualitätsstandards für die Arbeit eines Kinderschutz-Zentrums. Köln: Eigenverlag der Bundesarbeitsgemeinschaft der Kinderschutz-Zentren e. V.

Bode, S. (2004). Die vergessene Generation. Die Kriegskinder brechen ihr Schweigen. Stuttgart: Klett-Cotta.

Bohleber, W. (2011). Die Traumatheorie in der Psychoanalyse. In: G. H. Seidler, H. J. Freyberger & A. Maercker (Hrsg.), Handbuch der Psychotraumatologie (S. 107–117). Stuttgart: Klett-Cotta.

Böhm, T., Kaplan, S. & Golay, S. B. (2009). Rache: Zur Psychodynamik einer unheimlichen Lust und ihrer Zähmung. Gießen: Psychosozial.

Bonhoeffer, K. (1914). Psychiatrie im Krieg. Deutsche Medizinische Wochenschrift, 40, 1777–1779.

Bonhoeffer, K. (1926). Beurteilung, Begutachtung und Rechtsprechung bei den sog. Unfallneurosen. Deutsche Medizinische Wochenschrift, 52, 179–182.

Boroske-Leiner, K., Hofmann, A. & Sack, M. (2008). Ergebnisse zur internen und externen Validität des Interviews zur komplexen Posttraumatischen Belastungsstörung (I-kPTBS). Psychotherapie, Psychosomatik, Medizinische Psychologie, 58, 192–199.

Böschenstein, R. (Hrsg.). (1987). Doppelgänger. München: Winkler.

Braun, P., Greenberg, D. & Dasberg, D. H. (1990). Core symptoms of posttraumatic stress disorder unimproved by alprazolam treatment. Journal of Clinical Psychiatry, 51, 236–238.

Breh, D. C. & Seidler, G. H. (2005). Zum Zusammenhang von peritraumatischer Dissoziation und PTSD – Eine Metaanalyse. Zeitschrift für Psychotraumatologie und Psychologische Medizin (ZPPM), 3, 79–89.

Breh, D. C. & Seidler, G. H. (2007). Is Peritraumatic Dissociation a Risk Factor for PTSD? A meta-analytic study. Journal of Trauma and Dissoziation, 8, 53–67.

Bremner, D. & Marmar, C. R. (Hrsg.). (1998). Trauma, memory, and dissoziation. Washington, DC: American Psychiatric Press.

Bremner, J. D., Randall, P., Scott, T. M., Bronen, R. A., Seibly, J. P., Southwick, S. M. et al. (1995). MRI-based measurement of hippocampal volume in patients with combat-related posttraumatic stress disorder. American Journal of Psychiatry, 154, 973–981.

Brenner, C. (1982). Elemente des seelischen Konflikts. Theorie und Praxis der modernen Psychoanalyse. Frankfurt am Main 1986: Fischer.

Breslau, N., Chilcoat, H. D., Kessler, R. C. & Davis, G. C. (1999 b). Previous exposure to trauma and PTSD effects of subsequent trauma: Results from the Detroit Area Survey of Trauma. American Journal of Psychiatry, 156, 902–901.

Breslau, N., Chilcoat, H. D., Kessler, R. C., Peterson, E. L. & Lucia, V. C. (1999 a). Vulnerability to assaultive violence: Further specification of the sex difference in post-traumatic stress disorder. Psychological Medicine, 29, 813–821.

Breslau, N., Davis, G., Andreski, P. & Peterson, E. (1991). Traumatic events and Posttraumatic Stress Disorder in an urban population of young adults. Archives of General Psychiatry, 48, 216–222.

Breslau, N., Kessler, R. C., Chilcoat, H. D., Schultz, L. R., Davis, G. C. & Andreski, P. (1998). Trauma and posttraumatic stress disorder in the community: The 1996 Detroit Area Survey of Trauma. Archives of General Psychiatry, 55, 626–632.

Brett, E. (1993). Psychoanalytic contributions to a theory of traumatic stress. In: J. P. Wilson & B. Raphael (Hrsg.), International handbook of Traumatic Stress Syndromes (S. 61–68). New York: Plenum Press.

Brewin, C. R., Andrews, B., Rose, S. & Kirk, M. (1999). Acute stress disorder and posttraumatic stress disorder in victims of violent crime. American Journal of Psychiatry, 156, 360–366.

Brewin, C. R., Andrews, B. & Valentine, J. D. (2000). Meta-analysis of risk factors for posttraumatic stress disorder in trauma-exposed adults. Journal of Consulting & Clinical Psychology, Vol 68(5), 748–766.

Brickman, A. (1983). Pre-oedipal development of the superego. International Journal of Psycho-Analysis, 64, 83–92.

Brisch, K.H. (2009). Bindung und Trauma: Risiken und Schutzfaktoren für die Entwicklung von Kindern (3rd ed.). Stuttgart: Klett-Cotta.

Bronfenbrenner U (1986) Recent advances in research on the ecology of human development In R.K. Silbereisen, K. Eyfert & G Rudinger (Hrsg.), Development as action in context. Problem behavior and normal youth development (S. 287–309). Berlin: Springer.

Brownmiller, S. (1975). Gegen unseren Willen. Vergewaltigung und Männerherrschaft. Frankfurt am Main 1988: Fischer.

Brunswick, R.J. (1940). The preoedipal phase of the libido development. Psychoanalytic Quarterly, 9, 293–319.

Bryant, R.A. & Harvey, A.G. (2000). Acute stress disorder. A handbook of theory, assessment, and treatment. Washington, DC: American Psychological Association.

Bundeskriminalamt. (2010). Polizeiliche Kriminalstatistik Bundesrepublik Deutschland Berichtsjahr 2009. Wiesbaden: Bundeskriminalamt.

Buske-Kirschbaum, A., Geiben, A., Wermke, C., Pirke, K.M. & Hellhammer, D.H. (2001). Preliminary evidence for Herpes labialis recurrence following experimentally induced gust. Psychotherapy and Psychosomatics, 70, 86–91.

Büsser, S.R. (2011). Das »Gretchenphänomen«: Die Komplizenschaft mit den Lügen Fausts. Oder: Die aktive Suche nach dem idealen Objekt. Psyche, 65, 752–764.

Calhoun, L.G. & Tedeschi, R.G. (2004). Authors' response: »The foundations of posttraumatic growth: New considerations«. Psychological Inquiry, 15(1), 93–102.

Calhoun, L.G. & Tedeschi, R.G. (Hrsg.). (2006). Handbook of Posttraumatic Growth. Research and Practice. New Jersey: Lawrence Erlbaum.

Carnes, P. (1997). The betrayal bond. Breaking free of exploitive relationships. Deerfield Beach, FL: Health Communications.

Chevalier, C., Gillner, M., Freyberger, H.J. & Spitzer, C. (2009). Komplexe Posttraumatische Belastungsstörung und kindliche Misshandlungen bei forensischen Patienten. Trauma & Gewalt, 3, 42–49.

Chiu, L. (2004). An integrated review of the concept of spirituality in the health sciences. Western Journal of Nursing Research, 7, 405–428.

Chopich, E.J. & Paul, M. (1990). Aussöhnung mit dem inneren Kind (10. Aufl.). München 2000: Ullstein.

Classen, C.C., Pain, C., Field, N.P. & Woods, P.P. (2006). Posttraumatic personality disorder: A reformulation of complex Posttraumatic Stress Disorder and Borderline personality Disorder. Psychiatric Clinic of North America, 29, 87–112.

Cleckley, H. (1941). The mask of sanity (5th ed.). St. Louis, MO 1976: Mosby.

Cole, P., Barrett K.C. & Zahn-Waxler, C. (1992). Emotion displays in 2-year-olds during mishaps. Child Development, 63, 314–324.

Connor, K.M., Davidson, J.R.T. & Lee, L.-C. (2003). Spirituality, resilience, and anger in survivors of violent trauma: A community survey. Journal of Traumatic Stress, 16(5), 487–494.

Courtois, C.A. & Bloom, S.L. (2000a). Inpatient treatment treatment guidelines. In: E.B. Foa, T.M. Keane & M.J. Friedman (Hrsg.), Effective treatments for PTSD. Practice Guidelines from the International Society for Traumatic Stress Studies (S. 342–346). New York: Guilford.

Courtois, C.A. & Bloom, S.L. (2000b). Inpatient treatment [treatment guidelines]. In: E.B. Foa, T.M. Keane & M.J. Friedman (Hrsg.), Effective treatments for PTSD. Practice Guidelines from the International Society for Traumatic Stress Studies (S. 342–346). New York: Guilford.

Creamer, M. & O'Donnell, M. (2008). Commentary on »Does psychoeducation help prevent posttraumatic psychological distress?« The pros and cons of psychoeducation following trauma: Too early to judge? Psychiatry, 71(4), 319–321.

Creveld, M. v. (1991). Die Zukunft des Krieges. München 1998: Gerling Akademie

Dammann, G. (2007). Narzißten, Egomanen, Psychopathen in der Führungsetage. Bern: Haupt.

Danieli, Y. (1998). International handbook of multigenerational legacies of trauma. New York: Plenum Press.

Darves-Bornoz, J.-M. (1997). Rape-related psychotraumatic syndromes. European Journal of Obstetrics and Gynecology and Reproductive Biology 71, 59–65.

Darwin, C. (1872). The expression of the emotions in man and animal. With a preface by Margaret Mead. New York, 1969: Greenwood Press (Reprint der Originalausgabe von 1872, London, Methuen).

Davidson, J. R. (2006). Pharmacologic treatment of acute and chronic stress following trauma. Journal of Clinical Psychiatry, 67(suppl 2), 34–39.

Davidson, J. R. & Foa, E. B. (1993). Posttraumatic stress disorder. DSM-IV and beyond. Washington: American Psychiatric Press.

Davis, J. L., Petretic-Jackson, P. A. & Ting, L. (2001). Intimacy dysfunction and trauma symptomatology: Long-term correlates of different types of child abuse. Journal of Traumatic Stress, 14(1), 63–79.

De Rivera, J. (1977). A structural theory of the emotions. New York: International University Press.

Deegener, G. (2005). Formen und Häufigkeiten der Kindesmißhandlung. In: G. Deegener & W. Körner (Hrsg.), Kindesmißhandlung und Vernachlässigung. Ein Handbuch (S. 37–58). Göttingen: Hogrefe.

Deegener, G. & Körner, W. (Hrsg.). (2005 a). Kindesmißhandlung und Vernachlässigung. Ein Handbuch. Göttingen: Hogrefe.

Demartino, R., Mollica, R. F. & Wilk, V. (1995). Monoamine oxidase inhibitors in post-traumatic stress disorder. Journal of Nervous and Mental Disease, 183, 510–515.

Devereux, G. (1967). Angst und Methode in den Verhaltenswissenschaften. München: Hanser.

Diener, S. J., Flor, H. & Wessa, M. (2010). Learning and consolidation of verbal declarative memory in patients with Posttraumatic Stress Disorder. Zeitschrift für Psychologie/Journal of Psychology 2010; Vol. 218(2):135, 218(2), 135–140.

Dohrenwend, B. P., Turner, J. B., Turse, N. A., Adams, B. G., Koenen, K. C. & Marshall, R. (2006). The psychological risks of Vietnam for U. S. veterans: A revisit with new data and methods. Science, 313, 979–982.

Dong, M., Dube, S. R., Felitti, V. J., Giles, W. H. & Anda, R. F. (2003). Adverse childhood experiences and self-reported liver disease: New insights into a causal pathway. Archives of Internal Medicine, 163, 1949–1956.

Dong, M., Giles, W. H., Felitti, V. J., Dube, S. R., Williams J. E., Chapman. D. P. et al. (2004). Insights into causal pathways for ischemic heart disease: Adverse Childhood Ex periences Study. Circulation, 110, 1761–1766.

Donovan, D. M. (1991). Traumatology: A field whose time has come. Journal of Traumatic Stress, 4, 433–435.

Dornes, M. (2009). Der kompetente Säugling: Die präverbale Entwicklung des Menschen (12. Aufl.). Frankfurt am Main: Fischer.

Drees, A. (1996). Folter: Opfer, Täter, Therapeuten. Neue Konzepte der psychotherapeutischen Behandlung von Gewaltopfern (2. Aufl.). Gießen 1997: Psychosozial.

Drenkhahn, K., Spitzer, C., Freyberger, H. J., Dünkel, F. & Dudeck, M. (2010). Psychische Symptombelastung und Straftäterbehandlung im langen Freiheitsentzug. Erste Ergebnisse einer internationalen Untersuchung. Trauma & Gewalt, 4, 270–280.

Dudeck, M. & Bernheim, D. (2011). Traumafolgen nach anhaltender sexueller und anderer krimineller Gewalt. In: G. H. Seidler, H. J. Freyberger & A. Maercker (Hrsg.), Handbuch der Psychotraumatologie (S. 317–328). Stuttgart: Klett-Cotta.

Dulz, B. & Jensen, M. (2011). Aspekte einer Trauma-Ätiologie der Borderline-Persönlichkeitsstörung – psychoanalytisch-psychodynamische Überlegungen und empirische Daten. In: B. Dulz, S. C. Herpertz, O. F. Kernberg & U. Sachsse (Hrsg.), Handbuch der Borderline-Störungen (S. 203–224). Stuttgart: Schattauer.

Dulz, B. & Rönfeldt, J. (2011). Persönlichkeitsstörungen und Trauma. In: G. H. Seidler, H. J. Freyberger & A. Maercker (Hrsg.), Handbuch der Psychotraumatologie (S. 292–314). Stuttgart: Klett-Cotta.

Dyer, G. (2010). Schlachtfeld Erde. Klimakriege im 21. Jahrhundert. Stuttgart: Klett-Cotta.

Ebert, A. & Dyck, M. J. (2004). The experience of mental death: The core feature of complex Posttraumatic Stress Disorder. Clinical Psychology Review, 24, 617–635.

Eckart, W. U. (1997). »Die wachsende Nervosität unserer Zeit«: Medizin und Kultur um 1900 am Beispiel einer Modekrankheit. In: G. Hübinger, R. v. Bruch & F. W. Graf (Hrsg.), Kultur und Kulturwissenschaft um 1900 II: Idealismus und Positivismus (S. 207–226). Stuttgart: Franz Steiner.

Eckart, W. U. (2005). Kriegsgewalt und Psychotrauma im Ersten Weltkrieg. In: G. H. Seidler & W. Eckart (Hrsg.), Verletzte Seelen. Möglichkeiten und Perspektiven einer historischen Traumaforschung (S. 85–105). Gießen: Psychosozial.

Ehlers, A. (2010). Understanding and treating unwanted trauma memories in Posttraumatic Stress Disorder. Zeitschrift für Psychologie/Journal of Psychology, 218(2), 141–145.

Ehlers, A., Clark, D. M., Hackmann, A., McManus, F. & Fennell, M. (2005). Cognitive therapy for PTSD: Development and evaluation. Behaviour Research and Therapy, 43, 413–431.

Eissler, K. R. (1963). Die Ermordung von wie vielen seiner Kinder muß ein Mensch symptomfrei ertragen können, um eine normale Konstitution zu haben? Psyche, 17, 279–291.

Eliade, M. (1976). Geschichte der religiösen Ideen. Band 1: Von der Steinzeit bis zu den Mysterien von Eleusis (3. Aufl.). Freiburg im Breisgau 1978: Herder

Ellenberger, H. F. (1973 a). Die Entdeckung des Unbewußten. Band 1. Bern: Huber.

Ellenberger, H. F. (1973 b). Die Entdeckung des Unbewußten. Band 2. Bern: Huber.

Elliott, D. M., Mok, D. S. & Briere, J. (2004). Adult sexual assault: Prevalence, symptomatology, and sex differences in the general population. Journal of Traumatic Stress, 17(3), 203–211.

Elwood, L. S., Smith, D. W., Resnick, H. S., Gudmundsdottir, B., Amstadter, A. B., Hanson, R. F. et al. (2011). Predictors of rape: Findings from the National Survey of Adolescents. Journal of Traumatic Stress, 24(2), 166–173.

Emde, R. N., Johnson W. & Easterbrooks, M. (1987). The dos and don'ts of early moral development. Psychoanalytic tradition and current research. In: Jerome Kagan & S Lambvon (Hrsg.), The emergence of morality in young children (S. 245–276). Chicago: University of Chicago Press.

Erichsen, J. E. (1866). On railway and other injuries of the nervous system. London: Walton and Maberly.

Erichsen, J. E. (1875). On concussion of the spine, nervous shock, and other obscure injuries of the nervous system in their clinical and medico-legal aspects. London: Longmans Green.

Ermann, M. (2007). Psychosomatische Medizin und Psychotherapie: Ein Lehrbuch auf psychoanalytischer Grundlage (5. Aufl.). Stuttgart: Kohlhammer.

Essau, C. A., Conradt, J. & Petermann, F. (1999). Häufigkeit der Posttraumatischen Belastungsstörung bei Jugendlichen: Ergebnisse der Bremer Jugendstudie. Zeitschrift für Kinder- und Jugendpsychiatrie und Psychotherapie, 27, 37–45.

Evans, C., Ehlers, A., Mezey, G. & Clark, D. M. (2007 a). Intrusive Memories in Perpetrators of Violent Crime: Emotions and Cognitions. Journal of Consulting and Clinical Psychology, 75, 134–144.

Evans, C., Ehlers, A., Mezey, G. & Clark, D. M. (2007 b). Intrusive Memories and Ruminations Related to Violent Crime Among Young Offenders: Phenomenological characteristics. Journal of Traumatic Stress, 20, 183–196.

Evans, C., Mezey, G. & Ehlers, A. (2009). Amnesia for violent crime among young offenders. The Journal of Forensic Psychiatry & Psychology, 20, 85–106.

Evans, P. (2012). Victory over verbal abuse. Avon, Massachusetts: Adams Media.

Everly, G. S., Jr. & Lating, J. M. (1995). Psychotraumatology: Key papers and core concepts in post-traumatic stress. New York: Plenum Press.

Everly, G. S. & Mitchell, J. T. (1997). Critical incident stress management – CISM –. A new era and standard of care in crisis intervention (2nd ed.). Ellicot City, MD 1999: Chevron.

Everly, G. S. & Mitchell, J. T. (2002). CISM-Stressmanagement nach kritischen Ereignissen. Wien: Facultas Universitatsverlag.

Faber, F. R., Dahm A. & Kallinke, D. (1999). Faber/Haarstrick: Kommentar Psychotherapie-Richtlinien (5. Aufl.). München: Urban & Fischer.

Fäh, M. & Fischer, G. (Hrsg.). (1998). Sinn und Unsinn in der Psychotherapieforschung. Eine kritische Auseinandersetzung mit Aussagen und Forschungsmethoden. Gießen: Psychosozial.

Fallding, H. (1999). Towards a definition of term »spiritual«. Journal of Christian Education, 42, 21–26.

Falsetti, S. A., Resick, P. A. & Davis, J. L. (2003). Changes in religious beliefs following trauma. Journal of Traumatic Stress, 16(4), 391–398.

Federn, P. (1953). Ichpsychologie und die Psychosen. Frankfurt am Main 1978: Suhrkamp.

Felitti, V. J. (2002). Belastungen in der Kindheit und Gesundheit im Erwachsenenalter: Die Verwandlung von Gold in Blei. Zeitschrift für Psychosomatische Medizin und Psychotherapie, 48, 359–369.

Felitti, V. J., Anda, R. F., Nordenberg, D., Williamson, D. F., Spitz, A. M., Edwards, V. et al. (1998). Relationship of childhood abuse and household dysfunction to many of the leading causes of death in adults. American Journal of Preventive Medicine, 14, 245–258.

Felitti, V. J., Fink, P. J., Fishkin, R. E. & Anda, R. F. (2007). Ergebnisse der Adverse Childhood Experiences (ACE) – Studie zu Kindheitstrauma und Gewalt. Epidemiologische Validierung psychoanalytischer Konzepte. Trauma & Gewalt, 1, 18–32.

Ferenczi, S. (1933). Sprachverwirrung zwischen den Erwachsenen und dem Kind. Die Sprache der Zärtlichkeit und der Leidenschaft. In: S. Ferenczi (Hrsg.), Schriften zur Psychoanalyse. Band II (S. 303–313). Frankfurt am Main 1982: Fischer Taschenbuch.

Feuer, C. A., Nishith, P. & Resick, P. (2005). Prediction of numbing and effortful avoidance in female rape survivors with chronic PTSD. Journal of Traumatic Stress, 18(2), 165–170.

Fiedler, P. (1999). Dissoziative Störungen und Konversion (2. Aufl.). Weinheim 2001: Beltz.

Fiedler, P. (2004). Sexuelle Orientierung und sexuelle Abweichung. Weinheim: Beltz.

Figley, C. R. (Hrsg.). (2006 a). Mapping trauma and its wake. Autobiographic essays by pioneer trauma scholars. New York: Routledge.

Figley CR (2006 b) From veterans of war to veterans of terrorism: My maps of trauma. In: C. R. Figley (Hrsg.), Mapping trauma and its wake. Autobiographic essays by pioneer trauma scholars (S. 47–60). New York: Routledge.

Fischer, G. (1990). Die Fähigkeit zur Objektspaltung. Forum der Psychoanalyse, 6, 199–212.

Fischer, G. (2000 a). Psychoanalyse und Psychotraumatologie. Jahrbuch für Literatur und Psychoanalyse, 19, 11–26.

Fischer, G. (2000 b). Mehrdimensionale Psychodynamische Traumatherapie MPTT. Manual zur Behandlung psychotraumatischer Störungen. Heidelberg: Roland Asanger.

Fischer, G. (2000 c). KÖDOPS. Kölner Dokumentations- und Planungssystem für dialektische Psychotherapie, Psychoanalyse und Traumabehandlung. Köln/Much: Verlag Deutsches Institut für Psychotraumatologie (DIPT).

Fischer, G. (2001). Psychoanalytische Perspektiven in der Behandlung schwerer akuter Traumatisierung. Forschungsergebnisse und Praxisempfehlungen aus dem Kölner Opferhilfe Modellprojekt. In: W. Bohleber & S. Drews (Hrsg.), Die Gegenwart der Psychoanalyse – Die Psychoanlyse der Gegenwart (S. 435–449). Stuttgart: Klett-Cotta.

Fischer, G. (2003). Neue Wege aus dem Trauma. Erste Hilfe bei schweren Belastungen (2. Aufl.). Düsseldorf: Patmos.

Fischer, G., Reddemann, L., Barwinski-Fäh, R. & Bering, R. (2003). Traumaadaptierte tiefenpsychologisch fundierte und analytische Psychotherapie: Definition und Leitlinien. Psychotherapeut, 48(3), 199–209.

Fischer, G. & Riedesser, P. (2003). Lehrbuch der Psychotraumatologie (3. Aufl.). München: Ernst Reinhardt.

Fischer, G. & Riedesser, P. (2009). Lehrbuch der Psychotraumatologie (4. Aufl.). München: Ernst Reinhardt.

Fischer, G. & Schay, P. (2008). Psychodynamische Psycho- und Traumatherapie. Konzepte – Praxis – Perspektiven. Wiesbaden: VS Verlag für Sozialwissenschaften.

Fischer-Homberger, E. (1975). Die traumatische Neurose. Vom somatischen zum sozialen Leiden (2. Aufl.). Gießen 2004: Psychosozial.

259

Fischer-Homberger, E. (1987). Der Erste Weltkrieg und die Krise der ärztlichen Ethik. In: J. Bleker & H.-P. Schmiedebach (Hrsg.), Medizin und Krieg. Vom Dilemma der Heilberufe 1865 bis 1985 (S. 122–134). Frankfurt am Main: Fischer Taschenbuch.

Fischer-Homberger, E. (2005). Haut und Trauma: Zur Geschichte der Verletzung. In: G. H. Seidler & W. U. Eckart (Hrsg.), Verletzte Seelen. Möglichkeiten und Perspektiven einer historischen Traumaforschung (S. 57–83). Gießen: Psychosozial.

Flatten, G. (2011 a). Leitlinienreport zur S2 – Leitlinie Diagnostik und Therapie von akuten Folgen psychischer Traumatisierung. Trauma und Gewalt, 5, 212–213.

Flatten, G. (2011 b). Leitlinienreport zur S3-Leitlinie Posttraumatische Belastungsstörung. Trauma und Gewalt, 5, 200–201.

Flatten, G., Bär, O., Becker, K., Bengel, J., Frommberger, U., Hofmann, A. et al. (2011 a). S2-Leitlinie Diagnostik und Behandlung von akuten Folgen psychischer Traumatisierung. Trauma und Gewalt, 5, 214–221.

Flatten, G., Gast, U., Hofmann, A., Knaevelsrud, C., Lampe, A., Liebermann, P. et al. (2011 b). S3-Leitline Posttraumatische Belastungsstörung ICD-10: F43.1. Trauma und Gewalt, 5, 202–210.

Foa, E. B., Hembree, E. A. & Rothbaum, B. O. (2007). Prolonged exposure therapy for PTSD: Emotional processing of traumatic experiences. New York: Oxford University Press.

Foa, E. B. & Rothbaum, B. O. (1998). Treating the trauma of rape: Cognitive-behavioral therapy for PTSD. New York: Guilford Press.

Fontana, A. & Rosenheck, R. (1994). Posttraumatic stress disorder among Vietnan theater veterans. A causal model of etiology in a community sample. Journal of Nervous and Mental Disease, 182, 677–684.

Foy, D. W., Glynn, S. M., Schnurr, P. P., Jankowski, M. K., Wattenberg, M. S., Weiss, D. S. et al. (2000). Group therapy. In: Edna B. Foa, T. M. Keane & M. J. Friedman (Hrsg.), Effective treatments for PTSD. Practice Guidelines from the International Society for Traumatic Stress Studies (S. 155–175). New York: Guilford.

Freedman, A. M., Kaplan, H. I. & Sadock, B. J. (Hrsg.). (1975). Comprehensive textbook of psychiatry (2nd ed.). Balitmore: Wiliams & Wilkens.

Freud, A. (1936). Das Ich und die Abwehrmechanismen. Die Schriften der Anna Freud, Bd. I/B, S. 193–355, 362–364. München: Kindler.

Freud, S. (1895 d). Studien über Hysterie. Gesammelte Werke, Bd. 1, S. 75–312. Frankfurt am Main: Fischer.[1]

Freud, S. (1896 c). Zur Ätiologie der Hysterie. Gesammelte Werke, Bd. 1, S. 404–438. Frankfurt am Main: Fischer.

Freud, S. (1900 a). Die Traumdeutung. Gesammelte Werke, Bd. 2/3. Frankfurt am Main: Fischer.

Freud, S. (1923 b). Das Ich und das Es. Gesammelte Werke, Bd. 13, S. 237–289. Frankfurt am Main: Fischer.

Freud, S. (1933 a [1932]). Neue Folge der Vorlesungen zur Einführung in die Psychoanalyse. Gesammelte Werke, Bd. 15. Frankfurt am Main: Fischer.

Freyberger, H. J. & Freyberger, H. (2007 a). Zur Geschichte der Begutachtungspraxis bei Holocaust-Überlebenden. Trauma und Gewalt. Forschung und Praxisfelder, 1(4), 286–292.

Freyberger, H. J. & Freyberger, H. (2007 b). Sechzig Jahre danach: Posttraumatische Belastungsstörungen, salutogene Faktoren und gutachterliche Einschätzungen bei Holocaust-Überlebenden im Langzeitverlauf. Zeitschrift für Psychosomatische Medizin und Psychotherapie, 53(4), 380–392.

Freyberger, H. & Freyberger, H. J. (2011). Ulrich Venzlaff – Nestor und Wegbereiter der Psychotraumatologie. In: G. H. Seidler, H. J. Freyberger & A. Maercker (Hrsg.), Handbuch der Psychotraumatologie (S. 11–12). Stuttgart: Klett-Cotta.

---

[1] Die Zitierung der Werke von S. Freud erfolgt, wie in wissenschaftlichen Publikationen üblich, nach Meyer-Palmedo und Fichtner (1975). Freud-Bibliographie mit Werkkonkordanz. Korrigierte Taschenbuchausgabe Frankfurt am Main 1982: Fischer.

Freyberger, H.J., Spitzer, C. & Stieglitz, R.-D. (2005). FDS. Fragebogen zu Dissoziaitven Symptomen (2. Aufl.). Bern: Huber.

Freyberger, H.J. & Stieglitz, R.-D. (2011). Die Posttraumatische Belastungsstörung und die Anpassungsstörungen in ICD-10 und DSM-IV. In: G.H. Seidler, H.J. Freyberger & A. Maercker (Hrsg.), Handbuch der Psychotraumatologie (S. 144–151). Stuttgart: Klett-Cotta.

Friedman, M.J., Keane, T.M. & Resick, P.A. (2007). Handbook of PTSD. Science and Practice. New York: Guilford.

Friedman, M.J., Resick, P.A. & Keane, T.M. (2007). PTSD. Twenty-five years of progress and challenges. In: M.J. Friedman, T.M. Keane, P.A. Resick (Hrsg.), Handbook of PTSD. Science and Practice (S. 3–18). New York: Guilford.

Friedrich, J. (2002). Der Brand. Deutschland im Bombenkrieg 1940–1945 (9. Aufl.). München: Propyläen.

Fritzsche, K. & Hartman, W. (2010). Einführung in die Ego-state-Therapie. Heidelberg: Carl Auer.

Frommberger, U. & Keller, R. (Hrsg.). (2007). Empfehlungen von Qualitätsstandards für stationäre Traumatherapie. Indikation, Methoden und Evaluation stationärer Traumatherapie in Rehabilitation, Akutpsychosomatik und Psychiatrie. Lengerich: Pabst.

Fullerton, C.S., Ursane, R.J. & Wang, L. (2004). Acute stress disorder, posttraumatic stress disorder, and depression in disaster or rescue workers. American Journal of Psychiatry, 161, 1370–1376.

Galtung, J. (1975). Strukturelle Gewalt. Beiträge zur Friedens- und Konfliktforschung. Reinbek 1982: Rowohlt.

Ganser, S.J.M. (1898). Ein eigentümlicher hysterischer Zustand. Archiv für Psychiatrie und Nervenkrankheiten, 30, 633–641.

Gasch, U. (2007). Traumatisierungsrisiko von polizeilichen Einsatzkräften vor dem Hintergrund eines berufsbezogenen Selbstverständnisses. Trauma und Gewalt, 1, 70–80.

Gasch, U.C. (2011). Der strafrechtliche Kontext. In: G.H. Seidler, H.J. Freyberger & A. Maercker (Hrsg.), Handbuch der Psychotraumatologie (S. 721–734). Stuttgart: Klett-Cotta.

Gasch, U.C. & Kress, C.P. (2011). Sexualdelikte – eine kriminologische, juristische und psychotraumatologische Sicht. In: G.H. Seidler, H.J. Freyberger & A. Maercker (Hrsg.), Handbuch der Psychotraumatologie (S. 413–431). Stuttgart: Klett-Cotta.

Gast, U., Oswald, T., Zündorf, F. & Hofmann, A. (2000). Strukturiertes Klinisches Interview für DSM-IV – Dissoziative Störungen (SKID-D). Göttingen: Hogrefe.

Gelinas, D. (1983). The persistent negativ effects of incest. Psychiatry, 46, 312–332.

Gemoll, W. & Vretska, K. (1908). Griechisch-Deutsches Schul- und Handwörterbuch (9. Aufl.). München 1991: Oldenbourg.

Giernalczyk, U. (2008). Aussagepsychologische Begutachtung Erwachsener, die in der Kindheit traumatisiert wurden. In: C. Fliß & C. Igney (Hrsg.), Handbuch Trauma und Dissoziation. Interdisziplinäre Kooperation für komplex traumatisierte Menschen (S. 347–360). Lengerich: Pabst.

Gilbertson, M.W., Shenton, M.E., Ciszewski, A., Kasai, K., Lasko, N.B., Orr, S.P. et al. (2002). Smaller hippocampal volume predicts pathological vulnerability to psychological trauma. Nature Neuroscience, 5, 1242–1247.

Goethe, J.W.v. (1993a). Faust Teil 1. In: E. Trunz (Hrsg.), Goethes Werke. Band 3. Hamburger Ausgabe in 14 Bänden (15. Aufl., S. 10–145). München: Beck.

Goethe, J.W.v. (1993b). Heidenröslein. In: E. Trunz (Hrsg.), Goethes Werke. Band 1. Hamburger Ausgabe in 14 Bänden (15. Aufl., S. 78–79). München: Beck.

Goettmann, C., Greaves G.B. & Coons, P.M. (1991). Multiple personality and dissociation, 1791–1992. A complete bibliography (2nd ed.). Lutherville 1994: Sidran Press.

Gold, G.J. & Weiner, B. (2000). Remorse, confessions, group identity and expectations about repeating a transgression. Basic and Applied Social Psychology, 22, 291–300.

Goldberg, A. (1999). Being of two minds. The vertical split in psychoanalysis and psychotherapy. Hillsdale, NJ: Analytic Press.

Goodwin, J. (1982). Sexual abuse: Incest victims and their families. Boston, MA: John Wright.

261

Grand, D. (2011 a). EMDR – Ein Durchbruch in der Psychotherapie. Wien: Passagen.

Grand, D. (2011 b). Brainspotting. Ein neues duales Regulationsmodell für den psychotherapeutischen Prozess. Trauma und Gewalt, 5, 276–285.

Grawe, K. (1998). Psychologische Therapie. Göttingen: Hogrefe.

Green, A. (1983). Die tote Mutter. In: A. Green (Hrsg.), Die tote Mutter. Psychoanalytische Studien zu Lebensnarzissmus und Todesnarzissmus (2. Aufl., S. 233–265). Gießen 2011: Psychosozial.

Grubrich-Simitis, I. (1998). Es war nicht der »Sturz aller Werte« – Gewichtungen in Freuds ätiologischer Theorie. In: Anne-Marie Schlösser & K. Höhfeld (Hrsg.), Trauma und Konflikt (S. 97–112). Gießen: Psychosozial.

Guay, S., Billette, V. & Marchand, A. (2006). Exploring the links between posttraumatic stress disorder and social support: Processes and potential research avenues. Journal of Traumatic Stress, 19(3), 327–338.

Haddock, D. B. (2001). The dissociative identity disorder sourcebook. Chicago: Contemporary Books – McGraw-Hill.

Haeny, C., Nietlisbach, G. & Maercker, A. (2010). Veränderte Selbstwahrnehmung bei der Posttraumatischen Belastungsstörung: »Transparency-Illusion« und »Self-Handicapping«. Trauma & Gewalt, 4, 42–50.

Hanson, R. F., Sawyer, G. K., Begle, A. M. & Hubel, G. S. (2010). The impact of crime victimization on quality of life. Journal of Traumatic Stress, 23(2), 189–197.

Hare, R. D. (1993). Die Psychopathen unter uns. Wien 2005: Springer

Harrington, R. (2001). The railway accident: Trains, trauma, and technological crisis in nineteenth-century Britain. In: M. S. Micale & P. Lerner (Hrsg.), Traumatic pasts. History, psychiatry, and trauma in the modern age, 1870–1930 (S. 31–56). Cambridge: Cambridge University Press.

Harvey, A. G. & Bryant, R. A. (1999). Relationship of acute stress disorder and posttraumatic stress disorder following motor vehicle accidents. Journal of Consultation and Clinical Psychiatry, 67, 985–988.

Hauser, M. & Griese, K. (2011). Sexualisierte Gewalt gegen Frauen im Krieg: Hintergründe, Folgen und Unterstützungsansätze. In: G. H. Seidler, H. J. Freyberger & A. Maercker (Hrsg.), Handbuch der Psychotraumatologie (S. 508–518). Stuttgart: Klett-Cotta.

Häuser, W., Schmutzer, G., Brähler, E. & Glaesmer, H. (2011). Misshandlungen in Kindheit und Jugend. Ergebnisse einer Umfrage in einer repräsentativen Stichprobe der deutschen Bevölkerung. Deutsches Ärzteblatt, 108, 287–294.

Hefftler, D. & Mehler, S. (2010). Gruppentherapie mit komplex traumatisierten Patientinnen im stationären Setting. Gruppenpsychotherapie und Gruppendynamik, 46, 41–54.

Heigl, F. (1969). Zum strukturellen Denken in der Psychoanalyse. Aspekte der Psychoanalyse, 12–25.

Heigl-Evers, A. & Heigl, F. (1983). Das interaktionelle Prinzip in der Einzel- und Gruppenpsychotherapie. Zeitschrift für Psychosomatische Medizin und Psychoanalyse, 29, 1–14.

Heigl-Evers, A. & Heigl, F. (1987). Die psychoanalytisch-interaktionelle Therapie. Eine Methode zur Behandlung präödipaler Störungen. Psychoanalyse der Gegenwart, 181–197.

Heigl-Evers, A. & Heigl, F. (1988). Zum Prinzip »Antwort« in der psychoanalytischen Therapie. In: R. Klußmann, W. Mertens & F. Schwarz (Hrsg.), Aktuelle Themen der Psychoanalyse (S. 85–97). Berlin: Springer.

Heigl-Evers, A. & Nitzschke, B. (1991). Das Prinzip »Deutung« und das Prinzip »Antwort« in der psychoanalytischen Therapie. Zeitschrift für Psychosomatische Medizin und Psychoanalyse, 37, 115–127.

Heigl-Evers, A. & Schepank, H. (1980). Ursprünge seelisch bedingter Krankheiten. Eine Untersuchung an 100 + 9 Zwillingspaaren mit Neurosen und psychosomatischen Erkrankungen. Bd. I: Wege, Probleme und Methoden. Göttingen: Vandenhoeck & Ruprecht.

Heigl-Evers, A. & Schepank, H. (1981). Ursprünge seelisch bedingter Krankheiten. Eine Untersuchung an 100 + 9 Zwillingspaaren mit Neurosen und psychosomatischen Erkrankungen. Bd. II: Ergebnisse. Göttingen: Vandenhoeck & Ruprecht.

Hembree, E. A., Rothbaum, B. O. & Foa, E. B. (2009). Expositionsfokussierte Therapie der Posttraumatischen Belastungsstörung. In: A. Maercker (Hrsg.), Posttraumatische Belastungsstörungen (3. Aufl.) (S. 203–216). Heidelberg: Springer.

Hering, T. & Beerlage, I. (2007). Arbeitsbelastungen und Gesundheit im Rettungsdienst. Trauma & Gewalt, 1, 274–285.

Herman, J. L. (1981). Father-Daughter Incest. Cambridge, MA.: Harvard University Press.

Herman, J. L. (1992 a). Complex PTSD: A syndrome in survivors of prolonged and repeated trauma. Journal of Traumatic Stress, 5(3), 377–391.

Herman, J. L. (1992 b). Die Narben der Gewalt. München 1993: Kindler.

Herman, J. L. (1993). Father-daughter incest. In: J. P. Wilson & B. Raphael (Hrsg.), International handbook of Traumatic Stress Syndromes (S. 593–600). New York: Plenum Press.

Hillis, S. D., Anda R. F., Felitti V. J., Nordenberg, D. & Marchbank, P. A. (2000). Adverse childhood experiences and sexually transmitted diseases in men and women: A retrospective study. Pediatrics, 106, 1–6.

Hinshelwood, R. D. (1989). Wörterbuch der kleinianischen Psychoanalyse (2. Aufl.). Stuttgart 1991: Verlag Internationale Psychoanalyse.

Hirsch, M. (2003). Täter und Opfer sexueller Gewalt in einer therapeutischen Gruppe – Über umwandelnde Gegen- und Kreuzidentifikationen. Gruppenpsychotherapie und Gruppendynamik, 39, 169–186.

Hobfoll, S. E., Watson, P., Bell, C. C., Bryant, R. A., Brymer, M. J., Friedman, M. J. et al. (2007). Five essential elements of immediate and mid-term mass trauma intervention: Empirical evidence. Psychiatry, 70(4), 283–315.

Hoche, A. E. (1935). Aus der Werkstatt. In: A. E. Hoche (Hrsg.), Geisteskrankheit und Kultur (S. 16). München: Lehmann.

Hoffmann, E. T. A. (1815/1816). Poetische Werke. Bd. 2. Die Elixiere des Teufels. Berlin 1958: de Gruyter.

Hoffmann, S. O. (1983). Deutung und Beziehung. Kritische Beiträge zur Behandlungskonzeption und Technik in der Psychoanalyse. Frankfurt am Main: Fischer.

Hoffmann, S. O. (1986). Die sogenannte frühe Störung. Ein Versuch, ein trübes, seichtes und gelegentlich auch tiefes Gewässer etwas zu klären. Praxis der Psychotherapie und Psychosomatik, 31, 179–190.

Hofmann, A. (1999). EMDR. Therapie psychotraumatischer Belastungssyndroms (4. Aufl.). Stuttgart 2009: Thieme.

Holeva, V., Tarrier, N. & Wells, A. (2001). Prevalence and predictors of acute stress disorder and PTSD following road traffic accidents: Thought control strategies and social support. Behavioural Therapy, 32, 65–83.

Hollander, E., Simeon, D. & Gorman, J. M. (1999). Anxiety disorders. In: R. E. Hales, S. C. Yudofsky & J. a. Talbott (Hrsg.), The American Psychiatric Press textbook of psychiatry (3rd ed., S. 610–619). Washington, D. C.: American Psychiatric Press.

Horowitz, M. J. (1978). Stress response syndromes. PTSD, grief, and adjustment disorders (3rd ed.). Northvale 1997: Jason Aronson.

Horowitz, M. J. (1979). States of mind. Analysis of change in psychotherapy. New York: Plenum.

Horowitz, M. J. (Hrsg.). (1999). Essential papers on Posttraumatic Stress Disorder. New York: New York University Press.

Horowitz, M. J., Siegel, B., Holen, A., Bonanno, G. A., Milbrath, C. & Stinson, C. H. (1997). Diagnostic criteria for complicated grief disorder. American Journal of Psychiatry, 154, 904–910.

Horowitz, M., Wilner, N. & Alvarez, W. (1979). Impact of Event Scale: A measure of subjective stress. Psychosomatic Medicine, 41, 209–218.

Huber, M. (1995). Multiple Persönlichkeiten. Überlebende extremer Gewalt. Ein Handbuch (7. Aufl.). Frankfurt am Main 2001: Fischer.

Huber, M. (2003 a). Trauma und die Folgen. Trauma und Traumabehandlung Teil 1 (4. Aufl.). Paderborn 2009: Junfermann.

Huber, M. (2003 b). Wege der Traumabehandlung. Trauma und Traumabehandlung Teil 2 (4. Aufl.). Paderborn 2009: Junfermann.

Hüther, G., Korritko, A., Wolfrum, G. & Besser, L. (2010). Neurobiologische Grundlagen der Herausbildung psychotraumabedingter Symptomatiken. Trauma & Gewalt, 4, 18–31.

Israels, H. & Schatzman, M. (1993). The seduction theory. History of Psychiatry, 4, 23–59.

Iverson, K. M. & Resick, P. A. (2009). Kognitive Verarbeitungstherapie für Opfer sexuellen Missbrauchs und andere Traumata. In: A. Maercker (Hrsg.), Posttraumatische Belastungsstörungen (3rd ed., S. 384–414). Heidelberg: Springer.

Jacob, V., Dilcher, K., Klein, A. & Schüepp, R. (2007). Strukturmerkmale des Behandlungssettings. In: U. Frommberger & R. Keller (Hrsg.), Empfehlungen von Qualitätsstandards für stationäre Traumatherapie. Indikation, Methoden und Evaluation stationärer Traumatherapie in Rehabilitation, Akutpsychosomatik und Psychiatrie (S. 28–35). Lengerich: Pabst.

Janet, P. (1889). L'automatisme psychologique. Essai de psychologie expérimentale sur les formes inférieures de l'activité humain (4. ed.). Paris 1998: Éditions Odile Jacob.

Janoff-Bulman, R. (1992). Shattered assumptions. Towards a new psychology of trauma. New York: Free Press.

Jaritz, C., Wiesinger, D. & Schmid, M. (2008). Traumatische Lebensereignisse bei Kindern und Jugendlichen in der stationären Jugendhilfe. Ergebnisse einer epidemiologischen Untersuchung. Trauma & Gewalt, 2, 266–277.

Johnson, J. G., Cohen, P., Smailes, E. M., Skodol, A. E., Brown, J. & M., O. J. (2001). Childhood verbal abuse and risk for personality disorders during adolescence and early adulthood. Comprehensive Psychiatry, 42, 16–23.

Johnson, S. L. (2009). Therapist's guide to posttraumatic stress disorder intervention. Amsterdam: Elsevier.

Jongedijk, R. A., Carlier, I. V., Schreuder, B. J. & Gersons, B. P. R. (1996). Complex Posttraumatic Stress Disorder: An exploratory investigation of PTSD and DESNOS among Dutch war veterans. Journal of Traumatic Stress, 9, 577–586.

Joraschky, P. & Croy, I. (2010). Fremd-Koerper – Beruehrungsangst und Ekel. In: R. Vogt (Hrsg.), Ekel als Folge traumatischer Erfahrungen. Psychodynamische Grundlagen und Studien, psychotherapeutische Settings, Fallbeispiele (S. 49–59). Gießen: Psychosozial.

Josephs, L. (1987). The paradoxical relationship between fantasy and reality in Freudian theory. Psychoanalytic Revue, 74, 161–177.

Kaloupek, D. G. (2008). Hyperarousal. In: G. Reyes, J. D. Elhai & J. D. Ford (Hrsg.), The encyclopedia of psychological trauma (S. 335–336). Hoboken, N. J.: Wiley.

Kamlah, W. (1972). Philosophische Anthropologie. Sprachkritische Grundlegung und Ethik. Mannheim 1973: Bibliographisches Institut (BI Hochschultaschenbücher 238).

Kapfhammer, H.-P. (2011). Pharmakotherapie der frühen posttraumatischen Krise, der Akuten und der Posttraumatischen Belastungsstörung. In: G. H. Seidler, H. J. Freyberger & A. Maercker (Hrsg.), Handbuch der Psychotraumatologie (S. 685–706). Stuttgart: Klett-Cotta.

Kardiner, A. (1941). The traumatic neuroses of war. Washington, D. C.: National Research Council.

Kardiner, A. & Spiegel, H. (1947). War stress and neurotic illness. New York: Paul B.

Karl, A., Schaefer, M., Malta, L. S., Dörfel, D., Rohleder, N. & Werner, A. (2006). A meta-analysis of structural brain abnormalities in PTSD. Neuroscience and Biobehavioral Reviews, 30, 1004–1031.

Keilson, H. (1979). Sequentielle Traumatisierung bei Kindern. Deskriptiv-klinische und quantifizierend-statistische follow-up Untersuchung zum Schicksal der jüdischen Kriegswaisen in den Niederlanden. Gießen 2005: Psychosozial.

Keller, R., Dilcher, K. & Frommberger, U. (2007). Evaluation stationärer Traumatherapie. In: Ulrich Frommberger & R. Keller (Hrsg.), Empfehlungen von Qualitätsstandards für stationäre Traumatherapie. Indikation, Methoden und Evaluation stationärer Traumatherapie in Rehabilitation, Akutpsychosomatik und Psychiatrie (S. 106–109). Lengerich: Pabst.

Kelly, K. A. (1993). Multiple Personality Disorder: Treatment coordination in a partial hospital setting. In: Jon G. Allen & W. H. Smith (Hrsg.), Diagnosis and treatment of dissociative disorders (S. 115–124). Northvale 1995: Jason Aronson.

Kernberg, O. F. (1975). Borderline-Störungen und pathologischer Narzißmus (3. Aufl.). Frankfurt am Main 1979: Suhrkamp.

Kernberg, O. F. (1976). Objektbeziehungen und Praxis der Psychoanalyse. Stuttgart 1981: Klett-Cotta.

Kernberg, O. F. (1980). Innere Welt und äußere Realität. München 1988: Verlag Internationale Psychoanalyse.

Kernberg, O. F. (1984). Schwere Persönlichkeitsstörungen. Theorie, Diagnose, Behandlungsstrategien. Stuttgart 1988: Klett-Cotta.

Kessler, R. C., Sonnega A., Bromet E., Hughes M. & Nelson, C. B. (1995). Posttraumatic stress disorder in the National comorbidity survey. Archives of General Psychiatry, 52, 1048–1060.

Kilpatrick, D., Resnick, H. & Ruggiero, K. (2007). Drug-facilitated, incapacitated, and forcible rape: A national study. Washington, DC: U. S. Department of Justice.

Kilpatrick, D. G. & Acierno, R. (2003). Mental health needs of crime victims: Epidemiology and outcomes. Journal of Traumatic Stress, 16(2), 119–132.

Kilpatrick, D. G., Saunders, B. E., Veronen, L. J., Best, C. L. & Von, J. M. (1987). Criminal victimization: Lifetime prevalence, reporting to police, and psychological impact. Crime and Delinquency, 33, 479–489.

Kitayama, N., Vaccarino, V., Kutner, M., Weiss, P. & Bremner, J. D. (2005). Magnetic resonance imaging (MRI) measurement of hippocampal volume in posttraumatic stress disorder: A meta-analysis. Journal of Affective Disorders, 88, 79–86.

Klaver, P. (2011). Neurobiologische Theorien zum Verständnis der Posttraumatischen Belastungsstörung. In: G. H. Seidler, H. J. Freyberger & A. Maercker (Hrsg.), Handbuch der Psychotraumatologie (S. 61–72). Stuttgart: Klett-Cotta.

Klein, M. (1928). Frühstadien des Ödipuskonfliktes. Internationale Zeitschrift für Psychoanalyse, 14, 65–77.

Klein, M. (1995). Gesammelte Schriften. Band 1, Teil 1: Stuttgart: Frommann-Holzboog.

Klein, M. (1996). Gesammelte Schriften. Band 1, Teil 2: Stuttgart: Frommann-Holzboog.

Klein, M. (1997). Gesammelte Schriften. Band 2: Stuttgart: Frommann-Holzboog.

Klein, M. (2000). Gesammelte Schriften. Band 3: Stuttgart: Frommann-Holzboog.

Klein, M. (2002a). Gesammelte Schriften. Band IV, Teil 1: Stuttgart: Frommann-Holzboog.

Klein, M. (2002b). Gesammelte Schriften. Band IV, Teil 2: Stuttgart: Frommann-Holzboog.

Kluft, R. P. (Hrsg.). (1990a). Incest-related syndromes of adult psychopathology. Washington, DC: American Psychiatric Press.

Kluft, R. P. (1990b). Incest and subsequent revictimization: The case of therapist-patient sexual exploitation, with a description of the sitting duck syndrome. In: R. P. Kluft (Hrsg.), Incest-related syndromes of adulf psychopathology (S. 263–289). Washington, D. C.: American Psychiatric Press.

Kluft, R. P. (1996). Hospital treatment. In: J. L.Spira (Hrsg.), Treating dissociative identity disorder (S. 275–335). San Francisco, CA: Jossey-Bass.

Klups, K. & Sachsse, U. (2004). Traumatisierte auf Station. In: U. Sachsse (Hrsg.), Traumazentrierte Psychotherapie. Theorie, Klinik und Praxis (S. 359–371). Stuttgart: Schattauer.

Knaevelsrud, C. & Kuwert, P. (2011). Internet-Therapie. In: G. H. Seidler, H. J. Freyberger & A. Maercker (Hrsg.), Handbuch der Psychotraumatologie (S. 676–684). Stuttgart: Klett-Cotta.

Knaevelsrud, C. & Lange, A. (2006). Interapy – eine Internet-basierte Behandlung für PTBS. In: A. Maercker & R. Rosner (Hrsg.), Psychotherapie der posttraumatischen Belastungsstörungen (S. 116–127). Stuttgart: Thieme.

Knauss, W. (2010). Traumabearbeitung in der gruppenanalytischen Psychotherapie. Gruppenpsychotherapie und Gruppendynamik, 46, 55–67.

Koenen, K. C. (2007). Genetics of posttraumatic stress disorder: Review and recommendations for future studies. Journal of Traumatic Stress, 20(5), 737–750.

Kohut, H. (1971). Narzißmus. Eine Theorie der psychoanalytischen Behandlung narzißtischer Persönlichkeitsstörungen. Frankfurt am Main 1973: Suhrkamp.

Kohut, H. (1975). Die Zukunft der Psychoanalyse. Frankfurt am Main: Suhrkamp.

Köllner, V. & Maercker, A. (2011). Das diagnostische Spektrum der Traumafolgestörungen. Bedeutung für die Therapie, praktisches Vorgehen und Ausblick auf mögliche Änderungen in ICD-11 und DSM-V. Trauma und Gewalt, 5, 236–247.

Kopp, D., Drenkhahn, K., Dünkel, F., Freyberger, H. J., Spitzer, C., Barnow, S. et al. (2011). Psychische Symptombelastung bei Kurz- und Langzeitgefangenen in Deutschland. Nervenarzt, 82, 880–885.

Kozaric-Kovacic, D. & Kocijan-Hercigonja, D. (2001). Assessment of Posttraumatic Stress Disorder and Comorbidity. Military Medicine, 166, 677–680.

Kraemer, H. C., Stice, E., Kazdin, A., Offord, D. & Kupfer, D. (2001). How do risk factors work together? Mediators, moderators, and independent, overlapping, and proxy risk factors. American Journal of Psychiatry, 158, 848–856.

Kraepelin, E. (1883). Compendium der Psychiatrie zum Gebrauche für Studirende und Aerzte [sic]. Leipzig: Abel.

Krausz, M. (2008). Verwundete Seelen. Von transgenerationaler Traumatisierung zur individuellen Reviktimisierung. Die Situation der Aboriginals in Australien, Neuseeland und Nordamerika. Trauma und Gewalt, 2, 88–95.

Krinsley, K. E., Gallagher, J. G., Weathers, F. W., Kutter, C. J. & Kaloupek, D. G. (2003). Consistency of retrospective reporting about exposure to traumatic events. Journal of Traumatic Stress, 16(4), 399–409.

Kröger, C. B., Ritter, C. & Bryant, R. A. (2012). Akute Belastungsstörung. Göttingen: Hogrefe.

Krug, E. G., Dahlberg, L. L., Mercy, J. A., Zwi, A. B. & Lozano, R. (Hrsg.). (2002). Weltbericht Gewalt und Gesundheit. Zusammenfassung. Geneva 2003: World Health Organization.

Krüger, A. & Reddemann, L. (2007). Psychodynamisch imaginative Traumatherapie für Kinder und Jugendliche. PITT-KID – Das Manual. Stuttgart: Klett-Cotta.

Küchenhoff, J. (1998). Trauma, Konflikt, Repräsentation. Trauma und Konflikt – ein Gegensatz? In: A.-M. Schlösser; & K. Höhfeld (Hrsg.), Trauma und Konflikt (S. 13–31). Gießen: Psychosozial.

Küchenhoff, J. (2000). Abwehr. In: W. Mertens & B. Waldvogel (Hrsg.), Handbuch psychoanalytischer Grundbegriffe (3. Aufl., S. 6–12). Stuttgart 2008: Kohlhammer

Kuhn, T. S. (1962). Die Struktur wissenschaftlicher Revolutionen. Zweite revidierte und um das Postskriptum von 1969 ergänzte Auflage (14. Aufl.). Frankfurt am Main 1997: Suhrkamp.

Kuwert, P. & Freyberger, H. J. (2007a). The unspoken secret: sexual violence in World War II (letter). International Psychogeriatrics, 19(4), 782–784.

Kuwert, P. & Freyberger, H. J. (2007b). Sexuelle Kriegsgewalt: Ein tabuisiertes Verbrechen und seine Folgen. Trauma & Gewalt. Forschung und Praxisfelder, 2, 10–16.

Kuwert, P., Spitzer, C., Rosenthal, J. & Freyberger, H. J. (2008). Trauma and post-traumatic stress symptoms in former German child soldiers of World War II. International Psychogeriatrics, 20, 1–5.

Kuwert, P., Spitzer, C., Träder, A., Freyberger, H. J. & Ermann, M. (2007a). Sixty years later: Posttraumatic stress symptoms and current psychopathology in former German children of World War II. International Psychogeriatrics, 19(5), 955–961.

Kuwert, P., Spitzer, C., Träder, A., Freyberger, H. J. & Ermann, M. (2007b). Posttraumatische Belastungssyndrome als Spätfolge von Kindheiten im II. Weltkrieg. Psychotherapeut, 52, 212–217.

Lampe, A., Mitmansgruber, H., Gast, U., Schüssler, G. & Reddemann, L. (2008). Therapieevaluation der Psychodynamisch Imaginativen Traumatherapie (PITT) im stationären Setting. Neuropsychiatrie, 22, 189–197.

Lamprecht, F. (Hrsg.). (2006). Praxisbuch EMDR. Modifizierungen für spezielle Anwendungsgebiete. Stuttgart: Klett-Cotta.

Lamprecht F (2011) Salutogenese. Eine Einführung und klinische Anwendungen. Ärztliche Psychotherapie, 2, 114–119.

Lange, A., Rietdijk, D., Hudcovicova, M., van de Ven, J.-P., Schrieken, B. & Emmelkamp, P. M. G. (2003). Interapy: A controlled randomized trial of the standardized treatment of posttraumatic stress through the Internet. Journal of Consulting and Clinical Psychology, 71, 901–909.

Langeland, W., van den Brink, W. & Draijer, N. (2005). Gender and the relationship between childhood trauma, dissociation and alcohol dependence. Zeitschrift für Psychotraumatologie und Psychologische Medizin (ZPPM), 3, 29–40.

Langner, R. & Maercker, A. (2005). Complicated grief as a stress response disorder: Evaluating diagnostic criteria in a German sample. Journal of Psychosomatic Research, 58, 235–242.

Laplanche, J. & Pontalis, J.P. (1967a). Das Vokabular der Psychoanalyse, Bd. 1 (2. Aufl.). Frankfurt am Main 1975: Suhrkamp.

Laplanche, J. & Pontalis, J.P. (1967b). Das Vokabular der Psychoanalyse, Bd. 2 (2. Aufl.). Frankfurt am Main 1975: Suhrkamp.

Lauterbach, J. & Vrana, S. (2001). The relationship among personality variables, exposure to traumatic events, and severity of posttraumatic stress symptoms. Journal of Traumatic Stress, 14(1), 29–45.

Legaree, T.A., Turner, J. & Lollis, S. (2007). Forgiveness and therapy: A critical review of conceptualizations, practices and values found in the literature. Journal of Marital and Family Therapy, 33, 192–213.

Leichsenring, F., Vogel, C. & Sachsse, U. (2004). Ergebnisse einer traumazentrierten stationären Psychotherapie für Patientinnen mit komplexer PTBS. In: U. Sachsse (Hrsg.), Traumazentrierte Psychotherapie. Theorie, Klinik und Praxis (S. 334–357). Stuttgart: Schattauer.

Lemke, J. (2006). Sekundäre Traumatisierung. Klärung von Begriffen und Konzepten der Mittraumatisierung. Kröning: Asanger.

Leopold, K., Priebe, S. & Bauer, M. (2009). Psychopharmokotherapie der posttraumatischen Belastungsstörungen. In: A. Maercker (Hrsg.), Posttraumatische Belastungsstörungen (3. Aufl., S. 275–284). Heidelberg: Springer.

Lerner, P. (1997). »Nieder mit der Traumatischen Neurose, Hoch die Hysterie«: Zum Niedergang und Fall des Hermann Oppenheim (1889–1919). Psychotherapie, 2(1), 16–22.

Lerner, P. (2001). From traumatic neurosis to male hysteria: The decline and fall of Hermann Oppenheim, 1889–1919. In: M.S. Micale & P. Lerner (Hrsg.), Traumatic pasts. History, psychiatry, and trauma in the modern age, 1870–1930 (S. 140–171). Cambridge: Cambridge University Press.

Leuner, H. (1985). Lehrbuch der Katathym-Imaginativen Psychotherapie. Bern: Huber.

Levine, P.A. (1997). Trauma-Heilung. Das Erwachen des Tigers. Unsere Fähigkeit, traumatische Erfahrungen zu transformieren. Essen 1998: Synthesis.

Levine, P.A. (2010). Sprache ohne Worte. Wie unser Körper Trauma verarbeitet und uns in die innere Balance zurückführt. München 2011: Kösel.

Lévy-Strauss, C. & Erbon, D. (1996). Das Nahe und das Ferne. Eine Autobiographie in Gesprächen. Frankfurt am Main: Fischer.

Lewis, H.B. (1971). Shame and guilt in neurosis. New York: International Universities Press.

Liedl, A., Schäfer, U. & Knaevelsrud, C. (2010). Psychoedukation bei posttraumatischen Störungen: Manual für Einzel- und Gruppensetting. Stuttgart: Schattauer.

Lindemann, E. (1944). Symptomatology and management of acute grief. American Journal of Psychiatry, 101, 141–148.

Linden, M. (2003). The Posttraumatic Embitterment Disorder. Psychotherapy and Psychosomatics, 72, 195–202.

Linden, M., Schippan, B., Baumann, K. & Spielberg, R. (2004). Die posttraumatische Verbitterungsstörung (PTED). Abgrenzung einer spezifischen Form der Anpassungsstörungen. Nervenarzt, 75, 51–57.

Lindy, J.D. (1993). Focal psychoanalytic psychotherapy of Posttraumatic Stress Disorder In: J.P. Wilson & B. Raphael (Hrsg.), International handbook of Traumatic Stress Syndromes (S. 803–809). New York: Plenum Press.

Lubin, H. & Johnson, D.R. (1997). Interactive psychoeducational group therapy for traumatized women. International Journal of Group Psychotherapy, 47, 271–290.

Maercker, A. (2003). Posttraumatische-Stress-Skala-10 (PTSS-10). In: J. Hoyer & J. Margraf (Hrsg.), Angstdiagnostik – Grundlagen und Testverfahren (S. 401–403). Berlin: Springer.

Maercker, A. (2008 b). Ein Gespräch mit Luise Reddemann: »Ich bin Psychotherapeutin, die traumatisierte Menschen behandelt, nicht Traumatherapeutin«. Trauma & Gewalt, 2, 246–251.

Maercker, A. (Hrsg.). (2009 a). Posttraumatische Belastungsstörungen (3. Aufl.). Heidelberg: Springer.

Maercker, A. (2009 b). Symptomatik, Klassifikation und Epidemiologie. In: A. Maercker (Hrsg.), Posttraumatische Belastungsstörungen (3. Aufl., S. 13–32). Heidelberg: Springer.

Maercker, A., Forstmeier, s., Wagner, B., Glaesmer, H. & Brähler, E. (2008). Posttraumatische Belastungsstörungen in Deutschland. Ergebnisse einer gesamtdeutschen epidemiologischen Untersuchung. Nervenarzt 79, 577–586.

Maercker, A., Herrle J. & Grimm, I. (1999). Dresdener Bombennachtsopfer 50 Jahre danach: Eine Untersuchung patho- und salutogenetischer Variablen. Zeitschrift für Gerontopsychologie & -psychiatrie, 12, 157–167.

Maercker, A., Michael, T., Fehm, L., Becker, E. S. & Margraf, J. (2004). Age of traumatisation as a predictor of post-traumatic stress disorder or major depression in young women. British Journal of Psychiatry, 184, 482–487.

Maercker, A. & Müller, J. (2004). Social acknowledgment as a victim or survivor: A scale to measure a recovery factor of PTSD. Journal of Traumatic Stress, 17(4), 345–351.

Maercker, A. & Nietlisbach, G. (2007). Internet-basierte Interventionen bei Posttraumatischer Belastungsstörung und Komplizierter Trauer. In: F. Lamprecht. (Hrsg.), Wohin entwickelt sich die Traumatherapie? Bewährte Ansätze und neue Perspektiven (S. 84–99). Stuttgart: Klett-Cotta.

Maercker, A. & Schützwohl, M. (1998). Erfassung von psychischen Belastungsfolgen: Die Impact of Event Skala – revidierte Version (IES-R). Diagnostica, 44, 130–141.

Mahler, J. & Grabe, H. J. (2011). Trauma und Depression. In: G. H. Seidler, H. J. Freyberger & A. Maercker (Hrsg.), Handbuch der Psychotraumatologie (S. 264–274). Stuttgart: Klett-Cotta.

Mahler, M. S., Pine, F. & Bergman, A. (1975). Die psychische Geburt des Menschen: Symbiose und Individuation (18. Aufl.). Frankfurt am Main 2003: Fischer.

Maker, A. H., Kemmelmeier, M. & Peterson, C. (2001). Child sexual abuse, peer sexual abuse, and sexual assault in adulthood: A multi-risk model of revictimization. Journal of Traumatic Stress, 14(2), 351–368.

Manfield, P. (Hrsg.). (1998). EMDR. Innovative EMDR-Ansätze. Die Anwendungsfelder von EMDR. Paderborn: Junfermann 2000.

Marcuse, H. (1964). Der eindimensionale Mensch. Schriften, Bd. 7. Frankfurt am Main 1989: Suhrkamp.

Maren S. & Holt, W. (2000). The hippocampus and contextual memory retrieval in Pavlovian conditioning. Behavioural Brain Research, 110, 97–108.

Mascolo, M. & Fischer, K. (1995). Developmental transformations in appraisals for pride, shame and guilt. In: J. P. Tangney & K. Fischer (Hrsg.), Self-conscious emotions. The psychology of shame, guilt, embarrassment, and pride (S. 64–113). New Yok: Guilford.

Massé, M. H. (2011). Trauma journalism. On deadline in harm's way. New York, NY Continuum International Publishing Group.

Masson, J. M. (1984). Was hat man Dir, Du armes Kind, getan? Oder: Was Freud nicht wahrhaben wollte. Freiburg im Breisgau 1995: Kore.

Masten, A. S. (2007). Resilience in developing systems: Progress and promise as the fourth wave rises. Development and Psychopathology, 19, 921–930.

Maxfield, L. & Hyer, L. (2002). The relationship between efficacy and methodology in studies Investigating EMDR treatment of PTSD. Journal of Clinical Psychology, 58, 23–41.

Mayer-Gross, W. (1935). On depersonalization. British Journal of Medical Psychology, 15, 103–122.

May-Tolzmann, U. l. (1996). Freuds frühe klinische Theorie (1894–1896). Wiederentdeckung und Rekonstruktion. Tübingen: edition diskord.

McCullough, M. E., Worthington, E. L. & Rachal, K. C. (1997). Interpersonal forgiving in close relationships. Journal of Personality and Social Psychology, 72, 321–326.

McFarlane, A. C. & Yehuda, R. (1996). Widerstandskraft, Vulnerabilität und der Verlauf posttraumatischer Reaktionen. In: B. van der Kolk, McFarlane A. C. & L. Weisaeth (Hrsg.), Traumatic stress. Grundlagen und Behandlungsansätze. Theorie, Praxis und Forschungen zu posttraumatischem Streß sowie Traumatherapie (S. 141–167). Paderborn 2000: Junfermann.

Meichenbaum, D. (1985). Intervention bei Stress. Anwendung und Wirkung des Stress-impfungsprogrammes (2. Aufl.). Bern 2003: Huber.

Melbeck, H.-H. (2007). Kriterien für eine stationäre Traumatherapie. In: U. Frommberger & R. Keller (Hrsg.), Empfehlungen von Qualitätsstandards für stationäre Traumatherapie. Indikation, Methoden und Evaluation stationärer Traumatherapie in Rehabilitation, Akutpsychosomatik und Psychiatrie (S. 23–27). Lengerich: Pabst.

Meloy, J. R. (1988). The psychopathic mind. Origins, dynamics, and treatment. Northvale, New Jersey: Jason Aronson.

Meloy, J. R. (1992). Violent attachments. Northvale, NJ 1997: Aronson.

Menninghaus, W. (1999). Ekel. Theorie und Geschichte einer starken Empfindung. Frankfurt am Main: Suhrkamp.

Mentzos, S. (2009). Lehrbuch der Psychodynamik. Die Funktion der Dysfunktionalität psychischer Störungen (4. Aufl.). Göttingen 2010: Vandenhoeck & Ruprecht.

Meyer, J. E. (1968). Depersonalisation. Darmstadt: Wissenschaftliche Buchgesellschaft.

Meyer-Palmedo, I. & Fichtner, G. (1975). Freud-Bibliographie mit Werkkonkordanz. Korrig. Taschenbuchausgabe Frankfurt am Main 1982: Fischer.

Micale, M. S. & Lerner, P. (Hrsg.). (2001). Traumatic pasts. History, psychiatry, and trauma in the modern age, 1870–1930. Cambridge: Cambridge University Press.

Michelson, L. K. & Ray, W. J. (Hrsg.). (1996). Handbook of dissociation. Theoretical, empirical, and clinical perspectives. New York: Plenum Press.

Mitchell, J. T. & Everly, G. S. (1993). Critical incident stress debriefing: CISD. An operations manual for the prevention of traumatic stress among emergency services and disaster workers (2nd ed.). Ellicot City, MD 1997: Chevron.

Mitscherlich, A. (1963). Auf dem Weg zur vaterlosen Gesellschaft. Gesammelte Schriften, Bd. III: Sozialpsychologie I. Frankfurt am Main 1983: Suhrkamp.

Mitscherlich, A. & Mitscherlich, M. (1967). Die Unfähigkeit zu trauern. Grundlagen kollektiven Verhaltens. Gesammelte Schriften, Bd. IV: Sozialpsychologie II. Frankfurt am Main 1983: Suhrkamp.

Mollica, R. F., Caspi-Yavin, Y., Bollini, P., Truong, T., Tor, S. & Lavelle, J. (1992). The Harvard Trauma Questionnaire. Validating a crosscultural instrument for measuring torture, trauma, and posttraumatic stress disorder in Indochinese refugees. Journal of Nervous and Mental Disease, 180, 111–116.

Morina, N. & Müller, J. (2011). Diagnostik von Traumafolgestörungen und komorbiden Erkrankungen. In: G. H. Seidler, H. J. Freyberger & A. Maercker (Hrsg.), Handbuch der Psychotraumatologie (S. 155–165). Stuttgart: Klett-Cotta.

Mosher, P. W. (1987). Title key word and author index to psychoanalytic journals, 1920–1990 (2nd ed.). New York, NY 1991: American Psychoanalytic Association.

Mullen, P. E., Martin, J. L., Anderson, J. C., Romans, S. E. & P., H. G. (1993). Childhood sexual abuse and mental health in adult life. British Journal of Psychiatry, 163, 721–732.

Myers, C. S. (1915). A contribution to the study of shell shock. Lancet, 316–320.

Myers CS (1940). Shell shock in France 1914–1918. Based on a war diary. Cambridge: Cambridge University Press.

Najdowski, C. J. & Ullman, S. E. (2011). The effects of revictimization on coping and depression in female sexual assault victims. Journal of Traumatic Stress, 24(2), 218–221.

Neuner, F. (2008). Stabilisierung vor Konfrontation in der Traumatherapie – Grundregel oder Mythos? Verhaltenstherapie 18, 109–118.

Nijenhuis, E. R. S. (1999 a). Somatoform Dissociation. Phenomena, measurement, and theoretical issues. New York 2004: Norton.

Nijenhuis, E. R. S. (1999 b). Somatoforme Dissoziation. Phänomene, Messung und theoretische Aspekte. Paderborn 2006: Junfermann.

Nishith, P., Resick, P. A. & Mueser, K. T. (2001). Sleep difficulties and alcohol use motives in female rape victims with posttraumatic stress disorder. Journal of Traumatic Stress, 14(3), 469–479.

Nixon, R. D. & Bryant, R. A. (2003). Peritraumatic and persistent panic attacks in acute stress disorder. Behavior Research and Therapy, 41, 1237–1242.

Nixon, R. D. V., Bryant, R. A., Moulds, M. L., Felmingham, K. L. & Mastrodomenico, J. A. (2005). Physiological arousal and dissociation in acute trauma victims during trauma narratives. Journal of Traumatic Stress, 18(2), 107–113.

Nonne, M. (1922). Therapeutische Erfahrungen an den Kriegsneurosen in den Jahren 1914 bis1918. In: K. Bonhoeffer (Hrsg.), Handbuch der ärztlichen Erfahrungen im Weltkriege 1914/1918 (Bd. IV, S. 102–121). Leipzig.

O'Kearney, R. & Perrott, K. (2006). Trauma narratives in posttraumatic stress disorder: A review. Journal of Traumatic Stress, 19(1), 81–93.

Oppenheim, H. (1888). Wie sind die Erkrankungen des Nervensystems aufzufassen, welche sich nach Erschütterung des Rückenmarkes, insbesondere Eisenbahnunfällen, entwickeln? Berliner Klinische Wochenschrift, 25, 166–170.

Oppenheim, H. (1889). Die traumatischen Neurosen. Berlin: Hirschwald.

Orth, U., Montada, L. & Maercker, A. (2006). Feelings of revenge, retaliations motive, and posttraumatic stress reactions. Journal of Interpersonal Violence, 21, 229–243.

Ozer, E. J., Best, S. R., Lipsey, T. L. & Weiss, D. S. (2003). Predictors of posttraumatic stress disorder and symptoms in adults: A meta-analysis. Psychological Bulletin, Vol 129(1), 52–73.

Page, H. W. (1883). Injuries of the spine and spinal cord without apparent mechanical lesion, and nervous shock, in their surgical and medico-legal aspects. London: Churchill.

Page, H. W. (1891). Railway injuries: with special reference to those of of the back and nervous system, in their medico-legal and clinical aspects. London: Charles Griffin

Pan American Health Organization. (2000). Natural Disasters. Protecting the public's health (Scientific Publications No. 575). Washington, D. C.: World Health Organization.

Passameras, K. (2006). Medikamentöse Therapie bei Patienten mit Posttraumatischen Belastungsstörungen. In: M. Zobel (Hrsg.), Traumatherapie. Eine Einführung (S. 135–140). Bonn: Psychiatrie-Verlag.

Patrick, C. J. (Hrsg.). (2006). Handbook of psychopathy. New York 2007: Guilford.

Peichl, J. (2007). Innere Kinder, Täter, Helfer und Co. Stuttgart: Klett-Cotta.

Peichl, J. (2009 a). Neurogene Reaktion auf Bedrohung, Liebesbindung und traumatische Opfer-Täter-Bindung. Ein Blick aus Sicht der Polyvagaltheorie und des Bindungshormons Oxytocin. Trauma & Gewalt, 3, 18–32.

Peichl, J. (2009 b). Teilearbeit bei traumaassoziierten Störungen. Wie könnte »Innere Kind-Arbeit« funktionieren? Trauma & Gewalt, 3, 160–169.

Peichl, J. (2011 a). Ego-State-Therapie. In: G. H. Seidler, H. J. Freyberger & A. Maercker (Hrsg.), Handbuch der Psychotraumatologie (S. 613–623). Stuttgart: Klett-Cotta.

Peichl, J. (2011 b). Institut für Hypno-Analytische Teilearbeit und Ego-State-Therapie (In-HAT) in der EST-A.de. Trauma und Gewalt, 5, 302–303.

Pelcovitz, D., van der Kolk, B., Roth. S., Mandel, F., Kaplan, S. & Resick, P. (1997). Development of a criteria set and a structured interview for disorders of extreme stress (SIDES). Journal of Traumatic Stress, 10, 3–16.

Perkonigg, A., Kessler, R. C., Storz, S. & Wittchen, H. U. (2000). Traumatic events and posttraumatic stress disorder in the community: prevalence, risk factors and comorbidity. Acta Psychiatry Scandinavia, 101, 46–59.

Person E. S. & Klar H. (1997). Diagnose Trauma: Die Schwierigkeit der Unterscheidung zwischen Erinnerung und Phantasie. Psychotherapie, Psychosomatik, medizinische Psychologie, 47, 97–107.

Phillips, M. & Frederick, C. (1995). Handbuch der Hypnotherapie bei posttraumatischen und dissoziativen Störungen. Heidelberg 2003: Carl-Auer-Systeme.

270

Pohlen, M. & Bautz-Holzherr, M. (1995). Psychoanalyse – Das Ende einer Deutungsmacht. Reinbek: Rowohlt.

Pohlen, M. & Bautz-Holzherr, M. (2001 a). Eine andere Psychodynamik. Psychotherapie als Programm zur Selbstbemächtigung des Subjekts. Bern: Huber.

Pohlen, M. & Bautz-Holzherr, M. (2001 b). Eine andere Aufklärung. Das Freudsche Subjekt in der Analyse. Frankfurt am Main: Suhrkamp.

Pope, K. (2001). Pseudoscience, cross-examination, and scientific evidence in the recovered memory controversy. Psychology, Public policy, and Law, 4, 1160–1181.

Porges, S. W. (2010). Die Polyvagal-Theorie. Neurophysiologische Grundlagen der Therapie. Emotionen, Bindung, Kommunikation und ihre Entstehung. Paderborn: Junfermann.

Pretzel, U. (1973). Das Nibelungenlied. Stuttgart: Hirzel.

Prigerson, H. G., Horowitz, M. J., Jacobs, S. C., Parkes, C. M., Aslan, M., Goodkin, K. et al. (2009). Prolonged grief disorder: Psychometric validation of criteria proposed for DSM-V and ICD-11. PLOS medicine, 6, 121–125.

Pross, C. (2005). Fingierte posttraumatische Belastungsstörung – ein Beitrag zur Debatte über »False Memory«. Zeitschrift für Psychotraumatologie und Psychologische Medizin (ZPPM), 3(2), 75–87.

Pross, C. (2009). Verletzte Helfer. Stuttgart: Klett-Cotta.

Putnam, F. W. (1999). Pierre Janet and modern views of dissociation. In: M. J. Horowitz (Hrsg.), Essential papers on Posttraumatic Stress Disorder (S. 116–135). New York: New York University Press.

Putnam, F. W. (2003). Diagnose und Behandlung der Dissoziativen Identitätsstörung. Ein Handbuch. Paderborn: Junfermann.

Raine, A., Brennan, P. & Mednick, S. A. (1997). Interaction between birth complications and early maternal rejection in predisposing individuals to adult violence: Specificity to serious, early-onset violence. American Journal of Psychiatry, 154, 1265–1271.

Rakoff, V. A., Sigal, J. J. & Epstein, N. B. (1966). Children and families of concentration camp survivors. Canada's Mental Health, 14, 24–26.

Rauch, S. L. & Shin, L. M. (1997). Functional neuroimaging studies in posttraumatic stress disorder. In: R. Yehuda & A. C. McFarlane (Hrsg.), Psychobiology of posttraumatic stress disorder. Annals of the New York Academy of Sciences, Vol. 821 (S. 83–98). New York: The New York Academy of Sciences.

Rauch, S. L., van der Kolk, B., Fisler, R. E., Alpert, N. M., Orr S. P., Savage, C. R. et al. (1996). A symptom provocation study of posttraumatic stress disorder using positron emission tomography and script-driven imagery. Archives of General Psychiatry, 53, 380–387.

Rauch, S. L., Whalen, P. J., Shin, L. M., McInerney, S. C., Macklin, M. L., Lasko, N. B. et al. (2000). Exaggerated amygdala response to masked facial stimuli in Posttraumatic Stress Disorder: A functional MRI study. Society and Biological Psychiatry, 47, 769–776.

Reckwitz, A. (2006). Das hybride Subjekt. Eine Theorie der Subjektkulturen von der bürgerlichen Moderne zur Postmoderne. Weilerswist 2010: Velbrück Wiss.

Reddemann, L. (1998). Psychotherapie auf der inneren Bühne. Persönlichkeitsstörungen – Theorie und Therapie, 2, 88–96.

Reddemann, L. (2001). Imagination als heilsame Kraft. Zur Behandlung von Traumafolgen mit ressourcenorientierten Verfahren. Stuttgart: Pfeiffer bei Klett-Cotta.

Reddemann, L. (2004). Psychodynamisch Imaginative Traumatherapie. PITT – Das Manual. Stuttgart: Pfeiffer bei Klett-Cotta.

Reddemann, L. (2006). Stabilisierung. In: M. Zobel (Hrsg.), Traumatherapie. Eine Einführung (S. 46–66). Bonn: Psychiatrie-Verlag.

Reddemann, L. (2010). Ressourcenorientierte psychodynamische Gruppenpsychotherapie in der Behandlung komplexer Traumafolgestörungen. Gruppenpsychotherapie und Gruppendynamik, 46, 22–40.

Reddemann, L. (2011 a). Psychodynamisch Imaginative Traumatherapie. PITT – Das Manual (6. Aufl.). Stuttgart: Pfeiffer bei Klett-Cotta.

Reddemann, L. (2011 b). Stabilisierung in der Traumatherapie. Eine Standortbestimmung. Trauma und Gewalt, 5, 256–263.

271

Reddemann, L., Hofmann, A. & Gast, U. (Hrsg.). (2004). Psychotherapie der dissoziativen Störungen. Krankheitsmodelle und Therapiepraxis – störungsspezifisch und schulenübergreifend. Stuttgart: Thieme.

Reddemann, L. & Sachsse, U. (1997). Stabilisierung. Persönlichkeitsstörungen – Theorie und Therapie, 1, 113–147.

Reddemann, L. & Sachsse, U. (1998). Welche Psychoanalyse ist für Opfer geeignet? Einige Anmerkungen zu Martin Ehlert-Balzer: Das Trauma als Objektbeziehung. Forum der Psychoanalyse, 14, 289–294.

Reddemann, L. & Sachsse, U. (1999). Trauma first! Persönlichkeitsstörungen – Theorie und Therapie, 3, 16–20.

Reddemann, L. & Wöller, W. (2011). Psychodynamische Verfahren. In: G. H. Seidler, H. J. Freyberger & A. Maercker (Hrsg.), Handbuch der Psychotraumatologie (S. 580–589). Stuttgart: Klett-Cotta.

Reemtsma, J. P. (2008). Vertrauen und Gewalt. Versuch über eine besondere Konstellation der Moderne. Hamburg: Hamburger Edition.

Reinelt, T. & Datler, W. (Hrsg.). (1989). Beziehung und Deutung im psychotherapeutischen Prozeß aus der Sicht verschiedener therapeutischer Schulen. Berlin: Springer.

Resick, P. A. & Schnicke, M. K. (1992). Cognitive processing therapy for sexual assault victims. Journal of Consulting and Clinical Psychology Review, 60, 748–756.

Resnick, P. J. (1988). Malingering of posttraumatic disorder. In: R. Rogers (Hrsg.), Clinical assessment of malingering and deception (S. 84–103). New York: Guilford Press.

Riedesser, P. & Verderber, A. (1996). »Maschinengewehre hinter der Front«. Zur Geschichte der deutschen Militärpsychiatrie. Frankfurt am Main: Fischer.

Riesman, D. (1950). Die einsame Masse. Reinbeck 1968: Rowohlt (Original: Riesman D.: The lonely crowd. A study of the changing American Character. New Haven 1950: 3rd ed. Yale University Press 1952).

Ringel, E. (1953). Der Selbstmord. Abschluss einer krankhaften psychischen Entwicklung. Eine Untersuchung an 745 geretteten Selbstmördern (10. Aufl.). Eschborn 2008: Klotz.

Rosenheck, R. & Nathan, P. (1985). Secondary traumatization in children of Vietnam veterans. Hospital and Community Psychiatry 36, 538–539.

Rosner, R. & Wagner, B. (2011). Komplizierte Trauer. In: G. H. Seidler, H. J. Freyberger & A. Maercker (Hrsg.), Handbuch der Psychotraumatologie (S. 220–230). Stuttgart: Klett-Cotta.

Ross, C. A. (1996). Short-term, problem-oriented inpatient treatment. In: J. L. Spira (Hrsg.), Treating dissociative identity disorder (S. 337–365). San Francisco, CA: Jossey-Bass.

Rossegger, A., Endrass, J., Urbaniok, F., Vetter, S. & Maercker, A. (2011). Vom Opfer zum Täter: Merkmale sexuell missbrauchter Gewalt- und Sexualstraftäter. Nervenarzt, 83, 866–872.

Rothbaum, B. O., Foa, E. B., Riggs, D. S., Murdock, T. & Walsh, W. (1992). A prospective examination of post-traumatic stress disorder in rape victims. Journal of Traumatic Stress, 5, 455–475.

Rothschild, B. (2006). Help for the helpers. The psychophysiology of compassion fatigue and vicarious trauma. New York: Norton.

Rudy, J. W. & O'Reilly, R. C. (1999). Contextual fear conditioning, conjunctive representations, pattern completion, and the hippocampus. Behavioral Neuroscience, 113, 867–880.

Ruegg, J. C. (2001/2011). Gehirn, Psyche und Körper (5. Aufl.). Stuttgart: Schattauer.

Rüger, U., Dahm, A. & Kallinke, D. (2005). Faber/Haarstrick: Kommentar Psychotherapie-Richtlinien (7. Aufl.). München: Urban & Fischer.

Ruggenberg, R. An Unexpected Epidemic of Shell Shock. Verfügbar unter: http://www.greatwar.nl [21.10.2010].

Russel, D. E. H. (1986). The secret trauma. Incest in the lives of girls and women. New York: Basic Books.

Rycroft, C. (1968). A critical dictionary of psychoanalysis (2nd ed.). London 1995: Penguin.

Sachsse, U. (2004). Traumazentrierte Psychotherapie. In: U. Sachsse (Hrsg.), Traumazentrierte Psychotherapie. Theorie, Klinik und Praxis (S. 115–116). Stuttgart: Schattauer.

Sachsse, U. (2008). Imaginative Psychotherapie in der traumazentrierten Behandlung. Trauma & Gewalt, 2, 64–70.

Sachsse, U. (2010). Geleitwort. In: M. Sack (Hrsg.), Schonende Traumatherapie. Ressourcenorientierte Behandlung von Traumafolgestörungen (S. V–XI). Stuttgart: Schattauer.

Sachsse, U., Eßlinger, K. & Schilling, L. (2004). Vom Kindheitstrauma zur schweren Persönlichkeitsstörung. In: U. Sachsse (Hrsg.), Traumazentrierte Psychotherapie. Theorie, Klinik und Praxis (S. 92–103). Stuttgart: Schattauer.

Sachsse, U., Venzlaff, U. & Dulz, B. (1997). 100 Jahre Traumaätiologie. Persönlichkeitsstörungen – Theorie und Therapie, 1, 4–14.

Sack, W. H., Clarke, G. N. & Seeley, J. (1995). Posttraumatic stress disorder across two generations of Cambodian refugees. Journal of the American Academy of Child and Adolescent Psychiatry, 34, 1160–1166.

Sartre, J.-P. (1964). Die Wörter. Reinbek 1986: Rowohlt.

Schacter, D. L. (1996). Wir sind Erinnerung. Gedächtnis und Persönlichkeit. Reinbek 1999: Rowohlt.

Schäfer, I. (2011 a). Traumatisierung und Sucht. In: G. H. Seidler, H. J. Freyberger & A. Maercker (Hrsg.), Handbuch der Psychotraumatologie (S. 245–254). Stuttgart: Klett-Cotta.

Schäfer, I. (2011 b). Traumatisierung und Psychose. In: G. H. Seidler, H. J. Freyberger & A. Maercker (Hrsg.), Handbuch der Psychotraumatologie (S. 255–263). Stuttgart: Klett-Cotta.

Schäfer, I. & Reddemann, L. (2005). Traumatisierung und Sucht – eine Literaturübersicht. Zeitschrift für Psychotraumatologie und Psychologische Medizin (ZPPM), 3(3), 9–17.

Schafer, R. (1972). Internalisierung: Realer Vorgang oder Phantasie? Psyche, 30, 786–812.

Schafer, R. (1976). Eine neue Sprache für die Psychoanalyse. Stuttgart 1982: Klett-Cotta.

Schalleck, M. (2006). Rotkäppchens Schweigen. Die Tricks der Kindesmissbraucher und ihrer Helfer. Freiburg i. Br.: Autorenverl. Artep.

Scheler, M. (1913). Über Scham und Schamgefühl (3. Aufl.). Bonn 1986: Bouvier.

Schepank, H. (1987). Die stationäre Psychotherapie in der Bundesrepublik Deutschland. – Soziokulturelle Determinanten, Entwicklungsstufen und Ist-Zustand, internationaler Vergleich. Zeitschrift für Psychosomatische Medizin und Psychoanalyse, 33, 363–387.

Schivelbusch, W. (1977). Geschichte der Eisenbahnreise. Zur Industrialisierung von Raum und Zeit im 19. Jahrhundert (4. Aufl.). Frankfurt am Main 2007: Fischer.

Schlosser, N., Wingenfeld, K., Spitzer, C. & Driessen, M. (2011). Psychoneuroendokrinologische Befunde zum Verständnis der Posttraumatischen Belastungsstörung. In: G. H. Seidler, H. J. Freyberger & A. Maercker (Hrsg.), Handbuch der Psychotraumatologie (S. 50–60). Stuttgart: Klett-Cotta.

Schmahl, C. (2009). Neurobiologie. In: A. Maercker (Hrsg.), Posttraumatische Belastungsstörung (3. Aufl., S. 51–64). Heidelberg: Springer.

Schneider, P. (1997). Ich bin Wir. Die multiple Persönlichkeit (2. Aufl.). Neuried: ars una.

Schneider, S. & Margraf, J. (2005). DIPS – Diagnostisches Interview bei psychischen Störungen. Berlin: Springer.

Schnyder, U. & Moergeli, H. (2002). German version of Clinician-Administered PTSD Scale. Journal of Traumatic Stress, 15, 487–492.

Schubbe, O. (Hrsg.). (2004). Traumatherapie mit EMDR. Ein Handbuch für die Ausbildung (2. Aufl.). Göttingen 2006: Vandenhoeck & Rüprecht.

Schubbe, O. & Gruyters, T. (2011). EMDR. In: G. H. Seidler, H. J. Freyberger & A. Maercker (Hrsg.), Handbuch der Psychotraumatologie (S. 569–579). Stuttgart: Klett-Cotta.

Schüffel, W., Brucks, U. & Johnen, R. (Hrsg.). (1998). Handbuch der Salutogenese. Wiesbaden: Ullstein Medical.

Schützwohl, M. & Maercker, A. (1999). Effects of varying diagnostic criteria for posttraumatic stress disorder are endorsing the concept of partial PTSD. Journal of Traumatic Stress, 12, 155–165.

Seeley, K. M. (2008). Therapy after terror. 9/11, psychotherapists, and mental health. Cambridge, UK: Cambridge University Press.

Seidler, G. H. (1990). Erleben und Nicht-Erleben von Scham in der Balint-Arbeit. In: A. Heigl-Evers, T. Brocher & P. Fürstenau (Hrsg.), Die Balintgruppe in Klinik und Praxis, Bd. 5 (S. 133–141). Berlin: Springer.

Seidler, G. H. (1994 a). Der Sog in die Monade: Die Elimination der »Dritten Position«. In: G. H. Seidler (Hrsg.), Das Ich und das Fremde. Klinische und sozialpsychologische Analysen des destruktiven Narzißmus (S. 9–23). Opladen Westdeutscher Verlag.

Seidler, G. H. (Hrsg.). (1994 b). Das Ich und das Fremde. Klinische und sozialpsychologische Analysen des destruktiven Narzißmus. 2 Gießen 2002: Psychosozial.

Seidler, G. H. (1994 c). Grundsätzliche Überlegungen zur Technik und Theorie der Balint-Gruppen-Arbeit. Gruppenpsychotherapie und Gruppendynamik, 30, 127–143.

Seidler, G. H. (1995 a). Der Blick des Anderen. Eine Analyse der Scham. Stuttgart: Verlag Internationale Psychoanalyse.

Seidler, G. H. (1995 b). Der Blick des Anderen. Eine Analyse der Scham. Mit einem Geleitwort von Léon Wurmser und einem Vorwort von Otto F. Kernberg (3. Aufl.). Stuttgart 2012: Klett-Cotta.

Seidler, G. H. (1995 c). Die klinische Bedeutung destruktiver Seiten des Narzißmus. Forensische Psychiatrie und Psychotherapie, 2, 27–43.

Seidler, G. H. (1995 d). Zur Theorie der Balintgruppe. Gruppenpsychotherapie und Gruppendynamik, 31, 264–280.

Seidler, G. H. (Hrsg.). (1996). Hysterie heute. Metamorphosen eines Paradiesvogels (2. Aufl.). Gießen 2001: Psychosozial.

Seidler, G. H. (1997 a). Scham und Schuld – Zum alteritätstheoretischen Verständnis selbstreflexiver Affekte. Zeitschrift für Psychosomatische Medizin und Psychoanalyse, 43, 119–137.

Seidler, G. H. (1997 b). From object-relations theory to the theory of alterity: Shame as an intermediary between the interpersonal world and the world of psychic structure. American Journal of Psychotherapy, 51, 343–356.

Seidler, G. H. (1997 c). Scham als Mittlerin zwischen Innen und Außen: Von der Objektbeziehungstheorie zur Alteritätstheorie. In: R. Kühn, M. Raub & M. Titze (Hrsg.), Scham. Kulturelle, psychologische und philosophische Perspektiven (S. 127–143). Opladen: Westdeutscher Verlag.

Seidler, G. H. (1998). Supervision im Rahmen stationärer Psychotherapie. Gruppenpsychotherapie und Gruppendynamik, 34, 318–336.

Seidler, G. H. (1999). Stationäre Psychotherapie auf dem Prüfstand. Intersubjektivität und gesundheitliche Besserung. Bern: Huber.

Seidler, G. H. (2000 a). Ich. In: W. Mertens & B. Waldvogel (Hrsg.), Handbuch psychoanalytischer Grundbegriffe (3. Aufl., S. 315–318). Stuttgart 2008: Kohlhammer.

Seidler, G. H. (2000 b). Destruktiver Narzißmus als Verlust bipersonaler Wechselseitigkeit. Phänomenologische, psychodynamische, klinische und therapeutische Aspekte. Fundamenta Psychiatrica, 14, 132–139.

Seidler, G. H. (2000 c). Scham. In: W. Mertens & B. Waldvogel (Hrsg.), Handbuch psychoanalytischer Grundbegriffe (3 ed., S. 654–656). Stuttgart 2008: Kohlhammer

Seidler, G. H. (2001 a). Von der interaktionellen »Antwort« zur intrapsychischen »Verantwortung«. Die empirische Überprüfung des Konstruktes vom Selbstbezug. Psychotherapie in Psychiatrie, Psychotherapeutischer Medizin und Klinischer Psychologie, 6, 81–88.

Seidler, G. H. (2001 b). Phänomenologische und psychodynamische Aspekte von Scham- und Neidaffekten. Psyche, 55, 43–62.

Seidler, G. H. (2002). Die intrapsychische und interpersonelle Funktion des Schamaffektes. In: Th. Fuchs & C. Mundt (Hrsg.), Affekt und affektive Störung. Phänomenologische Konzepte und empirische Befunde im Dialog. (S. 123–136). Paderborn: Schöningh.

Seidler, G. H. (2005). Auf dem Wege zur Psychotraumatologie. In: G. H. Seidler & W. U. Eckart (Hrsg.), Verletzte Seelen. Möglichkeiten und Perspektiven einer historischen Traumaforschung (S. 27–40). Gießen: Psychosozial.

Seidler, G. H. (2007). Ödipale Phantasie oder Trauma? Trauma und Gewalt. Forschung und Praxisfelder, 1(1), 70–72.

Seidler G. H. (2008). Täter und Opfer. Trauma und Gewalt. Forschung und Praxisfelder 2, 1.

Seidler, G. H. (2009 a). Illusion Gewaltlosigkeit. Trauma und Gewalt. Forschung und Praxisfelder, 3(3), 177.

Seidler, G. H. (2009 b). Phantom Gewaltlosigkeit. Gefahren und Grenzen einer Illusion. Trauma und Gewalt. Forschung und Praxisfelder, 3(3), 182–194.

Seidler, G. H. (2009 c). Geschichte der Psychotraumatologie. In: A. Maercker (Hrsg.), Posttraumatische Belastungsstörung (3. Aufl., S. 3–12). Heidelberg: Springer.

Seidler, G. H. (2009 d). Traumatisierte Täter?! Trauma und Gewalt, 3(1), 1.

Seidler, G. H. (2010). Gegen die Gleichsetzung von Traumafolge mit PTSD. Trauma und Gewalt, 4(4), 265.

Seidler (im Druck): Hysterie und Histrionische Persönlichkeitsstörung.

Seidler, G. H. & Eckart, W. (Hrsg.). (2005 a). Verletzte Seelen. Möglichkeiten und Perspektiven einer historischen Traumaforschung. Gießen: Psychosozial.

Seidler, G. H. & Eckart, W. U. (2005 b). Einleitung:»Psychotraumatologie«, eine Disziplin im Werden. In: G. H. Seidler & W. U. Eckart (Hrsg.), Verletzte Seelen. Möglichkeiten und Perspektiven einer historischen Traumaforschung (S. 7–25). Gießen: Psychosozial.

Seidler, G. H., Freyberger, H. J. & Maercker, A. (Hrsg.). (2011). Handbuch der Psychotraumatologie. Stuttgart: Klett-Cotta.

Seidler, G. H., Micka, R., Laszig, P., Nolting, B. V. & Rieg, K. (2003 a). Akut traumatisierte Gewaltopfer und ihre Therapie I – Die Heidelberger Gewaltopferstudie HeiGOS: Situation und Forschung. In: G. H. Seidler, P. Laszig, R. Micka & B. Nolting (Hrsg.), Aktuelle Entwicklungen in der Psychotraumatologie. Theorie – Krankheitsbilder – Therapie (2. Aufl., S. 103–122). Gießen 2006: Psychosozial.

Seidler, G. H., Rieg, K., Hain, B., Micka, R. & Hofmann, A. (2003 b). Akut traumatisierte Gewaltopfer und ihre Therapie II – Studie zur Entwicklung einer traumaadaptierten Ambulanten Ressourcengruppe (ARG) in kombination mit EMDR. In: G. H. Seidler, P. Laszig, R. Micka & B. Nolting (Hrsg.), Aktuelle Entwicklungen in der Psychotraumatologie. Theorie – Krankheitsbilder – Therapie (2. Aufl., S. 123–135). Gießen 2006: Psychosozial.

Seidler, G. H., Feurer, D., Wagner, F. & Micka, R. (2003 c). Zur Frage der Anwendung von EMDR bei Schädel-Hirn-Traumatisierten. Zeitschrift für Psychotraumatologie und Psychologische Medizin (ZPPM), 1, 35–45.

Seidler, G. H., Wagner, F. & Feldmann, R. E. (2008). Die Genese der Psychotraumatologie – Eine neue Disziplin im Kanon der medizinischen Fächer. Trauma und Gewalt. Forschung und Praxisfelder, 2(3), 178–191.

Seidler, G. H. & Wagner, F. E. (2006 a). Comparing the efficacy of EMDR and trauma-focused cognitive-behavioral therapy in the treatment of PTSD: a meta-analytic study. Psychological Medicine, 36, 1515–1522.

Seidler, G. H. & Wagner, F. E. (2006 b). The stressor criterion in PTSD: Notes on the genealogy of a problematic construct. American Journal of Psychotherapy, 60, 261–270.

Seidler, G. H. & Wagner, F. E. (2007).»Psychiatrie der Verfolgten«. Ein Gespräch mit Heinz Häfner. Trauma und Gewalt. Forschung und Praxisfelder, 1(4), 294–296.

Seidler, J. C. (2011). Spiritualität und traumatherapeutische Ansätze. In: G. H. Seidler, H. J. Freyberger & A. Maercker (Hrsg.), Handbuch der Psychotraumatologie (S. 634–643). Stuttgart: Klett-Cotta.

Shalev, A. (2009). Posttraumatic stress disorder and stress-related disorders. Psychiatric Clinics of North America, 32, 687–704.

Shapiro, F. (1995). EMDR – Grundlagen und Praxis. Handbuch zur Behandlung traumatisierter Menschen. Paderborn 1998: Junfermann.

Shapiro, F. (2001). Eye-Movement Desensitization and Reprocessing. Basic principles, protocols and procedures (2nd ed.). New York: Guilford.

Shapiro F & Forrest MS (1997) EMDR. The breakthrough therapy for overcoming anxiety, stress, and trauma. New York: Basic Books.

Shaw, K., McFarlane, A. C., Bookless, C. & Air, T. (2002). The aetiology of postpsychotic posttraumatic stress disorder following a psychotic episode. Journal of Traumatic Stress, 15(1), 39–47.

Shay, J. (1995). Achill in Vietnam. Kampftrauma und Persönlichkeitsverlust. Hamburg 1998: Hamburger Edition.

Shengold, L. (1975). An attempt at soul murder: Rudyard Kipling's early life and work. Psychoanalytic Study of the Child, 30, 3–724.

Shengold, L. (1989). Soul murder. Seelenmord – die Auswirkungen von Mißbrauch und Vernachlässigung in der Kindheit. Frankfurt a. M. 1995: Brandes & Apsel.

Shin, S. H., Edwards, E. M. & Heeren, T. (2009). Child abuse and neglect: Relations to adolescent binge drinking in the national longitudinal study of Adolescent Health (AddHealth) Study. Addictive Behaviors, 34, 277–280.

Simpson, T. L. & Miller, W. R. (2002). Concomitance between childhood sexual and physical abuse and substance use problems. A review. Clinical Psychology Review, 22, 27–77.

Spiegel, D. (1997). Trauma, dissociation, and memory. In: R. Yehuda & A. C. McFarlane (Hrsg.), Psychobiology of posttraumatic stress disorder. Annals of the New York Academy of Sciences, Vol. 821 (S. 225–237). New York: The New York Academy of Sciences.

Spiegel, D., Koopman, C., Cardena, E. & Classen, C. (1996). Dissociative symptoms in the diagnosis of acute stress disorder. In: Larry K. Michelson & W. J. Ray (Hrsg.), Handbook of Dissociation. Theoretical, empirical, and clinical perspectives (S. 367–380). New York: Plenum Press.

Spitz, R. A. (1954). Die Entstehung der ersten Objektbeziehungen. Direkte Beobachtungen an Säuglingen während des ersten Lebensjahres (3. Aufl.). Stuttgart 1973: Klett-Cotta.

Stammel, N. & Knaevelsrud, C. (2009). Vergebung und psychische Gesundheit nach traumatischen Erlebnissen: Ein Überblick. Trauma & Gewalt, 3, 4–41.

Ständige Konferenz für Katastrophenvorsorge und Katastrophenschutz (Hrsg.). (2006). Wörterbuch für Bevölkerungsschutz und Katastrophenhilfe. Köln, 2. Auflage: Arbeiter-Samariter-Bund Deutschland e. V.: Köln.

Stein, M. B., Jang, K. J., Taylor, S., Vernon, P. A. & Livesley, W. J. (2002). Genetic and environmental influences on trauma exposure and posttraumatic stress disorder: A twin study. American Journal of Psychiatry, 159, 1675–1681.

Steiner, B. (2010). Katathym Imaginative Psychotraumatherapie (KIPT). Von der Stabilisierung zur schonenden Umgestaltung traumatischer Szenen in der Imagination. Trauma & Gewalt, 4, 250–256.

Sterba, R. (1929). Zur Dynamik der Bewältigung des Übertragungswiderstandes. Internationale Zeitschrift für Psychoanalyse, 15, 456–470.

Sterba, R. (1936). Zur Theorie der Übertragung. Imago, 22, 456–470.

Stern, D. N. (1986). Die Lebenserfahrung des Säuglings. Stuttgart 1992: Klett-Cotta.

Stevenson, R. L. (1886 a). The strange case of Dr Jekyll and Mr Hyde and other stories. London 1979: Penguin Books.

Stevenson, R. L. (1886 b). Dr. Jekyll and Mr. Hyde. Stuttgart 1984: Reclam.

Stolorow, R. D. (1991). The intersubjective context of intrapsychic experience, with special reference to therapeutic impasses. In: The relational self. Theoretical convergences in psychoanalysis and social psychology (S. 17–33). New York: Guilford.

Stolorow, R. D., Atwood G. E. & Brandchaft, B. (1994). The intersubjective perspective. Northvale, New Jersey: Aronson.

Stolorow, R. D. & Atwood, G. E. (1992). Contexts of being. The intersubjective foundations of psychological life. Hillsdale, NJ: The Analytic Press.

Stone, A. M. (1992). The role of shame in post-traumatic stress disorder. American Journal of Orthopsychiatry, 62, 131–136.

Stout, M. (2005). Der Soziopath von nebenan. Die Skrupellosen: ihre Lügen, Taktiken und Tricks. Wien 2006: Springer.

Streeck-Fischer, A. (2011). Traumafolgestörungen bei Kindern und Jugendlichen. In: G. H. Seidler, H. J. Freyberger & A. Maercker (Hrsg.), Handbuch der Psychotraumatologie (S. 450–468). Stuttgart: Klett-Cotta.

Subkoviak, M. J., Enright, R. D., Wu, C. R., Gassin, E. A., Freedman, S., Olson, L. M. et al. (1995). Measuring interpersonal forgiveness in late adolescence and middle adulthood. Journal of Adolescence, 18, 641–655.

Sutker, P. B., Uddo, M., Brailey, K., Vasterling, J. J. & Errera, P. (1994). Psychopathology in war-zone deployed and nondeployed Operation Desert Storm troops assigned graves registration duties. Journal of Abnormal Psychology, 103, 383–390.

Taylor, S., Asmundson, G. J. & Carleton, R. N. (2006). Simple versus complex PTSD: A cluster analytic investigation. Journal of Anxiety Disorders, 20, 459–472.

Tedeschi, R. G. & Calhoun, L. G. (1995). Trauma and transformation. Growing in the aftermath of suffering. Thousand Oaks, CA: Sage.

Teegen, F. (2003). Posttraumatische Belastungsstörungen bei gefährdeten Berufsgruppen. Prävalenz – Prävention – Behandlung. Bern: Huber.

Teegen, F., Spieker-Haelsieper, C. & Grotwinkel, M. (1998). Strukturiertes klinisches Interview zur Erfassung von Störungen nach Extrembelastungen: Universität Hamburg, Klinische Psychologie/Psychotherapie (unveröffentlicht).

Terr, L. C. (1991). Childhood traumas. An outline and overview. American Journal of Psychiatry, 148, 10–20.

Theweleit, K. (1977, 1978). Männerphantasien Bd. 1 und Bd. 2 (4. Aufl.). München 2009: Piper.

Thobaben, A. & Soldt, P. (2007). Charakterpathologie – Persönlichkeitsorganisationen – Strukturniveaus. Psychodynamische Modelle der Strukturpathologie im Vergleich. Forum der Psychoanalyse, 23, 330–342.

Tomkins, S. S. (1963). Affect Imagery Consciousness. Vol. 2: The negative affects. New York: Springer.

Treibel, A., Funke, J., Hermann, D. & Seidler, G. H. (2008). Alltagsvorstellungen über Gewaltopfer in Abhängigkeit von Delikt und Geschlecht – eine internetbasierte Studie. Monatsschrift für Kriminologie und Strafrechtsreform, 91(6), 458–470.

Treibel, A. & Seidler, G. H. (2011). Wer ist ein Opfer? Über Täter- und Opferstereotypien am Beispiel des Geschlechterstereotyps. In: G. H. Seidler, H. J. Freyberger & A. Maercker (Hrsg.), Handbuch der Psychotraumatologie (S. 483–492). Stuttgart: Klett-Cotta.

True, W. J., Rice, J., Eisen, S. A., Heath, A. C., Goldberg, J. & Lyons, M. J. (1993). A twin study of genetic and environmental contributions to liability for posttraumatic stress symptoms Archives of General Psychiatry, 50, 257–264.

Turner, S. W., McFarlane A. C. & van der Kolk, B. (1996). Der therapeutische Rahmen und neue Entwicklungen in der Behandlung der posttraumatischen Belastungsstörung. In: B. van der Kolk, A. C. McFarlane & L. Weisaeth (Hrsg.), Traumatic stress. Grundlagen und Behandlungsansätze. Theorie, Praxis und Forschungen zu posttraumatischem Streß sowie Traumatherapie (S. 371–392). Paderborn 2000: Junfermann.

Ullman, S. E. & Filipas, H. H. (2001). Predictors of PTSD symptom severity and social reactions in sexual assault victims. Journal of Traumatic Stress, 14(2), 369–389.

van der Hart, O., Nijenhuis, E. R. S. & Steele, K. (2005). Dissociation: An insufficiently recognized major feature of complex posttraumatic stress disorder. Journal of Traumatic Stress, 18(5), 413–423.

van der Hart, O., Nijenhuis, E. R. S. & Steele, K. (2006a). The haunted self. Structural dissociation and the treatment of chronic traumatization. New York: Norton.

van der Hart, O., Nijenhuis, E. R. S. & Steele, K. (2006b). Das verfolgte Selbst. Strukturelle Dissoziation und die Behandlung chronischer Traumatisierung. Paderborn 2008: Junfermann.

van der Hart, O., van der Kolk, B. A. & Boon, S. (1998). Treatment of dissociative disorders. In: J. D. Bremner & C. R. Marmar (Hrsg.), Trauma, memory and dissociation (S. 253–283). Washington: American Psychiatric Press.

van der Kolk, B. (1987). Psychological trauma. Washington, DC: American Psychiatric Press.

van der Kolk, B. (2005). Developmental trauma disorder. Towards a rational diagnosis for children with complex trauma histories. Psychiatric Annals, 35, 979–987.

van der Kolk, B., Burbridge, J. A. & Suzuki, J. (1997). The psychobiology of traumatic memory. Clinical implications of neuroimaging studies. In: R. Yehuda & A. C. McFarlane (Hrsg.), Psychobiology of posttraumatic stress disorder. Annals of the New York Academy of Sciences, Vol. 821 (S. 99–113). New York: The New York Academy of Sciences.

van der Kolk, B. & Greenberg, M. S. (1987). The psychobiology of the trauma response: hyperarousal, constriction, and addiction to traumatic reexposure. In: B. v. d. Kolk (Hrsg.), Psychological trauma (S. 63–87). Washington, DC: American Psychiatric Press.

van der Kolk, B., McFarlane A. C. & Weisaeth, L. (Hrsg.). (1996a). Traumatic stress. The effects of overwhelming experience on mind, body, and society. New York: Guilford.

van der Kolk, B., McFarlane A. C. & Weisaeth, L. (Hrsg.). (1996b). Traumatic stress. Grundlagen und Behandlungsansätze. Theorie, Praxis und Forschungen zu posttraumatischem Streß sowie Traumatherapie. Paderborn 2000: Junfermann.

van der Kolk, B. & McFarlane, A. C. (1996). The black hole of trauma. In: Traumatic stress. The effects of overwhelming experience on mind, body, and society (S. 3–23). New York: Guilford.

van der Kolk, B., McFarlane, A. C. & van der Hart, O. (1996a). Ein allgemeiner Ansatz zur Behandlung der posttraumatischen Belastungsstörung. In: B. van der Kolk, A. C. McFarlane & L. Weisaeth (Hrsg.), Traumatic stress. Grundlagen und Behandlungsansätze. Theorie, Praxis und Forschungen zu posttraumatischem Streß sowie Traumatherapie (S. 309–330). Paderborn 2000: Junfermann.

van der Kolk, B., van der Hart, O. & Marmar, C. R. (1996b). Dissoziation und Informationsverarbeitung beim posttraumatischen Belastungssyndrom. In: B. van der Kolk, A. C. McFarlane & L. Weisaeth (Hrsg.), Traumatic stress. Grundlagen und Behandlungsansätze. Theorie, Praxis und Forschungen zu posttraumatischem Streß sowie Traumatherapie (S. 241–261). Paderborn 2000: Junfermann.

van der Kolk B, Burbridge JA & Suzuki J (1997) The psychobiology of traumatic memory. Clinical implications of neuroimaging studies. In: R Yehuda & AC McFarlane (Hrsg.), Psychobiology of posttraumatic stress disorder. Annals of the New York Academy of Sciences, Vol. 821 (S. 99–113). New York: The New York Academy of Sciences.

van der Kolk, B. A. & Fisler, R. (1995). Dissociation and the fragmentary nature of traumatic memories: Overview and exploratory study. Journal of Traumatic Stress, 8, 505–525.

van der Kolk, B. A., Roth, S., Pelcovitz, D., Sunday, S. & Spinazzola, J. (2005). Disorders of extreme stress: The empirical foundation of a complex adaptation to trauma. Journal of Traumatic Stress, 18(5), 389–399.

Venzlaff, U. (1958). Die psychoreaktiven Störungen nach entschädigungspflichtigen Ereignissen (Die sogenannten Unfallneurosen). Berlin: Springer.

Venzlaff, U. (2011). Der erlebnisbedingte Persönlichkeitswandel. In: G. H. Seidler, H. J. Freyberger & A. Maercker (Hrsg.), Handbuch der Psychotraumatologie (S. 202–219). Stuttgart: Klett-Cotta.

Venzlaff, U., Dulz, B. & Sachsse, U. (2004). Zur Geschichte der Psychotraumatologie. In: U. Sachsse (Hrsg.), Traumazentrierte Psychotherapie. Theorie, Klinik und Praxis (S. 5–29). Stuttgart: Schattauer.

Vogt, R. (Hrsg.). (2010a). Ekel als Folge traumatischer Erfahrungen. Psychodynamische Grundlagen und Studien, psychotherapeutische Settings, Fallbeispiele. Gießen: Psychosozial.

Vogt, R. (2010b). Die besondere Bedeutung von Ekel bei komplextraumatisierten Patienten. Eine Pilotstudie aus der ambulanten Praxis. Trauma & Gewalt, 4, 158–171.

Vollath, C. C. (2008). »Trauer ohne Grab« – Verarbeitungsversuche von Opfern der Tsunami-Katastrophe 2004 und deren Angehörigen in der Bundesrepublik Deutschland unter Einbeziehung der psychosozialen Versorgungssituation. Ein Beitrag zur psychotraumatologischen Katastrophenforschung. Heidelberg, Diss. sc. hum., Med. Fak. Universität Heidelberg.

Vollath, C. C. & Seidler, G. H. (2006). Tsunami 2004: Diagnostik von Traumafolgen in der Allgemeinpraxis. DMM – Deutsche Medizinische Wochenschrift, 131, 2859–2865.

Vollath, C. C. & Seidler, G. H. (2009). Pathologische Trauer und posttraumatische Verbitterung. Gemeinsamkeiten und Unterschiede. Zum Verhältnis verwandter Störungskategorien in der psychotraumatologischen Forschung. Trauma und Gewalt, 3, 336–343.

von Hinckeldey, S. & Fischer, G. (2002). Psychotraumatologie der Gedächtnisleistung. Diagnostik, Begutachtung und Therapie traumatischer Erinnerungen. München: Reinhardt.

von Schönfeld, C.-E., Schneider, F., Schröder, T., Widmann, B., Botthof, U. & Driessen, M. (2006). Prävalenz psychischer Störungen, Psychopathologie und Behandlungsbedarf bei weiblichen und männlichen Gefangenen. Nervenarzt, 77(7), 830–841.

Wagner, F. (2004). Die Wirksamkeit von Eye Movement Desensitization und Reprocessing (EMDR) bei der posttraumatischen Belastungsstörung im Vergleich zu Kontrollbedingungen und kognitiv-behavioralen Therapien – eine metaanalytische Untersuchung. Berlin 2005: dissertation.de – Verlag im Internet GmbH.

Wagner, F. E. & Seidler, G. H. (2004). Das problematische Ereigniskriterium der posttraumatischen Belastungsstörung: Ein Beitrag zur Konstruktbildung. Zeitschrift für Psychotraumatologie und Psychologische Medizin (ZPPM), 2, 9–16.

Wagner, F. E. & Seidler, G. H. (2008). »Erlebnisbedingter Persönlichkeitswandel«. Ein Gespräch mit Ulrich Venzlaff. Trauma und Gewalt, 2(1), 42–47.

Wall, A., Wekerle, C. & Bissonnette, M. (2000). Childhood maltreatment, parental alcoholism, and beliefs about alcohol: Sub-group variation among alcohol-dependent adults. Alcoholism Treatment Quarterly, 18, 49–60.

Walsh, F. (2006). Ein Modell familialer Resilienz und seine klinische Bedeutung. In: R. Welter-Enderlin & B. Hildenbrand (Hrsg.), Resilienz. Gedeihen trotz widriger Umstände (S. 43–80). Heidelberg: Carl-Auer.

Wang, C., Tsay, S. & Bond, A. E. (2005). Posttraumatic stress disorder, depression, anxiety and quality of life in patients with traffic-related injuries. Journal of Advanced Nursing, 52, 22–30.

Watkins, J. G. & Watkins, H. H. (1997 a). Ego states. Theory and therapy. New York: Norton.

Watkins, J. G. & Watkins, H. H. (1997 b). Ego-States. Theorie und Therapie. Heidelberg 2003:

Weisaeth, L. (1989). Torture of a Norwegian ship's crew. The torture, stress reactions and psychiatric after-effects. Acta Psychiatrica Scandinavica, Suppl., 355, 63–72.

Weisaeth, L. (2003). Historical background of early intervention in military settings. In: R. Oerner & U. Schnyder (Hrsg.), Reconstructing early intervention after trauma. Innovations in the care of survivors (S. 2–13). Oxford: Oxford University Press.

Weiss, D. S. & Marmar, C. R. (1997). The Impact of Event Scale – revised. In: J. P. Wilson & T. M. Keane (Hrsg.), Assessing psychological trauma and PTSD (S. 399–411). New York: Guilford Press.

Weltgesundheitsorganisation. (1992). Internationale Klassifikation psychischer Störungen (ICD-10 Kapitel V (F) Klinisch-diagnostische Leitlinien. Herausgegeben von H. Dilling W. Mombour & M. H. Schmidt (1991). Huber: 2. Aufl. Bern 1995.

Weltgesundheitsorganisation. (1994). Internationale Klassifikation psychischer Störungen (ICD-10 Kapitel V (F) Forschungskriterien. Herausgegeben von H. Dilling, W. Mombour, M. H. Schmidt und E. Schulte-Markwort. Bern: Huber.

Welzer, H. (2008). Klimakriege. Wofür im 21. Jahrhundert getötet wird. Frankfurt am Main: Fischer.

Wenninger, K. & Boos, A. (2009). Behandlung erwachsener Opfer sexuellen Kindesmissbrauchs. In: A. Maercker (Hrsg.), Posttraumatische Belastungsstörungen (3. Aufl., S. 365–381). Heidelberg: Springer.

Wessa, M., Jatzko, A. & Flor, H. (2006). Retrieval and emotional processing of traumatic memories in posttraumatic stress disorder: Peripheral and central correlates. Neuropsychologia, 44, 1683–1696.

Wessely, S., Bryant, R. A., Greenberg, N., Earnshaw, N., Sharpley J. & Hughes J. H. (2008). Does psychoeducation help prevent post traumatic psychological distress? Psychiatry, 71 (4), 287–302.

Wibisono, D., Freyberger, H. J. & Spitzer, C. (2011). Geschichte, Theorie und Klassifikation dissoziativer Symptome und Störungen. Trauma und Gewalt, 5, 248–255.

Widom, C. S. & Ames, M. A. (1994). Criminal consequences of childhood sexual victimization. Child Abuse and Neglect, 18, 303–318.

Williams, L. M. (1995). Recovered memories of abuse in women with documented child victimization histories. Journal of Traumatic Stress, 8, 649–673.

Wilson, J. P. (1995). The historical evolution of PTSD diagnostic criteria: From Freud to DSM-IV. In: G. S. Everly & J. M. Lating (Hrsg.), Psychotraumatology: Key papers and core concepts in post-traumatic stress (S. 9–26). New York, NY: Plenum Press.

Wilson, J. P. & Lindy, J. D. (1994). Countertransference in the treatment of PTSD. New York: Guilford Press.

Wingenfeld, K., Heim, C., Schmidt, I., Spitzer, C. & Hellhammer, D. H. (2010). Chronische Alltagsbelastungen und frühe Traumatisierung. Auswirkungen auf die aktuelle PTSD Symptomatik. Trauma & Gewalt, 4, 214–220.

Winnicott, D. W. (1949 a). Birth memories, birth trauma, and anxiety. In: Collected Papers. Through paediatrics to psychoanalysis (S. 174–193). London 1958: Tavistock Publications.

Winnicott, D. W. (1949 b). Mind and its relation to the psyche-soma. In: Collected Papers. Through paediatrics to psychoanalysis (S. 243–254). London 1958: Tavistock Publications.

Winnicott, D. W. (1951). Transitional objects and transitional phenomena. In: Collected Papers. Through paediatrics to psychoanalysis (S. 229–243). London 1958: Tavistock Publications.

Wirtz, G. & Frommberger, U. (2011). Psychopharmakologische Therapie der Posttraumatischen Belastungsstörung. Akutbehandlung und Strategien bei Therapieresistenz. Trauma & Gewalt, 5, 146–159.

Wittchen, H. U., Zaudig M. & Fydrich, T. (1997). SKID. Strukturiertes Klinisches Interview für DSM-IV, Achse I und II. Handanweisung. Göttingen: Hogrefe.

Witvliet, C. V. O., Phipps, K. A., Feldman, M. E. & Beckham, J. C. (2004). Posttraumatic mental and physical health correlates of forgiveness and religious coping in military veterans. Journal of Traumatic Stress, 17(3), 269–273.

Wöller, W. (2010). Gruppenpsychotherapie bei traumatisierten Patientinnen – Konzepte und Stand der Forschung. Gruppenpsychotherapie und Gruppendynamik, 46, 4–21.

World Health Organization (1992). The ICD-10 classification of mental and behavioural disorders. Clinical descriptions and diagnostic guidelines. Genf: World Health Organization.

Wurmser, L. (1987). Flucht vor dem Gewissen. Analyse von Über-Ich und Abwehr bei schweren Neurosen. Berlin: Springer.

Wurmser, L. (1989). Die zerbrochene Wirklichkeit. Psychoanalyse als das Studium von Konflikt und Komplementarität. Berlin: Springer.

Wurmser, L. (1990). Die Maske der Scham. 2. Aufl. Berlin 1993: Springer.

Young, J. E., Klosko, J. S. & Weishaar, J. S. (2005). Schematherapie. Ein praxisorientiertes Handbuch (2. Aufl.). Paderborn 2008: Junfermann.

Ziegler, J. (2002). Die neuen Herrscher der Welt und ihre globalen Widersacher (3. Aufl.). München 2005: Goldmann.

Ziegler, J. (2005). Das Imperium der Schande. Der Kampf gegen Armut und Unterdrückung (3. Aufl.). München 2005: Bertelsmann.

Stichwortverzeichnis

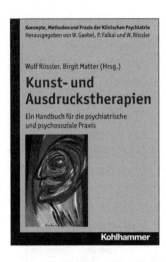

2013. 480 Seiten. Fester Einband
€ 99,90
ISBN 978-3-17-021989-2

Konzepte, Methoden und Praxis
der Klinischen Psychiatrie

Wulf Rössler/Birgit Matter (Hrsg.)

Kunst- und Ausdruckstherapien

Ein Handbuch für die psychiatrische und psychosoziale Praxis

Dieses Handbuch bietet einen systematischen Überblick über den aktuellen Kenntnisstand und die Effekte der Musik-, Bewegungs-, Tanz-, Kunst-, Mal-, Gestaltungs-, Ergo-, Biblio- und Poesietherapie in der klinischen Psychiatrie und psychosozialen Gesundheitsförderung. Der Schwerpunkt liegt auf der Evidenzbasierung von Einzel- oder Gruppenbehandlungen in der Gesundheitsversorgung. Verschiedene Therapieverfahren werden anhand von Beispielen vermittelt, die zugleich die gelungene Verbindung von therapeutischer Theorie und Praxis veranschaulichen. Ansprechendes Bild- und Darstellungsmaterial rundet den Band ab.

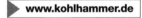

www.kohlhammer.de

W. Kohlhammer GmbH · 70549 Stuttgart
Tel. 0711/7863 - 7280 · Fax 0711/7863 - 8430